国家单病种双向转诊指南手册

鲍勇 张勘 陈碧华◎主编

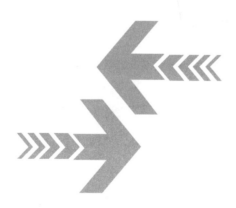

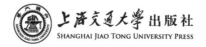

上海交通大学出版社

SHANGHAI JIAO TONG UNIVERSITY PRESS

内容提要

　　本书分为 10 章,覆盖了循环系统、呼吸系统、消化系统等九大系统的躯体疾病及精神疾病,躯体疾病中每个系统为一章,再按照各系统中各常见病单一病种为一节。对于每种疾病的病因机制,诊断、治疗要点及双向转诊的条件均做了介绍。

　　本书是一本指导社区全科医生践行单病种双向转诊的行动指南或参考用书。

图书在版编目(CIP)数据

国家单病种双向转诊指南手册 /鲍勇,张勘,陈碧华主编. — 上海 :上海交通大学出版社,2019
ISBN 978-7-313-19525-8

Ⅰ.①国... Ⅱ.①鲍... ②张... ③陈... Ⅲ.①疾病—诊疗—手册 Ⅳ.①R4-62

中国版本图书馆 CIP 数据核字(2018)第 123890 号

国家单病种双向转诊指南手册

主　　编:鲍　勇　张　勘　陈碧华
出版发行:上海交通大学出版社　　　　　地　　址:上海市番禺路 951 号
邮政编码:200030　　　　　　　　　　　电　　话:021-64071208
印　　制:上海景条印刷有限公司　　　　　经　　销:全国新华书店
开　　本:710mm×1000mm　1/16　　　　印　　张:27.25
字　　数:513 千字
版　　次:2019 年 2 月第 1 版　　　　　　印　　次:2019 年 2 月第 1 次印刷
书　　号:ISBN 978-7-313-19525-8/R
定　　价:98.00 元

编委会名单

主　编：鲍　勇　张　勘　陈碧华
副主编（按汉语拼音排序）：

边长勇　何再明　戴海辉　李　君
马　骏　铺　政　徐巨梁　易春涛
赵燕萍　朱　兰　周　敏

编　委（按汉语拼音排序）：

鲍　勇　边长勇　陈碧华　戴海辉
顾　丹　顾文钦　何再明　胡燕华
李　君　李　丽　李　婷　凌　枫
罗　辉　马　骏　铺　政　沈建琴
孙克玉　唐　丰　唐兴华　吴　颖
王　俊　徐仲卿　徐巨梁　徐鸣明
易春涛　尹宗宪　章　慧　张　勘
张　煜　赵燕萍　周　敏　朱　兰
朱祖红

作者名单（以汉语拼音为序）

鲍　勇　上海交通大学公共卫生学院

边长勇　上海市普陀区利群医院

陈碧华　上海市徐汇区龙华街道社区卫生服务中心

　　　　上海市徐汇区精神卫生中心

戴海辉　上海青浦区白鹤镇社区卫生服务中心

顾　丹　上海市徐汇区斜土街道社区卫生服务中心

顾文钦　上海市徐汇区枫林街道社区卫生服务中心

何再明　上海市普陀区利群医院

胡燕华　上海市普陀区利群医院

李　君　上海市徐汇区精神卫生中心

李　丽　上海青浦区白鹤镇社区卫生服务中心

李　婷　上海市徐汇区枫林街道社区卫生服务中心

凌　枫　上海市徐汇区龙华街道社区卫生服务中心

罗　辉　上海市普陀区利群医院

马　骏　上海交通大学医学院附属同仁医院

铺　政　上海交通大学医学院附属新华医院

沈建琴　上海青浦区白鹤镇社区卫生服务中心

孙克玉　上海市闵行区中心医院

唐　丰　上海市奉贤区齐贤社区卫生服务中心

唐兴华　上海交通大学医学院附属新华医院

吴　颖　上海市普陀区利群医院

王　俊　上海市徐汇区龙华街道社区卫生服务中心

徐仲卿　上海交通大学医学院附属同仁医院

徐巨梁　上海市奉贤区齐贤社区卫生服务中心

徐鸣明　上海交通大学医学院附属新华医院

易春涛　上海市徐汇区枫林街道社区卫生服务中心

尹宗宪　上海市普陀区利群医院

章　慧　上海市徐汇区斜土街道社区卫生服务中心

张　勘　上海市卫生和计划生育委员会科教处
张　煜　上海交通大学医学院附属新华医院
赵燕萍　上海市闵行区中心医院
周　敏　上海交通大学医学院附属瑞金医院
朱　兰　上海市徐汇区斜土街道社区卫生服务中心
朱祖红　上海市奉贤区齐贤社区卫生服务中心

前　言

　　双向转诊是根据患者病情需要而进行的上下级医院间、专科医院间或综合医院与专科医院间的转院诊治的过程,目的是使得医疗资源合理使用。双向转诊在我国实施已有 20 年,自实施以来起到了一定的成效,如全国不少社区全科医生有较高的家庭签约率。当然存在颇多的问题。曾有报道在凌晨 4 点时北京协和医院和美国梅奥诊所就诊场景的比较,前者是有一千多人排队,而后者是空无一人。另外,许多社区医院门诊就诊人数寥寥无几。出现这些现象值得我们深思。

　　目前我国社区患者仍保留"有病就去大医院"的惯性就医模式,对社区卫生的很难信任,而让社区医生失去了做好中国医疗守门人的作用。可见,做好双向转诊就必须注意两个重要方面:其一,提高社区医生的诊疗水平;其二,正确引导社区患者就医流程。基于以上需求,本书主编多次召集各科具有丰富临床经验中级以上的医生共同探讨编写方案,最终决定针对社区常见病的单病种疾病诊治及转诊条件进行总结及编写。

　　本书分为 10 章,覆盖了循环系统、呼吸系统、消化系统等九大系统的躯体疾病及精神疾病,躯体疾病中每个系统为一章,再按照各系统中各常见病单一病种为一节。对于每种疾病的病因机制,诊断、治疗要点及双向转诊的条件均做了介绍。值得关注的是对于双向转诊的条件是首次在著作中做全面系统的介绍,具有一定的开创性意义,也符合社区全科临床医生的需求。

　　本书是一本指导社区全科医生践行单病种双向转诊的行动指南或参考用书,希望能有更多的读者依照本书进行实践探索,逐步完善适合我国双向转诊的模式。我相信这也是作者的愿望。最后,我也希望本书能不辜负广大读者的期待。

　　本书得到国家教育部项目《基于医疗质量改进的患者信任度评价指标体系构建及实证研究》、上海市卫生和计划生育委员会项目《信息化平台的 4CH8 健康管理适宜技术社区应用研究》(2014SY001)、上海市科学技术委员会《上海市社区居民健康素养科普教育示范研究》(16DZ2344100)、国家自然基金项目《公立医院诊疗行为对患者信任影响:基于 PZB 模型的实证研究》(71373159)、上海市第四轮公共卫生三年行动计划重点学科建设《健康教育与促进学》项目子课题《医院健康促进研究》项目、虹桥国际医学研究院课题(PI)项目的支持。

鲍　勇

2019 年 1 月

目　　录

第一章　循环系统疾病

第一节　心脏骤停和心源性猝死

(一) 定义

心脏骤停一般指患者在心脏相对正常或无全身严重致命性疾病情况下,在未能估计的时间内,心搏突然停止,从而导致有效泵血功能和有效循环突然终止。表现为患者对刺激无反应,无脉搏,无自主呼吸或濒死叹息样呼吸。如不能得到及时有效救治常致患者即刻死亡,即心源性猝死。

(二) 成因

心脏骤停常由原发性心脏疾患所致,其中缺血性心脏病是最常见原因,例如急性心肌梗死或不稳定型心绞痛。此外也可见于心肌炎、心瓣膜病及先天性心脏病等,也可由心外疾患引起,主要包括各种急性窒息、不同类型休克、药物中毒、电解质紊乱、麻醉及手术意外等情况。

(三) 检查方案

1. 立即识别和呼救

及时判断患者是否存在意识丧失,应立即拍打患者双肩并呼叫患者,以判断患者的反应。一旦发现患者没有反应且无呼吸或呼吸几乎停止,可判定患者发生心脏骤停,应立即呼救并开始施行心肺复苏(CPR)的抢救。其他抢救人员和抢救车应立即到位。医务人员也可在判断意识和呼吸的同时检查大动脉搏动,但时间不应超过10s,如果在10s内无法明确感觉到脉搏,应开始胸外按压。

2. 心电图检查或心电监护

尽早行心电图检查,立即连接心电、血压、指端血氧饱和度监测。

(四) 治疗方法

尽早识别心脏骤停的发生,尽快开始有效的 CPR 抢救,是 CPR 抢救成功的关键因素之一。一般人的脑组织在缺氧 4min 后即可发生无法逆转的损伤,CPR 的黄金时间范围在 4~6min,抢救越早越好,超过这段时间,会严重影响抢救成功率。

1. 基础生命支持

基础生命支持指早期徒手开展的 CPR 抢救措施,主要包括胸外按压、开放气道和人工呼吸,以及迅速使用除颤器进行电击复律。国内外 CPR 指南均建议按以上顺序开展救治,强调胸外按压的早期、有效实施。

胸外按压是指在胸骨下 1/2 中部进行有节奏的快速用力按压,通过增加胸内压和直接压迫心脏而产生血流。为达到最好的按压效果,如有可能应把患者仰卧位放置在一个坚硬的平面上(硬地或硬板),施救者跪在患者右侧的胸部旁,或站在床旁。施救者一只手的掌跟放在患者胸骨中下部,然后两手重叠,手指离开胸部;双肩垂直于按压的双手,双臂伸直,借上身的重力来协助按压。对成人胸外按压速率每分钟至少 100 次,并且按压的深度应为至少 5cm 或者胸廓前后径的 1/3,胸部按压和放松的时间大致相等。在每一次按压后要允许胸廓充分回弹。成人胸外按压与通气比例推荐为 30:2。

清除口腔异物,可采用仰头抬颏法保持气道通畅;施救者应使用口对口或气囊面罩人工呼吸来供氧及通气。

对于心室颤动(简称室颤)患者,如果能在意识丧失的 3～5min 内立即施行CPR 及除颤,存活率是最高的。现场仅一名施救者时,应先启动急救系统,如有除颤器应立即除颤,并立即进行胸外按压。当现场有两名及以上施救者时,一人应立即胸外按压,另一人迅速启动急救系统,并取来除颤器尽快除颤。

2. 高级生命支持

高级生命支持是指由医护人员应用急救器材和药品所实施的一系列复苏措施,主要包括人工气道的建立、机械通气、循环辅助仪器、药物和液体的应用、电除颤、病情和疗效评估、复苏后脏器功能的维持等。

3. 心脏骤停后的综合管理

自主循环恢复后,系统的综合管理能改善存活患者的生命质量,包括:亚低温治疗,血流动力学及气体交换的最优化。当有指征时采用经皮冠状动脉介入治疗(PCI)、血糖控制、神经学诊断、管理及预测等。

(五)上转条件

(1) 心脏骤停的 CPR 应坚持立即就地抢救的原则,自主心律未恢复,不宜搬动或远程转运。

(2) 自主心律恢复、自主呼吸恢复或呼吸机辅助通气后维持脉搏血氧饱和度在 94% 或以上,收缩压维持在 90mmHg 以上,或使用血管活性药物后能维持以上血压水平,可在严密监护的条件下,由医护人员护送转运至上级医院继续救治。

(六)下转条件

无须使用血管活性药物及呼吸机等器械辅助治疗,患者心率、血压、呼吸、体温、动脉血氧饱和度正常,心、脑、肾、肝等重要脏器功能稳定,可转至社区卫生服务中心做进一步治疗和康复。

第二节 心功能不全

一、慢性心功能不全

(一) 定义

心力衰竭(简称心衰)是由于任何心脏结构或功能异常导致心室充盈或射血能力受损的一组临床综合征,其主要的临床表现为呼吸困难和乏力,以及液体潴留。心衰为各种心脏疾病的严重和终末阶段,发病率高,是当今最重要的心血管病之一。在原有慢性心脏疾病基础上逐渐出现心衰症状、体征的为慢性心衰。

(二) 成因

各种心脏病如冠心病、高血压、心瓣膜病等或可增加心脏负荷,非心源性疾病如甲亢、肾功能不全等均可导致心衰的发生。心衰的主要发病机制之一为心肌病理性重构。导致心衰进展的两个关键过程,一是心肌细胞死亡的发生,包括坏死、凋亡、自噬等,如急性心肌梗死、重症心肌炎等;二是神经内分泌系统过度激活,其中肾素-血管紧张素-醛固酮系统(RAAS)和交感神经系统过度兴奋起着主要作用。切断这两个关键过程是心衰有效预防和治疗的基础。

(三) 检查方法

1. 病史、症状及体征

详细的病史采集及体格检查可提供各种心脏疾病的病因线索。要了解有无活动后胸闷气促、夜间阵发性呼吸困难、端坐呼吸以及水肿;评估容量状态及生命体征,监测体质量,估测颈静脉压。

2. 二维超声心动图及多普勒超声

可用于诊断心包、心肌或心瓣膜疾病;定量分析心脏结构及功能各指标,左心室射血分数(LVEF)可反映左心室功能;区别舒张功能不全和收缩功能不全;估测肺动脉压。

3. 心电图

可提供既往心肌梗死、左心室肥厚、广泛心肌损害及心律失常等信息。可判断是否存在心脏不同步,包括房室、室间和(或)室内运动不同步。

4. 实验室检查

全血细胞计数、尿液分析、血生化(包括钠、钾、钙、血尿素氮、肌酐、肝酶和胆红素、血清铁/总铁结合力等)、空腹血糖和糖化血红蛋白、血脂及甲状腺功能等。

5. 生物学标志物

血浆利钠肽[B 型利钠肽(BNP)或 N 末端 B 型利钠肽原(NT-proBNP)]测定可用于因呼吸困难而疑为心衰患者的诊断和鉴别诊断,BNP<35ng/L,NT-proBNP<125 ng/L 时不支持慢性心衰诊断。BNP 可用来评估慢性心衰的严重程度和预后。

6. 心肌损伤标志物

心脏肌钙蛋白(cTn)可用于诊断原发病如急性心肌梗死(AMI),也可以对心衰患者作进一步的危险分级。

7. X 线胸片

可提供心脏增大、肺淤血、肺水肿及原有肺部疾病的信息。

8. 心衰的特殊检查

用于部分需要进一步明确病因的患者,包括:心脏磁共振(CMR)、冠状动脉造影、核素心室造影及核素心肌灌注和(或)代谢显像、负荷超声心动图等。

9. 判断心衰的程度

美国纽约心脏病学会(NYHA)心功能分级:Ⅰ级,日常活动无心衰症状;Ⅱ级,日常活动出现心衰症状(呼吸困难、乏力);Ⅲ级,低于日常活动出现心衰症状;Ⅳ级,在休息时出现心衰症状。

(四)治疗方法

1. 一般治疗

宜低脂饮食,戒烟,肥胖患者应减轻体质量,严重心衰患者注意控制饮水量,限钠对控制 NYHA Ⅲ～Ⅳ级心衰患者的充血症状和体征有帮助,氧气治疗对慢性心衰并无指征,去除诱发因素,包括各种感染、肺梗死、心律失常、电解质紊乱和酸碱失衡、贫血、肾功能损害等。

2. 药物治疗

主要治疗用药包括利尿剂、血管紧张素转换酶抑制剂(ACEI)、β 受体阻滞剂、醛固酮受体拮抗剂、血管紧张素 Ⅱ 受体拮抗剂(ARB)、地高辛、伊伐布雷定等,ACEI、β 受体阻滞剂和醛固酮受体拮抗剂是治疗慢性充血性心力衰竭的黄金组合,有充分的循证医学证据支持此联合用药可减少心衰患者的心血管事件的发生,延长患者的生存期,减少心衰患者的再住院率。如患者能够耐受应长期、足量使用。当心衰患者不能耐受 ACEI 时,可用 ARB 替代使用。对于有液体潴留的心衰患者,利尿剂是唯一能充分控制和有效消除液体潴留的药物,是心衰标准治疗中必不可少的组成部分。地高辛对轻、中、重度心衰患者均有治疗作用,但对心衰患者总病死率的影响为中性。心衰伴快速心室率房颤患者,地高辛可减慢心室率,有利于心衰的控制。

3. 非药物治疗

心脏再同步化治疗(CRT)可用于心电图上有 QRS 波时限明显延长、存在左右心室显著不同步的心衰患者,CRT 治疗可恢复正常的左右心室及心室内的同步激动,改善心功能。体内埋藏式轻复除颤器(ICD) 可用于 LVEF≤35％或慢性心衰伴低 LVEF、曾有心脏停搏、心室颤动发作的患者,以减少心源性猝死的发生率。

(五) 上转条件

(1) 慢性充血性心衰患者心衰症状和体征短时间内迅速恶化,可能为慢性心衰急性加重时,应及时转上级医院以做及时处理和抢救治疗。

(2) 病情稳定的慢性心衰患者应定期到上级医院由心内科专科医生进行病情评估和用药指导。

(六) 下转条件

慢性心衰急性加重患者经积极处理和治疗,病情稳定,可转社区卫生服务中心随访、观察,并根据上级医院的诊疗意见指导患者生活和用药。

二、急性心功能不全

(一) 定义

急性心功能不全又称急性心衰,是指心衰症状和体征迅速发生或恶化。临床上以急性左心衰最为常见,急性左心衰是指急性发作或加重的左心功能异常所致的心肌收缩力明显降低、心脏负荷加重,造成急性心排血量骤降、肺循环压力突然升高、周围循环阻力增加,从而引起肺循环充血而出现急性肺淤血、肺水肿,以及伴组织器官灌注不足的一种临床综合征。

(二) 成因

急性心衰的常见病因包括慢性心衰急性加重、急性心肌坏死和(或)损伤,如广泛急性心肌梗死、重症心肌炎、急性血液动力学障碍。急性心衰发作常有诱发因素,主要有快速心律失常、感染、高血压危象、贫血、肾功能不全等。

(三) 检查方法

1. 急性左心衰竭的临床表现

急性左心衰的主要表现为呼吸困难,包括劳力性呼吸困难、夜间阵发性呼吸困难、不能平卧等;体检可发现患者心率快、左心室增大、舒张期奔马律,两肺尤其是肺底部有湿性啰音,还可有干啰音和哮鸣音。发作进一步加重则表现为急性肺水肿,患者表现为突发严重的呼吸困难、端坐呼吸、喘息不止、烦躁不安并有恐惧感,呼吸频率可达 30～50 次/min;频繁咳嗽并咯出大量粉红色泡沫样血痰;听诊心率快,心尖部常可闻及奔马律;两肺满布湿啰音和哮鸣音。部分患者可发展为心源性休克,表现为持续低血压,收缩压降至 90 mmHg 以下且持续 30min 以上,同时伴有组织低灌注状态。

2. 生物学标志物检测

血浆 BNP 检测有助于急性心衰的诊断和鉴别诊断,BNP<100 ng/L、NT-proBNP<300 ng/L 可基本排除急性左心衰的可能。诊断急性心衰时 NT-proBNP 水平应根据患者年龄和肾功能不全分级:50 岁以下的成人血浆 NT-proBNP 浓度>450 ng/L,50 岁以上血浆浓度>900 ng/L、75 岁以上应>1800 ng/L、肾功能不全(肾小球滤过率<60 ml/min)时应>1200 ng/L,急性左心衰的可能性大。

3. 血液动力学监测

适用于血液动力学状态不稳定、病情严重且治疗效果不理想的患者,如伴肺水肿(或)心源性休克患者。

4. 心肌坏死标志物

测定 cTnT 或 cTnI 旨在评价是否存在心肌损伤、坏死及其严重程度,有助于评估其严重程度和预后。

(四) 治疗方法

1. 一般处理

明显呼吸困难者应半卧位或端坐位,双腿下垂以减少回心血量;低氧血症和呼吸困难明显,尤其指端血氧饱和度<90％的患者应吸氧;严格限制饮水量和静脉输液速度。

2. 药物治疗

主要包括静脉注射小剂量吗啡、西地兰,静脉用襻利尿剂如呋塞米、托拉塞米,静脉用血管扩张药物如硝酸酯类、硝普钠及萘西立肽(重组人 BNP),静脉用正性肌力药物适用于低心排血量综合征,如伴症状性低血压(≤85 mmHg)或心输出量降低伴循环淤血患者,可缓解组织低灌注所致的症状,保证重要脏器血液供应,主要有多巴胺、多巴酚丁胺、磷酸二酯酶抑制剂和左西孟旦。当出现心源性休克时应使用血管收缩药物维持血压。

3. 非药物治疗

主要包括主动脉内球囊反搏(IABP)、无创或有创呼吸机辅助通气、血液净化治疗以及心室机械辅助装置。当药物使用不能很好缓解心衰病情并有相应的适应证时,可考虑临床应用以上非药物治疗措施。

(五) 上转条件

(1) 急性心衰发作,当生命体征稳定或在初步处理、药物及非药物治疗维持下生命体征稳定时,可在医护人员的护送下转上级医院。

（2）急性心衰反复发作,短期内不能稳定者,应转上级医院进一步诊疗。

（六）下转条件

患者心衰发作控制、病情稳定后,可转社区卫生服务中进行治疗和随访。

第三节 心律失常

（一）定义

心律失常指心脏电活动的频率、节律、起源部位、传导速度或激动顺序的异常,按其发生原理分为冲动形成异常和冲动传导异常。冲动形成异常包括窦性心律失常和异位心律,窦性心律失常主要有窦性心动过速、窦性心动过缓、窦性心律不齐和窦性停搏;异位心律主要有期前收缩（房性、室性）、阵发性心动过速（房性、阵发性室上速、室性）、扑动、颤动（心房、心室）。冲动传导异常包括病态窦房结综合征、房室传导阻滞、束支或分支阻滞以及房室间传导途径异常,如预激综合征。按照心律失常发生时心率的快慢,可将其分为快速性心律失常与缓慢性心律失常两大类。

（二）成因

引起心律失常的原因分生理性因素和病理性因素两大类,生理性因素如运动、情绪激动、饮酒或咖啡、冷热刺激等。病理性因素主要有心血管疾病,包括冠心病、高血压、心瓣膜病、心肌病、心肌炎等;内分泌疾病,如甲状腺功能亢进症或减退症;代谢异常,如发热、低血糖等;药物影响,如洋地黄类、拟交感或副交感神经药物、交感或副交感神经阻滞剂;电解质紊乱,如低血钾、高血钾、低血镁等。

（三）检查方案

1. 体表心电图

体表心电图是心律失常诊断的最主要手段。临床上常采用 12 导联心电图,较长时间描记更有助于捕捉到心律失常的发生。

2. 心电监测

适用于危重患者。

3. 动态心电图

动态心电图也称 Holter 心电图,连续记录 24h 或更长时间的心电图,可能记录到心律失常的发作,自觉症状与心律失常的关系,并评估治疗效果。

4. 心腔内电生理检查

心腔内电生理检查是有创的检查手段,采用将多根电极导管送到不同心腔的不同部位,记录心脏内各部位的局部心电图,并且用脉冲电刺激不同部位心肌组织诱发和检测心律失常的研究方法。对于临床诊断困难或用其他方法无法发现的心律失常有着非常重要的诊断和鉴别诊断价值。

5. 其他检查

心室晚电位、心电图频谱分析、心率变异分析、运动心电图和倾斜试验都有助于复杂或某些特殊心律失常的诊断。此外,超声心动图、心脏 X 线、ECT、CT 和 MRI 等对于器质性和非器质性心律失常的诊断有帮助。

(四) 治疗方法

1. 病因及诱因治疗

病因治疗包括纠正心脏病理改变、调整异常病理生理功能,如冠脉动脉狭窄、心功能不全等,以及去除导致心律失常发作的其他诱因,如电解质失调、药物不良反应等。

2. 药物治疗

(1) 窦速。寻找并去除窦速的原因;口服或静脉使用 β 受体阻滞剂,不能使用 β 受体阻滞剂时,可选用伊伐布雷定、维拉帕米或地尔硫䓬。

(2) 房早。无器质性心脏病者,一般不需治疗;症状十分明显者可用 β 受体阻滞剂,也可选用 I c、Ⅲ、Ⅳ 类;伴有缺血或心衰者,不主张抗心律失常药物治疗。

(3) 房速。治疗基础疾病,去除诱因;发作时治疗目的为终止发作和控制心室率,可选用西地兰、β 受体阻滞剂、胺碘酮、心律平、维拉帕米(异搏定)或地尔硫䓬(恬尔心)静脉注射;反复发作者长期用药可选用 β 受体阻滞剂、维拉帕米或地尔硫䓬。心功能正常者也可选用 I c 和 I a 类药物。对冠心病患者,选用 β 受体阻滞剂、胺碘酮或索他洛尔。

(4) 室上速。急性发作可静脉使用维拉帕米、心律平、西地兰、胺碘酮终止发作;防止发作时可使用心律平或莫雷西嗪,必要时加用倍他乐克。发作不频繁者,不必常年用药。

(5) 房扑、房颤。房扑、房颤复律时去除诱因,转复常用药有胺碘酮、普罗帕酮、莫雷西嗪、奎尼丁、索他洛尔等,胺碘酮、心律平可静脉用药,有器质性心脏病者首选胺碘酮,无器质性心脏病者可首选 I 类药。预激伴房颤者应选用胺碘酮、心律平,而避免使用西地兰、维拉帕米。房颤时心室率的控制常用药有地高辛、β 受体阻滞剂,必要时两药可合用,控制不满意时可换用恬尔心或异搏定。房颤时注意使用华法林等抗凝药预防血栓栓塞并发症。

(6) 室早。不伴器质性心脏病者,不主张常规抗心律失常药物治疗,对有精神紧张和焦虑者,可使用镇静剂或小剂量 β 受体阻滞剂,对心理压力大且暂时不能缓解者,可短期使用 Ib 或 Ic 类药(如曼心律、普罗帕酮)。伴器质性心脏病者,特别是复杂室早伴有心功能不全者,应根据其危险分级进行药物治疗。

(7) 非持续性室速(持续时间＜30s)。建议行心腔内电生理检查,电生理不能诱发持续性室速者,治疗主要针对病因和诱因。应用 β 受体阻滞剂有助于改善症状和预后,上述处理后,若仍室速频发,则按持续性室速处理,对电生理能诱发持续性室速者,按持续性室速处理。

(8) 持续性室速(持续时间＞30s)。终止室速选择的静脉用药有利多卡因、胺碘酮、心律平、美托洛尔;预防复发可给予胺碘酮,单用不满意时可合用 β 受体阻滞剂,心功能正常者,可使用普罗帕酮或索他洛尔。

(9) 病窦。有严重窦缓时可选用阿托品,必要时口服或静滴异丙肾上腺素。

(10) 房室传导阻滞。一度及二度Ⅰ型阻滞主要是病因治疗,这两种传导阻滞由于其部位往往在希氏束以上,多不需特殊治疗。二度Ⅰ型阻滞,室率＞50 次/min,无症状者可不治疗,伴头晕、心悸者,阿托品 0.3～0.6mg 皮下或静注,异丙 1～2μg/min 静滴。二度Ⅱ型及三度房室传导阻滞,心率慢且有明显头晕、晕厥者,宜静滴异丙,使心室率维持在 60～70 次/min。

3. 非药物治疗

(1) 电复律:主要用于室扑、室颤、血流动力学不稳定的室速、阵发性室上速和房速,以及部分房扑、房颤的复律。

(2) 射频消融治疗:可用于阵发性室上速、房扑、房颤、室速以及部分频发室早的治疗。

(3) 临时心脏起搏治疗:用于有血流动力学不稳定的严重窦缓、病窦、高度房室传导阻滞的急诊起搏治疗,以及时维持血流动力学的稳定。

(4) 永久心脏起搏器植入术:用于病窦、二度Ⅱ型及三度房室传导阻滞。

(5) 体内埋藏式转复除颤器(ICD):非一过性或可逆性原因引起的室颤或室速所致的心搏骤停,CPR 成功后;伴有器质性心脏病的自发的持续性室速或无器质性心脏病的自发性持续性室速,但其他治疗无效;原因不明的晕厥,在心电生理检查时能诱发有血液动力学不稳定或显著临床表现的持续性室速或室颤,而药物治疗无效、不能耐受或不可取者。

(五) 上转条件

(1) 所有初次发现的心律失常患者均应转至上级医院进行病因的检查和诊断。

(2) 阵发性室上速短期内不能自发终止者。

(3) 初诊的房速、房扑、房颤及频发房早、频发室早。

(4) 房速、房扑及房颤伴快速心室率者。

（5）发作持续性室速患者。

（6）缓慢性心律失常伴有黑矇或晕厥者。

（7）初步 CPR 后，血流动力学稳定者。

（六）下转条件

（1）频发房早、频发室早症状控制者。

（2）阵发性室上速已转复窦性心律者。

（3）房速、房扑、房颤已转复窦性心律或心室率已得到较好控制。

（4）持续性室速已药物控制或植入 ICD 者。

（5）缓慢性心律失常伴有黑矇或晕厥已植入永久人工心脏起搏器。

（6）心脏骤停患者，心肺脑复苏后血流动力学稳定，心、肺、肾及脑等重要脏器功能恢复良好。

第四节　急性 ST 段抬高型心肌梗死

（一）定义

急性 ST 段抬高型心肌梗死（STEMI）是急性心肌缺血性坏死，大多是在冠状动脉粥样硬化病变的基础上，并发急性血栓形成，发生冠状动脉血供急剧减少或中断，使相应的心肌严重而持久地急性缺血所致。

（二）病因

通常是在冠状动脉粥样硬化不稳定斑块病变的基础上继发血栓形成导致冠状动脉血管持续、完全阻塞。心肌梗死是一种常见的心血管急症，指冠状动脉急性闭塞，血流中断，所引起的局部心肌的缺血性坏死，急性心肌梗死为冠心病严重类型。基本病因是冠状动脉粥样硬化，造成管腔严重狭窄和心肌供血不足，而侧支循环未充分建立。在此基础上，一旦血供进一步急剧减少或中断，使心肌严重而持久地急性缺血达半小时以上，即可发生心肌梗死。

（三）辅助检查

1. 心电图

典型的 STEMI 早期心电图表现为 ST 段弓背向上抬高（呈单向曲线），伴或不伴病理性 Q 波、R 波减低（正后壁心肌梗死时，ST 段变化可以不明显）。

2. 血清心肌损伤标志物

肌钙蛋白（TnI 或 TnT）是诊断心肌坏死最特异和敏感的首选心肌损伤标志物，肌酸激酶同工酶（CK-MB）对判断心肌坏死的临床特异性也较高。

3. 影像学检查

超声心动图等影像学检查有助于对急性胸痛患者的鉴别诊断和危险分级。

(四) 治疗

1. 立即给予吸氧和心电、血压和血氧饱和度监测

所有 STEMI 患者应立即给予吸氧和心电、血压和血氧饱和度监测,及时发现和处理心律失常、血液动力学异常和低氧血症。合并左心衰(肺水肿)和(或)机械并发症的患者常伴严重低氧血症,需面罩加压给氧或气管插管并机械通气。

2. 再灌注治疗

(1) 直接 PCI:

① 发病 12 h 内(包括正后壁心肌梗死)或伴有新出现左束支传导阻滞的患者。

② 伴心源性休克或心力衰竭时,即使发病超过 12 h 者。

③ 常规支架置入。

(2) 静脉溶栓治疗:

① 发病 12 h 以内,预期 FMC 至 PCI 时间延迟大于 120 min,无溶栓禁忌证。

② 发病 12～24 h 仍有进行性缺血性胸痛和至少 2 个胸前导联或肢体导联 ST 段抬高＞0.1 mV,或血液动力学不稳定的患者,若无直接 PCI 条件,溶栓治疗是合理的。

(五)上转条件

确诊或拟诊 STEMI 患者,应立即由"120"救护车在医生护送下转运至上级医院进行抢救治疗。具体流程如图 1-1 所示。

(六) 下转条件

(1) 再灌注治疗后病情稳定的患者。

(2) 长期口服药物,给予第一套 ABCDE,包括 A(抗血小板治疗)、B(β-受体阻滞剂)、C(降低胆固醇)、D(糖尿病控制)、E(患者教育);以及第二套 ABCDE,包括 A(ACEI)、B(血压控制)、C(戒烟)、D(饮食控制)、E(锻炼)。

第五节　不稳定性心绞痛和非 ST 段抬高型心肌梗死

(一) 定义

不稳定性心绞痛(UA)是介于劳累性稳定型心绞痛与急性心肌梗死和猝死之间的临床表现,主要包括初发心绞痛、恶化劳力性心绞痛、静息心绞痛伴心电图缺血改变和心肌梗死后早期心绞痛。特征是心绞痛症状进行性增加,新发作的休息

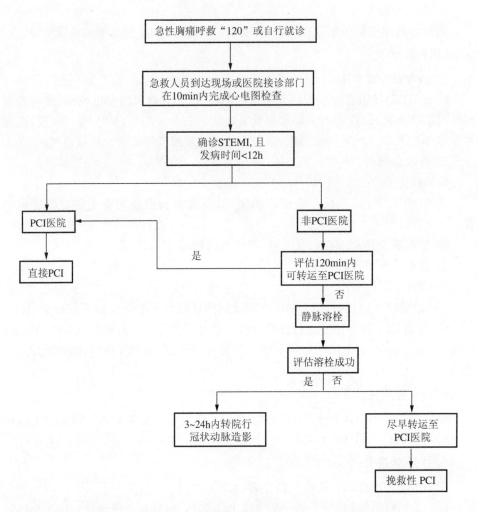

图 1-1

或夜间性心绞痛或出现心绞痛持续时间延长。

非 ST 段抬高心肌梗死（NSTEMI）是指具有典型的缺血性胸痛，持续超过 20min，血清心肌坏死标记物浓度升高并有动态演变，但心电图不具有典型的 ST 段抬高，而是表现为 ST 段正常、压低等非特征性改变的一类急性心肌梗死。

（二）病因

NSTEMI 病理基础主要是冠脉斑块损伤的基础上诱发急性非闭塞性血栓，或虽为闭塞性血栓，但侧支循环较好，病理学形态研究证实 STEMI 冠脉内含大量纤维蛋白的红色血栓，而 NSTEMI 为富含血小板的白色血栓。目前认为，ACS 最主要的原因是易损斑块是指那些不稳定性和有血栓形成倾向的斑块。ACS 是由于斑块破裂和糜烂并发血栓形成、血管痉挛及微血管栓塞等多因素作用下所导致的急性或亚急性心肌供氧减少。

（三）检查

1. 心电图表现

静息心电图是诊断 UA/NSTEMI 的最重要的方法，并且可提供预后方面的信息。

2. 心肌损伤标记物

心肌损伤标记物可以帮助诊断 NSTEMI。

（四）治疗方案

1. 一般治疗

UA 急性期卧床休息 1～3d，吸氧、持续心电监护。对于低危患者留院观察期间未再发生心绞痛、心电图也无缺血改变，无左心竭的临床证据，留院观察 12～24h 期间未发现 CK-MB 升高，肌钙蛋白正常，可留院观察 24～48h 后出院。对于中危或高危患者，特别是 cTnT 或 cTnI 升高者，住院时间相对延长，内科治疗也应强化。

2. UA/NSTEMI 标准的强化治疗

治疗包括：抗缺血治疗、抗血小板和抗凝治疗、他汀类药物应用、早期介入治疗。

（五）上转条件

UA/NSTEMI 的急性期通常 2 个月。在此期间演变为心肌梗死或再次发生心肌梗死或死亡的危险性最高。急性期后 1～3 个月，多数患者的临床过程与慢性稳定性心绞痛者相同，可按慢性稳定性心绞痛指南进行危险分级和治疗。UA/NSTEMI 的平均住院时间应视病情而定。一般低危患者可住院观察治疗 3～5d，高危患者可能需要延长住院时间。早期 PCI 可能缩短高危患者的住院时间。高危患者建议转有条件行冠脉介入治疗的医疗机构进行 PCI 治疗。

（六）下转条件

UA/NSTEMI 的患者病情稳定后出院。下转社区医疗服务中心应坚持住院期间的治疗方案，同时消除和控制存在的冠心病危险因素。给予 ABCDE 方案。

第六节　稳定型心绞痛

（一）定义

一般临床上所指的稳定性心绞痛指稳定型劳累性心绞痛，常发生于劳力或情绪激动时,持续数分钟,休息或用硝酸酯制剂后消失。本病多见于男性,年龄多大于40岁,劳力、情绪激动、饱餐、受寒、阴雨天气、急性循环衰竭为常见诱因。本病多为冠状动脉粥样硬化引起,还可由主动脉瓣狭窄或关闭不全、梅毒性主动脉炎、风湿性冠状动脉炎、肥厚性心肌病、先天性冠状动脉畸形、心肌桥等引起。

(二)临床表现

1. 症状

胸痛部位主要在胸骨体上段或中段之后,放射至左肩、左臂或颈、咽、下颌。性质常为压迫、发闷或紧缩感,也可有烧灼感,但是无针刺或刀切样,偶有濒死感。发作时患者会不自觉地停下原来的活动。疼痛发生在劳累或激动当时,而不是在一天劳累之后。典型的心绞痛均在相似的条件下发作。持续3~5min,休息或含服硝酸酯类可以缓解。3个月内疼痛性质不会改变。

2. 体征

心绞痛发作时最常见心率增快、血压升高,表情焦虑,皮肤冷汗或出汗,有时出现第四或第三心音奔马律。缺血时可有短暂性心尖部收缩期杂音;可有第二心音分裂;部分患者可出现肺部啰音。

(三)辅助检查

1. 心电图

静息心电图一般正常,最常见的异常是ST-T改变,包括ST段压低(水平型或下斜型)、T波低平或倒置,ST段改变更具有特异性。心绞痛发作时心电图表现最常见ST段压低0.1mV以上,有时出现T波倒置,症状缓解后ST-T改变可恢复正常,动态变化的ST-T对诊断心绞痛的参考价值较大。运动负荷试验和动态ECG也可反映心肌缺血情况。

2. CTA

可无创检测冠状动脉狭窄的存在。

3. 左心导管检查

检查主要包括冠状动脉造影术和左心室造影术,是有创检查方法。

4. 其他有创检查技术

冠状动脉内超声显像技术(IVUS)、光学干涉断层成像技术(OCT)。

(四)诊断和鉴别诊断

根据典型的发作特点和体征,休息或含服硝酸甘油后缓解,结合年龄和存在的冠心病危险因素,排除其他疾病所致的心绞痛,即可成立诊断。发作不典型时,诊断要依靠硝酸甘油的疗效和发作时心电图的变化。未记录到症状发作时心电图者,可行心电图负荷试验或动态心电图监测。诊断困难,可行冠状CTA或选择性冠状动脉造影检查。需与稳定性心绞痛相鉴别的疾病如表 1-1 所示。

表 1-1 需与稳定性心绞痛鉴别的疾病

心源性胸痛	肺部疾患	消化道疾病	神经肌肉疾病	精神性疾病
主动脉夹层	胸膜炎	胃食管反流	肋间神经痛	焦虑性疾病
心包炎	肺栓塞	食管痉挛	肋骨软骨病	情感性病(如抑郁症)
心肌炎	肺炎	食管失迟缓综合征	带状疱疹	躯体性精神病
重度主动脉瓣狭窄	纵隔肿瘤	食管裂孔疝		思维性精神病
心脏神经症	气胸	消化性溃疡		
心肌梗死		胰腺炎		
胆囊炎		胆囊结石		

（五）治疗

（1）一般治疗：一般停止活动后症状即可解除；平时避免各种已知的诱发因素。注意保暖,调节饮食,戒烟限酒,减轻精神负担,保持适当的体力活动。

（2）药物治疗：

① 抗心绞痛和心肌缺血治疗：硝酸酯类、β 受体阻滞剂、CCB 类、代谢类、窦房结抑制剂。

② 预防心肌梗死和死亡的药物：抗血小板、ACEI/ARB、降脂类。

③ 中医中药治疗。

（3）冠脉造影及 PCI。

（4）冠脉旁路术。

（5）运动锻炼。

（六）上转条件

心绞痛不典型者,需要进一步查心电图运动负荷试验、冠脉造影术。

（七）下转条件

心绞痛诊断明确,心绞痛病情稳定,长期口服药物治疗,运动锻炼。

第七节 高血压

（一）定义

高血压是一种以体循环动脉收缩期和(或)舒张期血压持续升高为主要特点的全身心疾病。高血压可以分原发性高血压即高血压病和继发性高血压即症状性高血压两大类。原发性高血压占高血压的 90%以上；继发性高血压指的是某些确定的疾病引起的血压升高，约占高血压 10%。

（二）病因和发病机制

原发性高血压的病因不明确，可能和遗传、基因和环境均有关系。发病机制可能与以下因素有关：交感神经活动亢进；肾素-血管紧张素-醛固酮系统激活；肾脏潴留过多钠盐；血管重构；内皮细胞功能受损；胰岛素抵抗；免疫因子。

（三）临床特点

1. 血压变化

高血压初期血压呈波动性，可暂时性升高，但仍可自行下降和恢复正常。血压升高和情绪激动、焦虑及体力活动有关，休息或去除诱因血压便下降。随着病程的迁徙，尤其出现靶器官损害或有并发症后，血压呈稳定性和持久性升高，去除诱因无法使之下降至正常。

2. 症状

大多数患者起病隐匿，症状不明显，有的仅在体检时发现。有的患者可出现头痛、头晕、心悸、后颈部疼痛、后枕部或颞叶部搏动感，还有的表现为失眠、健忘或记忆力下降、注意力不集中、耳鸣、情绪易波动或发怒以及神经质。病程后期出现靶器官损伤后出现相应的症状。

3. 并发症的表现

（1）心脏。左心室肥厚表现抬举性心尖搏动、心尖区搏动明显增强，搏动范围扩大以及心尖区搏动向左下移位，提示左心室增大；主动脉瓣第二心音可增强，带有金属音；合并冠心病时可有心绞痛、心肌梗死和猝死；晚期可发生心力衰竭。

（2）脑血管。早期出现一过性脑缺血发作，还可以发生脑血栓形成、脑栓塞（包括腔隙性脑梗死）、高血压脑病及脑出血。

（3）肾。尿液中可有少量蛋白尿和红细胞，严重者可出现肾功能减退的表现。

（4）眼底。视力进行性减退。

（四）诊断

18 岁以上成人高血压定义：在未服用抗高血压药物情况下收缩压≥140mmHg 和（或）舒张压≥90mmHg。患者既往有高血压史，目前正在服用抗高血压药物，即使血压低于 140mmHg/90mmHg，仍可诊断为高血压。

1. 血压的测量

（1）诊所偶测血压。系有医护人员在标准情况下按统一标准进行测量。应相隔 2min 重复测量，以两次读数平均值为准，如两次测量的收缩压或舒张压计数相差 5mmHg，应再次测量，并取 3 次读数的平均值。

（2）自测血压。使用自动或半自动血压仪，患者在家中给自己测量血压。

（3）动态血压检测。一般检测 24h，测压时间间隔 15～30min。正常血压波动曲线状如长勺柄，凌晨 2:00～3:00 处于低谷，之后迅速上升，上午 6:00～8:00 和下午 16:00～18:00 出现两个高峰，此后缓慢下降。

2. 血压水平的定义和分类

类　别	收缩压/mmHg	舒张压/mmHg
正常血压	<120	<80
正常高值	120～139	80～89
高血压	≥140	≥90
1 级高血压(轻)	140～159	90～99
2 级高血压(中)	160～179	100～109
3 级高血压(重)	≥180	≥110
单纯收缩期高血压	≥140	<90

3. 家庭自测血压和动态血压测量的高血压标准

测量方法	高血压标准
家庭自测血压	≥130mmHg/80mmHg
24h 动态血压	
全天	>130mmHg/80mmHg
白昼	>135mmHg/85mmHg
夜间	>125mmHg/75mmHg

4. 影响预后的因素

心血管疾病的危险因素	靶器官损害	合并的临床状况
收缩压和舒张压的水平(1～3 级)	左心室肥厚(心电图、超声心动图或 X 线片证实)	脑血管疾病：缺血性脑卒中，脑出血，短暂性脑缺血发作
男性 >55 岁，女性 >65 岁	动脉壁增厚：颈动脉超声 IMT(内膜中层厚度)≥0.9mm，或外周血管超声或 X 线证实有动脉粥样硬化斑块	心脏疾病：心肌梗死，心绞痛，冠状动脉血运重建，心力衰竭
吸烟 糖耐量受损或/和空腹血糖异常	血清肌酐轻度升高 男 115～133μmol/L，女 107～124μmol/L	肾脏疾病：糖尿病肾病，肾功能受损。血清肌酐 男 >133μmol/L，女 >124μmol/L

（续表）

心血管疾病的危险因素	靶器官损害	合并的临床状况
血脂异常：TC＞5.7mmol/L 或 LDL ＞ 3.6mmol/L 或 HDL ＜1.0mmol/L	微量白蛋白尿：尿白蛋白 30～300mg/24h，白蛋白/肌酐比值：男 ≥22mg/g，女≥31mg/g	糖尿病：空腹血糖 ≥7mmol/L，餐后血糖≥11mmol/L
早发心血管病家族史（一级亲属发病年龄＜50 岁）		外周血管疾病
腹型肥胖（腰围男≥85cm，女≥80cm）或肥胖（BMI≥28kg/m^2）		视网膜病变：出血或渗出、视盘水肿
缺少体育活动 hs-CRP≥3mg/L 或 CRP≥10mg/L		

5. 高血压的危险分层

危险因素和病史	血压水平		
	1 级	2 级	3 级
无其他危险因素	低危	中危	高危
1～2 个危险因素	中危	中危	很高危
≥3 个危险因素或靶器官损害或糖尿病	高危	高危	很高危
合并临床状况	很高危	很高危	很高危

（五）鉴别诊断

主要是和继发性高血压鉴别，主要有慢性肾脏疾病、嗜铬细胞瘤、原发性醛固酮增多症、睡眠呼吸暂停综合征、肾血管疾病、库欣综合征、主动脉缩窄、药源性高血压。

（六）治疗方法

1. 降压目标

小于 140mmHg/90mmHg，大于 120mmHg/70mmHg 比较适宜。降压不宜过快，老年人 2～3 个月达标较好。

2. 非药物治疗

（1）戒烟。

（2）戒酒或限制饮酒。

（3）减轻或控制体重。

（4）合理膳食。

（5）增加体力活动。

（6）减轻精神压力。

3. 药物治疗

基本降压药物 5 类：利尿剂，β 受体阻滞剂，CCB 类，ACEI，ARB。

（七）上转条件

服用常规降压药物血压仍控制不佳（大于 180mmHg/110mmHg），或者发现有继发性高血压可能，转二、三级医院进一步诊治。

（八）下转条件

患者经过治疗后，血压趋向平稳，口服降压药物可以控制血压的情况下，可转社区卫生服务中心长期门诊随访。

第八节 老年退行性心脏瓣膜病

（一）定义

所谓老年退行性心脏瓣膜病又称老年钙化性心瓣膜病或老年心脏钙化综合征，是指原来正常的瓣膜或在轻度瓣膜异常的基础上，随着年龄的增长，心瓣膜结缔组织发生退行性变及纤维化，使瓣膜增厚、变硬、变形及钙盐沉积，导致瓣膜狭窄和（或）关闭不全。病变主要发生在主动脉瓣及二尖瓣环，临床上主要表现为钙化性主动脉瓣狭窄和二尖瓣环钙化。因病变可以累及瓣周组织、冠状动脉、心脏传导系统以及主动脉和左心房，临床上可以出现房室及束支传导阻滞、期前收缩（早搏）和房颤等，也是老年人感染性心内膜炎的好发部位。

（二）成因

老年退行性心脏瓣膜病的发病学说很多，确切机制目前尚不清楚，可能与以下因素有关。

1. 年龄因素

随年龄增长可导致的退行性变，但不能得到满意的解释。

2. 机械压力

以下事实支持机械压力参与了老年退行性心脏瓣膜病的形成：高血压状态下瓣膜钙化的发生率高；左心瓣膜病变发生率高于右心系统，当右心系统容量及压力负荷增高时，出现右心系统瓣膜钙化；先天性主动脉瓣二瓣畸形时，瓣膜分别承受的压力高于正常三瓣所承受的压力。然而，有很大一部分老年人虽然处于高动力状态下，却未出现心瓣膜的退行性变，说明还有其他因素参与这一疾病的形成。

3. 慢性炎症学说

研究表明,退行性主动脉瓣狭窄的早期损害包括如下。

(1) 慢性炎症细胞的浸润,主要是巨噬细胞和 T 淋巴细胞。

(2) 损伤区及毗邻纤维层脂质聚集。

(3) 纤维层增厚,包括胶原纤维及弹力纤维的聚集。

(4) 钙盐沉积:终末期损害表现为主动脉侧瓣叶的非结合部位不规则纤维钙化斑积聚。镜下可见瓣叶增厚、脂质聚集、胶原纤维排列紊乱、钙盐沉积、炎性细胞趋向定位于损害的表面。肺炎衣原体是呼吸道感染的常见原因。Juvoven 等的研究发现,在狭窄及早期病变的主动脉瓣膜上找到了肺炎衣原体,在早期损害瓣膜的检出率是 83%,而在正常瓣膜的检出率为 44%。宿主对感染的反应可能是疾病发生及发展的重要原因。

4. 脂质聚集

免疫组化研究发现,损伤局部的脂质能与 ApoB、Apo(A)、ApoE 及修饰性 LDL 抗体反应,说明脂蛋白在主动脉瓣的积聚可能是主动脉瓣狭窄的原因。

5. 早期钙调节

骨桥蛋白是一种调节正常钙化及病理性钙化的蛋白。O'Brien 的研究发现,从早期到晚期损害的主动脉瓣膜中均有这种蛋白的表达,其 mRNA 水平与钙化及巨噬细胞积聚程度均有高度的相关性,说明钙化作用在钙化性心瓣膜病中是可调节的。原位杂交显示主动脉瓣中的巨噬细胞能合成骨桥蛋白。尚能调节其他慢性炎症部位钙化的蛋白有 BMP-2α、基质 Glα 蛋白及骨连蛋白。

(三) 检查方案

超声诊断老年退行性心脏瓣膜病必须结合临床并鉴别其他原有瓣膜病。病变常先发生在瓣叶的基底部,程度加重时钙化可沿纤维层扩展,很少侵害瓣叶边缘,因此一般情况下瓣叶交界处无粘连融合。X 线常规检查的阳性率不高,不宜作为常规检查手段。超声显像具有较高的敏感性及特异性,可确定病变的部位及严重程度,是目前诊断老年退行性心脏瓣膜病的依据。主动脉瓣增厚及回声增强,可用瓣膜回声反射大于或等于主动脉根部后壁或以相应的左心房后壁回声减弱相比。无冠瓣受累率最高,其次为右冠瓣及左冠瓣。可单叶或二叶以上的瓣叶同时受累。硬化的反射回声增强增厚,钙化可呈斑点、结节及斑片状。受累瓣膜活动受钙化物机械作用,开放幅度减少引起瓣口狭窄,影响闭合运动引起关闭不全。二尖瓣退行性变以瓣环钙化为主,瓣叶改变较少。超声表现为在二尖瓣叶之后,左心室后壁内膜前方,于二尖瓣交界处前方有局限性增厚,呈斑点或斑块样反射增强,且与左心房及左心室不相连,因而灶性钙化见于环的一部分,以内侧二尖瓣交界处前方附着的中央处最明显。钙化也可侵入前叶的基底部,使瓣膜僵硬、缩小,活动受限。收缩期瓣环不能相应缩小,加之钙化物的机械牵张影响了二尖瓣的正常闭合,产生反流。若伴腱索、乳头肌钙化,则关闭不全程度加重,但很少产生狭窄。严重钙化表现为瓣环全部钙化,瓣环成为强回声反射改变。

(四)治疗方法

老年退行性心脏瓣膜病病因不清楚,因此无法进行病因治疗,也无有效的方法遏制其发展。早期无症状,无需治疗,可以动态观察病情。当出现症状及体征时,则给予相应处理。

1. 并存基础疾病及有关症状的治疗

老年退行性心脏瓣膜病可并存高血压病、冠状动脉粥样硬化性心脏病、糖尿病及高脂血症,应予以相应治疗。

(1)心绞痛:轻、中度单纯主动脉瓣狭窄者可用硝酸酯类药物,但剂量不宜过大,如疑有冠脉痉挛参与时可考虑用硫氮卓酮。如无心动过缓尚可使用 β 受体阻滞剂。

(2)晕厥:主要针对诱因治疗,如为心律失常所致则给予相应处理。

(3)心衰:根据血流动力学情况及伴存疾病进行综合治疗。

2. 介入治疗及外科手术治疗

(1)主动脉瓣狭窄及关闭不全:球囊扩张对主动脉瓣狭窄晚期的再狭窄率高,故只作为短期缓解症状的姑息疗法或病情严重者换瓣前的基础治疗,所以应手术换瓣。

(2)少数中、重度二尖瓣狭窄患者,只要二尖瓣解剖结构允许可考虑球囊扩张;重度瓣膜病变、钙化或有血栓者应手术治疗。

(3)二尖瓣关闭不全者如反流严重,在瓣膜可修补的情况下,二尖瓣修补较换瓣的病死率低。

(五)上转条件

(1)合并感染,诱发心衰。

(2)恶性心律失常、心功能不全、循环系统不稳定。

(六)下转条件

(1)病情稳定。

(2)其他并发疾病控制。

第九节 风湿性心瓣膜病

(一) 定义

风湿性心瓣膜病亦称慢性风湿性心脏病,是指急性风湿性心脏炎后所遗留下来的以心脏瓣膜病变为主的一种心脏病。

(二) 成因

风湿性心瓣膜病是我国最常见的心脏病,在成人心血管疾病中,本病约占40%,多数患者为 20～40 岁的青壮年,女性稍多。临床上以单纯二尖瓣病变最为常见,占 70%～80%,二尖瓣合并主动脉瓣病变次之,占 20%～30%。单个或多个瓣膜及附属结构的功能或结构异常,导致瓣膜狭窄和(或)关闭不全,导致血流动力学改变从而出现心脏增大、心衰等临床表现。近半数患者无明确急性风湿热病史,但多有反复链球菌扁桃体炎或咽峡炎史。

(三) 检查方案

包括体格检查、心音听诊、心超等。

1. 二尖瓣狭窄

二尖瓣狭窄往往伴有不同程度的关闭不全,但外科治疗时的观察证明,单纯二尖瓣狭窄的比例较二尖瓣狭窄合并关闭不全者多一倍,故此型为慢性风湿性心瓣膜损害中最常见的病变。

2. 二尖瓣关闭不全

由于二尖瓣瓣叶、腱索、乳头肌等纤维变性而缩短、粘连和变形,致瓣膜不能很好地关闭。轻度二尖瓣关闭不全患者,可无自觉症状。较重的患者,常有疲倦、乏力、心悸及劳累后呼吸困难,有时也可出现右心功能不全的症状。但发生急性肺水肿和咯血等症者远较二尖瓣狭窄者少。

3. 主动脉瓣关闭不全

由于主动脉瓣炎症和肉芽组织形成,致使瓣膜增厚、硬化、缩短和畸形,形成主动脉瓣关闭不全。

症状轻症患者常无明显症状。重症患者可有心悸及身体各部分动脉的强烈搏动感,特别是头部和颈部更为明显。约有 5% 患者可出现心绞痛。晚期可出现左心室功能不全和右心室功能不全的表现 。

4. 主动脉瓣狭窄

由于主动脉瓣瓣叶交界处的粘连与融合,瓣膜逐渐钙化而形成主动脉瓣狭窄。目前认为,单纯性主动脉瓣狭窄大多为先天性或老年退行性病变所致,而风湿性主动脉瓣狭窄,大多数同时合并主动肪瓣关闭不全或二尖瓣病变。轻度狭窄多无症状,病变加重时,由于心排血量减少,可有疲乏、活动后呼吸困难、眩晕、昏厥及心绞痛等症状,甚至发生猝死(心室停搏或室颤)。

(四) 治疗方法

1. 一般性治疗和预防

预防风湿性心瓣膜病的关键在于积极防治风湿热,在瓣膜病变已形成后,仍应积极防止风湿活动。

2. 无症状期的治疗

治疗原则主要是保持和增强心的代偿功能,一方面应避免心过度负荷,如重体力劳动、剧烈运动等,另一方面亦须注意动静结合,适应作一些力所能及的活动和锻炼,增强体质,提高心的储备能力。

3. 并发症的治疗

治疗包括心功能不全的治疗;急性肺水肿的抢救;控制和消除房颤。

4. 手术治疗

对慢性风湿性心瓣膜病而无症状者,一般不需要手术;有症状且属手术适应证者,可选择作二尖瓣分离术或人工瓣膜替换术。

(五) 上转条件

出现心衰、严重心律失常、心绞痛、栓塞以及风湿热活动。

(六) 下转条件

病情稳定,感染控制。

第十节　先天性心脏血管病

先天性心脏血管病(congenital cardiovasculardiseases)是心脏及大血管在胎儿期发育异常引起的、在出生时病变即已存在的疾病,简称先心病,是先天性畸形中最常见的一类。发病率在出生后成活的婴儿中为 1.0%,在学龄儿童中约为 2.5%,在住院的成人心脏病患者中约占 10%,仅次于冠状动脉性心脏病、风湿性心脏病及肺原性心脏病而居第 4 位。房间隔缺损、室间隔缺损、肺动脉瓣狭窄、动脉导管未闭、法洛四联症及心内膜垫缺损等是先心病中最常见的类型。95%的患者无明显原因,5%患者的母亲妊娠时有风疹史。

一、房间隔缺损

(一) 定义

为临床上常见的先天性心脏畸形,是原始房间隔在胚胎发育过程中出现异常,致左、右心房之间遗留孔隙。房间隔缺损可单独发生,也可与其他类型的心血管畸形并存,女性多见,男女之比约 1:3。由于心房水平存在分流,可引起相应的血流动力学异常,又称"小儿房间隔缺损"。

(二) 成因

在胚胎发育的第 4 周,心房由从其后上壁发出并向心内膜垫方向生长的原始房间隔分为左、右心房,随着心内膜垫的生长并逐渐与原始房间隔下缘接触、融合,最后关闭两者之间残留的间隙(原发孔)。在原发孔关闭之前,原始房间隔中上部逐渐退化、吸收,形成一新的通道(继发孔),在继发孔形成后、原发隔右侧出现向下生长的间隔即继发隔,形成一单瓣遮盖继发孔,但二者之间并不融合,形成卵圆孔,血流可通过卵圆孔从右心房向左心房分流。卵圆孔于出生后逐渐闭合,但在约20%的成人中可遗留细小间隙,由于有左心房活瓣组织覆盖,正常情况下可无分流。如在胚胎发育过程中,原始房间隔下缘不能与心内膜垫接触,则在房间隔下部残留一间隙,形成原发孔房间隔缺损。而原始房间隔上部吸收过多、继发孔过大或继发隔生长发育障碍,则二者之间不能接触,出现继发孔房间隔缺损。

分型分期:从房间隔缺损的发生学方面可将其分为原发孔房间隔缺损和继发孔房间隔缺损两大类。由于原发孔房间隔缺损常伴有二尖瓣和三尖瓣的畸形。继发孔房间隔缺损根据缺损出现的部位分为中央型缺损(卵圆窝型缺损)、上腔型缺损(静脉窦型缺损)、下腔型缺损和混合型缺损等 4 种类型。

(三) 检查方案

1. 影像学检查

(1) 胸部 X 线:主要表现有肺野充血、心影轻到中度增大和肺动脉段突出,左心室和主动脉正常或比正常稍小。

(2) 超声心动图和彩色多普勒:一般可确立诊断,可见右心房和右心室增大、室间隔与左心室后壁同向运动等右心负荷过重表现,房间隔中部连续性中断,并可测量缺损大小。彩色多普勒可以明确血液分流方向、速度并估计分流量。对于静脉窦型缺损超声显像可能有一定困难,过氧化氢溶液(双氧水)造影有助于发现分流部位,而经食管超声检查可获得十分清晰的图像。

2. 其他检查

(1) 心电图检查:表现为电轴右偏、不完全性右束支传导阻滞和右心室肥大。

成年患者可有心律失常,以心房纤颤和心房扑动最为常见。

（2）右心导管检查:右心房血液氧含量超过腔静脉平均血氧含量 1.9 容积％以上,右心导管也可经过缺损进入左心房。右心导管检查可计算肺循环与体循环血流量,确定心内分流情况和测量肺动脉压。

3. 体格检查

检查发现多数儿童体形瘦弱,并常表现左侧前胸壁稍有隆起,心脏搏动增强,并可触及右心室抬举感等。其典型表现为胸骨左缘第 2、3 肋间闻及Ⅱ～Ⅲ级收缩期吹风样杂音,伴有第二心音亢进和固定分裂,收缩期杂音为肺动脉瓣血流速度增快所致,少数患者还可扪及收缩期震颤。分流量大者三尖瓣区可听到三尖瓣相对狭窄产生的舒张期隆隆样杂音。如右心室抬举感增强,肺动脉瓣区收缩期杂音减弱,但第二心音更加亢进、分裂,提示存在肺动脉高压。病变晚期将发展为充血性心衰,颈静脉怒张、肝脏增大。

（四）治疗方法

1 岁以上的继发孔型房间隔缺损罕有自发性闭合者,对于无症状的患儿,如缺损小于 5mm 可以观察。如有右心房、右心室增大,一般主张在学龄前进行手术修补。约有 5％婴儿于出生后 1 年内并发充血性心衰。内科治疗效果不佳者也可施行手术。成年人如缺损小于 5mm、无右心房室增大者可临床观察,不做手术。成年病例如存在右心房室增大可手术治疗,合并有心房纤颤者也可同时手术,但肺血管阻力大于 12 单位、出现右向左分流和发绀者则禁忌手术。

有一部分继发孔房间隔缺损如位置合适,可行微创的经心导管介入治疗。经股静脉插管,将镍钛合金的封堵器夹在房间隔缺损处,闭合房间隔缺损达到治疗目的。不用开胸手术。

继发孔房间隔缺损常经胸骨正中入路于体外循环下直视修补,右前外侧切口也可提供良好的手术显露,但需排除合并有其他类型心脏畸形。小的继发孔型房间隔缺损可直接缝合,如缺损大则需用心包片或涤纶补片修补,完成修补前左心房注水以防止心脏复跳后出现空气栓塞十分重要。

（五）上转条件

气急、心悸、乏力等。40 岁以后绝大多数患者症状加重,并常出现心房纤颤、心房扑动等心律失常和充血性心衰表现,也是死亡的重要原因。

（六）下转条件

病情稳定,或手术治疗稳定后。

二、室间隔缺损

(一) 定义

室间隔缺损指室间隔在胚胎时期发育不全,形成异常交通,在心室水平产生左向右分流。室间隔缺损是最常见的先天性心脏病,约占先心病的 20%,可单独存在,也可与其他畸形并存。缺损常在 0.1～3cm,位于膜部者则较大,肌部者则较小,后者又称 Roger 病。缺损若<0.5cm 则分流量较小,多无临床症状。缺损小者心脏大小可正常,缺损大者左心室较右心室增大明显。

(二) 成因

根据缺损的位置,可分为 5 种类型:

(1) 室上嵴上缺损:位于右心室流出道、室上嵴上方和主、肺动脉瓣之下,少数病例合并主、肺动脉瓣关闭不全。

(2) 室上嵴下缺损:位于室间隔膜部,此型最多见,占 60%～70%。

(3) 隔瓣后缺损:位于右心室流入道,三尖瓣隔瓣后方,约占 20%。

(4) 肌部缺损:位于心尖部,为肌小梁缺损,收缩期室间隔心肌收缩使缺损变小,所以左向右分流量小。

(5) 共同心室:室间隔膜部及肌部均未发育,或为多个缺损,较少见。

(三) 检查方案

1. X 线检查

中度以上缺损心影轻度到中度扩大,左心缘向左、向下延长,肺动脉圆锥隆出,主动脉结变小,肺门充血。重度阻塞性肺动脉高压心影扩大反而不显著,肺动脉粗大,远端突变小,分支呈鼠尾状,肺野外周纹理稀疏。

2. 心脏检查

心前区常有轻度隆起。胸骨左缘第 3、4 肋间能扪及收缩期震颤,并听到Ⅲ～Ⅳ级全收缩期杂音;高位漏斗部缺损则震颤和杂音位于第 2 肋间,肺动脉瓣区第二心音亢进。分流量大者,心尖部尚可听到柔和的功能性舒张中期杂音。肺动脉高压导致分流量减少的病例,收缩期杂音逐步减轻,甚至消失,而肺动脉瓣区第二心音则明显亢进、分裂,并可伴有肺动脉瓣关闭不全的舒张期杂音。

3. 心电图检查

缺损小示正常或电轴左偏。缺损较大,随分流量和肺动脉压力增大而示左心室高电压、肥大或左右心室肥大。严重肺动脉高压者,则示右心肥大或伴劳损。

4. 超声心动图

可有左心房、左右心室内径增大,室间隔回声连续中断,可明确室间隔各部位的缺损。多普勒超声由缺损右心室面向缺孔和左心室面追踪可深测到湍流频谱。

5. 心导管检查

右心室血氧含量高于右心房 0.9% 容积以上,偶尔导管可通过缺损到达左心室。依分流量的多少,肺动脉或右心室压力有不同程度的增高。

(四) 治疗方法

1. 内科治疗

主要防治感染性心内膜炎、肺部感染和心力衰竭。

2. 外科治疗

直视下可行缺损修补术。缺损小、X 线与心电图正常者不需手术;若有或无肺动脉高压,以左向右分流为主,手术以 4~10 岁效果最佳;若症状出现早或有心力衰竭,也可在婴幼儿期手术;显著肺动脉高压,有双向或右向左分流为主者,不宜手术。

手术方法:在气管插管全身麻醉下行正中胸骨切口,建立体外循环。阻断心脏循环后,切开右心室流出道前壁,虽可显露各类型室间隔缺损,但对心肌有一定损伤,影响右心功能和损伤右束支。目前多采用经右心房切开途径,这对膜部缺损显露更佳。高位缺损,则以经肺动脉途径为宜。对边缘有纤维组织的较小缺损可直接缝合,缺损小于 1cm 者则用涤纶织片缝补。

(五) 上转条件

有气促、呼吸困难、多汗、喂养困难、乏力和反复肺部感染者,发生心衰、发绀、感染性心内膜炎时。

(六) 下转条件

病情稳定。

三、动脉导管未闭

(一) 定义

动脉导管原本是胎儿时期肺动脉与主动脉间的正常血流通道,由于此时肺呼吸功能障碍,来自右心室的肺动脉血经导管进入降主动脉,而左心室的血液则进入升主动脉,故动脉导管为胚胎时期特殊循环方式所必需。出生后,肺膨胀并承担气体交换功能,肺循环和体循环各司其职,不久导管因废用即自选闭合。如持续不闭合而形成动脉导管未闭。应施行手术,中断其血流。动脉导管未闭是一种较常见的先天性心血管畸形,占先天性心脏病总数的 12%~15%,女性约两倍于男性。约 10% 的病例并存其他心血管畸形。

（二）成因

遗传是主要的内因。在胎儿期任何影响心脏胚胎发育的因素均可能造成心脏畸形，如孕母患风疹、流行性感冒、腮腺炎、柯萨奇病毒感染、糖尿病、高钙血症等，接触放射线，服用抗癌药物或甲糖宁等药物。

（三）检查方案

1. 心电图检查

轻者可无明显异常变化，典型表现示电轴左偏、左心室高电压或左心室肥大。肺动脉高压明显者，示左、右心室均肥大。晚期则以右心室肥大为主，并有心肌损害表现。

2. 胸部X线检查

心影增大，早期为左心室增大，晚期时右心室亦增大，分流量较多者左心房亦扩大。升主动脉和主动脉弓阴影增宽，肺动脉段突出。肺动脉分支增粗，肺野充血。有时透视下可见肺门"舞蹈"征。

3. 超声心动图检查

左心房、左心室增大，肺动脉增宽；如存在肺动脉高压，右心室亦可增大，在主动脉与肺动脉分叉之间可见异常的管道交通；彩色多普勒显示降主动脉至肺动脉的高速双期分流；连续多普勒可测得双期连续高速血流频谱。

4. 升主动脉造影检查

左侧位连续摄片示升主动脉和主动脉弓部增宽，峡部内缘突出，造影剂经此处分流入肺动脉内，并显示出导管的外形、内径和长度。

5. 右心导管检查或逆行性主动脉造影检查

对经过上述检查尚不能确诊者，可行右心导管检查或逆行性主动脉造影检查。前者可示肺动脉血氧含量高于右心室0.5％容积以上，同时可测定肺动脉压力及阻力情况，如插管通过动脉导管进入降主动脉更可确诊逆行性主动脉造影，可见对比剂经动脉导管进入肺动脉的情况。

（四）治疗方法

动脉导管未闭诊断确立后，如无禁忌证应择机施行手术，中断导管处血流。目前大多数动脉导管未闭的患者可用经心导管介入方法（使用Amplatzer蘑菇伞或弹簧圈封堵）得到根治。对于过于粗大或早产儿的动脉导管未闭可考虑使用开胸缝扎的方法。

近年来，对早产儿因动脉导管未闭引起呼吸窘迫综合征者，可先采用促导管闭合药物治疗。如效果不佳，可主张手术治疗。

动脉导管闭合手术一般在学龄前施行为宜。如分流量较大、症状较严重，则应提早手术。年龄过大、发生肺动脉高压后,手术危险性增大且疗效差。患细菌性动脉内膜炎时应暂缓手术;但若药物控制感染不力,仍应争取手术,术后继续药疗,感染常很快得以控制。

(五) 上转条件

劳累后心悸、气急、乏力,易患呼吸道感染和生长发育迟缓、下半身发绀、心力衰竭。

(六) 下转条件

无明显症状或病情稳定。

第十一节　病毒性心肌炎

(一) 定义

病毒性心肌炎是指病毒感染引起的心肌局限性或弥漫性的急性或慢性炎症病变,属于感染性心肌疾病。在病毒流行感染期约有 5% 的患者发生心肌炎,也可散在发病。临床表现轻重不同。根据典型的前驱感染病史,相应的临床表现,心电图、心肌损伤标志物、超声心动显示的心肌损伤证据考虑该诊断,确诊有赖于心内膜心肌活检。目前无特异性治疗方法,治疗主要针对病毒感染和心肌炎症。大多数患者经适当治疗后痊愈,极少数患者在急性期因严重心律失常、急性心衰和心源性休克死亡。部分患者可演变为扩张型心肌病。

(二) 成因

多种病毒可引起心肌炎,其中以引起肠道和上呼吸道感染的病毒感染最多见。柯萨奇病毒 A 组、柯萨奇病毒 B 组、埃可(ECHO)病毒、脊髓灰质炎病毒为常见致心肌炎病毒,其中柯萨奇病毒 B 组病毒是最主要的病毒。其他如腺病毒、流感、副流感病毒、麻疹病毒、腮腺炎病毒、乙型脑炎病毒、肝炎病毒、带状疱疹病毒、巨细胞病毒和艾滋病病毒等。

(三) 检查方案

1. 实验室检查

(1) 血液生化检查:急性期可出现白细胞计数增高、血沉增快、C 反应蛋白、血清肌酸磷酸激酶同工酶(CK-MB)、血清肌钙蛋白 T、血清肌钙蛋白 I 增加。

(2) 病毒学检查:可从咽拭子、粪便、心肌组织中分离病毒或用 PCR 技术检测病毒 RNA;血清中检测特异性抗病毒抗体滴度。

2. 辅助检查

(1) 心电图:ST-T 改变,常见 T 波倒置或降低,也可有 ST 段轻度移位;各种心律失常,以室性心律失常和房室传导阻滞多见。

（2）胸部 X 线:病情轻者可正常;病情重者可有心影增大。

（3）超声心动图:病情轻者可正常;病情重者可有左心室增大、室壁运动减低、心脏收缩功能异常、心室充盈异常等。

（4）放射性核素心肌显像:可显示心肌细胞坏死区的部位和范围,敏感性高,特异性低。

（5）心内膜心肌活检:为有创检查,主要用于病情危重、治疗反应差、病因不明的患者。阳性结果是诊断心肌炎的可靠证据。由于病毒性心肌炎病变可为局灶性,因取材误差可出现阴性结果。

3. 诊断

病毒性心肌炎的临床诊断主要依据:发病前有肠道感染或呼吸道感染病史、心脏损害的临床表现、心肌损伤标志物阳性、其他辅助检查显示心肌损伤、病原学检查阳性等,应考虑病毒性心肌炎的临床诊断。确诊有赖于心内膜心肌活检。

4. 鉴别诊断

在考虑病毒性心肌炎诊断的同时,应除外 β 受体功能亢进、甲状腺功能亢进、二尖瓣脱垂综合征以及影响心肌的其他疾患,如冠心病、结缔组织病、代谢性疾病、克山病、药物及毒物等所致的心脏损伤。

（四）治疗方案

无特异性治疗,治疗主要针对病毒感染和心肌炎症。

1. 休息和饮食

应尽早卧床休息,减轻心脏负荷,进易消化和富含蛋白质的食物。

2. 抗病毒治疗

主要用于疾病的早期。

3. 营养心肌

急性心肌炎时应用自由基清除剂,包括静脉或口服维生素 C、辅酶 Q10、维生素 B 族、ATP、肌苷、环化腺苷酸、细胞色素 C、丹参等。

4. 糖皮质激素

不常规使用。对其他效果治疗效果不佳者,可考虑在发病 10～30 天使用。

5. 对症治疗

当出现心源性休克、心力衰竭、缓慢性心律失常和快速心律失常时对症治疗。

对病毒性心肌炎患者早期诊断和治疗,多数预后良好;极少数患者死于严重心律失常、心力衰竭或心源性休克。由于目前尚无根治病毒感染的有效方法,以及个体反应性差异,少数患者可演变为扩张型心肌病。对已演变为扩张型心肌病的患者,要按扩张型心肌病进行规范化治疗。

（五）上转条件

心衰、心源性休克和猝死，严重心律失常。

（六）下转条件

无明显胸闷、心慌，病情稳定。

第十二节　扩张型心肌病

（一）定义

扩张型心肌病（DCM）是一种原因未明的原发性心肌疾病。本病的特征为左或右心室或双侧心室扩大，并伴有心室收缩功能减退，伴或不伴充血性心衰。室性或房性心律失常多见。病情呈进行性加重，死亡可发生于疾病的任何阶段。

（二）成因

1. 感染

动物实验中病毒不仅可以引起病毒性心肌炎，并且可以引起类似扩张型心肌病的病变。近年来用分子生物学技术在本病患者的心肌活检标本中发现有肠道病毒或巨细胞病毒的 RNA，说明本病与病毒性心肌炎关系密切。

2. 基因及自身免疫

过去认为大多数 DCM 病例是散发或特发的，但现在发现家族性的至少占40％～60％。家系分析显示大多数 DCM 家族为常染色体显性遗传，少数为常染色体隐性遗传、线粒体和 X 连锁遗传。另一方面，免疫反应的改变可增高对疾病的易感性，亦可导致心肌自身免疫损伤。

3. 细胞免疫

本病患者中自然杀伤细胞活性减低，减弱机体的防御能力，抑制性 T 淋巴细胞数量及功能减低，由此发生细胞介导的免疫反应，引起血管和心肌损伤。

（三）检查方案

1. X 线检查

心脏扩大为突出表现，以左心室扩大主，伴以右心室扩大，也可有左心房及右心房扩大。

2. 心电图

不同程度的房室传导阻滞，右束支传导阻滞常见。广泛 ST-T 改变，左心室高电压，左心房肥大，由于心肌纤维化可出现病理性 Q 波，各导联低电压。

3. 超声心动图

左心室明显扩大，左心室流出道扩张，室间隔及左心室后壁搏动幅度减弱。

4. 放射性核素检查

放射性核素心肌灌注显影,主要表现有心腔扩大,尤其是两侧心室扩大,心肌显影呈现漫性稀疏。

5. 心内膜心肌活检

DCM 临床表现及辅助检查,均缺乏特异性。近年来国内外开展了心内膜心肌活检,诊断本病敏感性较高,特异性较低。

6. 诊断

DCM 是一个排除性诊断,即排除其他特异性原因造成的心脏扩大,心功能不全,根据临床表现及辅助检查即可做出诊断。

(四) 治疗方案

1. 治疗原则

(1) 保持正常休息,必要时使用镇静剂,心衰时低盐饮食。

(2) 防治心律失常和心功能不全。

(3) 有栓塞史者作抗凝治疗。

(4) 有多量胸腔积液者,作胸腔穿刺抽液。

(5) 严重患者可考虑人工心脏辅助装置或心脏移植,可以行心脏再同步治疗(CRT)。

(6) 对症、支持治疗。

2. 心衰治疗

(1) 必须十分强调休息及避免劳累,如有心脏扩大、心功能减退者更应注意,宜长期休息,以免病情恶化。

(2) 有心衰者采用强心药、利尿药和扩血管药。由于心肌损坏较广泛,洋地黄类、利尿药有益;在低肾小球滤过时,氢氯噻嗪可能失效。此时,需用襻利尿药如呋塞米,扩血管药如血管紧张素转换酶抑制剂。用时须从小剂量开始,注意避免低血压。心衰稳定时用 β 受体阻滞剂有利于改善预后。

(3) 有心律失常,尤其有症状者需用抗心律失常药或电学方法治疗,对快速室性心律与高度房室传导阻滞而有猝死危险者治疗应积极。

(4) 对预防栓塞性并发症可用口服抗凝药或抗血小板聚集药。

(5) 对长期心衰、内科治疗无效者应考虑心脏移植,术后积极控制感染,改善免疫抑制,纠正排斥,1 年后生存率可达 85% 以上。

3. 用药注意事项

(1) 心肌病变时对洋地黄类药物敏感,应用剂量宜较小,并注意毒性反应,或使用非强心苷正性肌力药物。

(2) 应用利尿剂期间必须注意电解质平衡。

（3）使用抑制心率的药物或电转复快速型心律失常时，应警惕同时存在病窦综合征的可能。

（4）对合并慢性完全性房室传导阻滞、病窦综合征者可安装永久性人工心脏起搏器。

（5）在应用抗心律失常药物期间，应定期复查心电图。

（6）使用抗凝药期间，应注意出血表现，定期复查出凝血时间、凝血酶原时间及国际标准化比值（INR）。

4. 特殊治疗

DCM 的心脏移植治疗可延长生命，心脏移植后，预后大为改观。

（五）上转条件

心衰。心律失常，高度房室传导阻滞、房颤并快心室率、频变室性心律失常，短阵室速，窦房结功能低下导致晕厥，脑、肾、肺等处的栓塞。

（六）下转条件

病情稳定，心衰、感染、心律失常得到控制。

第十三节　肥厚型心肌病

（一）定义

肥厚型心肌病（HCM）是一种原因不明的心肌疾病，特征为心室壁呈不对称性肥厚，常侵及室间隔，心室内腔变小，左心室血液充盈受阻，左心室舒张期顺应性下降。根据左心室流出道有无梗阻分为梗阻性及非梗阻性 HCM，可能与遗传等有关。HCM 有猝死风险，是运动性猝死的原因之一。

（二）成因

HCM 是常染色体显性遗传性疾病，60%～70% 为家族性，30%～40% 为散发性，家族性病例和散发病例、儿童病例和成年病例具有同样的致病基因突变。目前已证实，至少 14 个基因突变与 HCM 的发病有关，其中有 10 种是编码肌小节结构蛋白的基因，绝大部分突变位于这些基因上。

（三）检查方案

1. 超声心动图

对 HCM 诊断有重要意义：室间隔肥厚与左心室游离壁厚度之比大于 1.5；二尖瓣前叶收缩期向前移动及主动脉收缩中期关闭现象；心室腔小；左心室流出道狭窄小于 2.0cm；左心室流出道血流速度加快；休息时收缩期左心室心尖部心腔与流

出道压力阶差大于 30mmHg，则认为存在左心室流出道梗阻。对称性左心室肥厚时室间隔与左心室游离壁一致。

2. 心电图

左心室或双室肥厚及 ST-T 改变，深而倒置的 T 波，有时有异常 Q 波。房室传导阻滞和束支传导阻滞。还可以发现其他心律失常如房颤、早搏等。

3. X 线检查

X 线检查没有明显的特点，可能见到左心房、左心室增大，也可能在正常范围。晚期可见右心室增大和肺淤血表现。

4. 心脏磁共振（MRI）

其敏感性高于超声心动图，但费用较高，对于诊断特殊部位的肥厚和不典型的肥厚最为灵敏。还可以发现心肌纤维化组织。

5. 心内膜下心肌活检

免疫性荧光可发现肥厚心肌内儿茶酚胺含量增高，组织学可见心肌排列紊乱和肥大的心肌细胞。

（四）治疗方法

1. 暂行观察

对无症状、室间隔肥厚不明显及心电图正常者暂行观察。

2. 避免剧烈运动

特别是竞技性运动及情绪紧张。

3. 药物治疗

避免应用洋地黄制剂、硝酸甘油、异丙肾上腺素等药物。

（1）β受体阻滞剂：普萘洛尔（心得安）、阿替洛尔（氨酰心安）、美托洛尔、比索洛尔。

（2）钙离子拮抗剂：维拉帕米（异搏定）、硫氮卓酮。

（3）抗心衰治疗（终末期）可用利尿剂及扩血管药。

（4）抗心律失常 乙胺碘呋酮、双异丙比胺，有抗心律失常及负性肌力作用。

4. 室间隔肌切除术

对药物治疗无效，左心室流出道严重梗阻者适用。

5. 双腔起搏

预后尚难确定。

6. 经皮腔间隔心肌化学消融术（PE-MA）

这是将无水乙醇经导管注入供应室间隔心肌组织的间隔支血管，造成人为的间隔心肌梗死，以缓解左心室流出道梗阻，是近年治疗 HCM 的一种新方法。

7. 预防猝死

对于高危患者,除避免剧烈运动和药物治疗外,还应安装植入式心脏复律除颤器。

8. 预后

病程相差较大,大多数患者的寿命与正常人无区别。如亲属中有猝死患者、本人有晕厥史、有室性心动速、心室壁严重肥厚(3.0cm以上)等,则可能发生猝死。

(五) 上转条件

活动后晕厥,劳力性心绞痛,顽固性心律失常。

(六) 下转条件

心律失常、感染等控制,病情稳定。

第十四节　主动脉夹层分离

(一) 定义

主动脉夹层分离指主动脉腔内血液从主动脉内膜撕裂处进入主动脉中膜分离,沿主动脉长轴方向扩展形成主动脉壁的二层分离状态,又称主动脉壁间动脉瘤或主动脉夹层动脉瘤。根据发生部位按 Stanford 分为 A、B 两型。A 型指累及升主动脉和降主动脉;B 型指仅累及左锁骨下动脉远端的降主动脉。本病少见,发病率每年每百万人口约 5~10 例,高峰年龄 50~70 岁,男:女约(2~3):1。65%~70%在急性期死于心脏压塞、心律失常等,故早期诊断和治疗非常必要。

(二) 成因

常见致病因素是高血压,有时伴有主动脉粥样斑块溃疡面,另一病因是中层囊状坏死,如马方综合征。其他遗传性疾病如 Turner 综合征(又称先天性卵巢发育不全)、Ehlers-Danlos 综合征(皮肤弹性过度综合征),也有发生主动脉夹层分离的趋向。主动脉夹层分离还易发生在妊娠期,原因不明。

(三) 检查方案

1. 心电图

无特异改变。病变累及冠状动脉时,可出现心肌急性缺血甚至急性心肌梗死改变,但 1/3 的患者心电图可正常。

2. X 线检查

胸片见上纵隔或主动脉弓影增大,主动脉外形不规则,有局部隆起。CT 是目前最常用于诊断主动脉夹层分离的方法。

3. 超声心动图

诊断升主动脉夹层分离很有价值,且能识别心包积血、主动脉瓣关闭不全和胸腔积血等并发症。

4. MRI

这是检测主动脉夹层分离最为清楚的显像方法,是诊断本病的"金标准"。

5. 主动脉造影术

选择性的造影主动脉曾被作为常规检查方法,对 B 型主动脉夹层分离的诊断较准确,但对 A 型病变诊断价值小。该技术为侵入性操作,具有一定风险,现已少用。

6. 血管内超声(IVUS)

IVUS 直接从主动脉腔内观察管壁的结构,能准确识别其病理变化。对动脉夹层分离诊断的敏感性和特异性接近 100%。但属侵入性检查,有一定危险性,不常用。

7. 血和尿检查

可有 C 反应蛋白升高,白细胞计数轻中度增高。胆红素和低密度脂蛋白(LDH)轻度升高,可出现溶血性贫血和黄疸。尿中可有红细胞,甚至肉眼血尿。平滑肌的肌球蛋白重链浓度增加,可用来作为诊断主动脉夹层分离的生化指标。

8. 诊断

急起剧烈胸痛、血压高、突发主动脉瓣关闭不全、两侧脉搏不等或触及搏动性肿块应考虑本病。胸痛常被考虑为急性心肌梗死,但心肌梗死时胸痛开始不甚剧烈,逐渐加重,或减轻后再加剧,不向胸部以下放射,伴心电图特征性变化。若有休克外貌则血压常低,也不引起两侧脉搏不等,以上各点可鉴别。

超声心动图、X 线、CT、MRI 等检查手段对确立主动脉夹层分离的诊断有很大帮助,对拟作手术治疗者可考虑主动脉造影或 IVUS 检查。

(四) 治疗方法

对任何可疑或诊断为本病患者,应即住院进入重症监护室(ICU)治疗。治疗分为紧急治疗与巩固治疗。

1. 紧急治疗

(1)缓解疼痛。疼痛严重可给予吗啡类药物止痛,并镇静、制动,密切注意神经系统、脉搏、心音等变化,检测生命体征、心电图、尿量等,采用鼻导管吸氧,避免输入过多液体以免升高血压及引起肺水肿等并发症。

(2)控制血压和降低心率。联合应用 β 受体阻断剂和血管扩张剂,以降低血管阻力、血管壁张力和心室收缩力,减低左心室 dp/dt,控制收缩压于 100～120mmHg。心率在 60～75 次/min 之间以防止病变的扩展。

（3）通气、补充血容量 严重血流动力学不稳定患者应立刻插管通气,给予补充血容量。

2. 巩固治疗

病情稳定后可改用口服降压药控制血压,及时做 X 线、CT、TEE 等检查,决定下一步诊治方案。若内科不能控制高血压和疼痛,夹层已破裂或濒临破裂,伴主动脉瓣关闭不全者,均应手术治疗。手术治疗是以彻底去除病灶,防止病变发展,抢救破裂、脏器缺血等并发症的有效方法,是具有一定远期疗效。

（五）上转条件

（1）疼痛夹层分离突然发生时,大多数患者突感疼痛,A 型多见于前胸,B 型多在背部、腹部。疼痛剧烈难以忍受,起病后即达高峰,呈刀割或撕裂样。少数起病缓慢者疼痛可不显著。

（2）高血压初诊时 B 型患者 70% 有高血压。患者因剧痛而有休克外貌,焦虑不安、大汗淋漓、面色苍白、心率加速,但血压常不低甚至增高。

（3）心血管夹层血肿累及主动脉瓣瓣环或影响瓣叶的支撑时发生主动脉瓣关闭不全,可突然在主动脉瓣区出现舒张期吹风样杂音,脉压增宽,急性主动脉瓣反流可引起心力衰竭。脉压改变,一般见于颈、肱或股动脉,一侧脉搏减弱或消失,反映主动脉的分支受压迫或内膜裂片堵塞其起源。可有心包摩擦音、胸腔积液。

（六）下转条件

治疗后病情稳定。

第二章 呼吸系统疾病

第一节 急性上呼吸道感染

（一）定义

急性上呼吸道感染简称上感，是鼻腔、咽或喉部急性炎症的总称。常见的病原体为病毒，仅少数由细菌引起。本病患者不分年龄、性别、职业和地区，某些病种具有传染性，有时可引起严重的并发症。

（二）病因

1. 病因

急性上呼吸道感染约 70％～80％由病毒引起，20％～30％由细菌引起，以溶血性链球菌最为多见。

2. 诱因

各种可导致全身或呼吸道局部防御功能降低的原因，如受凉、淋雨、疲劳、过度紧张等诱发本病。

（三）诊断要点和辅助检查

根据患者的病史、流行情况、鼻咽部的卡他和炎症症状以及体征，结合以下检查时，可做出本病的临床诊断。

1. 外周血象

病毒性感染时白细胞计数正常或偏低，淋巴细胞比例升高；细菌感染有白细胞计数和中性粒细胞增多以及核左移的现象。

2. 病原学检查

需要可用免疫荧光法、酶联免疫吸附法、血清学诊断和病毒分离鉴定法确定病毒的类型；细菌培养和药物敏感试验有助于细菌感染的诊断和治疗

3. 其他检查

疑有肺部感染时行胸片检查，伴有心慌、心动过速时行心电图检查。

（四）治疗方法

上呼吸道病毒感染目前尚无特殊抗病毒药物，通常以对症处理、休息、忌烟、多饮水、保持室内空气流通、防止继发细菌感染为主。

1. 对症治疗

可选用含有解热镇痛,减少鼻咽充血和分泌物、镇咳的抗感冒复合剂或中成药,如对乙酰氨基酚、双酚伪麻、美扑伪麻、正柴胡饮、小柴胡冲剂和板蓝根冲剂等。儿童忌用阿司匹林药物以及其他水杨酸制剂。

2. 支持治疗

休息,多饮水,注意营养,饮食要易于消化。在儿童和老年患者中,应密切观察和监测并发症,抗菌药物仅在明确或有充分证据提示有细菌感染时才有应用指征。

3. 抗病毒治疗

有一定疗效,广谱抗病毒药物利巴韦林和奥司他韦对流感病毒、副流感病毒、呼吸道合胞病毒等有较强的抑制作用,主张早期使用,可缩短病程。

（五）上转条件

具备下列任一指征时可转上级医院：

（1）有气促（R≥30 次/min）、三凹征、鼻扇动、发绀。

（2）间歇性呼吸暂停,有脱水征。

（3）持续高热 2～3 天不退者或并发肺炎、喉头水肿、病毒性心肌炎、病毒性脑膜炎、肾小球肾炎、风湿病等,或存在糖尿病、冠心病、慢性阻塞性肺病（COPD）等基础疾病且慢性疾病病情不稳定者。

（4）胸片等影像学显示双侧或多肺叶受累或肺叶实变并肺不张、胸腔积液或短期内病变进展者。

（5）脉搏血氧饱和度测定,血氧饱和度≤90%,出现呼吸衰竭或动脉血气提示氧合指数≤300mmHg。

（六）下转条件

经上级医院治疗好转后出院的患者,可回基层医疗机构继续静脉或口服抗生素治疗。抗生素一般用至热退且平稳、全身症状及呼吸道症状明显改善后 3～5 天,如已明确病原,则：肺炎链球菌肺炎疗程 7～10 天；流感嗜血杆菌肺炎、甲氧西林敏感的金葡菌肺炎疗程 14 天左右；甲氧西林耐药的金葡菌肺炎疗程宜延长至21～28 天；革兰阴性肠杆菌肺炎疗程 14～21 天；铜绿假单胞菌肺炎疗程约需 14～21 天；支原体肺炎、肺炎衣原体肺炎疗程平均 14～21 天；嗜肺军团菌肺炎疗程10～21天。抗菌药物选用应参照《国家基本药物目录》。

第二节　急性气管-支气管炎

（一）定义

急性气管-支气管炎是由感染、物理、化学刺激或过敏因素引起的气管-支气管黏膜的急性炎症,临床主要症状为咳嗽和咳痰。常发生于寒冷季节或气温突然变冷时。

(二) 病因

1. 感染

可以是病毒和细菌直接感染所致,也可以由上呼吸道感染病毒或细菌蔓延而来。近年来,因支原体和衣原体引起的急性气管-支气管炎也趋多见。本病多数发生于受凉、淋雨、过度劳累等诱因导致机体气管-支气管防御功能受损时,往往在病毒感染的基础上继发细菌感染。

2. 物理化学刺激

冷空气、粉尘、刺激性气体或烟雾的吸入,均可引起气管-支气管黏膜的急性炎症。

3. 过敏反应

多种过敏原均可引起气管和支气管的变态反应,常见者包括花粉、有机粉尘、真菌孢子的吸入,钩虫、蛔虫的幼虫在肺内移行及细菌蛋白质引起机体的过敏等。

(三) 诊断要点和辅助检查

根据相关病史、咳嗽、咳痰等临床症状,两肺闻及散在的干、湿性罗音,结合以下辅助检查的检查结果,可对本病做出临床诊断。痰液涂片和培养等检查有助于病因诊断。

1. 外周血象

多数病例的白细胞计数和分类无明显改变,细菌感染时有白细胞计数和中性粒细胞增多以及核左移的现象。

2. 痰液检查

痰液涂片和培养可发现致病菌。

3. 胸部 X 线

多数表现为肺纹理增粗,少数病例无异常表现。

(四) 治疗方法

1. 一般治疗

适当休息,注意保暖,多饮水,避免吸入粉尘和刺激性气体。

2. 对症治疗

镇咳、祛痰(盐酸氨溴索、桃金娘油)、解痉、抗过敏(氨茶碱、沙丁胺醇等)。

3. 抗菌药物的治疗

及时应用抗菌药物控制气管-支气管内的炎症。一般可选用青霉素类、头孢菌素、大环内酯类或喹诺酮类(12岁以内的儿童禁用)。

（五）上转条件

具备下列任一指征时可转上级医院：

（1）有气促（R≥30 次/分）、三凹征、鼻扇动、发绀。

（2）间歇性呼吸暂停，有脱水征。

（3）持续高热 2～3 天不退者或并发肺炎、喉头水肿、病毒性心肌炎、病毒性脑膜炎、肾小球肾炎、风湿病等，或存在糖尿病、冠心病、COPD 等基础疾病且慢性疾病病情不稳定者。

（4）胸片等影像学显示双侧或多肺叶受累或肺叶实变并肺不张、胸腔积液或短期内病变进展者。

（5）脉搏血氧饱和度测定，血氧饱和度≤90％，出现呼吸衰竭或动脉血气提示氧合指数≤300mmHg。

（六）下转条件

经上级医院治疗好转后出院的患者，可回基层医疗机构继续静脉或口服抗生素治疗。抗生素一般用至热退且平稳、全身症状及呼吸道症状明显改善后 3～5 天，如进展至肺炎并已明确病原，则：肺炎链球菌肺炎疗程 7～10 天；流感嗜血杆菌肺炎、甲氧西林敏感的金葡菌肺炎疗程 14 天左右；甲氧西林耐药的金葡菌肺炎疗程宜延长至 21～28 天；革兰阴性肠杆菌肺炎疗程 14～21 天；铜绿假单胞菌肺炎疗程约需 14～21 天；支原体肺炎、肺炎衣原体肺炎疗程平均 14～21 天；嗜肺军团菌肺炎疗程 10～21 天。抗菌药物选用应参照《国家基本药物目录》。

第三节 慢性支气管炎

（一）定义

慢性支气管炎（简称慢支）是指气管、支气管黏膜及其周围组织的慢性非特异性炎症。临床上以咳嗽、咳痰或伴有喘息为主要症状，呈反复发作的慢性过程。随病情的进展，常并发阻塞性肺气肿，进而发生肺动脉高压、肺源性心脏病。

（二）病因

慢支的病因复杂，迄今尚未明了。

1. 吸烟

吸烟使支气管上皮纤毛变短、不规则，运动受限。长期吸烟可使支气管黏膜鳞状上皮化生。

2. 大气污染

有害气体和刺激性烟雾对支气管黏膜造成损伤，纤毛清除功能下降。

3. 感染

感染是促使慢支病变加剧发展的重要因素,主要病因多为病毒和细菌。

4. 气候寒冷

寒冷常为慢支急性发作的重要诱因。

5. 机体内在因素

喘息型慢支患者常有过敏史,自主神经功能失调的患者气道反应性比较高,老年、维生素 C 和维生素 A 的缺乏,遗传因素等,均会导致慢支的发生。

(三)诊断要点和辅助检查

多数患者主要依据临床症状做出诊断。根据咳嗽、咳痰或伴喘息,每年发病持续 3 个月,并连续两年或以上,排除其他心、肺疾患(例如肺结核、尘肺、支气管哮喘、支气管扩张症、肺癌、肺脓肿、心功能不全等)之后,即可做出慢支诊断。

辅助检查:

(1)X 线检查:早期无异常表现。随着病情反复发作,可见两肺纹理增粗、紊乱,呈网状、条索状或斑点状阴影。

(2)呼吸功能检查:早期无异常。如有小气道阻塞时,最大呼气流量-容量曲线(MEFV 曲线)在末期容量时流量明显降低,闭合气量和闭合容量明显增高。发展成 COPD 时,就可出现典型的阻塞性通气功能障碍的肺功能表现,如第一秒用力呼气量占用力肺活量的比值减小,最大通气量减少,MEFV 曲线降低更明显。

(3)血液检查:慢支急性发作时或并发肺部感染时,可见血白细胞计数及中性粒细胞增多。喘息型患者可见嗜酸性粒细胞增多,缓解期白细胞多无明显变化。

(4)痰液检查:痰涂片可见革兰阳性菌和革兰阴性菌,痰培养可见病原菌生长。近年来革兰阴性杆菌感染有明显增多趋势,特别多见于院内感染的老年患者。

(四)治疗方法

治疗目的在于减轻或消除症状,防止肺功能损伤,促进康复。

1. 急性发作期治疗

(1)控制感染。开始时经验用药,对病原菌诊断明确时应依据抗菌谱选用抗生素。

(2)止咳祛痰。保持体液平衡可以使痰液变稀,有利于粘痰排除。其他如氨溴索、镇咳药物等。

(3)解痉平喘。对于喘息型慢支,常选用支气管舒张剂。

(4)雾化治疗。可选用吸入激素、祛痰药、解痉平喘药等进行雾化吸入治疗,以加强局部消炎及稀释痰液的作用。

2. 缓解期治疗

应避免各种致病因素,吸烟者需戒烟。加强锻炼,增强体质,提高机体免疫力。

（五）上转条件

具备下列任一指征可转上级医院：

（1）症状显著加剧，如静息状态下呼吸困难。

（2）出现新的体征，如发绀、外周水肿。

（3）原有的治疗方案失败。

（4）有严重的伴随疾病：如糖尿病和冠心病。

（5）新进发生心律失常。

（6）诊断不明确，需要进一步肺部 CT 或纤支镜检查。

（7）高龄患者的症状加重。

（8）精神紊乱、嗜睡、昏迷。

（9）经鼻导管氧疗或面罩氧疗低氧症状无好转，血氧饱和度≤90％，出现呼吸衰竭或动脉血气提示氧合指数≤300mmHg，需进一步无创呼吸机或呼吸机支持治疗者。

（六）下转条件

经上级医院治疗好转后出院的患者，可回基层医疗机构继续静脉或口服抗生素治疗。抗生素一般用至热退且平稳、全身症状及呼吸道症状明显改善后 3～5 天，如已明确病原，则：肺炎链球菌肺炎疗程 7～10 天；流感嗜血杆菌肺炎、甲氧西林敏感的金葡菌肺炎疗程 14 天左右；甲氧西林耐药的金葡菌肺炎疗程宜延长至 21～28 天；革兰阴性肠杆菌肺炎疗程 14～21 天；铜绿假单胞菌肺炎疗程约需 14～21 天；支原体肺炎、肺炎衣原体肺炎疗程平均 14～21 天；嗜肺军团菌肺炎疗程 10～21天。抗菌药物选用应参照《国家基本药物目录》。

第四节 慢性阻塞性肺病

（一）定义

慢性阻塞性肺病（COPD）是一种具有气流受限特征的可以预防和治疗的疾病，气流受限不完全可逆，呈进行性发展，与肺部对香烟烟雾等有害气体或有害颗粒的异常炎症反应有关。肺功能检查对确定气流受限有重要意义。在吸入支气管舒张剂后，第 1 秒用力呼气容积（FEV1）占用力肺活量（FVC）的比值（FEV1/FVC）＜70％是临床确定患者存在气流受限且不能完全逆转的主要依据。

（二）病因

目前 COPD 的病因和发病机制尚不清楚，目前普遍认为 COPD 以气道、肺实质和肺血管的慢性炎症为特征。已发现的危险因素可以分为外因和内因两类。

外因:吸烟,吸入职业粉尘和化学物质,空气污染,生物燃料,呼吸道感染,社会经济地位。

内因:遗传因素,气道高反应性,肺脏发育、生长不良。

(三)诊断要点和辅助检查

1. 诊断要点

根据咳嗽、咳痰、气短和(或)呼吸困难等临床表现和危险因素接触史(吸烟和职业性接触史)、体征及实验室检查资料综合分析确定。存在不完全可逆气流受限是诊断COPD的必备条件。肺功能指标(应用支气管舒张剂后FEV1/FVC<70%)是诊断COPD的金标准。COPD早期轻度气流受限时可以不出现咳嗽、咳痰、气短和(或)呼吸困难等临床症状。根据吸烟等高危因素史、临床症状和体征等资料,临床可以高度怀疑COPD。明确诊断依赖于肺功能检查证实有无完全可逆的气道受阻和气流受限。

2. 辅助检查

(1)肺功能检查。这是判断气流受限的客观指标,重复性好,对COPD的诊断、严重程度评价、疾病进展、预后及治疗反应等均有重要意义。在吸入支气管舒张剂后,FEV1/FVC<70%者,可确定为不能完全可逆的气道阻塞和气流受限。肺总量(TLC)、功能残气量(FRC)和残气容积(RV)增高,肺活量(VC)减低,RV/TLC增高,均为阻塞性肺气肿的特征性变化。

(2)胸部X线检查。发病早期胸片可无异常变化,以后随着病情的加重,可出现慢支和肺气肿的影像学改变。虽然X线胸片改变对COPD的诊断特异性不高,但可作为确定肺部并发症以及与其他肺部疾病(如气胸、肺大疱、肺炎、肺结核、肺癌、肺间质纤维化等)进行鉴别的一项重要检查。

(3)胸部CT检查。高分辨CT(HRCT)对辨别小叶中央型或全小叶型肺气肿及确定肺大疱的大小和数量,有很高的灵敏性和特异性,对预计肺大疱切除或外科减容手术等效果有一定价值。

(4)血气检查。COPD晚期患者可发生低氧血症、高碳酸血症、酸碱平衡失调以及呼吸衰竭等改变,血气分析对其判断有重要价值。

(5)其他。COPD合并细菌感染时,血白细胞计数升高,核左移,(反应)蛋白(CRP)升高,痰培养可检查出病原菌。

(四)治疗方法

1. 稳定期的治疗

COPD的治疗目的如下:减轻症状,阻止病情发展,缓解或阻止肺功能下降,改善活动能力,提高生活质量,降低病死率。

（1）教育与管理。

① 教育与督促患者戒烟。

② 使患者了解 COPD 的病理生理与临床基础知识。

③ 使患者掌握一般和某些特殊的治疗方法。

④ 学会自我控制病情的技巧，如腹式呼吸及缩唇呼吸锻炼等。

⑤ 了解赴医院就诊的时机。

⑥ 基层医生定期随访管理。

（2）控制职业性或环境污染，避免或防止粉尘、烟雾及有害气体吸入。

（3）长期家庭氧疗。长期家庭氧疗具体指征：

① $PaO_2 \leqslant 55$ mmHg 或动脉血氧饱和度（SaO_2）$\leqslant 88\%$，有或没有高碳酸血症。

② PaO_2 $55 \sim 60$ mmHg，或 $SaO_2 < 89\%$，并有肺动脉高压、心力衰竭水肿或红细胞增多症（红细胞比积 $> 55\%$）。

长期家庭氧疗一般是经鼻导管吸入氧气，流量 $1.0 \sim 2.0$ L/min，吸氧持续时间 > 15 h/d。

（4）康复治疗。包括呼吸生理治疗、肌肉训练、营养支持、精神治疗与教育等多方面措施。

（5）外科治疗。肺大疱切除术，肺减容术，肺移植术。

2. 药物治疗

（1）支气管舒张剂。支气管舒张剂可松弛支气管平滑肌、扩张支气管、缓解气流受限，是控制 COPD 症状的主要治疗措施。短期按需应用可缓解症状；长期规范应用可预防和减轻症状，增加运动耐力。但不能使所有患者的 FEV1 得到改善。与口服药物相比，吸入剂不良反应小，因此多首选吸入治疗。

主要的支气管舒张剂：

① β_2 受体激动剂。常用的有沙丁胺醇、特布他林等，为短效定量雾化吸入剂，数分钟内开始起效，$15 \sim 30$ min 达到峰值，持续疗效 $4 \sim 5$ h，$100 \sim 200 \mu g$/次（$100 \mu g$/喷），24 h 内不超过 $8 \sim 12$ 喷。沙丁胺醇使用的常见不良反应主要是肌肉震颤、心悸等，过量可致心律失常，24h 内不应超过 8 ～ 12 喷。主要用于缓解症状，按需使用。沙美特罗（salmeterol）与福莫特罗（formoterol）为长效定量吸入剂，作用持续 12h 以上。有资料认为沙美特罗 $50 \mu g$（每日 2 次）可能改善 COPD 健康状况。福莫特罗为速效、长效定量吸入剂，吸入后 $1 \sim 3$min 起效，常用剂量为 $4.5 \sim 9 \mu g$，每日 2 次，作用持续 12 h 以上，与短效 β 受体激动剂相比，维持作用时间更长。

② 抗胆碱药。异丙托溴铵（ipratropium）气雾剂，可阻断 M 胆碱受体。定量

吸入时开始作用时间比沙丁胺醇等短效 β_2 受体激动剂慢,但持续时间长,30~90 min 达最大效果,维持 6~8 h,剂量为 40~80μg(20μg/喷),3~4 次/日。该药不良反应小,长期吸入可改善 COPD 患者健康状况。噻托溴铵为长效抗胆碱药,作用长达 24 h 以上,吸入剂量为 18μg/次,1 次/日,长期吸入可增加深吸气量(IC),减低呼气末肺容积(EELV),进而改善呼吸困难,提高运动耐力和生活质量,也可减少急性加重频率。

③ 茶碱类药物。可解除气道平滑肌痉挛,在 COPD 中应用广泛。另外,还有改善心搏血量,扩张全身和肺血管,增加水盐排出,兴奋中枢神经系统,改善呼吸肌功能及某些抗炎作用等。但总的来看,在一般治疗量血浓度下,茶碱的其他多方面作用不很突出。氨茶碱剂量为 0.1g,每日 3 次口服,或 1 次 0.25~0.5g,每日 0.5~1g;茶碱缓释片 100~200mg/d,2 次/日;茶碱控释片 100~200 mg/次,2 次/日。茶碱类药物的剂量可视病情和疗效调整,氨茶碱过量会引起中毒,其不良反应发生率与血药浓度密切相关,应尽量根据血药浓度调整。吸烟、饮酒、服用抗惊厥药、利福平等可引起肝脏酶受损并减少茶碱半衰期;老人、持续发热、心力衰竭和肝功能明显障碍者,同时应用西咪替丁、大环内酯类药物(红霉素等)、氟喹诺酮类药物(环丙沙星等)和口服避孕药等可使茶碱血浓度增加。

(2) 糖皮质激素。联合吸入糖皮质激素和 β 受体激动剂,比各自单用效果好,目前已有布地奈德/福莫特罗(1~2 喷/次,2 次/日)、氟地卡松/沙美特罗(1 喷/次,2 次/日)两种联合制剂。对 COPD 患者不推荐长期口服糖皮质激素治疗。

(3) 祛痰药(黏液溶解剂)。常用药物有溴己新,8~16mg/次,3 次/日。盐酸氨溴索,30mg/次,3 次/日。

3. COPD 急性加重期治疗方案

(1) 一般治疗。

① 控制性氧疗。无严重并发症的 COPD 加重期患者氧疗后易达到满意的氧合水平(PaO_2＞60 mmHg 或 SaO_2＞90％)。

② 其他治疗措施。适当补充液体和电解质以维持液体和电解质平衡;对不能进食者需经胃肠补充要素饮食或予静脉高营养;注意痰液引流,积极排痰治疗(如刺激咳嗽、叩击胸部、体位引流等方法);积极处理治疗伴随疾病(冠心病、糖尿病、高血压等)及并发症(休克、弥漫性血管内凝血、上消化道出血、胃肠功能不全等)。

(2) 药物治疗。

① 抗生素。当患者呼吸困难加重,咳嗽伴有痰量增多及脓性痰时,应根据 COPD 严重程度,结合当地区常见致病菌类型及耐药流行趋势和培养药敏情况尽早选择敏感抗生素。

②支气管舒张剂。药物同稳定期所使用者,有严重喘息症状者可予以较大剂

量,通过小型雾化吸入器雾化吸入给药,如沙丁胺醇 $2500\mu g$,或异丙托溴铵 $500\mu g$,或沙丁胺醇 $1000\mu g$ 加异丙托溴铵 $250\sim500\mu g$。对于较为严重的 COPD 加重者,可考虑静脉滴注茶碱类药物。茶碱 $200mg/$次,$1\sim2$ 次/日,每次时间不得小于 20min。由于茶碱类药物血药浓度个体差异较大,治疗窗较窄,监测血清茶碱浓度对于评估疗效和避免不良反应的发生都有一定意义。

③ 糖皮质激素。COPD 加重期住院患者宜在应用支气管舒张剂基础上,口服或静脉滴注糖皮质激素,建议口服泼尼松 $30\sim40$ mg/日,连续 $7\sim10$ 日后逐渐减量停药。也可以静脉给予甲泼尼龙 40 mg,每天 1 次,$3\sim5$ 日后改为口服。最近研究表明吸入布地奈德混悬液 $6\sim8mg/$日的疗效与泼尼松 $30\sim40$ mg/日相当。

(3) 必要时行气管插管和机械通气。

① 无创性机械通气。COPD 急性加重期患者应用的首选通气方式。

② 有创性机械通气。在积极药物和无创性机械通气治疗后,患者呼吸衰竭仍进行性恶化,出现危及生命的酸碱失衡和(或)神志改变时宜用有创性机械通气治疗。

(五) 上转条件

1. 向上级医院转诊条件

具备下列指征 1 项者就可转上级医院,并在救护车的护送下转院。

(1) 症状显著加剧,如静息状态下呼吸困难。

(2) 出现新的体征,如发绀、外周水肿。

(3) 原有治疗方案失败。

(4) 有严重的伴随疾病,如糖尿病、冠心病等。

(5) 新近发生的心律失常、气胸、纵隔气肿、肺不张等。

(6) 诊断不明确。

(7) 高龄患者的 COPD 急性加重。

(8) 精神紊乱、嗜睡、昏迷。

(9) 经氧疗、无创呼吸机辅助通气后,病情恶化。

2. 安全转诊方法、步骤

(1) 落实转诊交通工具、人力,通知上级转诊中心做好接诊准备。

(2) 向家属说明病情、转诊的必要性和途中可能发生的问题,并签署知情同意书。

(3) 转诊途中保证安全,使用"120"急救车转运,车上应有医务人员(一名医生和一名护士)护送,备好各种急救物品。

(4) 到达上级医院后,向接诊单位交班,介绍病情、途中情况及处理等,并上交详细的转诊记录单。

（六）下转条件

经上级医院治疗好转后出院的患者，可回社区或当地医院继续稳定期治疗，包括继续抗炎、解痉平喘、氧疗、康复治疗、其他治疗。具体病情分级、特征及相应推荐治疗方案，如表 2-1 所示。

表 2-1 稳定期 COPD 的推荐治疗方案

分 级	特 征	推荐治疗方案
Ⅰ级（轻度）	FEV1/FVC<70％，FEV1 占预计值百分比≥80％	避免危险因素；接种流感疫苗；按需使用短效支气管舒张剂
Ⅱ级（中度）	FEV1/FVC<70％，FEV1 占预计值百分比<80％	在上一级治疗的基础上，规律应用一种或多种长效支气管舒张剂，康复治疗
Ⅲ级（重度）	FEV1/FVC ＜ 70％，30％≤FEV1 占预计值百分比<80％	在上一级治疗的基础上，反复急性发作可吸入糖皮质激素
Ⅳ级（极重度）	FEV1/FVC<70％，FEV1 占预计值百分比<30％	在上一级治疗的基础上，如有呼吸衰竭，长期氧疗，可考虑外科治疗

第五节 支气管哮喘

（一）定义

支气管哮喘是由多种细胞和细胞组分参与的气道慢性炎症性疾病，这种慢性炎症与气道高反应性相关，通常出现广泛而多变的可逆性气流受限，导致反复发作的喘息、气促、胸闷和（或）咳嗽等症状，多在夜间和（或）清晨发作、加剧，多数患者可自行缓解或经治疗缓解。

（二）病因

1. 遗传因素

哮喘与多基因遗传有关，哮喘患者亲属患病率高于群体患病率，并且亲缘关系越近，患病率越高；患者病情越严重，其亲属患病率也越高。

2. 变应原

（1）室内外变应原。尘螨是最常见、危害最大的室内变应原，是哮喘在世界范围内的重要发病原因，尘螨存在于皮毛、唾液、尿液与粪便等分泌物里。真菌亦是存在于室内空气中的变应原之一，特别是在阴暗、潮湿以及通风不良的地方。花粉与草粉是最常见引起哮喘发作的室外变应原。

（2）职业性变应原。常见的变应原有谷物粉、面粉、木材、饲料、茶、咖啡豆、家蚕、鸽子、蘑菇、抗生素（青霉素、头孢菌素）、松香、活性染料、过硫酸盐、乙二胺等。

（3）药物及食物添加剂。阿司匹林、普奈洛尔（心得安）和一些非甾体类抗炎药是药物所致哮喘的主要变应原。

3. 促发因素

常见有空气污染、吸烟、呼吸道病毒感染、妊娠、剧烈运动、气候转变。多种非特异性刺激如吸入冷空气、蒸馏水雾滴等。此外，精神因素亦可诱发哮喘。

（三）诊断要点和辅助检查

1. 体检

发作期胸部呈过度充气状态，胸廓膨隆，叩诊呈过清音，多数有广泛的呼气相为主的哮鸣音，呼气延长。严重哮喘发作时常有呼吸费力、大汗淋漓、发绀、胸腹矛盾运动、心率增快、奇脉等体征。缓解期可无异常体征。

2. 实验室和其他检查

（1）血液常规检查。部分患者发作时可有嗜酸性粒细胞增高，但多数不明显，如并发感染可有白细胞计数、中性粒细胞比例增高。

（2）痰液检查。涂片可见较多嗜酸性粒细胞。如合并呼吸道细菌感染，痰涂片革兰染色、细胞培养及药物敏感试验有助于病原菌的诊断及指导治疗。

（3）肺功能检查。缓解期肺通气功能多数在正常范围。哮喘发作时（或激发试验时），由于呼气流速受限，表现为 FEV1、一秒率（FEV1/FVC%）、最大呼气中期流速（MMER）、呼出 50% 与 75% 肺活量时的最大呼气流量（MEF50% 与 MEF75%）以及呼气峰值流量（PEFR）均减少。可有用力肺活量减少，残气量增加，功能残气量和肺总量增加，残气占肺总量百分比增高。经过治疗后可逐渐恢复。

（4）血气分析。哮喘严重发作时可有缺氧，PaO_2 和 SaO_2 降低，由于过度通气可使 $PaCO_2$ 下降，pH 上升，表现为呼吸性碱中毒。如重症哮喘，病情进一步发展，气道阻塞严重，可有缺氧及 CO_2 潴留，$PaCO_2$ 上升，表现为呼吸性酸中毒。如缺氧明显，可合并代谢性酸中毒。

（5）胸部 X 线检查。在哮喘发作时可见两肺透亮度增加，呈过度充气状态；在缓解期多无明显异常。如并发呼吸道感染，可见肺纹理增加及炎症性浸润阴影。同时要注意肺不张、气胸或纵隔气肿等并发症的存在。

（6）特异性过敏原的检测：哮喘患者大多伴有过敏体质，对众多的变应原和刺激物敏感。测定变应性指标结合病史有助于患者的病因诊断和脱离致敏因素的接触，但应防止发生过敏反应。

3. 诊断

对于有典型症状和体征的患者，排除其他疾病引起的喘息、气急、胸闷和咳嗽后，可做出临床诊断；对不典型病例，应作支气管舒张或激发试验，阳性者可确诊。

（四）治疗方法

目前尚无特效的根治办法，但坚持长期规范化治疗可使哮喘症状得到良好控制，减少复发甚至不再发作。

1. 治疗目标

（1）完全控制症状。

（2）预防疾病发作或病情加剧。

（3）肺功能接近个体最佳值。

（4）活动能力正常。

（5）提高自我认识和处理急性加重的能力，减少急诊或住院概率。

（6）避免药物的不良反应。

（7）防止不可逆性气道阻塞。

（8）预防哮喘引起死亡。

2. 哮喘防治基本临床策略

（1）长期抗炎治疗是基础的治疗，首选吸入糖皮质激素。

（2）应急缓解症状的首选药物是吸入 β_2 受体激动剂。

（3）规律吸入激素后病情控制不理想者，宜加用吸入长效 β_2 受体激动剂，或口服缓释茶碱，或口服白三烯受体调节剂（联合用药）；亦可考虑增加吸入激素量。

（4）重症哮喘患者，经过上述治疗仍长期反复发作时，可考虑做强化治疗。即按照严重哮喘发作处理（给予大剂量激素等治疗），待症状完全控制、肺功能恢复最佳水平和 PEF 波动率正常 2～4 天后，逐渐减少激素用量。部分患者经过强化治疗阶段后病情控制理想。

3. 综合治疗的治疗措施

（1）消除病因和诱发原因。

（2）防治合并存在的疾病，如过敏性鼻炎、反流性食管炎等。

（3）免疫调节治疗。

（4）经常检查吸入药物使用是否正确和对医嘱的依从性。

（五）上转条件

（1）确诊哮喘有困难。患者有慢性感染症状或提示存在心源性或肺外病因；使用吸入性糖皮质激素或全身激素诊断性治疗后，诊断仍不明确；患者同时存在哮喘和 COPD 的临床特点，但是对于治疗的优先存在疑问。

（2）疑似职业性哮喘。通过转诊来进行诊断性试验，明确过敏原或刺激物，指导患者避免职业暴露。

（3）哮喘症状持续状态、控制不理想或急性加重频繁发生。患者出现端坐呼吸,呼吸频率大于 30 次/分,血氧饱和度小于 95%,三凹征明显,心率大于 120 次/分,脉率变慢或者不规则。肺部听诊布满哮鸣音或者呼吸音减弱,甚至呼吸音消失,确诊或者怀疑重度哮喘者。

(4)哮喘相关死亡的危险因素。如既往曾有致命哮喘发作,需要 ICU 治疗或机械通气,过敏性哮喘或哮喘患者合并确诊的食物过敏。

(5)哮喘患者出现气胸、纵隔气肿、肺不张或者严重的肺部感染等并发症时。或特定哮喘亚型,如阿司匹林哮喘、过敏性支气管炎(咳嗽变异性哮喘)、肺曲霉病。

(6)存在明显的治疗不良反应或需要长期口服糖皮质激素。

(7)患者要求转诊或者其他适合转诊的情况。

(六) 下转条件

患者经上级医院诊断明确,哮喘急性发作控制,没有严重并发症后可转回社区医院继续治疗。

第六节　支气管扩张

(一) 定义

支气管扩张是由于支气管及其周围肺组织慢性化脓性炎症和纤维化,使支气管壁的肌肉和弹性组织破坏,导致支气管变形及持久扩张。典型的症状有慢性咳嗽、咳大量脓痰和反复咯血。主要致病因素为支气管感染、阻塞和牵拉,部分有先天遗传因素。患者多有麻疹、百日咳或支气管肺炎等病史。

(二) 病因

1. 感染

感染是引起支气管扩张的最常见原因。肺结核、百日咳、腺病毒肺炎可继发支气管扩张。曲霉和支原体以及可以引起慢性坏死性支气管肺炎的病原体也可继发支气管扩张。

2. 先天性和遗传性疾病

引起支气管扩张最常见的遗传性疾病是囊性纤维化。另外,可能是由于结缔组织发育较弱,马方综合征也可引起支气管扩张。

3. 纤毛异常

纤毛结构和功能异常是支气管扩张的重要原因。Kartagener 综合征表现为三联征,即内脏转位、鼻窦炎和支气管扩张。本病伴有异常的纤毛功能。

4. 免疫缺陷

一种或多种免疫球蛋白的缺陷可引起支气管扩张,一个或多个 IgG 亚类缺乏通常伴有反复呼吸道感染,可造成支气管扩张。IgA 缺陷不常伴有支气管扩张,但它可与 IgG2 亚类缺陷共存,引起肺部反复化脓感染和支气管扩张。

5. 异物吸入

异物在气道内长期存在可导致慢性阻塞和炎症,继发支气管扩张。

(三) 诊断要点和辅助检查

1. 诊断要点

支气管扩张病程多呈慢性经过,可发生于任何年龄。幼年患有麻疹、百日咳或流感后肺炎病史,或有肺结核、支气管内膜结核、肺纤维化等病史。典型症状为慢性咳嗽、咳大量脓痰和反复咯血。咳痰在晨起、傍晚和就寝时最多,每天可达 100～400ml。咳痰通畅时患者自感轻松;痰液引流不畅,则感胸闷、全身症状亦明显加重。痰液多呈黄绿色脓样,合并厌氧菌感染时可有臭味,收集全日痰静置于玻璃瓶中,数小时后可分为 3 层:上层为泡沫,中层为黄绿色混浊脓液,下层为坏死组织沉淀物。90％患者常有咯血,程度不等。有些患者,咯血可能是其首发和唯一的主诉,临床上称为"干性支气管扩张",常见于结核性支气管扩张,病变多在上叶支气管。若反复继发感染,患者时有发热、盗汗、乏力、食欲缺乏、消瘦等。当支气管扩张并发代偿性或阻塞性肺气肿时,患者可有呼吸困难、气急或发绀,晚期可出现肺心病及心肺功能衰竭的表现。

部分患者(1/3)可有杵状指(趾),全身营养不良。

2. 辅助检查

(1) 实验室检查。感染明显时血常规可见白细胞升高,核左移。痰有恶臭时,培养可能见致病菌,可行药敏检测。还有针对囊性纤维化的 sweat 试验,血清免疫球蛋白测定(B 淋巴细胞),淋巴细胞计数和皮肤试验(T 淋巴细胞),白细胞计数和分类(吞噬细胞),补体成分测定(CH50、C3、C4)。

(2) 肺功能检查。肺功能损害为渐进性,表现为阻塞性通气障碍,FEV1、FEV1/FVC、PEF 降低。残气量/肺总量比值残气占肺总量百分比增高。后期可有低氧血症。

(3) 胸部 X 线检查。可无异常(占 10％)或肺纹理增多、增粗,排列紊乱。囊状支气管扩张在胸片上可见粗乱肺纹理中有多个不规则蜂窝状(卷发状)阴影,或圆形、卵圆形透明区,甚至出现小液平,多见于肺底或肺门附近。柱状支气管扩张常表现为"轨道征",即在增多纹理中出现 2 条平行的线状阴影(中央透明的管状影)。

(4) 胸部 HRCT。对支气管扩张的显示能力取决于 CT 扫描方法、扩张支气管的级别及支气管扩张的类型,HRCT 诊断囊状支气管扩张较柱状扩张可靠性更大。支气管扩张的 CT 表现与支气管扩张类型、有无感染及管腔内有无黏液栓有关。

(5) 纤维支气管镜检查。通过纤维支气管镜可明确扩张、出血和阻塞部位。可进行局部灌洗,取得灌洗液作涂片革兰染色或细菌培养,对协助诊断及治疗均有帮助;通过支气管黏膜活检可有助于纤毛功能障碍的诊断。

3. 诊断

(1) 幼年有诱发支气管扩张的呼吸道感染史,如麻疹、百日咳或流感后肺炎病史或肺结核病史等。

(2) 出现长期慢性咳嗽、咳脓痰或反复咯血症状。

(3) 体检。肺部听诊有固定性、持久不变的湿啰音,杵状指(趾)。

(4) X线检查示肺纹理增多、增粗,排列紊乱,其中可见到卷发状阴影,并发感染出现小液平。CT典型表现为"轨道征""戒指征""葡萄征"。确诊有赖于胸部HRCT。怀疑先天因素应作相关检查,如血清Ig浓度测定、血清γ-球蛋白测定、胰腺功能检查、鼻或支气管黏膜活检等。

(四) 治疗方法

(1) 清除过多的分泌物。依病变区域不同进行体位引流,并配合雾化吸入。有条件的医院可通过纤维支气管镜行局部灌洗。

(2) 抗感染。支气管扩张患者感染的病原菌多为革兰阴性杆菌,常见流感嗜血杆菌、肺炎克雷伯杆菌、铜绿假单胞菌等,可针对这些病原菌选用抗生素,应尽量做痰液细菌培养和药敏实验,以指导治疗。伴有基础疾病(如纤毛不动症)者,可根据病情,长期使用抗生素治疗。

(3) 提高免疫力。低丙球蛋白血症、IgG亚类缺乏者,可用丙球蛋白治疗。

(4) 手术治疗。病变部位肺不张长期不愈、病变部位不超过一叶或一侧者、反复感染药物治疗不易控制者,可考虑手术治疗。

(五) 上转条件

(1) 出现感染经社区医院积极抗感染治疗无明显好转。

(2) 出现大咯血危及生命,经药物治疗无效有介入治疗或者手术治疗指征。一次咯血量超过200ml或24 h咯血量超过500ml为大咯血。

(3) 患者要求转诊或者其他适合转诊的情况。

(六) 下转条件

患者经上级医院诊断明确,病情稳定,没有严重并发症后可转回社区医院继续治疗。

第七节 肺 炎

一、社区获得性肺炎

(一) 定义

社区获得性肺炎(CAP),亦称院外肺炎,是指在社区环境中机体受微生物(包括细菌、真菌、衣原体、支原体、病毒、寄生虫等)感染而发生的肺炎,包括在社区感染,尚在潜伏期因其他原因住院后而发病的肺炎,并排除在医院内感染而于出院后发病的肺炎。

(二) 病因

以感染最常见,其他尚有理化因子、免疫损伤等。

1. 病原学因素

细菌、真菌、衣原体、支原体、病毒、寄生虫均可引起 CAP,其中以细菌最为常见,肺炎链球菌居首位。在我国,衣原体、支原体等非典型病原体并不少见,部分为混合性感染。近年来,病毒性肺炎日益受到重视。

2. 与发病直接相关因素

年龄、酒精中毒、支气管哮喘、免疫抑制剂治疗、心脏病、近 1 个月内心脏病感染、先前肺炎史(X 线片确认)、慢性支气管炎或 COPD 急性发作、体重超重、职业性尘埃暴露、单身状态、失业、类固醇和支气管舒张剂治疗、吸烟等。

(三) 诊断要点和辅助检查

1. 诊断要点

(1) 临床诊断。

① 新出现或进展性肺部浸润性病变。

② 发热≥38℃。

③ 新出现的咳嗽、咳痰,或原有呼吸道疾病症状加重并出现脓性痰;伴或不伴胸痛。

④ 肺实变体征和(或)湿性啰音。

⑤ 白细胞计数大于 $10\times10^9/L$ 或<$4\times10^9/L$,伴或不伴核左移。

以上第 1 项加②~⑤项中任何一项,并除外肺结核、肺部肿瘤、非感染性肺间质性疾病、肺水肿、肺不张、肺栓塞、肺嗜酸性粒细胞浸润和肺血管炎等,CAP 的临床诊断即可确立。

(2) 病原学诊断。门诊治疗患者可以不列为常规,但对怀疑通常抗菌治疗方案不能覆盖的病原体感染（如结核）或初始经验抗菌治疗无反应者需要进一步作病原学检查。住院患者应作 2 次血培养、痰涂片与培养。重症 CAP 应作军团菌有关检测。

2. 辅助检查

（1）实验室检查。

① 血细胞计数。中、重症细菌性肺炎常见外周血白细胞计数升高，伴菌血症者的白细胞总数大多超过 $10 \times 10^9/L$，部分患者白细胞计数减少。出现白细胞减少、酗酒和肺炎链球菌感染"三联征"是年轻 CAP 患者不良预后的重要征兆。

② CRP。它是细菌性感染很敏感的生物反应标志物，感染后数小时即见升高，在肺炎患者大多超过 100mg/L，而急性支气管炎和 AECOPD 患者的 CRP 虽亦升高，但数值较低；病毒性肺炎 CRP 通常较低。抗菌药物治疗后，CRP 迅速下降，若 CRP 持续高水平或继续升高则提示抗菌治疗失败或出现感染性并发症（静脉炎、二重感染、肺炎旁积液等）。

③ 降钙素原。对感染的炎症反应具有放大效应，本身并不启动炎症反应。连续监测 PCT 水平可以作为评估 CAP 严重程度和预测预后的指标，并且可以指导临床抗菌治疗，减少不必要的抗菌药物使用和早期停药。

④ 血氧。脉氧仪测定血氧饱和度被不少 CAP 指南列为常规，包括门诊 CAP 初诊患者。氧合状态是肺炎严重程度的基本评价参数，也是估计预后的重要参考。

⑤ 血生化。血清电解质、肝肾功能是住院患者包括 ICU 患者的基本检测项目。低钠血症在 CAP 中颇常见，低钠血症和低磷血症是军团菌肺炎诊断的重要参考。尿素氮是 CAP 严重程度的评价参数之一。肝肾功能是选择抗菌药物的基本考虑因素。

（2）影像学检查。

① 胸部 X 线检查。是确立肺炎（实质）还是气道感染（传导性）的基本检查，也是评估病情严重程度的必要资料。

② 胸部 CT 扫描。特别是薄层 CT 或高分辨率 CT（HRCT）的敏感性更高。此外对于了解肺炎并发症（类肺炎性胸腔积液等）、发现隐蔽部位肺炎（心脏后、纵隔）等非常有帮助。对于普通胸片上病灶显示不清、怀疑隐蔽部位病变、结节性肺炎、弥漫性肺炎、病灶需要鉴别诊断、重症肺炎而需要更进一步评估、免疫抑制宿主肺炎、抗菌治疗无反应性肺炎等患者胸部 CT 检查是必要的。

③ 超声检查。目的在于探测肺炎旁胸腔积液和贴近胸膜病灶的引导经皮穿刺肺活检。

（四）治疗方法

临床诊断一旦成立，应尽早开始经验性抗感染治疗，48～72h 根据治疗反应并结合病原学诊断报告调整治疗。

1. 抗感染治疗

按不同病情和治疗场所,参考影响病原体的宿主因素、所在地区和医院抗菌药物敏感性监测资料,在留取病原学检测标本时,指南建议立即(距就诊不超过 4h)开始经验性抗菌治疗。但近年来有研究显示并非所有 CAP 患者都需要在 4h 内应用抗菌药物,严格按照这一原则可能造成 CAP 诊断的不准确及抗菌药物应用的不合理。抗感染治疗一般可于热退和主要呼吸道症状明显改善后 3~5 天停药,但疗程视不同病原体、病情严重程度而异。初始治疗后 48~72h 应对病情和诊断进行评价。病情稳定后可转换成口服抗菌药物序贯治疗。

2. 并发症的处理

(1)肺炎旁积液是指肺炎、肺脓肿和支气管扩张等感染引起的胸腔积液。其发生分为 3 个阶段,即渗出期、纤维脓性期和机化期。临床处理的关键在于早期发现,如果游离积液且宽度(经侧卧位 X 线摄片评估)>30mm,必须诊断性胸穿采样,以了解胸液的性质和对预后的影响。凡胸液 pH<7.0 和(或)葡萄糖<2.2 mmol/L 和(或)革兰染色和培养阳性,无局限化,即使外观呈非明显脓性也需要胸腔置管引流。

(2)呼吸衰竭、脓毒性休克、多器官衰竭。60%~85% 的重症 CAP 出现需要机械通气的呼吸衰竭,其低氧血症纠正颇为困难,早期实施无创机械通气可以避免部分患者的有创机械通气。约 5% 的重症肺炎可发展为 ARDS,病死率达 70%。其治疗参考相关指南和教材。

(五)上转条件

凡符合 1 条主要标准或 2 条次要标准即可诊断重症肺炎,需转入上级医院入住 ICU。

1. 主要标准

(1)呼吸衰竭需要机械通气。

(2)48h 内肺部浸润扩大≥50%。

(3)感染性休克或需要使用血管活性药物>4h。

(4)急性肾衰竭,尿量<80ml/4h 或非慢性肾功能不全患者肌酐>180μmol/L(2μg/dl)。

2. 次要标准

(1)呼吸频率≥30 次/min。

(2)PaO_2/FiO_2<250。

(3)双侧或多叶炎症。

(4)动脉收缩压<90mmHg,舒张压<60mmHg。

(六) 下转条件

(1) 症状好转,体温正常超过72h。

(2) 影像学提示肺部病灶明显吸收。

专科医院确定好治疗方案后,病情稳定的患者若需后续治疗及康复治疗可转回社区医院由全科医生承担。

二、医院获得性肺炎

(一) 定义

医院获得性肺炎(HAP)简称医院内肺炎(NP),是指患者入院时不存在、也不处于感染潜伏期,而是入院48h后在医院内发生的肺炎,包括在医院内获得感染而于出院后48h内发病的肺炎。其中以呼吸机相关肺炎(VAP)最为常见,它是指建立人工气道(气管插管/切开)和接受机械通气48h后发生的肺炎。

(二) 病因

细菌是HAP最常见的病原,约占90%,三分之一为混合感染。

1. 误吸

口咽部定植菌吸入是HAP的最主要感染来源和感染途径。吞咽和咳嗽反射减弱或消失者如老年、意识障碍、食管疾患、气管插管、留置鼻胃管、胃排空延迟及张力降低者更易发生误吸。口咽部革兰阴性杆菌定植增加的相关因素还有抗生素应用、胃液反流、大手术、基础疾病,以及内环境紊乱如慢性支气管肺疾病、糖尿病、酒精中毒、白细胞减少或增高、低血压、缺氧、酸中毒、氮质血症等。

2. 气溶胶吸入

这是HAP的另一发病机制。呼吸机雾化器、氧气湿化瓶水污染是引发HAP的重要来源。经空气或气溶胶感染的HAP其病原体以呼吸道病毒、结核分枝杆菌、军团菌、曲霉等为多见。

3. 其他

吸痰过程中交叉污染和细菌直接种植是医院感染管理和控制不力的ICU发生VAP的重要原因。血行播散引起的HAP较少,见于机体免疫低下、严重腹腔感染、大面积皮肤烧伤等易于发生菌血症的患者。

(三) 诊断要点和辅助检查

1. 诊断要点

(1) 临床诊断。符合下列条款之一:

① 发热>38℃而无其他明确原因。

② 白细胞计数 $<4\times10^9/L$ 或 $>12\times10^9/L$。

③ 对于 $\geqslant70$ 岁老年人，出现意识状态改变而无其他明确原因。

另加下列 $\geqslant2$ 条：

① 新出现脓痰或痰的性状改变，或呼吸道分泌物增加或需吸引次数增加。

② 新出现或加重的咳嗽，呼吸困难或呼吸频率增加。

③ 肺部啰音或支气管呼吸音。

④ 气体交换恶化，吸氧气需要增加或需要通气支持。

（2）影像学诊断。$\geqslant2$ 次连续性胸部 X 线片显示新的或进展性的和持续性的肺部浸润、空洞或实变（无心肺基础疾病患者 1 次胸片即可）。

（3）病原学诊断。微生物学（任选）阳性培养（1 种）：血液（无其他相关原因）、胸液、BALF 或 PSB 定量培养、BALF 含胞内菌细胞数 $\geqslant50\%$。

2. 辅助检查

相关检查项目基本上同 CAP。

（四）治疗方法

综合治疗包括：抗感染治疗、呼吸治疗（吸氧和 MV）、支持治疗以及痰液引流等，以抗感染治疗最重要。抗感染治疗的疗程应在遵循普遍规律的同时提倡个体化，取决于感染的病原体、严重程度、基础疾病及临床治疗反应等。

1. 早发、轻中症、无 MDR 危险因素的 HAP/VAP

以肺炎链球菌、肠杆菌科细菌、流感嗜血杆菌、MSSA 等常见，抗菌药物可选择第 2、3 代头孢菌素（不必包括具有抗假单胞菌活性者）、β 内酰胺类/β 内酰胺酶抑制剂。青霉素过敏者选用氟喹诺酮类如环丙沙星、左氧氟沙星或莫西沙星。

2. 晚发、重症、具有 MDR 危险因素的 HAP/VAP

以铜绿假单胞菌、不动杆菌、产 ESBLs 肠杆菌科细菌、MRSA 等多见，抗感染药物应选择左氧氟沙星/环丙沙星或氨基糖苷类联合下列药物之一：

（1）抗假单胞菌内酰胺类如头孢吡肟、头孢他啶、哌拉西林或头孢哌酮。

（2）广谱 β 内酰胺类/β 内酰胺酶抑制剂如哌拉西林/他唑巴坦、头孢哌酮/舒巴坦。替卡西林/克拉维酸对嗜麦芽窄食单胞菌活性较强，但铜绿假单胞菌耐药率较高。

（3）亚胺培南、美罗培南或比阿培南。

对重症 HAP 的最初经验性治疗应覆盖铜绿假单胞菌、不动杆菌和 MRSA 等高耐药菌。48～72h 后进行再评估，按下列情况分别处理：

（1）临床和（或）微生物学证实诊断，继续抗感染治疗。如果微生物学诊断结果特异性较高，则减少联合用药，保留或选用针对性强的 1～2 种敏感药物。

（2）临床诊断可能而微生物学诊断的临床意义不确定，无脓毒症或休克，继续抗感染治疗针对性不强,且会增加抗生素选择性压力,不用抗感染治疗亦可能对预后不利,但从临床角度出发,通常继续抗感染治疗,可按原方案用药或略作调整。

(3) 出现肺外感染或不能解释的严重脓毒症或脓毒症休克,根据感染类型和(或)培养结果强化抗感染治疗。

(4) 临床诊断不符合,同时培养结果无意义或防污染下呼吸道标本培养阴性,或已肯定其他非感染原因,无严重脓毒症和休克,应停用抗感染治疗。

(五)上转条件

凡符合 1 条主要标准或 2 条次要标准即可诊断重症肺炎,需转入上级医院入住 ICU。

1. 主要标准

(1) 呼吸衰竭需要机械通气。

(2) 48h 内肺部浸润扩大≥50%。

(3) 感染性休克或需要使用血管活性药物>4h。

(4) 急性肾衰竭,尿量<80ml/4h 或非慢性肾功能不全患者肌酐>2μg/dl。

2. 次要标准

(1) 呼吸频率≥30 次/min。

(2) PaO$_2$/FiO$_2$<250。

(3) 双侧或多叶炎症。

(4) 动脉收缩压<90mmHg,舒张压<60mmHg。

(六)下转条件

(1) 症状好转,体温正常超过 72h。

(2) 影像学提示肺部病灶明显吸收。

专科医院确定好治疗方案后,病情稳定的患者若需后续治疗及康复治疗可转回社区医院由全科医生承担。

第八节　肺脓肿

(一)定义

肺脓肿(lung abscess)是肺组织坏死形成的脓腔。急性吸入和(或)气道阻塞导致微生物清除障碍,大量微生物导致感染肺组织坏死、液化,形成脓腔。如形成多个小脓腔(直径<2cm)则称为坏死性肺炎。临床特征为高热、咳嗽和咳大量脓臭痰,胸部 X 线片显示一个或多发的含气液平的空洞。本病可见于任何年龄,以青壮年较多见,男多于女。自抗生素广泛使用以来,发病率已明显减低。

（二）成因

急性肺脓肿的感染细菌常为上呼吸道、口腔的定植菌，包括需氧、厌氧和兼性厌氧菌。90%肺脓肿患者合并有厌氧菌感染，毒力较强的厌氧菌在部分患者可单独致病。常见的其他病原体包括金黄色葡萄球菌、化脓性链球菌、肺炎克雷伯杆菌和铜绿假单胞菌。大肠埃希菌和流感嗜血杆菌也可引起坏死性肺炎。

根据感染途径，肺脓肿可分为以下类型：

1. 原发性肺脓肿

原发性肺脓肿也称吸入性肺脓肿，主要由于吸入口、鼻、咽部病原菌（主要是厌氧菌）引起。误吸和气道防御清除功能降低是其发生的重要原因。脓肿常为单发，其部位与支气管解剖和体位有关。由于右主支气管较陡直，且管径较粗大，吸入物易进入右肺。仰卧位时，好发于上叶后段或下叶背段；坐位时好发于下叶后基底段；右侧卧位时，则好发于右上叶前段或后段。

2. 继发性肺脓肿

一些基础疾病（如支气管阻塞、支气管扩张、支气管囊肿、支气管肺癌、肺结核空洞等）继发感染可导致继发性肺脓肿。肺部邻近器官化脓性病变，如膈下脓肿、肾周围脓肿、脊柱脓肿或食管穿孔等波及肺也可引起肺脓肿。阿米巴肝脓肿好发于右肝顶部，易穿破膈肌至右肺下叶，形成阿米巴肺脓肿。

3. 血源性肺脓肿

因皮肤、软组织感染、感染性心内膜炎或注射毒品等所致的菌血症所致，菌栓经血行播散到肺，引起小血管栓塞、炎症和坏死而形成肺脓肿。常为两肺外野的多发性脓肿。致病菌以金黄色葡萄球菌、表皮葡萄球菌及链球菌为常见。

（三）临床表现

1. 症状

急性肺脓肿起病急骤。患者有畏寒、高热，体温可达 39～40℃，伴有咳嗽、咳黏液痰或黏液脓痰。炎症累及胸膜可引起胸痛，病变范围较广泛时，可出现气急。同时还伴有精神不振、全身乏力、食欲下降等全身症状。约有 90%的肺脓肿患者存在明显的齿龈疾、口腔不洁或误吸的危险因素，如手术、醉酒、劳累、受凉和脑血管病等病史。单纯厌氧菌感染所致的肺脓肿可以起病隐匿。如感染不能及时控制，约1～2周后咳嗽加剧，咳出大量脓臭痰及坏死组织，每天可达 300～500ml，静置后可分为 3 层。臭痰多为厌氧菌感染所致。约有 1/3 患者有痰血或小量咯血，偶有中、大量咯血。如治疗及时，一般在咳出大量脓痰后体温明显下降，全身毒性症状随之减轻，数周后一般情况逐渐恢复正常，获得治愈。如机体抵抗力下降和病变发展迅速时，脓肿可破溃到胸膜腔，出现突发性胸痛、气急等脓气胸症状。

急性阶段如未能及时有效治疗,支气管引流不畅,抗菌治疗效果不佳、不充分、不彻底,迁延 3 个月以上即为慢性肺脓肿。患者常有慢性咳嗽、咳脓痰、不规则发热、反复咯血、消瘦、贫血等慢性毒性症状。

血源性肺脓肿多有肺外感染史,先有原发病灶引起的畏寒、高热等全身脓毒血症的症状。经数日至两周后才出现咳嗽、咳痰,痰量不多,极少咯血。

2. 体征

体征与肺脓肿大小和部位有关。疾病早期病变较小或肺深部病变,肺部可无异常体征,或于患侧出现湿性啰音。病变继续发展、病变较大时,可出现肺炎实变体征,即叩诊浊音或实音,可闻及支气管呼吸音。肺脓腔增大时,可有空瓮音。病变累及胸膜可闻及胸膜摩擦音或出现胸腔积液体征。产生脓胸或脓气胸时则出现相应体征。慢性肺脓肿常有杵状指(趾)。血源性肺脓肿大多无异常体征。

3. 实验室和其他检查

急性肺脓肿血白细胞总数达$(20\sim30)\times10^9/L$,中性粒细胞在 90% 以上,核明显左移,常有毒性颗粒。慢性患者的血白细胞计数可稍升高或正常,红细胞和血红蛋白计数减少。

(1)细菌学检查。痰涂片革兰染色,痰、胸腔积液和血培养包括需氧和厌氧培养,以及抗菌药物敏感试验,有助于确定病原体和选择有效的抗生素治疗。尤其是胸腔积液和血培养阳性时对病原体的诊断价值更大。

(2)胸部影像检查。正侧位胸片是诊断肺脓肿最常用的手段。典型征象为肺实质炎性浸润性阴影,其间可见一个或多个空腔,空腔内可见气液平。肺脓肿的胸部影像表现可因类型、病期、支气管引流是否通畅以及有无胸膜并发症有所不同。

吸入性肺脓肿在早期化脓性炎症阶段,X 线表现为大片浓密模糊浸润阴影,边缘不清,或为团片状浓密阴影,分布在一个或数个肺段。在肺组织坏死、肺脓肿形成后,脓液经支气管排出,脓腔出现圆形透亮区及气液平面,其四周被浓密炎症浸润所环绕。脓腔内壁光整或略有不规则。经脓液引流和抗生素治疗后,肺脓肿周围炎症吸收,脓腔缩小甚至消失,最后仅残留纤维条索阴影。慢性肺脓肿以厚壁空洞为主要表现,脓腔壁增厚,内壁不规则,有时呈多房性,伴有纤维组织增生及邻近胸膜增厚,并有程度不等的肺叶萎缩,纵隔可向患侧移位。并发脓胸时,患侧胸部呈大片浓密阴影。若伴发气胸可见气液平面。血源性肺脓肿表现为单侧或双侧肺周边部有多发的斑片或边缘整齐的球形或椭圆形致密阴影,大小不一,其中可见小脓腔及液平。炎症吸收后可呈现局灶性纤维化或小气囊。胸部 CT 检查能更准确地定位和发现体积较小的脓肿,对肺脓肿的诊断、鉴别诊断和确定治疗原则有重要意义。

(3)纤维支气管镜检查。纤维支气管镜检查有助于明确病因、病原学诊断及治疗。如见异物则可取出以解除阻塞,使气道引流恢复通畅;如疑为肿瘤,可通过组织活检做病理检查明确诊断;经纤维支气管镜用保护性支气管针刺和保护性防感染毛刷采样,做需氧及厌氧菌培养,可明确致病原;借助纤维支气管镜吸引脓液和病变部位注入抗生素,可促进支气管引流和脓腔愈合。

(四) 诊断要点

1. 急性吸入性肺脓肿诊断依据

(1) 有误吸危险因素或误吸病史。

(2) 急性发作的畏寒、高热、咳嗽和咳大量脓臭痰的临床表现。

(3) 外周血白细胞总数和中性粒细胞显著增高。

(4) 胸部影像显示肺部大片浓密炎性阴影中有脓腔和(或)液平。气道分泌物、血培养,包括需氧与厌氧菌培养,以及抗菌药物敏感试验,对确定病原和抗菌药物的选用有重要价值。

2. 血源性肺脓肿诊断依据

(1) 有皮肤、软组织等肺外感染。

(2) 出现发热不退、咳嗽、咳痰症状。

(3) 胸部影像显示两肺多发肺脓肿。

(4) 血培养有利于明确病原体。

(五) 治疗方法

治疗:急性肺脓肿的治疗原则是抗感染和痰液引流。

1. 一般治疗

肺脓肿患者一般多有消耗性表现,特别是体质差者应加强营养治疗,如补液、高营养、高维生素治疗;有缺氧表现时可以吸氧。

2. 抗感染治疗

在应用抗生素之前,应送痰、血和胸液等标本做需氧和厌氧菌培养和药物敏感试验,根据药敏结果选用和调整抗生素的应用。

吸入性肺脓肿是以厌氧菌感染为主的混合性感染,一般对青霉素敏感。仅脆弱拟杆菌对青霉素不敏感,但对林可霉素、克林霉素和甲硝唑敏感。经验治疗通常首选青霉素。根据病情,每天剂量为 240 万~1000 万 IU,严重感染者可用 2000 万 IU/d ,分 3~4 次静脉滴注。

对厌氧菌感染除应用青霉素外,尚可选用或联合应用其他抗厌氧菌感染治疗,如林可霉素 1.2~1.8g/d,分 2~3 次静脉滴注,克林霉素 0.6~1.8 g/d,分 2~3 次肌注或静脉滴注,甲硝唑 1.0~1.5 g/d ,分 2~3 次静脉滴注。当疗效不佳时.应注意根据细菌培养的药物敏感试验结果选用合适的抗生素。

血源性肺脓肿多为金黄色葡萄球菌感染。可选用耐青霉素酶的半合成青霉素如苯唑西林钠 6～12g/d,分次静脉滴注。亦可加用氨基糖苷类或第二代头孢菌素;耐甲氧西林金黄色葡萄球菌(MRSA)应首选万古霉素或替考拉宁或利奈唑胺;革兰阴性杆菌感染时,常用第 2、3 代头孢菌素加氨基糖苷类抗生素。如为阿米巴原虫感染,则用甲硝唑治疗。

抗生素治疗的疗程一般为 8～12 周,直到临床症状完全消失,胸部 X 线片显示脓腔及炎性病变完全消失,仅残留少量条索状纤维阴影。在有效抗生素治疗下,约 3～7 天时体温可下降,7～14 天可降至正常;3～10 天内痰恶臭味消失。临床症状改善后,抗生素静脉滴注可改用肌注或口服。

3. 痰液引流

有效的引流排痰可以缩短病程、提高疗效:①可选用祛痰药鲜竹沥 10～15ml或氨溴索 30～60mg,每天 3 次口服,使痰液易咳出;②痰液脓、黏稠者,可用气道湿化如蒸气吸入、超声雾化吸入生理盐水等,以利痰液的引流;③对身体状况较好、发热不高的患者,可采取体位引流排脓痰,使脓肿部位处于最高位置,轻拍患部,每天2～3 次;④痰液引流不畅者,可经纤维支气管镜冲洗及吸引,每周 1～2 次。

4. 外科治疗

急性肺脓肿经有效的抗生素治疗后,大多数患者可治愈。少数疗效不佳患者,在全身状况和肺功能允许情况下,可考虑外科手术治疗。其手术适应证为:①慢性肺脓肿经内科治疗 3 个月以上脓腔仍不缩小,感染不能控制或反复发作或脓腔过大(5cm 以上)估计不易闭合者;②并发支气管胸膜瘘或脓胸,经抽吸冲洗脓液疗效不佳者;③大咯血经内科治疗无效或危及生命时;④支气管阻塞疑为支气管肺癌致引流不畅的肺脓肿。

(六) 上转条件

(1) 积极抗菌药物治疗效果不佳。

(2) 慢性肺脓肿残留脓腔、支气管扩张、反复咯血和感染者有介入治疗或者手术治疗指征。

(3) 并发脓胸及脓气胸,需作胸腔穿刺抽液或引流治疗。

(七) 下转条件

患者经上级医院诊断明确,病情稳定,没有严重并发症,可维持抗生素治疗至8～12 周。

第九节 特发性肺纤维化

(一) 定义

特发性肺纤维化(idiopathic pulmonanry fibrosis,IPF)是原因不明的慢性间质性肺疾病中较为常见的代表性疾病,归属特发性间质性肺炎的分类中,病理表现为普通型间质性肺炎(usual interstitial pneumonia,UIP)。本病老年易患,临床上多表现为进行性呼吸困难伴有刺激性干咳,双肺可闻及 Velcro 啰音,常有杵状指(趾);胸部 X 线主要表现为双肺底和周边分布的弥漫性网格状、蜂窝状阴影,伴或不伴牵拉性支气管扩张;肺功能为限制性通气障碍;病情一般进行性发展,最终因呼吸衰竭导致死亡。

2011 年,美国胸科学会/欧洲呼吸学会/日本呼吸学会/拉丁美洲胸科协会(ATS/ERS/JRS/ALAT)联合发表的报告对本病的定义如下:IPF 是病因未明的慢性进展性致纤维化性间质性肺炎的一种特殊类型,主要在老年发病,病变局限于肺部,组织病理学和/或影像学所见具有 UIP 特征。诊断 IPF 需要排除其他各种间质性肺病,包括其他类型的特发性间质性肺炎与环境暴露、药物或系统性疾病相关的间质性肺疾病。

(二) 成因

尽管 IPF 被冠以"特发性",即病因不明,但诸多证据表明本病的发生与一些危险因素有关。

1. 遗传因素

以下事实提示遗传因素或先天性易感因子可能与本病的发病有关:

(1)家族性肺纤维化的病例在国内外均有报道,且数量在不断增加,这种病例多见于嫡亲和单卵双胞胎。

(2)某些已知遗传族病患者的肺纤维化发病率很高。

(3)同样暴露于已知可引起肺纤维化的环境中,但仅有少数发病。

(4)动物实验发现.特定的鼠系对发生肺纤维化有遗传易感性。

2. 吸烟

虽然约三分之一的 IPF 发生在终身不吸烟者,但多数的临床研究证实吸烟增加 IPF 发生的危险性,其暴露程度与 IPF 的发生率呈正相关,尤其是吸烟大于 20 包/年者。

3. 环境暴露

暴露于某些金属粉尘(黄铜、铅及钢铁)和木质粉尘(松木)者的患病风险显著增加。其他粉尘暴露,如理发业、鸟类饲养、石材切割和抛光等也可能与 IPF 的发生有关。IPF 患者尸体解剖发现肺部淋巴结内可见无机物颗粒,也支持 IPF 环境学病因。

4. 病毒感染

某些病毒在 IPF 发生中是否发挥了重要作用一直受到学者们的关注。目前支持病毒感染与 IPF 发病机制之间存在联系的主要证据是流行病学研究结果。有资料表明,高达 97% 的 IPF 患者肺中可以检测到 EB 病毒、巨细胞病毒、丙型肝炎病毒和人疱疹病毒中的一种或多种。因此推测,慢性病毒感染作为一种免疫刺激剂,造成慢性增殖性或炎性环境,导致肺纤维化的发生。但也有不支持这一观点的流行病学资料。关于病毒感染的病例假说仍存在不少争议。

5. 胃食管反流

动物实验和临床研究均发现长期反复的胃内容物吸入可导致肺纤维化的发生,因此胃食管反流(GER) 与 IPF 的关系受到重视。也有人认为,IPF 患者减低的肺顺应性导致胸膜腔压力在吸气时较正常人更低,导致食管和食管下段括约肌功能不全,故而发生了 GER,即其可能是 IPF 而非病因的结果。

目前认为肺泡损伤修复中抗纤维化和致纤维化之间的平衡紊乱是 IPF 的主要发病机制。该认识依据的主要实事是:IPF 的病理改变多源于肺泡上皮细胞受损和修复异常;损伤修复的主要部位常可见大量的成纤维细胞灶;肺泡上皮损伤可使成纤维细胞增殖并向肌成纤维细胞转化等。肺泡损伤修复障碍机制十分复杂,现归纳其主要机制并简述如下。

(1)在不明病因作用下肺泡上皮细胞受损。

(2)氧化-抗氧化、Th1/Th2 细胞、凝血与抗凝、纤维细胞和炎症细胞等途径被激活。

(3)由此引起抗纤维化介质和致纤维化介质的失衡。

(4)导致肺泡上皮细胞向基质转化和分化、血管内皮细胞和成纤维细胞增殖及细胞外基质的产生。

(5)因过多的细胞外基质沉积而出现纤维化。

(三) 检查方案

1. 临床表现

男性患病率略高于女性,本病好发于 50 岁以后,年龄大于 60 岁者占 2/3。起病隐袭,进行性呼吸困难是最突出的症状,尤其是活动后呼吸困难更为常见,部分患者有不同程度的咳嗽。主要为干咳或有少许白色黏液痰。可出现食欲缺乏、体重减轻、消瘦、无力等症状。疾病早期、可能查不到肺部体征。随着病情进展可出现呼吸浅快,吸气时双肺中下野可闻及 Velcro 啰音。杵状指(趾)多见。疾病晚期可出现发绀,部分患者发展为肺心病,可见相应的临床表现。

本病病程多呈慢性,少数患者可出现急性加重(acute exacerbation)。

2. 实验室检查

IPF 患者的血液检查结果缺乏特异性。部分患者可见血沉增快,丙种球蛋白、乳酸脱氢酶(LDH)水平升高。还可出现某些抗体阳性或滴度增高,如抗核抗体(ANA)和类风湿因子(RF)等可呈弱阳性反应。

3. 肺功能检查

表现为限制性通气功能障碍。肺活量、肺总量减少,弥散功能降低,$P(A-a)O_2$增大,动脉血气分析为低氧血症,常伴有二氧化碳分压降低,后者由低氧引起的肺泡过度通气所致。

4. 胸部 X 线影像学

仔细观察 IPF 患者的 X 线胸片,绝大多数可发现异常。最常见的影像学异常是双侧弥漫分布、相对对称的网状或网状结节影,多位于基底部、周边部或胸膜下区,多伴肺容积缩小随疾病进展,可出现直径多在 3～15mm 大小的多发性囊状透光影(蜂窝肺)。

高分辨率CT(HRCT) 呈 UIP 所见,是诊断 IPF 的重要依据。典型 UIP 型符合以下 4 项条件:

(1) 病变主要位于胸膜下和肺基底部。

(2) 异常的网格状阴影。

(3) 蜂窝样改变,伴或不伴牵张性支气管扩张。

(4) 无不符合 UIP 型的任何一项。

可能 UIP 型符合以下 3 项条件:

(1) 病变主要位于胸膜下和肺基底部。

(2) 异常的网棉状阴影。

(3) 无不符合 UIP 型的任何一项。

不符合 UIP 型的所见有 7 项(符合其中任何 1 项):

(1) 病变主要分布于上、中肺野。

(2) 病变主要沿支气管血管束分布。

(3) 广泛磨玻璃样影(范围超过网格样影)。

(4) 大量微结节(双侧,上肺野分布为主)。

(5) 散在囊状病变(多发,双侧,远离蜂窝肺区域)。

(6) 弥漫性马赛克征/气体陷闭(双侧,三叶或多肺叶受累)。

(7) 支气管肺段/肺叶实变影。

5. 肺组织活检

采用外科性肺活检或电视胸腔镜肺活检（video assisted thoracoscopic lung biopsy，VATS）获取组织标本进行组织病理学分析，对于肺 HRCT 不表现为典型 UIP 型患者的最终诊断具有重要意义。但由于这是一种创伤性检查，会给患者带来不同程度的痛苦。因此，对年老体弱、呼吸功能很差而不适合或拒绝做活检，以及 HRCT 呈典型 UIP 所见者不推荐做此项检查。

（四）诊断要点

通过有丰富间质性肺疾病诊断经验的呼吸内科医生、放射影像科医生和病理科医生之间多学科的讨论，仔细排除其他可能的病因，是获得准确诊断最为重要的环节。在多学科讨论不可行的情况下，建议将患者推荐给对间质性肺疾病有丰富经验的临床专家咨询。

诊断 IPF 需要符合以下标准：

（1）排除其他已知的 ILD 病因（如家庭和职业环境暴露、结缔组织病和药物性肺损伤等）。

（2）未行外科肺活检的患者，HRCT 呈现典型 UIP 型所见。

（3）进行外科肺活检的患者，HRCT 和肺活检组织病理类型符合特定的组合。

（五）治疗方法

目前，IPF 治疗除肺移植外尚缺乏令人满意的方法。药物治疗虽以抗纤维化为目的，但目前尚无任何一个治疗方案能改变或逆转 IPF 的纤维化性病变。因此，所有对 IPF 药物治疗的临床意义有限。

1. 药物治疗

（1）根据患者具体病区和意愿，可以采用的药物和方案：① 吡非尼酮（pirfenidone）治疗；② N-乙酰半胱氨酸（N-acelyleystein，NAC）单药治疗。

吡非尼酮主要通过拮抗 TGF-β_1 来抑制胶原纤维的形成。临床资料表明，每日服用 1800mg 的吡非尼酮可降低 IPF 患者肺功能下降的速度并减少急性加重事件的发生。

NAC 是谷胱甘肽的前体，后者为氧自由基清除剂。有循证医学资料表明，长期服用大剂量 NAC（600mg，3 次/日）可延缓 FCV 和 DLCO 的下降。但近来亦有阴性的临床研究结果。

近年证实，酪氨酸激酶抑制剂（tyrosinc kinasc inhibitor，TKI）对 IPF 治疗有益，已在一些国家获批上市。

（2）IPF 急性加重时可用糖皮质激素治疗。现普遍应用甲泼尼龙，起始剂量为 500～1000mg/d，静脉滴注；连续 3 天后改为 1～2mg/（kg·d），通常为 120mg/

d,分次静注,以后改为每日泼尼松 40～60mg 或甲泼尼龙 32～48mg 口服,4～8 周后逐渐减至维持量。具体量以及调整的速度应根据患者的病情及疗效而定。环孢素 A 或环磷酰胺/硫唑嘌呤等免疫抑制剂治疗 IPF 急性加重的效果尚不能肯定,但在糖皮质激素治疗无效的情况下可考虑试用。

(3) 并发症的治疗。一般认为,对 IPF 患者并发的无症状胃食管反流进行治疗可能有益于 IPF 病情的稳定,因此多推荐治疗;已有的资料表明,多数 IPF 相关性肺动脉高压患者并未从针对肺动脉高压的治疗中明显获益,所以总体不推荐 IPF 患者的此项治疗。

2. 非药物治疗

非药物治疗的原则:

(1) 对临床出现明显静息性低氧血症的 IPF 患者应给予长期氧疗。

(2) 对因病情持续进展而致呼吸衰竭的 IPF 患者一般不建议使用机械通气。

(3) 多数 IPF 患者应该进行肺康复治疗。

(4) 肺移植是目前治疗 IPF 最有效的手段。在充分评估患者预期寿命的基础上,对有条件者应积极推荐本项治疗方法。

(六) 上转条件

(1) 出现呼吸衰竭、心衰、缺血性心脏病、感染和肺栓塞等严重并发症时。

(2) 药物反应不好,客观显示肺功能恶化和末期患者有肺移植指征时。

(七) 下转条件

患者经上级医院诊断明确,病情稳定,没有严重并发症。

第十节　肺栓塞

(一) 定义

肺栓塞是由内源或外源性栓子阻塞肺动脉引起肺循环和右心功能障碍的临床综合征,包括肺血栓栓塞、脂肪栓塞、羊水栓塞、空气栓塞、肿瘤栓塞等。

肺血栓栓塞症(pulmonarythromboembolism, PTE):是最常见的急性肺栓塞类型。由来自静脉系统或右心的血栓阻塞肺动脉或其分支所致,以肺循环和呼吸功能障碍为主要病理生理特征和临床表现 。

深静脉血栓形成(deep venous thrombosis,DVT):引起 PTE 的主要血栓来源,DVT 多发于下肢或者骨盆深静脉,脱落后随血流循环进入肺动脉及其分支,PTE 常为 DVT 的并发症。

静脉血栓栓塞症(venous thromboembolism,VTE):PTE 与 DVT 统称为

VTE,是同一种疾病病程中两个不同阶段的临床表现。

（二）易患因素

强易患因素（相对危险度 OR>10，S）：下肢骨折，3 个月内因心力衰竭、心房颤动或心房扑动入院，髋关节或膝关节置换术，严重创伤，3 月内发生过心肌梗死，既往 VTE 和脊髓损伤等。

中等易患因素（OR 2～9，M）：膝关节镜手术，自身免疫性疾病，中心静脉置管，化疗，慢性心力衰竭或呼吸衰竭，应用促红细胞生成因子，激素替代治疗，体外受精，感染（尤其是呼吸系统、泌尿系统感染或 HIV 感染），炎症性肠道疾病，肿瘤，口服避孕药，卒中瘫痪，产后，浅静脉血栓形成，遗传性血栓形成倾向。

弱易患因素（OR<2，W）：卧床>3 天，糖尿病，高血压，久坐不动（如长时间乘车或飞机旅行），老龄，腹腔镜手术（如腹腔镜下胆囊切除术），肥胖，妊娠，静脉曲张。

（三）临床症状、体征和辅助检查

1. 临床症状、体征

PE 的症状缺乏特异性，症状表现取决于栓子的大小、数量、栓塞的部位及患者是否存在心、肺等器官的基础疾病。轻者无临床症状，重者可发生休克甚至猝死。临床可见呼吸困难及气促、胸痛、咯血、晕厥、咳嗽、腹痛、休克等症状。体格检查可见呼吸系统和循环系统体征，特别是呼吸频率增加（超过 20 次/分）、心率加快（超过 90 次/分）、血压下降及发绀。可见颈静脉充盈或异常搏动、右心衰竭的体征，可有单侧或双侧不对称性下肢肿胀、疼痛等。

2. 辅助检查

（1）动脉血气分析。大多数患者 PaO_2<80mmHg,有过度通气，PCO_2 下降，不具有特异性。

（2）血浆 D-二聚体。D-二聚体检测的阴性预测价值很高，阳性预测价值很低。主要价值在于能排除急性 PE,尤其是低度可疑患者，而对确诊 PE 无益。

（3）心电图。无特异性。可表现为胸前导联 V1～V4 及肢体导联Ⅱ、Ⅲ、aVF的 ST 段压低和 T 波倒置，V1 呈 QR 型，SⅠQⅢTⅢ（即Ⅰ导联 S 波加深，Ⅲ导联出现 Q/q 波及 T 波倒置），不完全性或完全性右束支传导阻滞，多出现于严重 PE患者。窦性心动过速（见于约 40% 的患者）。房性心律失常，尤其心房颤动也比较多见。

（4）超声心动图。在提示诊断、预后评估及除外其他心血管疾患方面有重要价值。超声心动图可提供急性 PE 的直接征象和间接征象。直接征象：发现肺动脉近端或右心腔血栓，如同时患者临床表现疑似 PE,可明确诊断，但阳性率低。间接征象:右心负荷过重的表现,如右心室壁局部运动幅度下降,右心室和(或)右心房扩大,三尖瓣反流速度增快以及室间隔左移运动异常,肺动脉干增宽等。

(5)胸部 X 线平片。缺乏特异性,有助于排除其他原因导致的呼吸困难和胸痛。

(6)CT 肺动脉造影。诊断 PE 的重要无创检查技术。PE 的直接征象为"轨道征",或者呈完全充盈缺损,远端血管不显影;间接征象包括肺野楔形条带状的高密度区或盘状肺不张,中心肺动脉扩张及远端血管分布减少或消失等。对亚段及以远肺动脉内血栓的敏感性较差。

(7)放射性核素肺通气灌注扫描。典型征象是与通气显像不匹配的肺段分布灌注缺损。在诊断亚段以远 PE 中具有特殊意义。与胸部 X 线平片、CT 肺动脉造影相结合,可显著提高诊断的特异度和敏感度。

(8)磁共振肺动脉造影(MRPA)。

(9)肺动脉造影。这是诊断 PE 的"金标准"。直接征象有肺动脉内造影剂充盈缺损,伴或不伴"轨道征"的血流阻断;间接征象有肺动脉造影剂流动缓慢,局部低灌注,静脉回流延迟。

(10)下肢深静脉检查。对怀疑 PE 的患者应检测有无下肢 DVT 形成。对可疑患者推荐进行 CUS 检查。

(四)诊断及治疗

PE 临床表现及常规检查缺乏特异性。指南推荐对怀疑急性 PE 的患者采取"三步走"策略,首先进行临床可能性评估,再进行初始危险分级,然后逐级选择检查手段以明确诊断。

(1)临床可能性评估。常用的临床评估标准有加拿大 Wells 评分和修正的 Geneva 评分。

(2)初始危险分级。根据患者当前的临床状态,只要存在休克或者持续低血压即为高危 PE,如无则为非高危 PE。应用有效的临床预后风险评分,推荐肺栓塞严重指数(PESI),或其简化版本 sPESI,以区分中危和低危患者。

(3)一般处理。检测血压、心率、心电图、血气变化,保持大便通畅,避免用力。

(4)急性期治疗。包括血液动力学和呼吸支持、抗凝、溶栓、外科血栓清除术、经皮导管介入治疗、静脉滤器治疗等。

(五)上转条件

因 PE 临床表现及常规检查缺乏特异性,对于存在 PE 易患因素,有突发呼吸困难及气促、胸痛、咯血、晕厥、咳嗽、腹痛等症状的可疑 PE 患者,均应转上级医院明确诊断。次大块肺栓塞、大块肺栓塞者应转至上级医院进一步治疗。

（六）下转条件

PESI 是迄今最为有效的多风险预测模型。低 PESI 分级（Ⅰ级或Ⅱ级）可作为急性 PE 患者进行家庭治疗的标准，NT-proBNP 可用于选择适于家庭治疗患者。筛选不良事件风险低的急性 PE 患者，NT-proBNP 水平＜500pg/ml，病情稳定后可出院转社区医院抗凝治疗。

第十一节　原发性支气管肺癌

（一）定义

原发性支气管肺癌（primary bronchopulmonary careinoma）或称原发性支气管癌（primary bronchogenic careinoma），简称肺癌（lung cancer），起源于支气管黏膜或腺体，是最常见的肺部原发性恶性肿瘤。临床症状隐匿，以咳嗽、咳痰、咯血、消瘦等为主要表现，X 线影像主要表现为肺部结节、肿块影等。本病男性多于女性，男女比约为 2.1：1。尽管目前新的诊断方法和治疗手段不断涌现，由于约 75％患者就诊时已是肺癌晚期，因此，要进一步提高患者的生存率就必须重视早期诊断和规范治疗，尤其是进行个体化治疗。

根据世界卫生组织发布的数据（GLOBOCAN），2012 年全球新发肺癌人数182.5 万，占所有肿瘤发病率 13.0％，肺癌死亡人数 159 万，占所有肿瘤病死率19.4％，无论发病率和病死率肺癌均居首位。我国肺癌的发病率也呈上升趋势，在主要城市中已位列恶性肿瘤之首。其中，非小细胞肺癌（non-small lung cancer，NSCLC）约占肺癌总发病率 80％。

（二）病因

肺癌的发病机制迄今未完全明确，但有证据显示与下列因素有关。

1. 吸烟

吸烟是引起肺癌的主要原因，80％～90％以上的肺癌是由于主动吸烟或被动吸烟所致。美国的资料显示，吸烟者罹患肺癌的风险比从不吸烟者高 20 倍。吸烟者肺癌病死率比不吸烟者高 4～10 倍，而且开始吸烟的年龄越小、吸烟时间越长、吸烟量越大，肺癌的病死率就越高。戒烟者罹患肺癌的危险性随着戒烟时间的延长而逐渐降低。

吸二手烟者每天从空气中所吸入的有害物质并不少于吸烟者，而且其对烟草中有害物质的刺激反应比吸烟者更强烈。与吸烟者共同生活者肺癌发生风险增加20％～30％。美国的一项研究结果认为，约有 20％的非吸烟人群发生肺癌归因于环境中的烟草烟雾。烟草烟雾中含有多种致癌物质，如苯并芘、烟碱、亚硝胺及微量砷等。烟草已被列为 A 级致癌物。研究结果显示,所有 4 种病理类型的肺癌均与吸烟相关。近 50 年来,肺癌病理类型的变化被认为与香烟的改变有关。

许多国家已发起了广泛的劝阻吸烟运动,甚至制定了法律,禁止在公共场所吸烟。在戒烟活动搞得好的地区,肺癌发病率上升的趋势已经得到初步遏制。我国是生产烟草大国,也是烟民最多的国家,令人担忧的是年轻人(包括中小学生)中吸烟人数也在增多。因此,积极地劝阻和控制吸烟已成为我国防治肺癌综合措施中的关键。

2. 空气污接

(1)室外大环境污染。城市中的工业废气、汽车尾气、公路沥青都有致癌物质,如苯并芘、甲基胆蒽类环烃化合物、SO_2、NO 和飘尘等。有统计资料显示,城市肺癌发病率明显高于农村。

(2)室内小环境污染。女性肺癌与厨房内空气污染有关,如煤焦油、煤烟、烹调时的油烟(菜油和豆油高温加热后产生的油烟凝聚物)等均为女性肺癌的危险因素。一项长达 5 年的肺癌流行病学调查发现,中国女性肺癌患者中超过 60% 有长期接触厨房油烟史,经常接触厨房和经常吸烟两者患肺癌的概率几乎相等。最新研究结果显示,室内氡污染也是诱发肺癌的一个不可忽视的因素,而建筑材料是室内氡的最主要来源。

3. 职业致癌因子

某些职业的劳动环境中存在许多致癌物质。目前已确认的致癌物质有氡气、石棉、铬、镍、铅、砷、铍、煤烟、煤焦油、芥子气、异丙油、双氯甲基乙醚等。氡气是肺癌发病的第二大原因。约有 3%～4% 的肺癌发病是由于暴露于石棉中,接触石棉的吸烟者的肺癌病死率是对照组的 8 倍。由于肺癌的形成是一个漫长的过程,可达 20 年之久,不少患者在已停止接触上述物质很长时间后才发生肺癌。

4. 电离辐射

电离辐射可以是职业性的,也可以是非职业性的,有来自体外的电离辐射,也有因吸入放射性粉尘和气体而引起的体内照射。美国 1978 年报道,一般人群中电离辐射有 49.6% 来自自然界,44.6% 为医疗照射,来自 X 线诊断的占 36.7%。

5. 饮食与体力活动

食物中天然维生素 A 类、维甲类、β 胡萝卜素和微量元素(锌、硒)的摄入量与以后癌症(特别是肺癌)的发生呈负相关。维生素 E、维生素 B_2 的缺乏和不足在肺癌患者中较为突出。此外,有研究发现,中、高强度的体力活动伴随 13%～30% 肺癌发病风险的下降,但其生物学机制并不明确。

6. 遗传因素

遗传因素与肺癌的相关性受到重视。一级亲属中有肺癌史的个体罹患肺癌的风险增加(RR 为 1.8)。许多基因与肺癌易感性有关,正常细胞发生癌变前期常有一系列的基因改变,包括原癌基因的活化、抑癌基因的失活、自反馈分泌环的活化和细胞凋亡的抑制,从而导致细胞生长的失控。这些基因改变是长时间内多步骤、随机地产生的。许多基因发生癌变的机制还不清楚,与肺癌关系密切的癌基因主要有 ras 和 myc 基因家族、c-erbB-2、bel-2 、c-fos 及 e-jun 基因等;相关抑癌基因包括 p53、Rb、CDKN2、FHIT 基因等;与肺癌发生、发展相关的分子改变还包括错配修复基因如 hMSH2 及 hPMSI 的异常、端粒酶的表达等。

遗传因素还影响药物疗效或预后,已经有多个基因突变标志物被证实,其中表皮生长因子受体(EGFR)突变可预测 EGFR 酪氨酸激酶抑制剂的疗效,而 EGFR T790M 等突变、cMET 扩增、IGF-1R 通路活化能够预测 EGFR 酪氨酸激酶抑制剂的耐药发生。KRAS 突变是肺腺癌患者生存不良的预后因子,也是早期辅助化疗不能获益的预测因子。而 EML4-ALK 融合基因检测有助于预测 ALK 抑制剂的疗效。因此,在制订肺癌治疗方案时应考虑肿瘤遗传因素的影响。

7. 其他因素

病毒感染(如 HIV 感染)、某些慢性肺部疾病(如慢性阻塞性肺病、肺结核、结节病、特发性肺纤维化和硬皮病等),与肺癌的发生也可能有一定关系。

(三) 临床表现

(1) 肺癌早期可无明显症状,当病情发展到一定程度时,常出现以下症状: 刺激性干咳,痰中带血或血痰,胸痛,发热,气促。当呼吸道症状超过 2 周,经对症治疗不能缓解,尤其是痰中带血、刺激性干咳,或原有的呼吸道症状加重时,要高度警惕肺癌存在的可能性。

(2) 当肺癌侵及周围组织或转移时,可出现如下症状:

① 肿瘤侵犯喉返神经出现声音嘶哑。

② 肿瘤侵犯上腔静脉,出现面、颈部水肿等上腔静脉梗阻综合征表现。

③ 肿瘤侵犯胸膜引起胸膜腔积液,往往为血性;大量积液可以引起气促。

④ 肿瘤侵犯胸膜及胸壁,可以引起持续剧烈的胸痛。

⑤ 上叶尖部肺癌可侵入和压迫位于胸廓入口的器官组织,如第 1 肋骨、锁骨下动、静脉、臂丛神经、颈交感神经等,产生剧烈胸痛,上肢静脉怒张、水肿、臂痛和上肢运动障碍,同侧上眼睑下垂、瞳孔缩小、眼球内陷、面部无汗等颈交感神经综合征表现。

⑥ 近期出现的头痛、恶心、眩晕或视物不清等神经系统症状和体征应当考虑脑转移的可能。

⑦ 持续固定部位的骨痛、血浆碱性磷酸酶或血钙升高应考虑骨转移的可能。

⑧ 右上腹痛,肝大,碱性磷酸酶、天门冬氨酸氨基转移酶、乳酸脱氢酶或胆红

素升高应考虑肝转移的可能。

⑨ 皮下转移时可在皮下触及结节。

⑩ 血行转移到其他器官可出现转移器官的相应症状。

(四) 体格检查

(1) 多数早期肺癌患者无明显相关阳性体征。

(2) 患者出现原因不明、久治不愈的肺外征象,如杵状指(趾)、非游走性关节疼痛、男性乳腺增生、皮肤黝黑或皮肌炎、共济失调和静脉炎等。

(3) 临床表现高度可疑肺癌的患者,体检发现声带麻痹、上腔静脉梗阻综合征、Horner 征、Pancoast 综合征等提示局部侵犯及转移的可能。

(4) 临床表现高度可疑肺癌的患者,体检发现肝肿大伴有结节、皮下结节、锁骨上窝淋巴结肿大等提示远处转移的可能。

(五) 影像学检查

1. 胸部 X 线检查

本检查是发现肺癌的最基本的方法,但分辨率低,不易检出肺脏隐蔽部位的病灶和微小病灶,如脊柱旁和膈上病灶,在早期肺癌的检出应用方面有一定局限性。因此,采用 X 线胸片加痰细胞学检查不推荐作为肺癌筛查的手段。

(1) 中心型肺癌的 X 线特征:肿瘤发生于主支气管、叶和段支气管。

① 直接 X 线征象。多为一侧肺门类圆形阴影,边缘毛糙,可有分叶或切迹等表现,肿块与肺不张、阻塞性肺炎并存时,可呈现 S 形 X 线征象。

② 间接 X 线征象。由于肿块在气管内生长,可使支气管完全或部分阻塞,可形成局限性肺气肿、肺不张、阻塞性肺炎和继发性肺脓肿等征象。

(2) 周围型肺癌的 X 线特征:肿瘤发生于段以下支气管。早期常呈现局限性小斑片状阴影,也可呈结节状、球状或网状阴影。肿块周边可有毛刺、切迹和分叶,常有胸膜被牵拽,也称胸膜皱缩征。动态观察可见肿块逐渐增大,引流的肺门淋巴结肿大、胸腔积液、肋骨被侵犯等。如发生癌性空洞,多呈偏心性,内壁不规则,凹凸不平,可作为与肺脓肿和肺结核空洞鉴别的参考。

(3) 原位腺癌(细支气管肺泡瘤)的 X 线特征:可表现为肺部孤立结节阴影、肺炎型或双肺弥漫性小结节型。后者颇似血行播散型肺结核。部分病灶发展缓慢,可经历数年无变化。易于被误诊为浸润型或血行播散型肺结核、肺炎和间质性肺炎。

2. 电子计算机体层扫描(CT)

胸部 CT 具有更高的分辨能力,可发现细小的和普通 X 线摄片难以显示部位(如位于心脏后、脊柱旁、肺尖、近膈面及肋骨头部位等)的病灶,能显示肺门及纵隔淋巴结的肿大,有助于肺癌的临床分期。螺旋式 CT 连续性扫描速度快,对比介质容积小,可更好地进行图像三维重建,可显示直径小于 5mm 的小结节、中央气管内和第 6~7 级支气管及小血管,明确病灶与周围气道和血管的关系。低剂量螺旋胸部 CT(LDCT)可以有效发现早期肺癌,已经逐步取代 X 线胸片成为较敏感的肺结节评估工具。当高度怀疑或明确诊断为肺癌时,仍需进行胸部增强 CT 检查。CT 引导下经皮肺病灶穿刺活检是重要的获取细胞学和组织学诊断的技术。应用 CT 模拟成像功能,可以引导支气管镜在气道内或经支气管壁进行病灶的活检。

3. MRI

MRI 在明确肿瘤与大血管之间关系、发现脑实质或脑膜转移、分辨肺门淋巴结或血管阴影方面优于 CT ,而在发现小病灶(<5mm) 方面则不如 CT 敏感。

4. 核素闪烁显像

(1) 骨 γ 闪烁显像。可以了解有无骨转移,其敏感性、特异性和准确性分别为 91%、88% 和 89%。若采用核素标记促生长素抑制素类似物(somatostatin analogues) 显像则更有助于 SCLC 的分期诊断。核素标记的抗 CEA 抗体静脉注射后的显像,可提高胸腔内淋巴结转移的检出率。

(2) 正电子发射断层显像(positron emission tomography,PET)和 PET-CT:通过跟踪正电子核素标记的化合物在体内的转移与转变,显示代谢物质在体内的生理变化,能无创性地从体外在示人体内部组织与器官的功能,并可定量分析。PET-CT 是将 PET 和 CT 整合在一台仪器上,组成一个完整的显像系统,被称作 PET-CT 系统(integrated PET-CT system)。患者在检查时经过快速的全身扫描,可以同时获得 CT 解剖图像和 PET 功能代谢图像,两种图像优势互补,使医生在了解生物代谢信息的同时获得精准的解剖定位从而对疾病做出全面、准确的判断。如采用 ^{18}F-脱氧葡萄糖(fluorine-18-fluorodeoxyglucose, ^{18}F-FDG) 为示踪元素,对肺部直径大于 1.0cm 的恶性肿瘤,其诊断敏感性和特异性分别为 93.6 % 和 80%。

(六) 获得病理学诊断的检查

1. 痰脱落细胞学检查

当怀疑肺癌时,除胸部 X 线检查外,痰脱落细胞检查为一重要诊断方法。要提高痰检阳性率,必须得到气管深部咳出的痰,及时送检,保持标本新鲜。送检次数须达 6 次以上。痰脱落细胞学检查的阳性率可达 80% 左右,中央型肺癌检出率较高。如果配合免疫组化检查,其阳性率可进一步提高。

2. 胸腔积液细胞学检查

有胸腔积液的患者,可进行胸腔穿刺抽取积液找癌细胞,检出率 40%~90%。必须注意的是,临床病理有时易把反应性胸膜间皮细胞误认为是恶性肿瘤细胞。

如有大量的间皮细胞团且胞核有明显异型性时则提示恶性间皮瘤。间皮细胞与转移性上皮源性肿瘤鉴别时,通常联合 2 种或以上间皮阳性标记物及 2 种或以上阴性上皮标记物。最常用的间皮标记物包括 CK5/6、钙视网膜蛋白(calretinin, CR)和 Wilms 肿瘤-1(Wilms tumor gene-1,WT-1);上皮标志包括 CK7、CEA(单克隆性)、CD15(Leu-M1)、Ber EP4、B72.3、MOC31 和甲状腺转录因子 1(thyroid transcription factor 1,TTF-1)。其中,CK7、CEA、Ber EP4、B72.3 和 TTF-1 多在腺癌中表达阳性。

3. 呼吸内镜检查

(1) 纤维支气管镜检查:是诊断肺癌的主要方法之一。对于中央型肺癌,细胞刷检加组织活检的阳性率可达 90% 左右。对周围型肺癌可在 X 线透视引导下行经纤支镜肺活检或肺泡灌洗等检查。自荧光支气管镜可分辨出支气管黏膜的原位癌和癌前期病变,以便进行活检,可提高早期诊断的阳性率,也有助于更好地选择手术切除范围。超声支气管镜引导下透壁淋巴结针吸活检术有助于明确纵隔淋巴结、大气道管壁浸润性病变和腔外占位性病变的性质,同时也为肺癌 TNM 分期的精确 N 分期提供有效帮助。外周超声支气管镜检查可采用小超声探头观察肺外周病变,并在支气管超声引导下行肺活检术,比传统在 X 线透视引导下行经纤支镜肺活检技术定位更精确,尤其是对于外周肺小结节病变,可进一步提高活检的阳性率。

(2) 经胸腔镜、纵隔镜下活检:胸腔镜可用于经支气管镜和经皮肺内病灶穿刺针吸活检术等方法无法取得病理标本或合并胸膜病变的肺癌的诊断。纵隔镜可作为确诊肺癌和评估淋巴结分期的方法,是目前临床评价肺癌纵隔淋巴结状态的金标准。

4. 针刺活检

(1) 经胸壁细针穿刺肺活检:在透视、胸部 CT 或 B 超引导下采用细针经胸壁穿刺进行肺部病灶针吸活检或切割活检。创伤小、操作简便,可迅速获得结果,尤其适用于病灶紧贴胸膜或距胸壁较近的病灶。

(2) 浅表肿大淋巴结活检:锁骨上和腋窝等部位肿大淋巴结可直接针刺活检,可在门诊进行,操作简便。也可手术直接淋巴结活检或切除进行病理检查。

(3) 闭式胸膜针刺活检:对胸膜结节或并有胸腔积液的患者,胸膜针刺活检也可得到病理诊断。

5. 开胸手术探查

若经上述多项检查仍未能明确诊断,而又高度怀疑肺癌时可考虑开胸手术探查。

(七)肿瘤标志物的检测

迄今尚无任何一种血清肿瘤标志物对诊断肺癌具有理想的特异性。目前临床上用于 NSCLC 诊断的癌标志物包括组织多肽抗原(TPA)、癌胚抗原(CEA)、鳞癌抗原(SCC-Ag)和细胞角蛋白 19 片段抗原(CYFRA21-1)等;用于 SCLC 诊断的癌标志物包括神经元特异性烯醇化酶(NSE)、蛙皮素(BN)、肌酸磷酸同工酶 BB (CPK-BB)和胃泌肽(GRP)等。如果联合采用上述多项指标同时检测,可提高其诊断的敏感性和(或)特异性。

(八)肺癌的基因诊断

肺癌的发生认为是由于原癌基因的激活和抑癌基因的缺失所致,因此癌基因产物如 c-myc 基因扩增,ras 基因突变,抑癌基因 Rb、p53 异常等有助于诊断早期肺癌。文献报道肺癌患者出现临床症状前 1～13 个月的痰脱落细胞中即可检原癌基因和抑癌基因的突变。肿瘤细胞以非整倍染色体或四倍体为主。通过 DNA 定量分析仪对支气管镜活检标本、胸腔积液进行 DNA 定量分析,可作为肺癌的辅助诊断手段。同时,为了给个体化治疗奠定基础,建议尽可能做到分子病理诊断,如 NSCLC 患者同时进行 EGFR 基因突变检测、间变性淋巴瘤激酶(ALK)融合基因和 ROSI 融合基因检测。其中 EGFR 基因突变的检测方法多种多样,包括 PCR 直接测序法、PCR-TaqMan 法、变性高效液相色谱法、蝎形探针扩增阻滞突变系统法、聚合酶链反应-单链构象多态性法、酶切富集 PCR 法、PCR 连接的限制性片段长度多态性分析法以及扩增突变阻滞系统(ARMS)法,直接测序法是目前检测的金标准。

(九)诊断要点

肺癌的治疗效果与预后取决于肺癌能否早期诊断。要做到早期诊断肺癌取决于两方面的重要因素:

(1)患者对肺癌防治知识的了解,一旦出现任何可能与肺癌有关的症状应及时就诊。

(2)医务人员对肺癌早期征象的警惕性,应避免漏诊、误诊。尤其在肺癌与某些肺部疾病共存,或其影像学的表现与某些疾病相类似时,应及时进行鉴别,以利早期诊断。

当出现以下临床表现时应警惕肺癌的可能:

(1)持续性无痰或少痰的刺激性咳嗽。

(2)痰血或咯血。

(3)气短或喘鸣,听诊时可发现局限或固定性哮鸣音。

(4)发热,抗生素治疗效果不佳。

（5）体重下降。

（6）出现原因不明、久治不愈的肺外征象，如杵状指（趾）、非游走性肺性关节疼痛、男性乳腺增生、皮肤黝黑或皮肌炎、共济失调。

（7）出现局部侵犯及转移的体征，如声带麻痹、上腔静脉阻塞综合征、Horner征及锁骨上窝淋巴结肿大等。

对具有以下肺癌高危因素的人群，不但在有症状时应该密切检查，还建议年度体检筛查早期肺癌：年龄 55～80 岁；吸烟指数≥400 年支（或 20 包/年）；高危职业接触史；有恶性肿瘤病史或肺癌家族史；有慢阻肺、弥漫性肺纤维化和肺结核病史。

（十）治疗方法

肺癌的治疗手段有多种，应当根据患者的机体状况，肿瘤的细胞学、病理学类型（包括分子病理诊断），侵及范围（临床分期）和发展趋向，采取多学科联合治疗（MDT）模式，强调个体化治疗。有计划、合理地应用手术、化疗、放疗和生物靶向等治疗手段，以期达到根治或最大限度地控制肿瘤，提高治愈率，改善患者的生活质量，延长患者生存期的目的。目前肺癌的治疗仍以手术治疗、放射治疗和药物治疗为主。

1. 手术治疗

外科治疗是早期肺癌的最佳治疗方法。肺癌手术分为根治性手术与姑息性手术，应当力争根治性切除，以期达到最佳、彻底地切除肿瘤，减少肿瘤转移和复发，并且进行最终的病理 TNM 分期，指导术后综合治疗。电视辅助胸腔镜外科手术是近年来发展较快的微创手术技术，主要适用于 I 期肺癌患者。有研究显示，该技术比标准胸廓切开术（或胸膜切开术）具有一定的优势。

（1）NSCLC 手术治疗。对于 I 期及 II 期非小细胞肺癌，手术切除仍为最基本的治疗手段，首先推荐手术治疗。当病灶局限，未侵袭对侧及高位纵隔淋巴结时，可行肺叶、肺段、楔形、双肺叶及袖状切除术。术后根据患者最终病理 TNM 分期、切缘情况，选择再次手术、术后辅助化疗或放疗。但对于 N2 期的 IIIa 期患者，手术切除是有争议的，建议多学科综合同队讨论制订治疗方案，可考虑诱导化疗联合手术治疗，但不建议单独的手术治疗或放射治疗，而且一般不推荐优先选择手术治疗联合术后辅助化疗。对不能耐受手术的 I 期患者，立体定向放射治疗或者楔形切除术也可能优于不手术者。

（2）SCLC 的手术治疗。小细胞肺癌 90％以上就诊时已有胸内或远端转移。因此，国内多数学者主张先化疗后手术。其外科治疗一直存在争议，目前认为 T1-2N 的患者，推荐肺叶切除和淋巴结清扫，并术后用含铂的两药化疗方案。

2. 药物治疗

肺癌的药物治疗包括化学药物治疗（化疗）和分子靶向药物治疗。

化疗分为姑息化疗、辅助化疗和新辅助化疗（术前化疗），应当严格掌握临床适应证，充分考虑患者疾病分期、体力状况、不良反应、生活质量及患者意愿，避免治疗过度或治疗不足。患者行为状态评分≤2分，重要脏器功能可耐受者可给予化疗。常用的药物包括铂类（顺铂、卡铂）、吉西他滨、培美曲塞、紫杉类（紫杉醇、多西他赛）、长春瑞滨、依托泊苷和喜树碱类似物（伊立替康）等。目前一线化疗推荐治疗方案为含铂的两药方案，二线化疗方案多推荐多西他赛和培美曲塞单药治疗。新辅助化疗可使原先不能手术的患者降期而可以手术。一般治疗2个周期后及时评估化疗疗效，密切监测及防治不良反应，并酌情调整药物和（或）剂量。

分子靶向治疗是以肿瘤组织或细胞中所具有的特异性分子为靶点，利用分子靶向药物特异性阻断该靶点的生物学功能，选择性从分子水平逆转肿瘤细胞的恶性生物学行为，从而达到抑制肿瘤生长甚至使肿瘤消退的目的。例如以表皮生长隐因子受体（EGFR）为靶点的吉非替尼（gefitinib）、厄洛替尼（erlotinib）和以肿瘤血管生成为靶点的贝伐单抗（rhuMAb-VEGF）等药物能提高化疗治疗晚期NSCLC的疗效；克唑替尼（crizotinib）用于治疗间变性淋巴瘤激酶（ALK）阳性的局部晚期和转移的NSCLC有显著的治疗活性，并可延长患者的生存期。靶向治疗成功的关键是选择特异性的标靶人群，可明显增加生存率。

（1）NSCLC的药物治疗。非小细胞肺癌对化疗的反应较差，对于晚期NSCLC患者联合化疗可增加生存率、缓解症状及提高生活质量，可达30%～40%的部分缓解率，近5%的完全缓解率，中位生存期9～10个月，1年生存率为30%～40%。日前一线化疗推荐含铂两药联合化疗，如卡铂/紫杉醇、顺铂/紫杉醇、顺铂/长春瑞滨、吉西他滨/顺铂、顺铂/培美曲塞和多西他赛/顺铂等，治疗4～6个周期。对于EGFR突变阳性的Ⅳ期NSCLC，一线给予EGFR-TKJ（吉非替尼、厄洛替尼）治疗较一线含铂的两药化疗方案，其治疗反应、无进展生存（PFS）更具优势，并且毒性反应更低。对于EML4-ALK融合基因阳性的患者可选择克唑替尼治疗。对于Ⅳ期非鳞状细胞癌的NSCLC，若患者无咯血及脑转移，可考虑在化疗基础上可联合抗肿瘤血管药物。对于4～6个周期化疗之后肿瘤缓解或疾病稳定而没有发生进展的患者，可给予维持治疗。一线治疗失败者，多推荐多西他赛或培美曲赛单药治疗作二线化疗，以及吉非替尼或厄洛替尼二线或三线口服治疗。

（2）SCLC的药物治疗。小细胞肺癌对化疗非常敏感，对于所有SCLC患者，化疗是治疗的基本方案。一线化疗药物包括依托泊苷、伊立替康联合顺铂或卡铂，共4～6个周期。手术切除的患者推荐辅助化疗。对于局限期SCLC（Ⅱ～Ⅲ期）推荐放、化疗为主的综合治疗。对于广泛期患者则以化疗为主的综合治疗，广泛期和脑转移患者，取决于患者是否有神经系统症状，可在全脑放疗之前或之后给予化疗。大多数局限期和几乎所有的广泛期SCLC都将会复发。复发SCLC患者根据复发类型选择二线化疗方案或一线方案的再次使用。

3. 放射治疗（简称放疗）

放射线对癌细胞有杀伤作用。放疗可分为根治性放疗、姑息放疗、辅助放疗和预防性放疗等。根治性放疗用于病灶局限、因解剖原因不便手术或其他原因不能手术者。若辅以化疗，可提高疗效；姑息性放疗的目的在于抑制肿瘤的发展，延迟肿瘤扩散和缓解症状，对肺癌引起的顽固性咳嗽、咯血、肺不张、上腔静脉阻塞综合征有肯定疗效，也可缓解骨转移性疼痛和脑转移引起的症状。辅助放疗适应于手术前放疗、术后切缘阳性的患者。预防性放疗适用于全身治疗有效的小细胞肺癌患者全脑放疗。

放疗通常联合化疗治疗肺癌，因分期、治疗目的和患者一般情况的不同，联合方案可选择同步放化疗、序贯放化疗。同步放化疗方案为依托泊苷/顺铂和含紫杉类方案；接受放化疗的患者，潜在不良反应会增大，应当注意对肺、心脏、食管和脊髓的保护；治疗过程中应当尽可能避免因不良反应处理不当导致的放疗非计划中断。

肺癌对放疗的敏感，以小细胞癌为最高，其次为鳞癌和腺癌，故照射剂量以小细胞癌最小，腺癌最大。一般 $40 \sim 70$Gy($4000 \sim 7000$rad) 为宜，分 $5 \sim 7$ 周照射，常用的放射线有[60]钴 γ 线、电子束 β 线和中子加速器等。应注意减少和防止白细胞减少、放射性肺炎、放射性肺纤维化和放射性食管炎等放疗反应。对全身情况太差，有严重心、肺、肝、肾功能不全者应列为禁忌。三维适形放疗技术（3DCRT）和调强放疗技术（IMRT）是目前最先进的放疗技术。

（1）NSCLC 的放疗。用于因身体原因不能手术治疗的早期 NSCLC 患者的根治性治疗，可手术患者的术前、术后辅助治疗，局部晚期病灶无法切除患者的局部治疗，以及晚期不可治愈患者的重要姑息治疗。

（2）SCLC 的放疗。局限性 SCLC 经全身化疗后部分患者可以达到完全缓解，但是如果不加用胸部放疗，胸内复发的风险很高，加用胸部放疗不仅可以显著降低局部复发率，而且死亡风险也显著降低。广泛期 SCLC 患者，远处转移病灶经过化疗控制后加用胸部放疗也可以提高肿瘤控制率，延长生存期。小细胞肺癌的放射治疗应当尽早开始，可以考虑与化疗同步进行。

4. 肺癌介入性治疗

（1）支气管动脉灌注化疗。适用于失去手术指征、全身化疗无效的晚期癌患。此方法不良反应小，可缓解症状，减轻患者痛苦。

（2）经支气管镜介导治疗。

① 血卟啉染料激光治疗和 YAG 激光切除治疗：可解除肿瘤引起的气道阻塞和控制出血。

② 经支气管镜行腔内放疗：可缓解肿瘤引起的阻塞和咯血症状。

③ 超声引导下的介入治疗：可直接将抗癌药物等注入肿瘤。

5. 生物反应调节剂（biological response modifierm，BRM）治疗

免疫生物治疗已成为肿瘤治疗的重要部分，如干扰素、白细胞介素 2（IL-2）、肿瘤坏死因子（TNF）、集落刺激因子（CSF）等在小细胞肺癌的治疗中能增加机体对化疗、放疗的耐受性，提高疗效。

6. 中医药治疗

祖国医学有许多单方、验方，与西药协同治疗肺癌，可减少患者化疗、放疗时的不良反应，促进机体抵抗力的恢复。

（十一）上转条件

（1）如有肺癌的可疑征象者。

（2）检查提示肺癌复发或转移可能，需进一步检查明确者。

（3）放、化疗后出现严重胃肠道症状，咳嗽、憋气进行性加重，进食中有灼痛感或吞咽困难，骨髓抑制，经对症处理无缓解者。

（十二）下转条件

（1）手术，放、化疗结束后，病情稳定，尚需支持疗法的患者。

（2）经上级医院诊断明确的晚期肿瘤患者，要求舒缓疗护。

第十二节　胸腔积液

（一）定义

胸膜腔是位于肺和胸壁之间的一个潜在腔隙。在正常情况下脏层胸膜和壁层胸膜表面上有一层很薄的液体，在呼吸运动时起润滑作用。胸膜腔和其中的液体并非处于静止状态，在每一次呼吸周期中胸膜腔形状和压力均有很大变化，使胸腔内液体持续滤出和吸收，并处于动态平衡。任何因素使胸膜腔内液体形成过快或吸收过缓，即产生胸腔积液（pleural effusion）。

（二）病因

胸腔积液是常见的内科问题，肺、胸膜和肺外疾病均可引起。临床上常见的病因包括以下方面。

1. 胸膜毛细血管内静水压增高

如充血性心力衰竭、缩窄性心包炎、血容量增加、上腔静脉或奇静脉受阻，产生胸腔漏出液。

2. 胸膜通透性增加

如胸膜炎症(肺结核、肺炎)、结缔组织病(系统性红斑狼疮、类风湿关节炎)、胸膜肿瘤(恶性肿瘤转移、间皮瘤)、肺梗死、膈下炎症(膈下脓肿、肝脓肿、急性胰腺炎)等,产生胸腔渗出液。

3. 胸膜毛细血管内胶体渗透压降低

如低蛋白血症、肝硬化、肾病综合征、急性肾小球肾炎、黏液性水肿等,产生胸腔漏出液。

4. 壁层胸膜淋巴引流障碍

癌症淋巴管阻塞、发育性淋巴管引流异常等,产生胸腔渗出液。

5. 损伤

主动脉瘤破裂、食管破裂、胸导管破裂等,产生血胸、脓胸和乳糜胸。

6. 医源性

药物、放疗、消化内镜检查和治疗、支气管动脉栓塞术、卵巢过度刺激综合征、液体负荷过大、冠脉搭桥手术、骨髓移植、中心静脉置管穿破和腹膜透析等,都可以引起渗出性或漏出性胸腔积液。

(三) 诊断要点和辅助检查

胸腔积液的诊断和鉴别诊断分3个步骤:确定有无胸腔积液,区别漏出液和渗出液,寻找胸腔积液的病因。

1. 症状

呼吸困难是最常见的症状,多伴有胸闷、胸痛和咳嗽。呼吸困难与胸廓顺应性下降,患侧膈肌受压,纵隔移位,肺容量下降刺激神经反射有关。病因不同,其症状也有所差别。结核性胸膜炎多见于青年人,常有发热、干咳、胸痛,随着胸腔积液量的增加,胸痛可缓解,但可出现胸闷气促。恶性胸腔积液多见于中年以上患者,一般无发热,胸部隐痛,伴有消瘦和呼吸道或原发部位肿瘤的症状。炎性积液多为渗出性,常伴有咳嗽、咳痰、胸痛及发热。心力衰竭所致胸腔积液为漏出液,有心功能不全的其他表现。肝脓肿所伴右侧胸腔积液可为反应性胸膜炎,亦可为脓胸,多有发热和肝区疼痛。症状也和积液量有关,积液量少于0.5L时症状多不明显,大量积液时心悸及呼吸困难更加明显。

2. 体征

与积液量有关。少量积液时,可无明显体征,或可触及胸膜摩擦感及闻及胸膜摩擦音。中至大量积液时,患侧胸廓饱满,触觉语颤减弱,局部叩诊浊音,呼吸音减低或消失。可伴有气管、纵隔向健侧移位。注意是否合并其他浆膜腔积液,肺外疾病如肝硬化、胰腺炎、类风湿关节炎、肿瘤等引起的胸腔积液多有原发病的体征。

3. 实验室和特殊检查

社区全科医师首先考虑血常规、肝肾功能、电解质、血沉、胸部 X 线等检查,进一步可能要做的检查包括:

(1) 诊断性胸腔穿刺和胸腔积液检查。对明确积液性质及病因诊断均至关重要,大多数积液的原因通过胸腔积液分析可确定。疑为渗出液必须作胸腔穿刺,如有漏出液病因则避免胸腔穿刺。不能确定时也应做胸腔穿刺抽液检查。通过对胸腔积液外观、细胞、pH 值和葡萄糖、病原体、蛋白质含量、类脂含量、酶(LDH、淀粉酶、ADA)、免疫学(C3、C4)检查及肿瘤标志物检查协助诊治。

(2) CT 检查。CT 检查可显示少量的胸腔积液、肺内病变、胸膜间皮瘤、胸内转移性肿瘤、纵隔和气管旁淋巴结等病变,有助于病因诊断。CT 扫描诊断胸腔积液的准确性,在于能正确鉴别支气管肺癌的胸膜侵犯或广泛转移,良性或恶性胸膜增厚,对恶性胸腔积液的病因诊断、肺癌分期与选择治疗方案至关重要。

(3) 超声检查。超声探测胸腔积液的灵敏度高,定位准确。临床用于估计胸腔积液的深度和积液量,协助胸腔穿刺定位。B 超引导下胸腔穿刺用于包裹性和少量的胸腔积液。

(4) 胸膜活检。对胸腔积液病因诊断有重要意义,可发现肿瘤、结核和其他胸膜肉芽肿性病变。拟诊结核病时,活检标本除做病理检查外,还应作结核分枝杆菌培养。胸膜针刺活检具有简单、易行、损伤性较小的优点,阳性诊断率为 40% ～ 75%。CT 或 B 超引导下活检可提高成功率。脓胸或有出血倾向者不宜作胸膜活检。如活检证实为恶性胸膜间皮瘤,1 个月内应对活检部位行放疗。

(5) 胸腔镜或开胸活检。对上述检查不能确诊者,必要时可经胸腔镜或剖胸直视下活检。由于胸膜转移性肿瘤 87% 在脏层,47% 在壁层,故此项检查有积极的意义。胸腔镜检查对恶性胸腔积液的病因诊断率最高,可达 70% ～ 100%,为拟定治疗方案提供依据。通过胸腔镜能全面检查胸膜腔,观察病变形态特征、分布范围及邻近器官受累情况,且可在直视下多处活检,故诊断率较高,肿瘤临床分期亦较准确。临床上有少数胸腔积液的病因虽经上述诸种检查仍难以确定,如无特殊禁忌,可考虑剖胸探查。

(6) 支气管镜。对有咯血或疑有气道阻塞者可行此项检查。

(7) 有多浆膜腔积液者,应做心脏超声、腹部彩超检查;考虑结缔组织病,注意查类风湿因子、抗核抗体、ds-DNA 等自身免疫性抗体,胸腔积液中找狼疮细胞等;考虑存在心功能不全者,注意行心超及 NT-proBNP 检查。

(四) 治疗方法

胸腔积液为胸部或全身疾病的一部分,病因治疗尤为重要。漏出液常在纠正病因后可吸收。

1. 一般治疗

适当休息、注意保暖、营养支持和对症治疗等,纠正水、电解质紊乱及维持酸碱平衡。

2. 病因治疗

结核性胸膜炎所致胸腔积液予抗结核治疗(详见肺结核章节)。脓胸治疗原则是控制感染、引流胸腔积液及促使肺复张,恢复肺功能。抗菌药物要足量,体温恢复正常后再持续用药 2 周以上,防止脓胸复发,急性期联合抗厌氧菌的药物,全身及胸腔内给药。恶性胸腔积液需根据病情予手术治疗、放疗、化疗等。低蛋白血症者应补充蛋白,改善营养状况,适当利尿。心功能不全者,予强心、利尿、扩血管等治疗。

3. 胸腔穿刺放液或置管引流

主要用于缓解大量胸腔积液引起的压迫症状。

(1) 由于结核性胸膜炎胸水蛋白含量高,容易引起胸膜粘连。结核性胸膜炎原则上应尽快抽尽胸腔内积液或肋间插细管引流以解除肺及心、血管受压,改善呼吸,使肺功能免受损伤。一般情况下,抽胸水后,没必要向胸腔内注入抗结核药物,但可注入链激酶等防止胸膜粘连。

(2) 类肺炎性胸腔积液一般积液量少,经有效的抗生素治疗后可吸收,积液多者应胸腔穿刺抽液,胸腔积液 pH<7.2 应肋间插管引流。引流是脓胸最基本的治疗方法,反复抽脓或闭式引流。可用 2% 碳酸氢钠或生理盐水反复冲洗胸腔,然后注入适量抗生素及链激酶,使脓液变稀便于引流。少数脓胸可采用肋间插管闭式引流。对有支气管胸膜瘘者不宜冲洗胸腔,以免引起细菌播散。

(3) 胸腔积液多为晚期恶性肿瘤常见并发症,其胸腔积液生长迅速,常因大量积液的压迫引起严重呼吸困难,甚至导致死亡。常需反复胸腔穿刺抽液,但反复抽液可使蛋白丢失太多,效果不理想。可选择化学性胸膜固定术,在抽吸胸水或胸腔插管引流后,胸腔内注入博来霉素、顺铂、丝裂霉素等抗肿瘤药物,或胸膜粘连剂,如滑石粉等,可减缓胸腔积液的产生。也可胸腔内注入生物免疫调节剂,如短小棒状杆菌疫苗、白细胞介素-2、干扰素、淋巴因子激活的杀伤细胞、肿瘤浸润性淋巴细胞等,可抑制恶性肿瘤细胞、增强淋巴细胞局部浸润及活性,并使胸膜粘连。此外,可胸腔内插管持续引流,目前多选用细管引流,具有创伤小、易固定、效果好、可随时胸腔内注入药物等优点。

4. 外科手术治疗

创伤所致血胸、严重的自发性血气胸等需及时手术治疗。难治的肿瘤性胸腔积液可行胸-腹腔分流术或胸膜切除术。

（五）上转条件

胸腔积液患者有以下情况者应及时转诊上级医院：

（1）已诊断为胸腔积液，但限于社区条件，无法进一步明确病因。

（2）考虑为结核性胸膜炎，需及时转诊至专科医院进一步检查治疗。

（3）考虑为肿瘤性、结缔组织性疾病所致胸腔积液，或创伤性血胸等难以在基层医院诊治。

（4）已明确病因，需转至上级医院确定治疗方案。

（六）下转条件

专科医院确定治疗方案后，病情稳定患者后续治疗可转回社区由全科医生承担。

第十三节　呼吸衰竭

（一）定义

呼吸衰竭是指呼吸功能严重障碍，以致不能进行有效的气体交换，导致缺氧伴或不伴二氧化碳潴留而引起一系列生理功能和代谢障碍的临床综合征。其标准为海平面静息状态呼吸空气的状态下，动脉血氧分压（PaO_2）<60mmHg伴或不伴有动脉血二氧化碳分压（$PaCO_2$）>50mmHg。

临床上呼吸衰竭有几种分类方法：①根据病理生理和动脉血气分析分为两个类型：Ⅰ型呼吸衰竭，是由于换气功能障碍所致，有缺氧，PaO_2<60mmHg，不伴有二氧化碳潴留，$PaCO_2$正常或下降；Ⅱ型呼吸衰竭，是由于通气功能障碍所致，既有缺氧，PaO_2<60mmHg，又伴有二氧化碳潴留，$PaCO_2$>50mmHg。临床上常可见Ⅱ型呼吸衰竭患者在吸氧条件下，$PaCO_2$>50mmHg，又伴有PaO_2>60mmHg，为医源性所致，将此类型归为吸氧条件下的Ⅱ型呼吸衰竭。②按病变部位可分为中枢性呼吸衰竭和周围性呼吸衰竭。③根据病情急缓和病程长短可分为急性和慢性呼吸衰竭两型。

（二）病因

急性呼吸衰竭病因：①各类肺炎导致的肺实质病变（细菌、病毒、真菌、误吸、溺水）。②肺水肿：心衰导致心源性肺水肿，非心源性肺水肿：复张性肺水肿，急性高原病。③肺血管疾患：急性肺栓塞。④胸壁和胸膜疾病：大量胸腔积液，自发性气胸，胸壁外伤，胸部手术损伤。以上情况导致急性Ⅰ型呼吸衰竭。

对于急性Ⅱ型呼吸衰竭的病因：①各类原因导致的气道阻塞，如呼吸道烧伤、异物、喉头水肿。②神经肌肉疾患，如格林-巴利综合征、脑血管意外、颅脑外伤、脑炎、脑肿瘤、一氧化碳中毒、安眠药中毒导致的呼吸中枢抑制。

急性呼吸窘迫综合征病因:①感染性休克,出血性休克,心源性休克。②肺部与胸部创伤,肺脂肪栓塞,淹溺。③严重感染与脓毒血症,细菌性肺炎,病毒性肺炎,真菌感染与真菌性肺炎,立克次体感染,结核,其他感染。④误吸胃内容物。⑤吸入有害气体,如硫化氢、高浓度氧等。⑥药物:麻醉药物过量,美沙酮,秋水仙碱,其他。⑦代谢性疾病:糖尿病酮症酸中毒。⑧血液疾病:多次大量输血,DIC。⑨妇产科疾病:子痫及子痫前期,羊水栓塞。⑩其他:急性胰腺炎,弥漫性结缔组织病,体外循环,心律转复后,器官移植。

慢性呼吸衰竭的病因:常见为支气管-肺疾患所引起,如 COPD、重症肺结核、支气管扩张症、弥漫性肺间质纤维化、尘肺,其中 COPD 最常见。胸廓病变如胸部手术、外伤、广泛胸膜增厚、胸廓畸形亦可引起慢性呼吸衰竭。

(三) 诊断要点和辅助检查

1. 急性呼吸衰竭诊断要点

(1) 有发病的危险因素,如上所述的直接肺损伤因素和间接肺损伤因素。

(2) 急性起病,呼吸频数和(或)呼吸窘迫。

(3) 低氧血症,急性肺损伤(ALI)时 $PaO_2/FiO_2 \leqslant 300mmHg$,ARDS 时 $PaO_2/FiO_2 \leqslant 200mmHg$。

(4) 胸部 X 线检查提示两肺浸润阴影。

(5) 肺毛细血管楔压(PCWP)$\leqslant 18mmHg$ 或临床上能除外心源性肺水肿。

同时符合以上 5 项条件者,可诊断为 ALI 或 ARDS。

辅助检查:

(1) X 线胸片表现。可分为 3 期:①一期或早期:ARDS 发病 24h 内,胸片显示可无异常,或肺血管纹理呈网状增多,边缘模糊。重者可见小片状模糊阴影。②二期或中期:发病 1~5 天,X 线胸片显示以肺实变为主要特征,两肺散在大小不等,边缘模糊,浓密的斑片状阴影,常融合成大片呈现均匀致密磨玻璃样影。③三期或晚期:发病多在 5 天以上,X 线胸片表现为两肺野或大部分呈均匀的密度增加,磨玻璃样改变,支气管充气相明显,心影边缘不清或消失,呈"白肺"样改变。

(2) 动脉血气分析。顽固性低氧血症($PaO_2 < 60mmHg$ 和 $PaO_2/FiO_2 \leqslant 300mmHg$)仍是临床常用的诊断依据。ARDS 早期为 PaO_2 下降、$PaCO_2$ 正常或下降、pH 升高或正常,表现为 I 型呼吸衰竭;晚期为 PaO_2 严重下降同时伴有 $PaCO_2$ 升高和 pH 下降,表现为 II 型呼吸衰竭和呼吸性酸中毒。

2. 慢性呼吸衰竭诊断

根据病因、慢性疾病病史、诱因、临床表现及体征,可临床诊断为慢性呼吸衰竭。动脉血气分析对明确诊断、分型、指导治疗及判断预后均由重要意义。其诊断标准为：①Ⅰ型呼吸衰竭为海平面平静呼吸空气的条件下 $PaCO_2$ 正常或下降，$PaO_2 < 60mmHg$；②Ⅱ型呼吸衰竭为海平面平静呼吸空气的条件下 $PaCO_2 > 50mmHg$，$PaO_2 < 60mmHg$。③吸氧条件下，Ⅱ型呼吸衰竭为 $PaCO_2 > 50mmHg$，$PaO_2 > 60mmHg$；Ⅰ型呼吸衰竭为 $PaCO_2$ 正常或下降，$PaO_2 > 60mmHg$，氧合指数 $PaO_2/FiO_2 < 300mmHg$，提示呼吸衰竭。

（四）治疗

急性呼吸衰竭治疗：①积极治疗原发病；②改善通气和组织供养，早期轻症患者可用无创性鼻面罩机械通气，多数患者需要气管插管或切开行机械通气；③严格控制输入液体量；④多环节减轻肺和全身损伤（糖皮质激素，血管扩张药物，肺表面活性物质替代治疗等药物）；⑤减轻肺水肿；⑥加强营养支持。

慢性呼吸衰竭治疗：

（1）通畅气道，增加通气量，如支气管舒张剂应用，呼吸道的湿化或雾化吸入治疗，在以下标准时考虑机械通气治疗：①$PaCO_2$ 进行性升高，或较缓解期明显升高且绝对值超过 70mmHg；②严重的低氧血症，合理氧疗后，PaO_2 仍小于 40mmHg；③呼吸频率超过 35 次/分，或出现呼吸抑制；④并发肺性脑病。

（2）抗感染治疗：选择有效的抗菌药物，联合用药。

（3）氧疗指征：①$PaO_2 \leqslant 55\ mmHg$ 或动脉血氧饱和度（SaO_2）$\leqslant 88\%$，有或没有高碳酸血症；②$PaO_2\ 55 \sim 60\ mmHg$，或 $SaO_2 < 89\%$，并有肺动脉高压、心力衰竭水肿或红细胞增多症（红细胞压积 $> 55\%$）。

方法：慢性呼吸衰竭患者临床上最常用的方法是应用鼻导管吸氧，氧流量为 $1 \sim 3L/min$，其吸氧浓度（FiO_2）$= 21\% + 4\% \times (1 \sim 3) = 25\% \sim 33\%$。有条件者也可以面罩吸氧。长期家庭氧疗一般是经鼻导管吸入氧气，流量 $1.0 \sim 2.0\ L/min$，吸氧持续时间 $> 15\ h/d$。

（4）酸碱失衡及电解质紊乱的治疗。

（5）吸中枢兴奋剂应用：洛贝林和尼可刹米。

（6）合理使用利尿药和强心药。

（7）糖皮质激素的应用：可减轻气道炎症、畅通气道和提高患者的应激能力，减轻脑水肿，但不宜长期使用。

（8）消化道出血的防止。

（9）营养支持。

（五）上转条件

一旦有可诱发急性呼吸衰竭的病因和慢性呼吸衰竭患者出现急性加重的诱因，患者出现症状显著加剧，精神紊乱、嗜睡、昏迷、发绀、外周水肿，PaO_2 的下降，经氧疗仍小于 60mmHg 的患者,应积极、安全地转诊。

(六) 下转条件

经上级医院治疗,原发病因解除,患者症状好转,急性呼衰引起的并发症控制,$PaO_2 > 80mmHg$,$PaO_2/FiO_2 \geqslant 400mmHg$ 及动脉血气恢复至平日水平的患者,可回社区或当地医院继续治疗。

第十四节　气　胸

(一) 定义

原发性自发性气胸是指常规胸部 X 线检查未发现肺有明显病变者所发生的气胸,通常是由位于脏层胸膜下肺大疱或小气囊破裂引起,多见在肺尖部。

继发性自发性气胸是在原有肺部疾病的基础上发生的气胸,最常见病因为 COPD 和肺结核。肺囊性纤维化、支气管哮喘、间质性肺部疾病、肺癌、尘肺、急性细菌性肺炎(金黄色葡萄球菌性肺炎)等均可引起继发性自发性气胸。其发病机制是在原有肺部疾病基础上形成肺气肿、气肿性肺大疱破裂或直接胸膜损伤所致。此型气胸患者肺通气储备功能较差,一旦发生气胸症状重,影响心肺功能明显,危险性大。偶因胸膜上有异位子宫内膜,在经期可因破裂而发生气胸,称为月经性气胸。

(二) 易患因素

原发性自发性气胸好发于 20～40 岁、体型瘦长男性,右侧多见,并且易复发(30% 见于同侧复发,10% 发生于对侧)。吸烟可增加原发性自发性气胸的危险度。

(三) 临床症状、体征和辅助检查

常突然发生胸痛,多局限于患侧,呈针刺样或刀割样疼痛,时有向患侧肩部放射。可伴有不同程度的胸闷、呼吸困难,其严重程度与患者的肺基础疾病及肺储备功能、发生速度、肺压缩程度和气胸类型有关。如基础疾病严重、肺储备功能差、气胸发生速度快、肺压缩面积大,则出现严重呼吸困难。青壮年即使一侧肺被压缩面积 > 90%,由于基础肺功能好,可无明显呼吸困难;而对于基础肺功能较差的患者,即使一侧肺被压缩面积为 10%～20%,亦可见明显呼吸困难。张力性气胸胸膜腔内压力骤然升高,肺被压缩重,纵隔移位,对循环功能影响大,可出现严重的呼吸困难、大汗淋漓、心悸、血压下降甚至休克。常见体征有患侧胸廓饱满、呼吸运动减弱;叩诊呈鼓音,肝、肺浊音消失;听诊患侧,呼吸音减弱甚至消失,气胸量大或张力性气胸时,纵隔可向健侧移位,可伴有心率增快、呼吸增快、血压下降和发绀。少量气胸(肺压缩 < 20%)时,患者通常缺乏阳性体征,或仅有轻度呼吸音减弱,特别是

当存在肺气肿时更难以发现气胸的阳性体征。

辅助检查包括以下方面。

1. 常规胸片

这是诊断气胸最准确、可靠的方法,可显示肺压缩的程度、肺内病变情况、是否存在纵隔移位、胸腔积液和胸膜粘连。

2. 胸部 CT 检查

气胸的影像是胸膜腔存在无肺纹理的低密度影(气体)。胸部 CT 的优势是可显示少量气胸或者某些普通正位胸片上因受组织重叠而显示不清的气胸,对于局限性气胸可确定部位、程度、形态,可预测气胸的复发,发现肺内有大的肺大疱或多个肺大疱,则复发机会明显增加。

3. 胸腔镜

可发现胸膜下肺大疱或气肿性大疱,靠近壁层胸膜的病变,以及胸腔积液的性质。

(四) 诊断及治疗

根据临床症状、体征及胸部 X 线表现,典型自发性气胸的诊断通常并不困难。突发一侧胸痛伴有呼吸困难,并有气胸体征,则可做出气胸的初步诊断。胸部 X 线检查显示的气胸影像学特征是确诊依据。

1. 保守治疗

对于肺被压缩面积<20%、首次发病、稳定性的闭合性气胸,可采用保守治疗,包括休息、保持大便通畅、酌情使用镇静剂和止咳剂,一般可在 7～14 天自行吸收。对于有基础肺部疾患的气胸患者,应注意积极治疗基础疾病。

2. 胸腔穿刺抽气

适用于稳定型小量气胸、呼吸困难症状较轻者,可予以胸腔穿刺抽气治疗。

3. 胸腔闭式引流

这是治疗自发性气胸的常用方法,适用于胸腔穿刺抽气效果不佳的开放性气胸、张力性气胸和部分心肺功能较差而症状较重的闭合性气胸患者。

4. 胸膜固定术

对于复发性气胸或交通性气胸经胸腔闭式引流及负压吸引治疗失败者,双侧气胸且心肺功能差,不能耐受手术者,可用胸膜固定术。

5. 支气管内封堵术

一般用于顽固性气胸的治疗。

6. 外科手术治疗

外科手术仅适用于内科保守治疗失败、复发性气胸、双侧气胸、血气胸和合并有巨大肺大疱者。

（五）上转条件

自发性气胸是一种突发性疾病。如果胸腔积气量大，常影响呼吸及循环功能，可导致严重后果。闭合性气胸积气量大、呼吸困难明显者，或开放性气胸、张力性气胸者均应转诊至上级医院，进行人工气胸器排气或胸腔闭式引流治疗。

（六）下转条件

专科医院确定治疗方案后，病情稳定患者后续治疗可转回社区由全科医生承担。

第十五节　睡眠呼吸暂停低通气综合征

（一）定义

睡眠呼吸暂停低通气综合征（SAHS）是指每晚睡眠过程中呼吸暂停反复发作30次以上或睡眠呼吸暂停低通气指数（AHI）≥5次/h，并伴有嗜睡等临床症状。呼吸暂停是指睡眠过程中口鼻呼吸气流完全停止10s以上；低通气是指睡眠过程中呼吸气流强度（幅度）较基础水平降低50%以上，并伴有血氧饱和度较基础水平下降≥4%或微醒觉；睡眠呼吸暂停低通气指数是指每小时睡眠时间内呼吸暂停加低通气的次数。

睡眠呼吸暂停综合征分3型：①阻塞型睡眠呼吸暂停低通气综合征（OSAHS）：睡眠时口和鼻气流停止或减低，但胸、腹式呼吸仍存在。临床上主要是此类患者；②中枢型睡眠呼吸暂停综合征（CSAHS）：睡眠时口、鼻气流和胸、腹式呼吸运动同时停止，膈肌和肋间肌也都停止活动；③混合型（MSAHS）：指一次呼吸暂停过程中开始时出现中枢型呼吸暂停，继之出现阻塞型呼吸暂停。

（二）病因

1. 阻塞性睡眠呼吸暂停低通气综合征

（1）解剖学因素。肥胖者上气道狭窄、鼻部结构的异常、鼻息肉、咽壁肥厚、软腭松弛、悬雍垂过长、扁桃体肥大、肢端肥大症、巨舌、先天性小颌畸形、咽部和喉的结构异常等。

（2）功能性因素。饮酒、服用安眠药、妇女绝经后、甲状腺功能减低、老年等。

2. 中枢性睡眠呼吸暂停综合征

主要由呼吸调节紊乱所致。下列疾病均可出现呼吸调节异常：脑血管意外、神经系统的疾变、脊髓前侧切断术、血管栓塞或变性病变引起的脊髓病变、家族性自主神经异常、与胰岛素相关的糖尿病、脑炎、肌肉疾患、枕骨大孔发育畸形、脊髓灰质炎、充血性心力衰竭等。

（三）临床症状、体征和辅助检查

本病患者主要为男性，肥胖者较多，随年龄增长其发病率也增高。部分患者存在上气道解剖异常，在体格检查中应以重视。几乎所有的患者均有不同程度的打鼾，并多有睡眠中憋醒的经历，多因此就诊。由于睡眠质量差，醒来自觉头痛、不解乏并出现明显的白天嗜睡。可有记忆力减退、注意力不集中等智能方面的障碍。有的患者还可出现性功能减退、遗尿等临床表现。

1. 实验室检查

部分患者可出现红细胞和血红蛋白增高，亦可见血糖增高。动脉血气分析可有不同程度的低氧血症和二氧化碳分压增高。

2. 心电图

可出现心律失常。如有高血压、冠心病、肺动脉高压，则有相应所见。

3. 肺功能

部分可表现为限制性通气功能障碍。

4. 多导睡眠图

该项检查同步记录患者睡眠时的脑电图、肌电图、口鼻气流、胸腹呼吸运动、动脉血氧饱和度、心电图等多项指标，可准确地了解患者睡眠呼吸暂停及低通气的情况，是确诊本病的检查手段。

（四）治疗方法

1. 一般治疗

对许多能够引起上气道阻塞的原发疾病进行治疗，还应戒烟、戒酒，避免服用安眠药，以减少危险因素。改变仰卧位为侧卧位睡眠。

2. 减肥治疗

大多数患者的体块指数超过正常。肥胖对 OSAHS 的发生起着相当重要的作用，尤其是颈部肥胖和咽部脂肪过度沉积者。减肥可减少咽部脂肪沉积，增加咽腔的横截面积，减低咽部萎陷指数，使 OSAHS 得到改善。减肥能明显降低呼吸暂停和低通气的发生，提高患者的功能残气量，提高血氧饱和度，减少睡眠的中断，改善 OSAHS 患者的症状。

3. 药物治疗

对鼻塞的患者睡前用血管收缩剂滴鼻，有利于增加上气道开放，有上呼吸道感染者则应及时控制上呼吸道感染，以减低上呼吸道阻力及吸气时咽部负压，改善症状。

4. 无创气道正压通气

经鼻持续气道正压通气对中重度 OSAHS 是一个有效的治疗方法，也可用于不适合手术和经手术、减肥等治疗效果不佳的患者。双向气道正压通气是在持续正压通气（CPAP）基础上发展起来的一种小型、可携带、使用简便的人工呼吸机。自动调压智能化呼吸机治疗是根据患者睡眠时气道阻塞所致血氧饱和度降低程度不同，呼吸机送气压力自行随时调节。

5. 外科手术治疗

悬雍垂软腭咽成形术是临床上目前常用的治疗方法，此法经口摘除扁桃体，切除部分扁桃体的前后弓、部分软腭和悬雍垂。上气道口咽型塌陷、咽腔黏膜肥厚致咽腔狭小、悬雍垂肥大、无心功能和其他器质性疾病的患者，适用此方法。下颌骨前移或舌骨悬吊术，少数 OSAHS 患者有不同程度的下颌畸形，对阻塞部位在舌根、存在小颌和下颌后缩畸形、咽成形术失败者，此手术可取得明显的效果。

气管切开造口术：对严重的 OSAHS 伴严重的低氧血症，导致昏迷、肺心病、心衰或心律失常者，实行气管切开保留导管术，是防止上气道阻塞、解除窒息最有效的救病措施。

6. 口腔矫治器

口腔矫治器是近年来发展起来治疗 OSAHS 的新技术，通过手术或戴舌形或下颌形牙义体将下颌拉向前，保持舌回位，使下咽腔开放，以此减轻阻塞程度。

（五）上转条件

因发生阻塞性睡眠呼吸暂停低通气综合征的病理解剖部位与耳鼻喉科密切相关，故发生临床症状者，应及时去耳鼻喉科就诊。

（六）下转条件

专科医院确定治疗方案后，病情稳定患者后续治疗可转回社区由全科医生承担。

第三章　消化系统疾病

第一节　胃食管反流病

(一) 定义

胃食管反流病(gastroesophageal reflux disease,GERD)是指胃内容物反流入食管,引起不适症状和(或)并发症的一种疾病。GERD 可分为非糜烂性反流病(nonerosive reflux disease,NERD)、糜烂性食管炎(erosive esophagitis,EE)和Barrett 食管(Barrett's esophagus,BE)3 种类型。在 GRED 的 3 种类型中,NERD约占 70%;EE 可合并食管狭窄、溃疡和消化道出血;BE 有可能发展为食管腺癌。

(二) 病因和发病机制

主要是抗反流防御机制减弱和反流物对食管黏膜攻击作用的结果。

1. 食管抗反流防御机制减弱

(1) 抗反流屏障。食管抗反流屏障是指在食管和胃交接的解剖结构,包括食管下括约肌(lower esophageal sphineter,LES)、膈肌脚、膈食管韧带、食管与胃底间的锐角(His 角)等,上述各部分的结构和功能上的缺陷均可造成胃食管反流,其中最主要的是食管下括约肌的功能状态。

食管下括约肌是指食管末端约 3~4cm 长的环形肌束。正常人静息时食管下括约肌压为 10~30mmHg,为一高压带,防止胃内容物反流入食管。食管下括约肌的结构受到破坏时可使食管下括约肌压下降,如贲门失弛缓症手术后易并发反流性食管炎。

一些因素可导致食管下括约肌压降低,如某些激素(如缩胆囊素、胰升糖素、血管活性肠肽等)、食物(如高脂肪、巧克力等)、药物(如钙拮抗剂、地西泮)等。腹内压增高(如妊娠、腹水、呕吐、负重劳动等)及胃内压增高(如胃扩张、胃排空延迟等)均可引起食管下括约肌压相对降低而导致胃食管反流。

一过性食管下括约肌松弛(transient LES relaxation,TLESR)是近年研究发现引起胃食管反流的一个重要因素。正常情况下当吞咽时,食管下括约肌即松弛,食物得以进入胃内。一过性食管下括约肌松弛是指非吞咽情况下食管下括约肌自发性松弛,其松弛时间明显长于吞咽时食管下括约肌松弛的时间。一过性食管下括约肌松弛既是正常人生理性胃食管反流的主要原因,也是食管下括约肌静息压正常的胃食管反流病患者的主要发病机制。

（2）食管黏膜屏障。反流物进入食管后,凭借食管上皮表面黏液、不移动水层和表面 HCO_3^-、复层鳞状上皮等构成的上皮屏障,以及黏膜下丰富的血液供应构成的后上皮屏障,发挥其抗反流物对食管黏膜损伤的作用。

（3）食管清除作用。正常情况下,食管的自发性和继发性蠕动性收缩和唾液中和可清除反流物,故食管蠕动和唾液产生的异常也参与发病机制。

2. 反流物对食管黏膜的攻击作用

在食管抗反流防御机制下降的基础上,反流物刺激和损害食管黏膜。胃酸与胃蛋白酶是反流物中损害食管黏膜的主要成分。

3. 裂孔疝和 GERD

主要与 LES 张力低下和(或)出现频繁的 TLESR 有关。

（三）临床表现

1. 胸骨后烧灼感或疼痛

此为本病的主要症状,多在进食后 1 小时左右发生,半卧位、前屈位或剧烈运动可诱发,而过热、过酸食物则可使之加重,口服制酸剂后症状多可消失。严重食管炎尤其在瘢痕形成者可无或仅有轻微烧灼感。

2. 胃、食管反流

多在胸骨后烧灼感或烧灼痛发生前出现。

3. 咽下困难

初期常可因食管痉挛而出现间歇性咽下困难,后期由于食管瘢痕形成狭窄而出现永久性咽下困难,进食固体食物时可在剑突处引起堵塞感或疼痛。

4. 消化道外症状

反流的胃液尚可侵蚀咽部、声带和气管而引起慢性咽炎、慢性声带炎和气管炎,临床上称之为 Delahunty 综合征(Delahunty syndrome)。吸入呼吸道尚可致吸入性肺炎。近年来研究表明 GERD 与部分反复发作的哮喘、咳嗽、夜间睡眠障碍等有关。

（四）辅助检查

1. X 线检查

食管钡餐检查可显示有无黏膜病变、狭窄、食管裂孔疝等,并能显示钡剂的胃食管反流,但敏感性较低。

2. 内镜检查

内镜及病理检查对诊断及评估本病的严重度有重要价值。对拟诊 GERD 患者一般先行内镜检查,特别是对症状发生频繁、程度严重或有肿瘤家族史的患者。

内镜下活组织检查既是评价食管炎的灵敏指标,也是排除食管癌的最好方法。

3. 24h 食管 pH 值监测

目前为鉴定反流的"金标准"。能详细显示酸反流、昼夜酸反流规律、酸反流与症状的关系以及患者对治疗的反应,有助于个体化治疗。一般主张在内镜检查后仍不能确定时应用。近来又面世了无线 pH 值监控系统,可提高患者的舒适度和依从性。

(五) 诊断

反复胃灼热是 GERD 的特征性症状。对于伴有典型反流综合征又缺乏报警症状(吞咽困难、吞咽痛、出血、体重减轻或贫血)的患者,可行 PPI 诊断性治疗。PPI 试验:服用标准剂量 PPI,例如奥美拉唑 20mg ,bid,疗程 1～2 周。服药后若症状消失或明显改善则为 PPI 试验阳性,支持 GERD 的诊断。如症状未见改善,需鉴别其他可引起胃灼热的疾病。PPI 试验的缺点是特异性较低。

(六) 治疗

治疗目的:愈合食管炎症,消除症状;防止并发症;提高生活质量,预防复发。

1. 调整生活方式

体位是减少反流的有效方法,如餐后保持直立,避免过度负重,不穿紧身衣,抬高床头等。肥胖者应减肥。睡前 3h 勿进食。饮食宜少量、高蛋白、低脂肪和高纤维素,限制咖啡因、酒精、酸辣食品、巧克力等;戒烟。许多药物能降低 LES 的压力,使抗反流屏障消失,如黄体酮、茶碱、前列腺素 E、抗胆碱药、β 受体激动剂、α 受体阻滞剂、多巴胺、地西泮、钙拮抗剂等。

2. 内科药物治疗

目的在于加强抗反流屏障功能,提高食管清除能力,改善胃排空与幽门括约肌功能。

(1) 抑酸剂。质子泵抑制剂(PPI)是治疗 GERD 最有效的药物。目前临床应用的有奥美拉唑、兰索拉唑、泮托拉唑、雷贝拉唑、埃索美拉唑等,剂量分别为每次 20mg、30mg、10mg、10mg、20mg,每天 1～2 次口服。多数患者在常规或双倍剂量治疗 8 周后症状完全缓解,但由于患者 LES 张力未能得到根本改善,故停药后约 80% 的病例在 6 个月内复发,所以推荐在愈合治疗后继续维持治疗 1 个月。

(2) 酸中和剂和黏膜保护剂。酸中和剂近来较常用的有铝碳酸镁,2 片 tid,饭后 1～2 小时嚼服。黏膜保护剂主要包括硫糖铝和铋剂,硫糖铝的常用剂量为 1g qid,饭前 1 小时和睡前服用。

(3) 促动力药。如多潘立酮、莫沙必利等,其中莫沙必利对全胃肠平滑肌均有促动力作用,同时还能提高 LES 的张力,5～20mg tid,饭前 30min 服用。

（4）联合用药。抑酸剂与促动力药物的联合应用是目前治疗反流性食管炎最常用的方法，其中 PPI 与多潘立酮或莫沙必利合用的疗效最为明显。

3. GERD 的内镜治疗

包括对 LES 区实施热凝固和对贲门做缝合折襞。对于并发食管狭窄的患者，应当首选扩张治疗。BE 一般预后良好，但考虑到 BE 存在发生食管腺癌的风险（比一般人群高 30 倍以上），故应定期随访内镜。

4. GERD 的手术治疗

主要适应证是：①年龄较轻，手术条件好的患者，可作为药物维持疗法的另一选项；②控制反流及其伴随的吸入性肺炎。药物治疗失败一般不是手术治疗的指征，因为这表明症状不是 GERD 引起的，往往与内脏敏感性增高或焦虑、抑郁有关。手术不能使症状根本治愈，也不能防止以后发生食管癌。

（七）上转条件

如患者有以下情况之一：①药物治疗效果差；②有报警症状、疑似肿瘤、癌变；③需要内镜检查或治疗，但本单位内无相应设备；④需要手术治疗，建议转至上级医疗单位。

（八）下转条件

诊断明确、治疗有效、病情稳定的患者，可至下级医疗单位继续治疗随访。

第二节　食管癌

（一）定义

食管癌（esophageal carcinoma）是主要起源于食管鳞状上皮和柱状上皮的恶性肿瘤，其中，食管鳞癌约占 90%，食管腺癌约占 10%，罕见有平滑肌肉瘤、黑色素瘤、淋巴瘤、浆细胞瘤及转移瘤等。我国是食管癌的高发区，也是食管癌病死率最高的国家之一。

（二）病因和发病机制

1. 亚硝胺类化合物和真菌霉素

亚硝胺、真菌霉素的致癌作用与食管癌发病关系密切。镰刀菌、白地霉、黄曲霉和黑曲霉等真菌不但能将硝酸盐还原成亚硝酸盐，还能增加亚硝胺的合成，在邻近真菌感染部位的食管上皮细胞可呈现不典型增生甚至癌变。维生素 A、E、C 等缺乏可加强硝酸盐类物质的致癌作用。微量元素钼、硒等缺乏可能与食管癌的发病有关。

2. 食管疾病及生活习惯

腐蚀性食管灼伤和狭窄、食管贲门失弛缓症、食管憩室或反流性食管炎的患者其食管癌的发病率较一般人群高。Barrett 食管中肠化型伴有明显不典型增生的病变具有一定的癌变潜能。过烫食物、酗酒、吸烟与食管癌的发病也有关。

3. 遗传

与多个基因的改变有关,如细胞周期调节基因、生长因子及其相关基因、凋亡相关基因、代谢酶基因、DNA 错配修复基因等。

(三) 临床表现

1. 早期症状

临床上症状常不明显,多是因局部病灶刺激食管蠕动异常或痉挛,或因局部炎症、糜烂、表浅溃疡、肿瘤浸润所致,常反复出现,间歇期可无症状,可持续几年时间。主要特征性症状为胸骨后不适或咽下痛。疼痛呈烧灼样、针刺样或牵拉摩擦样疼痛,尤其是进食粗糙、过热或有刺激性的食物时为显著。食物通过缓慢并有轻度哽噎感,大部分进展缓慢。其他少见症状有胸骨后闷胀,咽部干燥发紧等。3%～8%的病例可无任何感觉。

2. 中期症状

典型症状进行性吞咽困难,由于食管壁具有良好的弹性及扩张能力,在癌未累及食管全周一半以上时,吞咽困难症状尚不显著。咽下困难的程度与病理类型有关。初发症状不是咽下困难者占 20%～40%,从而造成食管癌的诊断延误。部分患者在吞咽食物时有胸骨后或肩胛间疼痛,根据肿瘤部位提示已有外侵引起食管周围炎、纵隔炎或食管深层溃疡所致。下胸段肿瘤引起的疼痛可以发生在剑突下或上腹部。若有持续性胸背痛多为癌肿侵犯及(或)压迫胸膜及脊神经所致。食管癌本身和炎症可反射性地引起食管腺和唾液腺分泌增加,经食管逆蠕动,可引起呛咳和肺炎。

3. 晚期症状

多因压迫及并发症引起,并且可以发生淋巴及血行转移。食管病变段有溃疡、炎症或是肿瘤外侵,则产生胸骨后或背部持续性隐痛。如疼痛剧烈并伴有发热,应警惕肿瘤是否已经穿孔或行将穿孔。癌肿淋巴结转移常在锁骨上部胸锁乳突肌的附着部后方,左侧多于右侧,如压迫喉返神经,出现声音嘶哑;压迫颈交感神经,则产生 Horner 综合征。因吸入性炎症引起的喉炎也可造成声音嘶哑。癌肿压迫气管,可出现咳嗽及呼吸困难,有时由于食管高度梗阻,产生逆蠕动使食管内容物误吸入气道造成感染。癌组织侵透纵隔、气管、支气管、主动脉,形成纵隔炎、气管食管瘘,发生肺炎、肺脓肿,甚至致命性大出血等。患者因咽下困难出现营养不良、脱水等恶病质。若有骨、肝、脑等重要脏器转移,可出现骨痛、黄疸、腹水、昏迷等症状。

(四) 辅助检查

1. 影像学检查

(1) 食管钡餐。可观察食管的蠕动状况、管壁舒张度、食管充盈缺损和梗阻程度。食管蠕动异常,管壁局部僵硬不能充分扩张,食管黏膜紊乱、中断和破坏,食管管腔狭窄、不规则充盈缺损、溃疡或瘘管形成及食管轴向异常均为食管癌的重要征象。

(2) CT。可显示食管与邻近纵隔器官的关系,还可充分显示病灶大小、肿瘤外侵程度。CT 对食管中段癌的诊断价值较高,而对食管颈段或食管胃交界处的肿瘤效果欠佳,对早期癌的发现价值有限。

(3) 正电子发射成像(PET)。对良恶性食管损害的鉴别、有无淋巴结转移和预后的判断有价值,但费用贵。

2. 脱落细胞学检查

检查方法简便、安全,患者依从性好,可用于食管癌的普查。但随着内镜技术的普及和发展,现已逐步淘汰。

3. 内镜检查

可在直视下观察肿瘤大小、形态、部位并做组织及细胞刷检查,是最可靠的食管癌诊断方法。内镜下进展期食管癌直径一般在 3cm 以上。使用内镜下碘染色对早期食管癌和癌前病变的诊断有很好的价值,可显著提高其检出率。超声内镜(EUS)能精确测定病变在食管壁内浸润的深度,可以发现壁外异常肿大的淋巴结,能区别病变位于食管壁内还是壁外。

(五) 诊断

依据临床表现和辅助检查,典型的食管癌诊断并无很大困难,但早期癌的诊断常因患者缺乏明显症状而延误。对食管癌高发区的高危人群做普查是发现早期食管癌、降低食管癌相关病死率的重要工作。

(六) 治疗

1. 手术

一般来说,T1~T3 期甚至局部淋巴结转移的肿瘤都能切除。仅有心包、胸膜或膈肌侵犯的 T4 期肿瘤有机会手术切除。下段食管癌 Ⅳ 期和有系统转移或非局部淋巴结转移的 Ⅳ 期肿瘤被认为是不可切除的。

2. 放疗

鳞癌对放疗较敏感。早、中期患者如因病变部位高而不愿手术,或因有手术禁忌证而不能手术者均可做放疗。对晚期患者,即使已有左锁骨上淋巴结转移者也应尽量做姑息放疗,但已穿孔或广泛转移时,则不宜再做放疗。

3. 化疗

通常用于不能手术或放疗的晚期患者,其疗效虽仍不满意,但对于预防和治疗食管癌的全身转移,化疗是目前唯一确切有效的方法。

4. 综合治疗

包括术前或术后放疗;化疗后手术;化疗＋放疗后再手术;放疗＋化疗。

5. 经内镜治疗

对病灶直径<2cm或小于食管半周的范围,浸润深度未达黏膜下层的食管癌可行内镜下黏膜切除术(ESD);对有梗阻症状者,可通过经内镜放置食管支架以缓解症状。近年来内镜下置入放射粒子(125I)支架也被应用于临床。

（七）上转条件

一般来说,疑似或确诊食管癌的患者均应转至上级医疗单位以得到进一步的治疗。

（八）下转条件

诊断明确、已行相应治疗、病情稳定而不需进一步治疗的患者,可转至下级医疗单位。对于晚期食管癌、不能手术、放化疗者以及患者和(或)家属治疗不积极或放弃治疗的,也应转至下级医疗单位做舒缓治疗,以免占用医疗资源。

第三章 急性胃炎

（一）定义

急性胃炎(acute gastritis)是指各种外在和内在因素引起的急性广泛性或局限性的胃黏膜非特异性炎症,病理上以中性粒细胞浸润为主要特点。根据黏膜损害程度,分为急性单纯性胃炎(acute simple gastritis)、急性化脓性胃炎(acute suppurative gastritis)、急性腐蚀性胃炎(acute erosive gastritis)和急性胃黏膜病变(acute gastric mucosal lesions,AGML),后者是以胃黏膜发生不同程度糜烂、浅溃疡和出血为特征的病变,以急性黏膜糜烂为主者称急性糜烂性胃炎(acute erosive gastritis);以黏膜出血为主要改变者称急性出血性胃炎(acute hemorrhage gastritis);发生于应激状态,以多发性溃疡为主者可称应激性溃疡。

（二）病因和发病机制

1. 理化因素

过冷、过热或过于粗糙的食物、饮料(如浓茶、浓咖啡、烈酒)、刺激性调味品、特殊药物(如非甾体类药物、肾上腺皮质激素、抗生素、抗肿瘤药物等),均可刺激胃黏膜、破坏黏膜屏障,造成胃黏膜损伤和炎症。非甾体类药物还能干扰胃黏膜上皮细胞合成硫糖蛋白,使胃内黏液减少,脂蛋白膜的保护作用减弱,引起胃腔内 H^+ 逆扩散,导致黏膜固有层肥大细胞释放组胺、血管通透性增加,以致胃黏膜充血、水肿、糜烂和出血。

2. 生物因素

包括细菌及其毒素。常见致病菌为沙门菌属、嗜盐菌、致病性大肠埃希菌等,常见毒素为金黄色葡萄球菌毒素及肉毒杆菌毒素。

3. 内源性因素

包括全身感染、严重创伤、颅内高压、大手术、休克、过度紧张劳累等。在应激状态下,交感神经及迷走神经兴奋,使胃黏膜血管痉挛收缩、血流量减少、动静脉短路开放,导致胃黏膜上皮损害,发生糜烂和出血。

(三)临床表现

多数急性起病,症状轻重不一。急性单纯性胃炎主要表现为上腹饱胀、隐痛、食欲缺乏、嗳气、呕吐等。由沙门菌或金黄色葡萄球菌及其毒素致病者,常于进食不洁饮食数小时或 24h 内发病,多伴有腹泻、发热,严重者有脱水、酸中毒或休克等。外周血白细胞总数增加,中性粒细胞比例增多,糜烂出血性胃炎可无症状或为原发病症状掩盖,也可表现为腹痛、腹胀、恶心等非特异性消化不良症状;严重者起病急骤,在原发病的病程中突发上消化道出血、表现为呕血及黑便。内镜检查可见胃黏膜充血、水肿、渗出,严重者表现黏膜糜烂、出血或浅表溃疡,也可局限性。

(四)诊断

依据病史、临床表现,诊断不难,但应注意和消化性溃疡、早期急性阑尾炎、急性胆囊炎、急性胰腺炎等鉴别。内镜结合病理检查有助于诊断。糜烂出血性胃炎确诊依靠早期胃镜检查,超过 48h,病变可能已不复存在。

(五)治疗

急性单纯性胃炎,治疗需去除病因,适当休息,清淡流质饮食,必要时禁食 1~2 餐。呕吐、腹泻剧烈者注意补充水、电解质,保持酸碱平衡;可予黏膜保护剂;细菌感染所致者应给予抗生素。

急性糜烂出血性胃炎,应积极治疗原发病,去除可能的致病因素。除黏膜保护剂外,可给予 H2 受体阻滞剂,严重患者尤其以消化道出血表现者需要应用质子泵抑制剂。

临床上对存在应激状态,可能引起急性胃黏膜病变的患者常给予适当抑酸治疗达到预防目的;对长期服用非甾体类抗炎药物患者应首选肠溶片、选择性 COX-2 抑制剂,饭后服用,或加用质子泵抑制剂、H2 受体阻滞剂。

（六）上转条件

急性腐蚀性胃炎、急性化脓性胃炎以及伴有大出血、休克、严重水及电解质紊乱或疑有消化道穿孔的患者，需转至上级医院。

（七）下转条件

病情轻，一般情况良好者，应在下级医疗单位继续治疗或随访。

第四节　慢性胃炎

（一）定义

慢性胃炎（chronic gastritis）是指多种病因引起的胃黏膜慢性炎症，病理上以淋巴细胞浸润为主要特点，部分患者在后期可出现胃黏膜固有腺体萎缩和化生，继而出现上皮内瘤变，与胃癌发生密切相关。我国将慢性胃炎分成非萎缩性（浅表性）胃炎、萎缩性胃炎和特殊类型胃炎三大类。

（二）病因和发病机制

1. 生物因素

幽门螺杆菌（Helicobacter pylori，Hp）感染是慢性胃炎的主要病因，90％以上的慢性胃炎有 Hp 感染。其致病机制与以下因素有关：①Hp 产生多种酶如尿素酶及其代谢产物氨、过氧化氢酶、蛋白溶解酶、磷脂酶 A 等，对黏膜有破坏作用；②Hp 分泌的细胞毒素可导致胃黏膜细胞的空泡样变性及坏死；③Hp 抗体可造成自身免疫损伤。

2. 免疫因素

胃体萎缩为主的慢性胃炎发生在自身免疫基础上，又称之为自身免疫性胃炎，或称 A 型萎缩性胃炎。患者血清中能检测到壁细胞抗体（parietal cell antibody，PCA），伴有恶性贫血者还能检出内因子抗体（intrinsic factor antibody，IFA）。壁细胞抗原和 PCA 形成的免疫复合体在补体参与下，破坏壁细胞。IFA 与内因子结合后阻断维生素 B_{12} 与内因子结合，导致恶性贫血。

3. 物理化学因素

长期饮浓茶、咖啡、烈酒，吃过冷、过热或过于粗糙的食物，可导致胃黏膜的反复损伤。长期大量服用非甾体类药物可抑制胃黏膜前列腺素的合成，破坏黏膜屏障；烟草中的尼古丁不仅可影响胃黏膜的血液循环，还可导致幽门括约肌功能紊乱，造成胆汁反流；各种原因的胆汁、胰液、肠液反流均可破坏黏膜屏障造成胃黏膜慢性炎症。

4. 其他

慢性胃炎的萎缩性病变的发生率随年龄而增加。

(三) 临床表现

慢性胃炎缺乏特异性症状,并且症状的轻重与胃黏膜的病变程度并非一致。大多数患者常无症状或有程度不同的消化不良症状如上腹隐痛、食欲缺乏、餐后饱胀、反酸、恶心等。严重萎缩性胃炎患者可有贫血、消瘦、舌炎、腹泻等。

(四) 辅助检查

1. 胃液分析

测定基础胃液分泌量(BAO)及注射组胺或五肽胃泌素后测定最大泌酸量(MAO)和高峰泌酸量(PAO)以判断胃泌酸功能。

2. 血清学检测

包括胃泌素水平、壁细胞抗体、内因子抗体、胃泌素抗体、血清维生素 B_{12} 浓度和胃蛋白酶原 I/II 等。

3. 胃镜和活组织检查

这是诊断慢性胃炎的主要方法。包括内镜诊断和病理诊断两部分。内镜下可描述为充血水肿(单纯性胃炎),或者伴有平坦糜烂、隆起糜烂。出血、粗大皱襞或胆汁反流等征象,病理评定为非萎缩性(浅表性)胃炎和萎缩性胃炎。同时评估萎缩程度、肠化生以及上皮内瘤变存在与否及其程度。新型胃镜技术应用于临床,对于胃癌癌前状态和癌前病变的检出率大大提高。

4. 幽门螺杆菌检查

包括有创检查和无创检查。有创检查主要指通过胃镜检查获得胃黏膜标本的相关检查,包括快速尿素酶试验、病理 Hp 检查、组织细菌培养、组织 PCR 技术。无创检查包括血清抗体检测、^{13}C 或 ^{14}C 尿素呼吸试验、粪幽门螺杆菌抗原检查(多用于儿童)等方法。需要注意的是,抗生素及含乙酸药物影响 Hp 检查,复查时需要停用抑酸药物 2 周或抗生素 4 周。

(五) 诊断

诊断主要依赖于胃镜检查和直视下胃黏膜多部位活组织病理学检查,同时对胃癌、消化性溃疡等疾病也可排除。需要注意的是消化不良症状并不一定是由慢性胃炎引起,当按慢性胃炎处理后症状改善不明显时,需要考虑其他疾病如胆囊、胰腺疾病等。

(六) 治疗

慢性胃炎的治疗包括病因治疗、对症治疗。无症状的慢性非萎缩性胃炎可不做任何处理。慢性胃炎需要根据不同的临床症状和内镜及病理改变选择不同的治疗。

1. 饮食

宜选择易消化无刺激性的食物,少吃过酸过甜的食物及饮料,忌烟酒、浓茶、咖啡,进食细嚼慢咽等。

2. 去除病因

避免服用损伤胃黏膜的药物如阿司匹林、吲哚美辛等。

3. 根除 Hp 治疗

根除 Hp 治疗能使部分患者消化不良症状消失,同时减轻炎症,减少肠上皮化生的发生或者进展。对 Hp 感染有效的药物包括铋剂(RBC)、阿莫西林、克拉霉素、四环素、甲硝唑、替硝唑、呋喃唑酮、左氧氟沙星等。质子泵抑制剂(PPI)对 Hp 有较强的抑制作用,能加强抗菌药物的杀菌活性。临床常用的一线根除 Hp 治疗方案为 PPI 或铋剂加 2 种抗生素。为减少耐药发生,也可选择铋剂加 PPI 加 2 种抗生素的四联治疗方案作为一线治疗方案。表 3-1 是 2007 年我国庐山 Hp 共识会议推荐的根除 Hp 治疗方案。

表 3-1　推荐的根除 Hp 治疗方案

方案与用药	用　法	疗　程
一线方案		
PPI/RBC 标准剂量＋克拉霉素 0.5g＋阿莫西林 1.0g	2 次/日	7～10 天
PPI/RBC 标准剂量＋克拉霉素 0.5g 或阿莫西林 1.0g＋甲硝唑 0.4g 或呋喃唑酮 0.1g	2 次/日	7～10 天
PPI 标准剂量＋RBC 标准剂量＋克拉霉素 0.5g＋阿莫西林 1.0g	2 次/日	7～10 天
PPI 标准剂量＋RBC 标准剂量＋克拉霉素 0.5g ＋甲硝唑 0.4g 或呋喃唑酮 0.1g	2 次/日	7～10 天
补救治疗方案		
PPI 标准剂量＋RBC 标准剂量＋呋喃唑酮 0.1g＋阿莫西林 1.0g	2 次/日	7～14 天
PPI 标准剂量＋阿莫西林 1.0g＋左氧氟沙里 0.2g	2 次/日	7～14 天

4. 对症治疗

无症状可以随访;以反酸、腹痛为主要表现,尤其内镜下表现糜烂的患者,可给予抑酸治疗。消化不良以早饱、腹胀为主,应用促动力药如甲氧氯普胺、多潘立酮、莫沙必利等。存在胆汁反流可给予铝碳酸镁、瑞巴派特等。萎缩性胃炎伴恶性贫血者可给予维生素 B_{12} 和叶酸。

5. 癌前病变的干预

内镜下治疗是胃癌前病变治疗的重要手段之一，其中包括内镜下黏膜切除术、内镜下黏膜剥离术、内镜下高频电切治疗、内镜下氩气刀治疗、内镜下激光治疗、内镜下微波治疗等。

（七）上转条件

常规治疗效果差或疑有癌变者，应转至上级医院进一步诊治。

（八）下转条件

诊断明确，病情稳定、治疗有效的患者，可在下级医院继续治疗。

第五节 消化性溃疡

（一）定义

消化性溃疡（peptic ulcer，PU）是指胃肠道黏膜被胃酸和胃蛋白酶消化而发生的溃疡，好发于胃和十二指肠，也可发生在食管下段、小肠、胃肠吻合术后吻合口，以及异位的胃黏膜，如位于肠道的 Meckel 憩室。胃溃疡（gastric ulcer，GU）和十二指肠溃疡（duodenal ulcer，DU）是最常见的消化性溃疡。

（二）病因和发病机制

消化性溃疡的发生是一种或多种侵袭损害因素对黏膜破坏超过黏膜抵御损伤和自身修复能力所引起的综合结果。近年来认为 Hp 与消化性溃疡有密切关系。此外胃肠黏膜防御作用的削弱以及腰围、神经精神等因素与消化性溃疡的发生也有密切关系。

1. 胃酸和胃蛋白酶

胃酸与胃蛋白酶的自身消化是形成消化性溃疡的主要原因。由壁细胞分泌的盐酸是胃液的主要成分。由胃体和胃底部的主细胞分泌的胃蛋白酶原经盐酸激活转化成胃蛋白酶，pH 值 1～3 时胃蛋白酶最活跃，pH 值＞4 时活性迅速下降。胃酸和胃蛋白酶增高均可引起消化性溃疡，但胃蛋白酶原激活依赖胃酸的存在，因此胃酸的存在是溃疡发生的决定性因素。DU 者胃酸分泌量明显增高，而 GU 发病过程中除幽门前区溃疡者胃酸分泌量大多正常甚至低于正常。胃酸分泌增多的因素包括：①壁细胞数量增多；②壁细胞对刺激物质的敏感性增强；③胃酸分泌正常反馈抑制机制缺陷；④迷走神经张力增高。

2. 幽门螺杆菌

大多数研究已证实消化性溃疡与 Hp 有密切相关性。约 70% 的 GU 及 95%～100% 的 DU 均感染 Hp。根除 Hp 可有效促进溃疡愈合、缩短溃疡愈合时间和减少溃疡复发。

3. 非甾体类抗炎药

非甾体类抗炎药(Non-steroidal Anti-inflammatory Drugs，NSAIDs)近年来临床应用越来越广泛，是引起消化性溃疡另一个重要因素，常见的药物有阿司匹林、吲哚美辛、乙酰氨基酚和保泰松等。NSAIDs 溃疡的发生危险与服用 NSAIDs 的种类、剂量、疗程长短、患者年龄(＞60 岁)及抗凝药物和肾上腺皮质激素的使用有关。女性、Hp 感染、吸烟、饮酒、心血管疾病是可能的危险因素。由于胃黏膜接触摄入 NSAIDs 时间较十二指肠黏膜长，故溃疡好发于胃窦部和幽门前区。

4. 其他危险因素

不良的饮食生活习惯如长期吸烟、高盐饮食使消化性溃疡发病率显著增高。长期精神紧张、焦虑、情绪波动者易罹患消化性溃疡。应激事件如车祸等因素往往可引起应激性溃疡或促发消化性溃疡急性穿孔。心理因素可能通过迷走神经兴奋影响胃十二指肠分泌、运动及黏膜血流的调节。有些疾病的消化性溃疡发病率明显增高，密切相关的疾病有胃泌素瘤、多发内分泌肿瘤 I 型、慢性肺部疾病、尿毒症、肝硬化、肾结石等。

(三) 临床表现

本病患者临床表现不一，多数表现为中上腹反复发作性节律性疼痛，少数患者无症状，或以出血、穿孔等并发症发生作为首次症状。

1. 疼痛

(1) 部位。大多数患者以中上腹疼痛为主要症状。少部分患者无疼痛表现，特别是老年人溃疡、维持治疗中复发性溃疡和 NSAIDs 相关性溃疡。DU 疼痛多位于中上腹部，或在脐上方偏右处；GU 疼痛多位于中上腹稍偏高处，或在剑突下和剑突下偏左处。胃或十二指肠后壁溃疡，特别是穿透性溃疡可放射至背部。

(2) 程度和性质。隐痛、钝痛、灼痛或饥饿样痛。持续性剧痛提示溃疡穿透或穿孔。

(3) 节律性。DU 疼痛好发于二餐之间，持续不减直至下餐进食或服用制酸药物后缓解。一部分 DU 患者，由于夜间的胃酸较高，可发生半夜疼痛。GU 疼痛的发生较不规则，常在餐后 1h 内发生，经 1～2h 后逐渐缓解，直至下餐进食后再复出现。

(4) 周期性。反复周期性发作是消化性溃疡特征之一，尤以 DU 更为突出。上腹疼痛发作可持续几天、几周或更长，继以较长时间的缓解。以秋末至春初较冷的季节更为常见。有些患者经过反复发作进入慢性病程后，可失去疼痛的节律性和周期性特征。

(5) 影响因素。疼痛常因精神刺激、过度疲劳、饮食不慎、药物影响和气候变化等因素诱发或加重。可因休息、进食、服用制酸药、以手按压疼痛部位、呕吐等方法而减轻或缓解。

2. 其他症状

尚可有唾液分泌增多、胃灼热、嗳气、恶心、呕吐等非特异性症状。

3. 体征

溃疡发作期,中上腹部有局限性压痛,程度不重,其压痛部位多与溃疡的位置基本相符。

(四) 辅助检查

内镜检查是确诊消化性溃疡的主要方法,在内镜直视下可确定溃疡的部位、大小、形态和数目,结合活检病理结果,判断良恶性胃溃疡以及溃疡的生命周期。内镜下将溃疡分为 3 期:①活动期(A 期);②愈合期(H 期);③瘢痕期(S 期)。消化性出血性溃疡内镜下一般采用 Forrest 分级方法初步评估溃疡的再出血风险(Ⅰa,喷射性出血;Ⅰb,活动性渗血;Ⅱa,溃疡见裸露血管;Ⅱb,溃疡附着血凝块;Ⅱc,溃疡有黑色基底;Ⅲ,溃疡基底洁净)。

(五) 诊断

病史是诊断消化性溃疡的初步依据,根据本病具有慢性病程、周期性发作和节律性中上腹疼痛等特点,可做出初步诊断。内镜检查是确诊的手段。本病应与胃癌、功能性消化不良、慢性胆囊炎和胆石症、胃泌素瘤、克罗恩病等鉴别。

(六) 治疗

本病一般采取综合性治疗措施。治疗目的在于缓解临床症状,促进溃疡愈合。

1. 一般治疗

避免过度紧张与劳累。溃疡活动期伴并发症时,需卧床休息。戒烟戒酒,避免食用咖啡、浓茶、辛辣等刺激性食物;不过饱,以防止胃窦部过度扩脏而增加胃泌素的分泌。对少数伴有焦虑、失眠等症状的患者,可短期给予镇静药。对可诱发溃疡病的药物时用时应慎重,如 NSAIDs、肾上腺皮质激素、利血平等。

2. 常用治疗药物

(1) 降低胃酸药物。

①碱性制酸药:中和胃酸、降低胃蛋白酶活性,缓解疼痛,促进溃疡愈合。此类药物曾是治疗溃疡主要药物之一,如碳酸氢钠、氢氧化铝等,目前常作为治疗的辅助用药。

②H2 受体阻断药(H2RA):选择性竞争结合 H2 受体,使胃酸分泌明显减少,促进溃疡愈合,常用的有西咪替丁、雷尼替丁、法莫替丁等。

③质子泵抑制剂(PPI):明显减少任何通路引起的酸分泌。奥美拉唑是一种

苯丙咪唑硫氧化物,需酸性环境才能被激活。血浆内 OME 进入壁细胞后,在分泌小管的酸间隙内质子化,转化为活性物质次磺酰胺,后者与质子泵管腔面上的 2 个巯乙胺共价结合,对 ATP 酶产生不可逆的抑制作用,从而阻断酸分泌的最后步骤。待新的 ATP 酶合成后,酸分泌才能恢复。80%OME 通过肾脏排泄。常用的 PPI 有奥美拉唑(治疗溃疡量 20mg/d)、兰索拉唑(30mg/d)、泮托拉唑(20mg/d)、雷贝拉唑(10mg/d)和埃索美拉唑(20mg/d)等。常规剂量下 PPI 可迅速控制症状和使溃疡愈合。DU 治疗 2 周的愈合率为 70%,4 周为 90%,6～8 周几乎全部愈合。

对长期应用 PPI 者血清胃泌素可以中度升高,长期抑酸可引起上腹饱胀、腹痛、便秘、恶心等消化不良表现,也可诱发肠道菌群过度繁殖。

(2) 胃黏膜保护剂。

①铋剂:在酸性环境下铋与溃疡面的黏蛋白形成螯合剂,覆盖于胃黏膜上发挥治疗作用,促进胃上皮细胞分泌黏液,抑制胃蛋白酶活性,促进前列腺素的分泌,对胃黏膜起保护作用。能干扰 Hp 的代谢,可用于根除 Hp 的联合治疗。慢性肾功能不全者慎用。若有舌苔、牙齿黑染、黑便等不良反应,为避免铋在体内过量积聚,引起脑病,不宜长期使用。

②硫糖铝:在酸性胃液中,凝聚成糊状黏稠物,附着黏膜表面,阻止胃酸、胃蛋白酶侵袭溃疡面,有利于黏膜上皮细胞的再生和阻止氢离子向黏膜内逆弥散,促进内源性前列腺素合成。不良反应轻微,主要为便秘。

③米索前列醇:能抑制胃酸分泌,增加胃十二指肠黏膜黏液/碳酸氢盐分泌,增加黏膜血流量,加速黏膜修复。主要用于 NSAIDs 溃疡的预防。不良反应主要是腹泻。孕妇慎用,能引起子宫收缩。

④其他:铝碳酸镁、替普瑞酮等。

(3) 胃肠动力药物。当部分患者出现恶心、呕吐和腹胀等症状,提示有胃潴留、排空迟缓、胆汁反流或胃食管反流者,可予促进胃动力药物,如甲氧氯普胺、多潘立酮、莫沙必利等。

3. 药物治疗的选择

(1) 治疗 Hp 感染。对消化性溃疡 Hp 阳性者,无论是溃疡初发或复发,活动或静止,有无并发症都应行 Hp 感染的治疗(具体方案见慢性胃炎章节)。抗 Hp 感染治疗完成 4 周后应进行再次检测,了解是否达到根除 Hp,可选用呼气试验和粪 Hp 抗原检测进行复查,呼气试验复查前 1 周需停止使用抗酸药物,防止检测中出现假阴性。

(2) 抑制胃酸治疗。H2RA 和 PPI 是首选一线药物,普遍认为 PPI 疗效优于 H2RA,这是由于 PPI 使胃内 pH>3 以上的时间每天长达 15～17h,而 H2RA 仅为 8～12h。

Hp 相关性溃疡根除 Hp 后,再予 2～4 周(DU)或 4～6 周(GU)抑酸治疗;非 Hp 相关溃疡如 NSAIDs 溃疡则常规抑酸治疗,DU 疗程为 4～6 周,GU 为 8 周。

(3) NSAIDs 溃疡的治疗和预防。NSAIDs 相关性溃疡者应尽可能停用或减少 NSAIDs 用量。若病情需要长期服用 NSAIDs,宜选择 COX-2 抑制剂,减少胃肠道反应,提高患者耐受性和安全性。Hp 感染和 NSAIDs 是引起溃疡的两个最重要并且相互独立的致病因素。已发生 NSAIDs 相关性溃疡者,停用 NSAIDs 同时应根除 Hp 治疗。

(4) 溃疡复发的预防。抑酸疗法治愈溃疡者 1 年内复发率为 30%～50%。吸烟、胃酸分泌高、以前有过并发症、使用 NSAIDs、Hp 感染等是导致溃疡复发的重要危险因素。维持抑酸治疗是预防溃疡复发的一种治疗方法,但维持治疗需长期服药,停药后溃疡仍会复发,而根除 Hp 后,大部分溃疡患者复发率明显降低、因此维持抑酸和根除 Hp 互补治疗能更有效预防溃疡复发和减少并发症。维持治疗的指征:有复发史的非 Hp、非 NSAIDs 溃疡者、根除 Hp 感染后溃疡仍复发者;Hp 相关性溃疡而 Hp 感染未能根除者;长期服用 NSAIDs 者;高龄或伴有并发症不能耐受者以及伴有严重疾病者。维持治疗方法:每日 2 次或睡前 1 次服用 H2RA,也可用标准 PPI 剂量,根据病情维持 3～6 个月,长者 1～2 年,3 个月后可减为半量维持,对于老年人治疗时间甚至更长。

(七) 上转条件

对反复复发,治疗效果不佳者或疑有其他原因者,可转至上级医院。

(八) 下转条件

病情稳定或维持治疗者,可至下级医院继续治疗。

第六节 胃 癌

(一) 定义

胃癌(carcinoma of stomach)是起源于胃上皮的恶性肿瘤,是最常见的恶性肿瘤之一。

(二) 病因和发病机制

胃癌病因与发病机制尚未阐明,研究资料表明胃癌的发生是多因素综合作用的结果。目前认为下列因素与胃癌的发生有关。

1. 环境因素

其中最主要的是饮食因素。高亚硝酸盐饮食、高盐、低蛋白饮食、较少进食新鲜果蔬可能增加罹患胃癌的危险性。一些抗氧化的维生素如维生素 A、C、E 和 β 胡萝卜素及绿茶中的茶多酚有一定的防癌作用。吸烟者胃癌的发病危险性提高 1.5～3 倍，近端胃癌，特别是胃食管连接处的肿瘤可能与吸烟有关。饮酒与胃癌之间无明显相关性。

2. 感染因素

（1）Hp 感染。Hp 感染，尤其是儿童期 Hp 感染与胃癌发病呈正相关，是 I 类致癌物。可能的致癌机制有：①Hp 感染主要作用于慢性活动性胃炎—萎缩性胃炎—肠化生的癌变起始阶段；其中白介素 1β 在炎症反应中起了重要作用；②Hp 感染导致胃内低酸状态，削弱其清除亚硝酸盐、氧自由基的作用。

（2）EB 病毒感染。胃癌患者的癌细胞中，大约 10% 有 EB 病毒感染。它与未分化胃癌尤其是淋巴上皮样癌关系密切，淋巴结转移较少；在这些患者中，Hp 感染率较低。

3. 遗传因素

胃癌发病有家族聚集倾向，患者的一级亲发病率升高 2～4 倍。25% 常染色体显性遗传性弥漫性胃癌易感家族存在上皮钙黏素突变。此外遗传性非息肉性结直肠癌（II 型）容易伴发胃癌。

4. 分子标志物

随着细胞分子生物学的发展，发现了一批与胃癌的早期预警和早期诊断相关的分子标志物。癌基因活化、抑癌基因失活、端粒丢失、错配修复基因异常等也参与胃癌发生的病理途径。癌基因甲基化水平越低，其胃癌分化程度往往越差。

5. 癌前期变化

癌前期变化指某些具有较强的恶变倾向的病变，包括癌前期状态与癌前期病变。前者包括慢性萎缩性胃炎、胃息肉、手术后胃巨大胃黏膜肥厚症、肠化生等，后者又称上皮内瘤变，是胃黏膜上皮出现明显的细胞异型和结构异常，具有较高的癌变倾向。

（三）临床表现

1. 症状

早期胃癌 70% 以上无症状，病情发展到一定程度才出现自觉症状，如有上腹不适、反酸、嗳气、早饱等非特异性消化不良症状。

进展期胃癌常见症状如下：

（1）上腹疼痛最常见。疼痛逐渐加重，与进食无明确关系或餐后加重，部分患者疼痛与消化性溃疡相似，进食或服抗酸药可有一定程度缓解。癌肿侵及胰腺或横结肠系膜时可呈持续性剧痛，向腰背部放射。极少数癌性溃疡穿孔时可出现腹膜刺激征。

（2）食欲缺乏和消瘦多见，往往进行性加重，晚期呈恶病质状态。

（3）呕血和黑便。1/3的胃癌患者经常有少量出血，少数可表现为呕血，可伴有贫血。

（4）胃癌位于贲门附近可引起咽下困难，位于幽门附近可引起幽门梗阻。

（5）癌肿扩散转移引起的症状，如腹水、黄疸及肝、肺、脑、卵巢、骨髓等转移引起的相应症状。

2. 体征

早期胃癌可无任何体征，中晚期癌的体征以上腹压痛最为常见。1/3患者可扪及上腹部肿块，质坚而不规则。其他体征如肝大、黄疸、腹水、左锁骨上淋巴结肿大、直肠前隐窝肿块常提示远处转移。

3. 并发症

可发生出血、穿孔、梗阻、胃肠瘘管、胃周围黏连及脓肿形成等。

4. 伴癌综合证

有些胃癌可以分泌某些特殊激素或具有某些生物活性的物质而引起某些特殊的临床表现称伴癌综合征。①皮肤表现：Leser-Trelat 综合征，突然出现并迅速加重的脂溢性角化病、黑棘皮病；②神经综合征：多发性神经炎、小脑变性等；③血栓-栓塞综合征；④血液病综合征：微血管病性贫血等；⑤膜性肾病等。

（四）辅助检查

1. 内镜

内镜检查和活检是诊断胃癌最重要、最可靠的方法。目前内镜诊断的先进水平应体现在早期胃癌的诊断率上。

2. 影像学检查

（1）X线检查。上消化道气钡双重对比造影是诊断胃癌的重要方法。特别适宜用于高度怀疑而胃镜检查阴性的浸润型胃癌（皮革胃），可见黏膜紊乱、胃腔缩小、胃壁僵硬、无蠕动波。

（2）CT检查。已常规应用于胃癌患者术前分期，对肿瘤分期的准确性达到43%～82%。

（3）正电子发射计算机断层扫描仪（PET/CT）。在术前分期方面PET/CT的精确度高于CT。但约36%的腹膜小转移灶患者在PET检测中不显像。

3. 组织学诊断

组织病理学是胃癌的确诊依据。在治疗开始前，应尽可能获得病理学诊断。

4. 肿瘤标志物

癌胚抗原（CEA）在40%～50%的胃癌病例中升高，在随访而非普查和诊断中有一定意义。其他肿瘤标志物（CA19-9、CA125、CA724等）均有可能在部分胃癌病例中出现不同程度的升高,但均无筛查或诊断价值。

(五) 诊断

凡有下列情况者,应高度警惕,并及时进行胃肠钡餐 X 线检查、胃镜和活组织病理检查,以明确诊断:①40 岁以后出现中上腹不适或疼痛,无明显节律性并伴明显食欲缺乏和消瘦者;②胃溃疡患者,经严格内科治疗而症状仍无好转者;③慢性萎缩性胃炎伴有肠上皮化生及不典型增生,经内科治疗无效者;④X 线检查显示胃息肉>2cm 者;⑤中年以上患者,出现不明原因贫血、消瘦和粪便隐血持续阳性者。

(六) 治疗

胃癌的治疗原则:①早期治疗:早期发现、早期诊断、早期治疗是提高胃癌疗效的关键;②手术为主的综合治疗:以手术为中心,开展化疗、放疗、靶向治疗、中医中药等疗法,是改善胃癌预后的重要手段。

胃癌的治疗方案的选择:①Ⅰ期胃癌可视为早癌,以根治性手术切除为主。一般不主张辅助治疗;②Ⅱ期胃癌可视为中期,根治性手术切除为主,术后常规辅以化疗、免疫治疗;③Ⅲ期胃癌已属进展期,手术以扩大根治切除为主,术后更应强调放化疗、靶向治疗等综合性疗法;④Ⅳ期胃癌属晚期,以非手术治疗为主。

1. 手术治疗

手术切除是胃癌的主要治疗手段,也是目前能治愈胃癌的唯一方法。胃癌手术分为根治性手术和姑息性手术,应力争根治性切除。对于原位癌和 T1a 期患者,无论身体状况评估如何,有经验的中心均可行内镜下黏膜切除术(EMR)和内镜下黏膜下剥离术(ESD)。此外通过内镜应用电灼、激光、微波、注射无水乙醇等方法亦可取得一定效果。对于出血和梗阻的患者,内镜下金属支架置入术和经皮胃镜内造瘘术的治疗方案已经占据了和传统外科手术同等重要的位置。

2. 化学疗法

主要用于 3 个方面:术前辅助化疗,通过缩小原发灶,降低分期,增大根治性切除可能性;术后辅助化疗,指在根治性切除术后,清除隐匿性微转移灶,防止复发;而对肿瘤播散者,则希望通过化疗可以控制症状,延长生存。常用的化疗药物有5-FU、卡培他滨、奥沙利铂、紫杉醇、伊立替康、S1 等。

3. 放射治疗

主要用于胃癌术后辅助治疗,不可手术的局部晚期胃癌的综合治疗,以及晚期胃癌的姑息治疗。

4. 靶向治疗

其高效低毒特性越来越引起临床医师的重视。包括:①对人表皮生长因子受体 2(HER2)强阳性患者应用曲妥珠单抗联合化疗;②表皮生长因子受体(EGFR)

抑制剂如西妥昔单抗、吉非替尼、拉帕替尼等;③血管生成抑制剂如血管内皮生长因子(VEGF)单抗。

5. 中药治疗

可作为对晚期胃癌的一种辅助治疗。

6. 营养支持、其他症状的控制

合理补充营养或人工营养支持。如果患者不能口服进食,应考虑肠内管饲营养。积极缓解疼痛、食欲缺乏、恶病质、贫血、出血等症状,改善患者生活质量。

(七)上转条件

疑似或确诊胃癌的患者均应转至上级医疗单位以得到进一步的治疗。

(八)下转条件

诊断明确、已行相应治疗、病情稳定而不需进一步治疗的患者,可转至下级医疗单位。对于晚期胃癌、不能手术、放化疗者以及患者和(或)家属治疗不积极或放弃治疗的,也应转至下级医疗单位做舒缓治疗。

第七节　结核性腹膜炎

(一)定义

结核性腹膜炎是由结核分枝杆菌引起的一种慢性、弥漫性腹膜感染。

(二)病因和发病机制

1. 腹腔病灶

如肠结核、肠系膜淋巴结核或盆腔结核的活动病灶,直接蔓延到腹膜。

2. 血行感染

粟粒性肺结核可经血行播散到腹膜;肺部原发综合征引起的血行播散,可在腹膜形成潜在的病灶,在机体抵抗力低下时,可发生结核性腹膜炎。

(三)临床表现

结核性腹膜炎多数起病较缓,主要症状为倦怠,发热、腹胀和腹痛,亦有畏寒、高热骤然起病者。轻型病例开始呈隐袭状态。

1. 全身表现

发热与盗汗最为常见,占 $67\% \sim 95\%$,热型以低热与中等热居多,渗出型、干酪型病例或合并有严重的腹外结核的患者可呈稽留热,盗汗严重,后期有贫血、消瘦、浮肿、舌炎、口角炎及维生素 A 缺乏症等营养不良的表现。在育龄妇女中,停经不育者较常见。

2. 腹痛

多为持续性隐痛或钝痛,疼痛多位于脐周、下腹、有时在全腹部。当患者出现急腹症时,应考虑是否因肠系膜淋巴结或腹腔其他结核干酪样坏死病灶溃破后,引起的急性腹膜炎,也可由肠结核急性肠穿孔等原因所致。

3. 腹胀与腹水

多数患者有腹胀感,可因结核病中毒症状或腹膜炎伴有的肠功能紊乱引起。1/3 患者可出现腹水,以小量、中等量为多见。

4. 腹壁柔韧感

柔韧感是由于腹膜受到轻度刺激或慢性炎症所造成的,可见于本病的各型,但一般认为是粘连型结核性腹膜炎的临床特征。绝大多数患者均有不同程度的压痛,一般较轻微,少数压痛明显并有反跳痛,后者多见于干酪型。

5. 腹部肿块

粘连型及干酪型患者的腹部常可触及肿块,多位于中下腹部。肿块多由增厚的大网膜、肿大的肠系膜淋巴结、粘连成团的肠曲或干酪样坏死脓性物积聚而成,其大小不一,边缘不齐,有时呈横形块状物或有结节感,多有轻微触痛。

6. 其他

部分患者可出现腹泻,通常是由于腹膜炎症刺激所致,也可因肠曲间瘘管形成所引起。粘连型患者便秘较为常见,有时腹泻与便秘交替出现。

(四) 辅助检查

1. 血常规、血沉

半数以上患者有轻到中度贫血,重度贫血少见。白细胞计数可正常;但在渗出型、干酪型或播散型结核继发感染时,白细胞计数和中性粒细胞值可明显增高。多数患者血沉增快,增快的程度通常与结核病变的活动相平行。

2. 结核菌素试验(又称 PPD 试验)

其结果强阳性,则提示体内有结核分枝杆菌感染。在患结核性腹膜炎患者中,PPD 试验阳性率为 30%～100%。

3. 基因诊断技术

采用聚合酶链反应(polymerasechainreaction,PCR)可检出 1～100fg 纯化结核杆菌核酸(DNA),大约相当于 1～20 个结核分枝杆菌。其阳性率为 26.5%～80.0%,适用于肺外结核的快速诊断。但该技术可因操作过程的污染产生假阳性结果。

4. 腹水检查

腹水常呈渗出性改变。85% 以上的患者腹水蛋白超过 25g/L,白细胞计数增高,以淋巴细胞为主。血清-腹水白蛋白比值＞0.5,或血清-腹水白蛋白梯度变小,常<1.1。此外结核性腹膜炎时腹水胆固醇酯、乳酸脱氢酶（LDH）、腹水/血清LDH 比、溶菌酶活性均升高；腹水中糖降低，约为血糖的 1/2；腹水 pH 降低而乳酸盐水平升高。

长期腹膜透析并发结核性腹膜炎的患者，其腹水可以中性粒细胞为主。少数结核性腹膜炎的腹水可呈血性或乳糜性；尤其当其合并有肝硬化腹水或严重低蛋白血症时，其腹水可呈漏出液改变，造成诊断上的困难。

5. 影像学检查

（1）X 线平片。可见全腹密度增高、腹腔积液征、结核钙化灶、肠梗阻等征象。

（2）钡餐检查。可见肠胀气、动力减退，肠管受压、牵引、固定等表现。

（3）超声检查。用于探测腹腔内积液，并可在超声引导下行经皮腹膜活检、包裹性积液穿刺。

（4）CT 或 MRI。除有助于发现积液、肠粘连、梗阻等征象外，尚有助于结核性、血性腹水与癌性腹水的鉴别。

（5）腹腔镜检查。对早期渗出型病例是安全有效的诊断方法，对粘连型或干酪型患者可在镜下行壁腹膜活检术。

（五）诊断

青壮年，尤其是女性，有结核病史或伴有腹膜外结核，有发热、乏力、消瘦、腹痛伴或不伴有腹胀、腹泻等症状。体检腹壁有柔韧感，伴或不伴腹水或腹部肿块等体征，PPD 试验阳性，可考虑诊断。

（六）治疗

1. 综合治疗

给予高热量、高蛋白、高维生素饮食。胃肠道症状明显或有肠梗阻影响进食时，应给流质、半流质或胃肠外高营养，并注意纠正水和电解质失衡。营养不良、消瘦患者可适当增加水解蛋白、复方氨基酸等以增加机体能量。若伴有腹腔内混合其他细菌感染时应酌情给予抗生素治疗等。

2. 抗结核菌药物治疗

肺结核治疗的原则适用于结核性腹膜炎的治疗。其关键是早期、足量、全程地彻底抗结核治疗，避免复发，防止并发症的发生。理想的抗结核药物应具备杀菌或较强的抑菌作用；在体内可达到有效的抑菌浓度；并能渗透入细胞、浆膜腔内；疗效迅速而持久、毒性低、不良反应少；使用方便、价格低廉等。在治疗前最好能对所分离的结核杆菌进行药物敏感试验，可进一步提高疗效。结核性腹膜炎的治疗通常需采用至少两种以上药物联合方案进行。目前认为，异烟肼和利福平是两个最强的抗结核药物，其对 98% 以上的临床分离菌株敏感。对一些具有对结核杆菌耐药危险因素的患者,需要采用 3 种或 4 种抗结核药物联合治疗。由于结核分枝杆菌增殖缓慢和代谢失活的周期较长,所以延长药物治疗时间常是十分必要的。若患者能坚持服药、耐受性好,疗程延至 9～12 个月疗程更佳。由于利福平对所有部位的结核杆菌均有杀菌作用,含利福平的联合治疗可不必延长到其他联合治疗那么长时间。除上述一线抗结核病药物外,二线药物有卡那霉素、对氨基水杨酸、乙硫异烟肼、丁胺卡那霉素、氧氟沙星、环丙沙星等,对结核分枝杆菌有一定抑制作用,常与其他抗结核药物联合应用。在选择药物联合治疗方案时,应考虑的一个重要因素是药物的毒性反应。在服药期间应定期进行常规血清学、肝功能、肾功能试验,以及视觉、听力等相关检查。此外尚应密切观察临床表现,有时上述检查结果正常并不说明没有毒性反应。若服药期间发现有不良反应时,应立即停药观察,并采取相应对症治疗措施。

3. 激素治疗

在抗结核治疗中加用激素可缩短患者的中毒期,减少中毒症状。由于激素能降低毛细血管壁和细胞膜的通透性,减少炎性渗出和反应,并可减轻腹腔内纤维化或肠粘连的形成。因此结核中毒症状严重或腹腔内有大量渗出液的患者,在采用抗结核强化治疗的同时可加用激素治疗。

4. 手术治疗

少数结核性腹膜炎患者虽经抗结核药物治疗后,其伴发的肠梗阻、肠穿孔、肠瘘、粘连及干酪样坏死病灶等未见好转,可考虑剖腹探查,并进行相应的手术治疗。

(七) 上转条件

初诊的结核性腹膜炎患者、正规抗痨治疗效果差以及有严重并发症如肠梗阻、穿孔的患者应转至上级医院就诊。

(八) 下转条件

已行结核治疗,病情稳定的患者,可在下级医院随访。

第八节　溃疡性结肠炎

(一) 定义

溃疡性结肠炎(ulcerative colitis,UC),简称溃结,是主要侵及结肠黏膜的慢性非特异性炎性疾病,常始自左半结肠,可向结肠近端乃至全结肠,以连续方式逐渐进展。临床症状轻重不一,可有缓解与发作相交替,患者可仅有结肠症状,也可伴发全身症状。

（二）病因和发病机制

溃疡性结肠炎的病因和发病机制尚不完全明确，目前认为可能与下列因素有关。

1. 免疫功能异常

本病常出现某些自身抗体、免疫复合物与细胞免疫异常，故认为可能与发病有关。

（1）自体免疫。本病患者血清中能检出抗结肠抗体，体外实验证明此抗体能与结肠上皮细胞结合，且与大肠埃希菌 O14 黏多糖抗原有交叉反应。在某种情况下，大肠埃希菌 O14 抗原激发了抗结肠抗体的生成，抗原、抗体结合后，产生一系列免疫反应，损害结肠黏膜。

（2）变态反应。溃疡性结肠炎活动期，病变结肠黏膜组织中嗜酸性粒细胞增多、肥大细胞脱颗粒及血浆组胺浓度升高，为抗原-IgE 复合物与肥大细胞膜结合后释放组胺并激活激肽释放酶-激肽系统，使血管扩张，通透性增加，肠黏膜充血、水肿、糜烂与溃疡。

2. 感染因素

部分 UC 患者起病与急性菌痢相似，如脓血便及毒血症，肠道的菌落计数明显超过正常人。但粪便多次培养不出细菌，并且使用抗生素不能使病情缓解。

3. 过敏反应

个别患者有食物过敏史。有认为患者的结肠黏膜对机械性刺激过敏，肠壁的肥大细胞增多，受刺激后释放组织胺，引起充血、水肿、平滑肌痉挛和溃疡形成。

4. 精神因素

焦虑、抑郁、悲痛等情绪变化可诱发或使病情加重。这可能是由于中枢神经系统活动障碍造成了自主神经功能紊乱，导致肠道痉挛，血液循环障碍，最终造成黏膜的糜烂或溃疡。

（三）临床表现

1. 按临床表现和过程分

（1）初发型。症状轻重不一，既往无溃结史，可转变为慢性复发型或慢性持续型。

（2）慢性复发型。症状较轻，临床上最多见，治疗后常有长短不一的缓解期。复发高峰多在春秋季，而夏季较少。在发作期结肠镜检查，有典型的溃结病变，而缓解期检查仅见轻度充血、水肿，黏膜活检为慢性炎症，易误为肠易激综合征。有的患者可转为慢性持续型。

（3）慢性持续型。起病后常持续有轻重不等的腹泻、间断血便、腹痛及全身症状,持续数周至数年,其间可有急性发作。本型病变范围较广,结肠病变呈进行性,并发症多,急性发作时症状严重,需行手术治疗。

(4)急性暴发型。国内报道较少,约占溃疡性结肠炎的 2.6%,国外报道占 20%。多见于青少年,起病急骤,全身及局部症状均严重,高热、腹泻每天 20～30 次,便血量多,可致贫血、脱水与电解质紊乱、低蛋白血症,衰弱消瘦,并易发生中毒性结肠扩张,肠穿孔及腹膜炎,常需紧急手术,病死率高。

2. 主要症状

腹泻或便秘,病初症状较轻,粪便表面有黏液,以后便次增多,重者每天排便 10～30 次,粪中常混有脓血和黏液,可呈糊状软便。便血是较常见的症状,主要由于结肠黏膜局部缺血及溶解纤维蛋白的活力增加所致。一般为小量便血,重者可呈大量便血或血水样便。腹痛多局限左下腹或下腹部,轻症者亦可无腹痛,随病情发展腹痛加剧,排便后可缓解。里急后重系由于炎症刺激直肠所致,并常有骶部不适。消化不良时常表现厌食、饱胀、嗳气、上腹不适、恶心、呕吐等。全身表现多见于急性暴发型重症患者,出现发热、水及电解质失衡、维生素、蛋白质丢失、贫血、体重下降等。

3. 体征

左下腹或全腹压痛,可扪及降结肠特别是乙状结肠呈硬管状,并有压痛,有时腹肌紧张,肛诊可发现肛门括约肌痉挛,指套有黏液或血性黏液分泌物,直肠有触痛。

(四)辅助检查

1. 实验室检查

(1)粪便检查。活动期以糊状黏液、脓血便最为常见,镜下检查有大量的红细胞、脓细胞,其数量变化常与疾病的病情相关。涂片中常见到大量的多核巨噬细胞。

(2)血沉(ESR)。在活动期时,ESR 常升高,多为轻度或中度增快,但 ESR 不能反应病情的轻重。

(3)白细胞计数。大多数患者白细胞计数正常,但在急性活动期,中、重型患者中可有轻度升高,严重者出现中毒颗粒。

(4)血红蛋白。50%～60%患者可有不同程度的低色素性贫血。

(5)C 反应蛋白(CRP)。CRP 可鉴别功能性与炎症性肠病。损伤 16h CRP 可先于其他炎性蛋白质升高,而纤维蛋白原和血清黏蛋白则在 24～48h 后才升高。在病情较严重的患者,若 CRP 高时,对治疗的反应则缓慢。该试验简单易行、价廉,较适合在基层医院使用。

(6)免疫学检查。一般认为免疫学指标有助于对病情活动性进行判断,但对确诊本病的意义则有限。在活动期，血清中 IgG、IgA 和 IgM 可升高，T/B 细胞比率下降。

2. 影像学检查

（1）结肠镜检查。结肠镜检查是诊断溃疡性结肠炎最重要的手段之一，既可直接观察结肠黏膜的变化，可确定病变的基本特征和范围，又能进行活组织检查，因此，可以大大提高诊断溃疡性结肠炎的准确率，对本病的诊断有重要价值。此外，在溃疡性结肠炎癌变监测过程中也起着十分重要的作用。但病变严重并疑似穿孔、中毒性结肠扩张、腹膜炎或伴有其他急腹症时，应列为结肠镜检查的禁忌证。

（2）X 线检查。这是诊断溃疡性结肠炎的重要方法，即使结肠镜应用后，其在诊断和鉴别诊断方面仍具有独有的价值，是溃疡性结肠炎诊断的重要措施。

①腹部平片。在临床上已很少应用腹部平片诊断溃疡性结肠炎，其最重要的价值在于诊断中毒性巨结肠。对中毒性巨结肠患者应每隔12～24h 作一次腹部平片检查，以监测病情变化。

②钡剂灌肠检查。钡灌肠检查是溃疡性结肠炎诊断的主要手段之一，但 X 线检查对轻型或早期病例的诊断帮助不大。气钡双重对比造影明显优于单钡剂造影，有利于观察黏膜水肿和溃疡。

（3）CT 和 MRI 检查。以往 CT 很少用于肠道疾病的诊断，而近几年随着技术的提高，CT 可模拟内镜的影像学改变用于溃疡性结肠炎的诊断。MRI 检查费用昂贵，对肠道疾病诊断效果差，但在诊断溃疡性结肠炎的肠腔外病变和并发症方面可能有一定价值。

（五）诊断

由于溃疡性结肠炎是一种非特异性炎性疾病，临床表现多种多样，难以找到典型的临床特征做出诊断。我国 1993 年举行的全国慢性非感染性肠道疾病学术研讨会上，根据国际诊断标准结合我国具体情况提出了溃疡性结肠炎的诊断标准：①排除细菌性痢疾、阿米巴性结肠炎、血吸虫病、肠结核、Crohn 病、放射性肠炎等原因明确的结肠炎症；②具有典型的临床表现，并至少有内镜或 X 线的特征性改变中的 1 项；③临床症状不典型，但有典型的肠镜或 X 线表现或经病理活检证实。

（六）治疗

1. 一般治疗

注意休息，减少精神、体力负担，注意营养补充，宜少量多餐，摄入足够热量和多种维生素，进食少渣饮食，以减轻高纤维素对结肠黏膜机械性损伤。对腹痛患者可酌情用抗胆碱能药物，但不宜多用，以免促发急性结肠扩张。腹泻严重者可谨慎试用苯乙哌啶或洛哌丁胺。严重腹泻、脱水者注意维持水及电解质平衡，纠正酸碱平衡紊乱。

2. 药物治疗

溃疡性结肠炎的原因未明,因此目前药物治疗仍主要是调节免疫反应和抗感染。目的在于控制急性炎症的发作,缓解症状,预防疾病的复发,预防并发症,评价内科治疗的效果。

在对溃疡性结肠炎进行治疗之前首先要了解病变的部位、病变程度和是初发还是慢性急性发作。溃疡性结肠炎受累部位分为直肠炎、左半结肠炎和全结肠炎,部位不同给药的途径、药物反应和预后均有差异。对于溃疡性结肠直肠炎和左半结肠炎多采用局部灌肠结合口服的方法进行治疗,而全结肠病变则多采用口服给合静脉用药,并需要皮质激素治疗。同样疾病的程度不同选用的药物和给药途径也不同,轻症的患者一般只须口服氨基水杨酸类药物即可,重症的患者则须静脉使用皮质激素。初发者药物治疗的效果往往较好,而慢性复发者有时甚至需要免疫抑制剂进行治疗。因为溃疡性结肠炎患者使用药物的时间较长,只有合理地选用药物才能避免药物引起的不良反应。如柳氮磺胺吡啶引起的造血系统和肝功能改变,皮质激素引起的水及电解质紊乱、容易感染等,免疫抑制药造成的骨髓抑制。一旦出现明显的不良反应要及时停药和换药,以免造成更严重的损害。

(1)氨基水杨酸制剂。

①柳氮磺胺吡啶(SASP):是最早用于治疗 UC 的药物之一。其常用剂量为每日 $2\sim4g$,最大可用至每日 6g,初始剂量为 0.5g,每日 2 次。在 $2\sim3$ 天内增至治疗剂量,这样可减少不良反应的发生,维持量一般为每日 2g。研究表明,SASP 适用于 UC 活动期,尤其对轻、中型患者效果较好。

②5-氨基水杨酸(5-ASA):是 SASP 的活性部分,口服制剂的常用剂量为每日 $2\sim3g$。现已有 5-ASA 栓剂,常用量为 $200\sim1000mg$,每日 $2\sim3$ 次,使用方便,可有效预防复发,且无明显不良反应。

③Olsalazine:为 2 分子 5-ASA 偶氮化合物,是近年治疗 UC 的突破进展,其最大特点是对因 SASP 不良反应不宜服用 SASP 的患者有效,口服一般每日 2g。

(2)糖皮质激素。已公认对急性发作期有较好疗效。基本作用机制为非特异性抗炎和抑制免疫反应。适用于对氨基水杨酸制剂疗效不佳的轻、中型患者,特别适用于重型活动期患者及暴发型患者。一般给予泼尼松口服 40mg/d,重症患者先予较大剂量静脉滴注,氢化可的松 $200\sim300mg/d$ 或地塞米松 10mg/d,$7\sim14$ 天后改为泼尼松口服 60mg/d,病情缓解后逐渐减量至停药。注意减药速度不要太快以防反跳,减量期间加用氨基水杨酸制剂逐渐接替激素治疗。

(3)免疫抑制剂。常用硫唑嘌呤或 6-巯基嘌呤。本类药物的疗效尚未确定。可减轻结肠黏膜炎症,适用于慢性持续或反复发作的病例,特别是对磺胺、肾上腺糖皮质激素无效的患者,剂量均按每日 1.5mg/kg 体重计算,分 3 次口服,疗程约 1 个月,可使病情持续缓解,但停药后多有复发,且有骨髓抑制、影响细胞免疫、造成严重感染及白细胞减少等不良反应,故特别需要慎用。色甘酸钠,每日 4 次,每次 20mg,空腹服用,对缓解肠炎症状有帮助。

(4) 其他药物。

①甲硝唑:UC 患者肠内厌氧菌繁殖时,常使症状加剧,甲硝唑可抑制肠内厌氧菌,尚影响白细胞趋化性及某些免疫抑制,使 UC 症状改善。每次口服 0.4g 每日 3 次,2 周后改为 0.2g,每日 3 次,4 周为一疗程。但有时出现胃肠反应。

②抗生素:氨苄青霉素每日 2～4g,口服;头孢氨苄每日 2～4g,口服。但这些药物不能长期使用。有继发感染者可用庆大霉素、氨苄西林、氯霉素及头孢菌素等肌内注射或静脉滴注。

③赛庚啶:文献报道,赛庚啶对溃疡性及过敏性结肠炎等所致的慢性腹泻可使黏液便次数减少,腹痛改善。这可能与对抗 5-HT 类物质对肠道平滑肌的异常兴奋有关。

④中药:锡类散、黄连素、苦参、云南白药等保留灌注有一定疗效。

3. 营养支持疗法

改善患者营养状态;改变肠道菌群;要素饮食在上腹空肠吸收,可减少食物、消化酶到达病变肠段;减少食物中蛋白质等外源性致敏原对病变部位刺激。

(七) 上转条件

一般来说,疑似 UC 或已确诊但治疗效果不佳的患者应转至上级医院进一步诊治。

(八) 下转条件

病情稳定的患者可在下级医院继续治疗。

第九节　大肠癌

(一) 定义

大肠癌(colorectal carcinoma,CRC)包括结肠癌和直肠癌,是我国常见的消化道恶性肿瘤。

(二) 病因和发病机制

1. 生活方式

研究认为,长期高脂、低纤维、低钙高磷饮食是大肠癌发病的危险因素,可促使人类大肠细胞处于极度增生状态,导致腺瘤样息肉形成,最终蜕变为恶性肿瘤。

2. 遗传因素

约20％的大肠癌归因危险与遗传背景有关。目前已确定两种易患大肠癌的遗传性综合征:①家族性腺瘤性息肉病(familial adenomatous polyposis,FPF);②遗传性非息肉病性大肠癌(hereditary nonpolyposis colorectal cancer,HNPCC)。

3. 大肠腺瘤

从腺瘤演变为大肠癌平均10~15年,但也可终生不变。一般＞2cm、绒毛状腺瘤、伴有重度不典型增生、广基腺瘤癌变的概率较大。

4. 大肠慢性炎症

慢性非特异性溃疡性结肠炎,特别是合并有原发性硬化性胆管炎的患者大肠癌发病率比正常人高出5~10倍。血吸虫病、慢性细菌性痢疾、慢性阿米巴肠病以及Corhn病发生大肠癌的概率均比同年龄对照人群高。可能在肉芽肿、炎性或假性息肉基础上发生癌变。

5. 其他因素

亚硝胺类化合物中致癌物可能是大肠癌的致病因素之一。放射线损害也可能是致病因素。近年来研究认为,胆囊切除术后的患者大肠癌发病率显著高于正常人群,而且多见于近端结肠,可能与胆囊切除后肝脏持续分泌胆汁并直接进入肠道,造成肝肠循环次数增加,初级胆酸与肠道厌氧菌接触增多,次级胆酸含量增加,对大肠上皮细胞的损害加强。原发性与获得性免疫缺陷症也可能与本病发生有关。

（三）临床表现

早期大肠癌常无症状,随着癌肿的增大与并发症的发生才出现症状。主要症状有:①排便习惯与粪便性状改变:为最早出现的症状,多表现为排便次数增加,腹泻、便秘或者两者交替,有黏液便、血便或脓血便,里急后重,粪便变细;②腹痛:由于癌肿糜烂,继发感染刺激肠道,表现为腹部持续隐痛,腹部不适或腹胀;③腹部肿块:大肠癌腹部肿块以右腹多见,肿块质硬,结节状;④肠梗阻症状:一般为大肠癌晚期症状,多表现为低位不完全性肠梗阻,可出现腹胀、腹痛和便秘;⑤全身症状:由于慢性失血、癌肿溃烂、感染、毒素吸收等,患者可出现贫血、消瘦、乏力、低热等;⑥肿瘤外侵、转移的症状:肿瘤扩散出肠壁在盆腔广泛浸润时,可引起腰骶部酸痛、坠胀感,当浸润腰骶神经丛时常有腰骶尾部持续性疼痛,肿瘤通过血道、淋巴道及种植转移时,可出现肝、肺、骨转移,左锁骨上、腹股沟淋巴结转移,直肠前凹结节及癌性腹水。

（四）辅助检查

1. 直肠指诊

可发现距肛门7~8cm以内的中下段直肠肿瘤。可查出癌肿的部位、距肛缘的距离及癌肿的大小、范围、固定程度、与周围脏器的关系等。

2. 内镜检查

包括直肠镜、乙状结肠镜和结肠镜检查。目前多采用全结肠镜检查。

3. 钡灌肠 X 线检查

应用气钡双重造影技术,可清楚显示黏膜破坏、肠壁僵硬、结肠充盈缺损、肠腔狭窄等病变。

4. 腔内超声、CT、MRI

推荐内镜超声检查作为中低位直肠癌诊断及分期的常规检查。CT 检查推荐用于以下方面:提供结直肠恶性肿瘤的分期;发现复发肿瘤;评价肿瘤对各种治疗的反应;阐明钡剂灌肠或内经发现的肠壁内和外在压迫性病变的性质。MRI 检查推荐用于直肠癌的术前分期;结直肠癌肝转移的评价;腹膜以及肝被膜下病灶。

5. 大便隐血检查(FOBT)

对本病的诊断虽无特异性,但方法简便易行,可作为大规模普查时的初筛手段,或可提供早期诊断的线索。

6. 血清癌胚抗原(CEA)测定

观察 CEA 动态变化,对大肠癌的预后估计及监测术后复发有一定的意义。

7. PET/CT

不推荐常规使用,但对于常规检查无法明确的转移复发病灶可作为有效的辅助检查。

(五) 诊断

对有症状者,根据病史、体征、X 线和内镜检查,可做出诊断,但重要的是做出早期诊断。因此,对中年或中年以上近期出现原因不明的便血、腹痛、排便习惯改变者,应进行直肠指检及内窥镜、X 线检查。

(六) 治疗

1. 外科治疗

手术切除仍然是结直肠癌的主要治疗方法。结肠癌手术切除的范围应包括肿瘤在内的足够的两端肠段,一般要求距肿瘤边缘 10cm,还应包括切除区域的全部系膜,并清扫主动脉旁淋巴结。直肠癌切除的范围包括癌肿在内的两端足够肠段(低位直肠癌的下切缘应距肿瘤边缘 3cm 以上)、系膜、周围淋巴结及受浸润的组织。对于已有肝脏或远处转移,而结肠癌的局部病变尚可切除时争取做姑息性切除以缓解症状,术后辅以其他抗癌治疗,可延长生存期。单个的肝内转移灶,其所在部位切除困难不大时,可同时切除。如病变广泛浸润和固定而不能切除,可在癌肿部位的远近端肠段做捷径吻合手术,或在癌肿近端行双管造瘘,以解除梗阻。

2. 化学药物治疗

大肠癌对化学药物一般不很敏感，是一种辅助疗法。早期癌根治后一般不需化疗。目前化疗主要用于下列情况：①术前或术中，以利于肿瘤的切除并减少癌扩散的机会。②为防止癌灶未切除干净，术后辅以化疗。③对于晚期不能切除或已有远处转移的大肠癌，作为姑息治疗。

氟尿嘧啶(5-Fu)至今仍是大肠癌化疗的首选药物，常与其他化疗药联合应用（如 MOF 方案：5-Fu＋长春新碱＋司莫司汀），亦可联合细胞毒或非细胞毒药物通过生化调节来提高其抗肿瘤活性（如甲氨蝶呤 5-FU 序贯给药），亦可与生物反应调节剂联合应用即化学—免疫疗法（如 5-Fu 与左旋咪唑合并使用）。用药方案的选择、用药剂量与疗程可根据肿瘤类型、病期、个体情况及疗效反应而定。区域性化疗即可提高局部化疗药物的血药浓度以达治疗的目的，又可避免或降低化疗的不良反应，目前区域性化疗的方法有动脉插管化疗及门静脉系统化疗。有条件则可栓塞治疗，栓子用胶原、顺铂、柔红霉素及丝裂霉素的混合物或碘油及顺铂制成。局部毒性主要表现为化学性肝炎、胆管坏死及硬化性胆管炎等。36%～50%接受肝动脉灌注化学治疗的患者可出现肝外复发，最常见于肺，为了延迟或防止这种肝外转移，可在肝动脉灌注化疗时联合应用全身化疗。

3. 其他疗法

（1）纤维结肠镜下治疗。包括原位癌的电灼切除、肿瘤姑息电灼、电灼止血、肿瘤局部注射化疗，有一定效果。

（2）电化学治疗。直肠肛管癌及表浅转移癌以及剖腹直视下的电化学治疗，报道有一定姑息疗效。

（3）免疫治疗。对根治术后患者能提高免疫功能，从而减少复发转移，对晚期或复发转移癌效果不肯定。常用药物如左旋咪唑、转移因子、刀豆素、卡介苗、干扰素、植物多糖类以及白细胞介素-2、LAK 细胞、肿瘤细胞坏死因子等。

（4）支持治疗和对症处理。包括输液、输血、输注营养素、纠正电解质和酸碱平衡失调、止痛、止血，减轻梗阻等措施，对改善全身状态、延长生命等有一定效果。

4. 放射治疗

用于直肠癌，术前放疗可提高手术切除率和降低术后复发率；术后放疗仅用于手术未达根治或术后局部复发者，但放疗有发生放射性直肠炎的危险。

5. 手术后的肠镜随访

鉴于手术后可发生第 2 处原发大肠癌，术中可能漏掉同时存在的第 2 处癌，故主张在术后 3～6 个月即行首次结肠镜检查。

（七）上转条件

疑似或确诊大肠癌的患者均应转至上级医疗单位以得到进一步的治疗。

(八) 下转条件

诊断明确、已行相应治疗、病情稳定而不需进一步治疗的患者,可转至下级医疗单位。对于晚期、不能手术、放化疗者以及患者和(或)家属治疗不积极或放弃治疗的,也应转至下级医疗单位做舒缓治疗。

第十节　功能性消化不良

(一) 定义

功能性消化不良(functional dyspepsia,FD)是指具有上腹痛、上腹胀、早饱、嗳气、食欲不振、恶心、呕吐等上腹不适症状,经检查排除了引起这些症状的胃肠道、肝胆道及胰腺等器质性疾病的 1 组临床综合征,症状可持续或反复发作,症状发作时间每年超过 1 个月。FD 是临床上最常见的一种功能性胃肠病,占消化门诊的 20%～50%,已成为影响现代人生活质量的重要疾病之一。

(二) 病因和发病机制

FD 发病的确切病因学尚不十分清楚,可能是多因素参与和失调,同时个体因素也有很大的差异。

1. 胃酸

有关 FD 与胃酸分泌相关性的研究,并未发现 FD 与胃酸分泌的高低有确切的相关性,但 FD 患者对五肽胃泌素刺激试验呈高酸分泌反应,部分 FD 患者可诱发上腹部症状的加重,提示可能存在对酸的敏感性增加。

2. 慢性胃炎和十二指肠炎

有 50%～80% 的 FD 患者伴有慢性胃炎,20% 患者伴有十二指肠球炎。然而,FD 症状的轻重并不与胃十二指肠黏膜炎症病变相互平行。

3. Hp 感染

Hp 感染与 FD 之间关系颇有争议。

(1) Hp 与 FD 发病关系密切。在慢性胃炎患者 85% 有 Hp 感染。研究发现,有嗳气、腹胀的 FD 患者 Hp 感染率高,这部分患者胃酸分泌增加,当根治 Hp 后其胃酸分泌正常,推测 Hp 与 FD 相关机制可能是与 Hp 刺激泌酸增高有关。同时,Hp 感染的 FD 患者胃排空延迟和胃运动减弱,根治 Hp 后胃动力恢复正常症状消失,而未根治 Hp 者,其消化不良症状持续存在,说明 Hp 感染与 FD 有关。

(2) Hp 感染与 FD 发病无直接关系。①流行病学调查并未证实 FD 患者的 Hp 感染率高于健康人群;②Hp 感染的 FD 患者症状积分与无 Hp 感染对照组并无显著差异;③FD 患者,胃窦黏膜 Hp 检出率为 65%～75%。总之,HP 在 FD 中的作用还需要做深入的研究。

4. 胃肠运动功能障碍

20%～50%的患者有消化道运动功能障碍,特别是胃的运动功能障碍被认为是 FD 发病的重要病理生理机制。目前已明确 FD 的胃肠动力异常。

(1) 胃排空迟缓。30%～50%的 FD 患者伴胃排空迟缓,以固体为主,也存在液体排空时间延长,特别是动力障碍样的 FD 更为明显。

(2) 餐后胃窦动力低下。在某些功能性消化不良的患者,胃内压测定和 MMC 记录发现胃窦运动减弱,特别是在餐后消化间期 MMCⅢ相缺如或幅度下降,使胃清除不消化物质能力下降以及胃窦-幽门-十二指肠运动的协调性紊乱。

(3) 十二指肠-胃反流增加。过量的胆汁反流入胃与消化不良症状有关。FD 患者在禁食状态下,由于胃窦动力受损导致十二指肠-胃反流。但目前研究并不能确切 FD 的症状特点与十二指肠反流与否或反流程度的密切相关性。

(4) 精神、心理因素和应激。FD 患者在个性异常、焦虑、抑郁、疑病等积分高于正常对照和十二指肠溃疡患者,一些环境、食物等因素如饮酒、茶、咖啡及 NSAID 等与 FD 症状关系尚无定论,但不同个体的 FD 患者,可能对某种环境和食物不耐受。

(5) 社会环境因素。居住闹市区、吸烟、饮酒、生活作息无规律、工作压力大、失眠、经历痛苦事件、对生活环境和收入不满等因素可增加 FD 的发病率。

(三) 临床表现

1. 上腹痛

位于胸骨剑突下与脐部水平以上,两侧锁骨中线之间区域的疼痛,多无规律性,部分患者与进食有关,表现为饥饿痛、进食后缓解,或表现为餐后 0.5～3h 之间腹痛持续存在。有时患者无疼痛感,而主诉为特别的不适。

2. 餐后饱胀

早饱、腹胀、暖气为常见症状,可单独或以一组症状出现,伴或不伴有腹痛。早饱是指有饥饿感,但进食后不久即有饱感,致摄入食物明显减少。上腹胀多发生于餐后,或呈持续性进餐后加重。早饱和上腹胀常伴有嗳气。恶心、呕吐并不常见,往往发生在胃排空明显延迟的患者,呕吐多为当餐胃内容物。

3. 精神症状

不少患者同时伴有失眠、焦虑、抑郁、头痛、注意力不集中等精神症状,这些症状在部分患者与"恐癌"心理有关。

(四) 辅助检查

1. 粪便中脂肪测定

脂肪定量分析是诊断脂肪泻的简单而可靠的试验。正常人 24h 内粪便排出的脂肪量$<6g$，或脂肪吸收系数$>94\%$；用^{14}C-三油酸甘油酯吸收试验，正常人每小时呼吸排出标记物大于给予量的 3.5%。

2. 维生素 B_{12} 吸收试验（Schilling 试验）

异常常提示回肠末端病变，胰腺外分泌功能不全的患者也常有维生素 B_{12} 吸收障碍。Schilling 试验也有助于诊断小肠细菌过度生长，特别是盲襻综合征、硬皮病和多发性小肠憩室。

3. 影像学检查、B 超及内镜检查

其意义在于排除器质性疾病，有利于与胃及十二指肠溃疡、食管炎，肝、胆、胰腺疾病和肿瘤等器质性病变鉴别。X 线、MRI 成像技术在一定程度上还可以反映不同时间的胃排空率。

4. 胃排空测定技术核素扫描

被认为是测定胃排空的金标准，25%～50%患者胃半排空时间延长，主要是对固体食物半排空时间延长。

（五）诊断

引起消化不良症状的疾病很多，因此 FD 为排除性诊断，临床上要求既不漏诊器质性疾病，又不应该无选择性的进行全面的实验室检查及特殊检查。需全面病史采集和体格检查。注意有无提示器质性疾病的"报警"症状和体征：消瘦、贫血、上腹包块、频繁呕吐、呕血或黑便、年龄>45 岁的初发病者、消化不良症状进行性加重、有肿瘤家族史等。

功能性消化不良的诊断需满足：诊断前症状出现至少 6 个月，近 3 个月满足以下标准：

1. 主要症状

必须包括以下 1 条或多条：①餐后饱胀不适；②早饱感；③上腹痛；④上腹烧灼感。并且没有可以解释上述症状的器质性疾病的证据（包括上消化道内镜检查）。

2. 亚型标准

FD 根据临床特点，还可以分为以下 2 个亚型：

（1）餐后不适综合征（postprandial distress syndrome，PDS）。病程 6 个月，近 3 个月至少具备以下 1 个症状：①发生在进平常餐量后的餐后饱胀，每周发作数次；②早饱感使其不能完成平常餐量的进食，每周发作数次。支持诊断的条件包括上腹胀或餐后恶心或过度嗳气，可同时存在 EPS。

（2）上腹疼痛综合征（epigastric pain syndrome，EPS）。病程 6 个月，近 3 个月必须具备以下所有症状：①至少中等程度的上腹部疼痛或烧灼感，每周至少 1 次；②疼痛为间断性；③不放射或不在腹部其他区域/胸部出现；④排便或排气后不缓解；⑤不符合胆囊或 Oddi 括约肌功能障碍的诊断标准。支持诊断的条件包括疼痛可为烧灼样，但不向胸骨后传导；疼痛常因进餐诱发或缓解，但也可发生在空腹状态；可同时存在 PDS。

（六）治疗

治疗以缓解症状，提高患者的生活质量为主要目的，依据其可能存在的病理生理学异常进行整体调节，选择个体化的治疗方案。

1. 一般治疗

帮助患者认识、理解病情，建立、改善生活习惯，避免烟酒及服用 NSAIDs。无特殊食谱，但应避免个人生活经历中或诱发症状的食物。失眠、焦虑者可适当予镇静剂。

2. 药物治疗

由于 FD 症状的多样性，目前尚无特效药，主要是经验性治疗。

（1）抑酸剂。适用于非进餐相关消化不良中以上腹痛、烧灼感为主要症状者。可选择 H2 受体阻滞剂或质子泵抑制剂。

（2）促胃肠动力药。可改善与进餐相关的上腹部症状，以上腹饱胀、早饱、嗳气为主要症状者常作为优先选用，常用药有多潘立酮（10mg，3 次/日）、莫沙必利（5mg，3 次/日）或伊托必利，均在餐前 15～30min 服用，疗程 2～8 周。少部分患者有腹鸣、稀便。或腹泻、腹痛不良反应，减量或使用一段时间后这些不良反复可减轻。

（3）根除 Hp 治疗。对少部分有 Hp 感染的 FD 患者可能有效。

（4）助消化药。消化酶和微生态制剂可作为治疗消化不良的辅助用药，改善与进餐相关的腹胀、食欲缺乏等症状。

（5）精神心理治疗。上述治疗疗效欠佳而伴随精神症状明显者可试用抗抑郁药，常用的有三环类药物如阿米替林、5-HT 再摄取抑制药如氟西汀等。此外，行为治疗、认知疗法和心理干预等也可使用。

（七）上转条件

对于有相关症状的患者，在确诊前应做相应的排除性检查，如下级医院无相关检查设备，可转至上级医院。对于已确诊，但药物治疗疗效不佳或需要精神心理治疗的患者，也可转至上级或专科医院。

（八）下转条件

对于诊断明确，已在规律治疗且有效的患者，可在下级医院随访。

第十一节　慢性腹泻

（一）定义

慢性腹泻指病程在两个月以上的腹泻或间歇期在 2～4 周内的复发性腹泻。

（二）病因

1. 消化系统疾病

（1）肠道感染性疾病。下列病原体常引起慢性腹泻：①慢性阿米巴痢疾；②慢性细菌性痢疾；③肠结核；④梨形鞭毛虫病、血吸虫病；⑤肠道念珠菌病。部分患者感染性腹泻后可出现肠易激综合征。

（2）肠道非感染性炎症。包括炎症性肠病（克罗恩病和溃疡性结肠炎）、放射性肠炎、缺血性结肠炎、憩室炎、尿毒症性肠炎等。

（3）小肠吸收不良。包括原发性和继发性。前者主要有热带性口炎性腹泻、成人乳糜泻；后者主要包括慢性胰腺炎、胰腺癌、胰瘘、乳糖不耐受症、肝外胆管梗阻、肝内胆汁淤积、小肠细菌过多（盲袢综合征）等。

2. 内分泌代谢疾病

内分泌代谢疾病主要包括甲状腺功能亢进症、慢性肾上腺皮质功能减退、垂体前叶功能减退、甲状腺功能减退症、甲状旁腺功能减退症、糖尿病、尿毒症、水电解质平衡失调。

3. 慢性中毒

慢性中毒主要包括慢性金属中毒、慢性酒精中毒、慢性药物中毒、慢性工业中毒及其他中毒。

4. 免疫性疾病

免疫性疾病主要包括嗜酸粒细胞性胃肠炎、低丙种球蛋白血症、系统性红斑狼疮、硬皮病、自身免疫性肝炎、桥本甲状腺炎、免疫球蛋白 A 重链病、皮肌炎等。

5. 功能性疾病

功能性疾病多由肠蠕动紊乱（多数为加速）引起，如肠易激综合征、胃大部切除术后、迷走神经切断后、部分性肠梗阻、甲状腺功能亢进症、肾上腺皮质功能减退症等。

6. 肿瘤

肿瘤包括大肠癌、结肠腺瘤病、小肠恶性淋巴瘤、胃泌素瘤、类癌、血管活性肠肽瘤等。

7. 药源性腹泻

种类主要有：①泻药，如酚酞、番泻叶等；②抗生素，如林可霉素、克林霉素等；

③降压药,如利舍平、胍乙啶等;④肝性脑病用药,如乳果糖、乳山梨醇等。

(三) 发病机制

1. 渗透性腹泻或吸收不良性腹泻

正常人食糜经过十二指肠进入空肠后,其分解产物已被胃液、胰液、胆汁及十二指肠液稀释,空回肠内容物呈等渗状态,电解质含量与血浆相似。如果摄入不吸收的 Mg^{2+} 或聚乙二醇溶液,或摄入乳果糖,或乳糖酶缺乏症者摄入乳糖等不能消化吸收的糖类,或消化不良,不能吸收的溶液增加了肠腔内液体的渗透压,这样血浆和肠腔内容物之间的渗透压差增大,血浆中的水分很快透过肠黏膜进入肠腔,直到肠内容物被稀释成等渗为止。各种原因的消化不良(不消化)或吸收不良亦可导致肠内容物增多。

2. 分泌性腹泻

肠道分泌主要由黏膜隐窝细胞完成,吸收则靠肠绒毛腔面上皮细胞的作用,当分泌量超过吸收能力时可致腹泻。刺激肠黏膜分泌的因子可分为 4 类:①细菌的肠毒素,如霍乱弧菌、大肠杆菌、沙门菌等毒素;②神经体液因子,如血管活性肠肽(VIP)、血清素、降钙素等;③免疫炎性递质,如前列腺素、白三烯、血小板活化因子、肿瘤坏死因子、白细胞介素等;④去污剂,如胆盐和长链脂肪酸,通过刺激阴离子分泌和增加黏膜上皮通透性而引起分泌性腹泻。各种通便药,如蓖麻油、酚酞、双醋酚汀、芦荟、番泻叶等也属于此类。

3. 吸收功能障碍性腹泻

由于食糜与吸收面接触障碍所致;如肠切除、肠改道术后及盲袢综合征等,常伴有细菌增殖、吸收不良及腹泻。肠黏膜正常,但因某种因素(如胰液减少)引起食物的消化不良。肠黏膜病变或因某些疾病(如小儿乳糜泻、成人热带及非热带脂肪泻等)使小肠绒毛减少或变形。又如肠黏膜正常,但由于肠系膜血管或淋巴管因淋巴瘤或炎症而发生梗阻。

4. 运动功能紊乱性腹泻

肠运动过快,食糜在肠管内停留时间缩短,没有充分吸收,可致腹泻。常见情况有:①肠道感染,炎症刺激肠管蠕动增强;②自主神经功能失调、结肠痉挛、蠕动增加(肠易激综合征);③甲状腺功能亢进及糖尿病等全身性疾病所致腹泻亦属于这种情况。

(四) 临床表现

1. 起病与病程

起病急骤伴有发热,腹泻频繁者应考虑肠道感染性疾病;炎症性肠病、肠易激综合征、吸收不良综合征等引起的腹泻可长达数年至数十年之久,且常呈间歇性发作;结肠癌引起腹泻很少超过 2 年;功能性腹泻一般不在夜间发作,在禁食情况下仍有腹泻,提示为分泌性腹泻;禁食后腹泻停止者为吸收障碍性腹泻。

2. 粪便性状

水样便见于各种分泌性腹泻,如大便量大于每日 5L,则应考虑霍乱或内分泌肿瘤等引起的分泌性腹泻。蛋花汤样大便见于难辨梭状芽胞杆菌等引起的伪膜性肠炎。脓血便见于渗出性腹泻,如脓血仅附着于粪便表面,则提示直肠或乙状结肠病变。洗肉水样大便见于某些急性出血性肠炎或重症溃疡性结肠炎。果酱样大便见于阿米巴痢疾或升结肠癌。酸臭的糊状便见于糖吸收不良,有油滴的糊状便见于脂肪吸收不良,恶臭大便见于蛋白质消化不良。

3. 注意腹泻的伴随症状或疾病

(1)胃肠症状。伴有腹痛多见于炎症性肠病,脐周或右下腹痛提示小肠性腹泻,左下腹或中下腹痛提示结肠性腹泻。

(2)周身症状。是否伴有发热、食欲减退或亢进、营养不良和消瘦、失水、休克、症状性贫血、出血倾向等。

(3)胃肠外症状。闭经、多饮多尿、多汗、手震颤、关节炎、皮肤病变、出血倾向、眼部症状、麻木、肢体运动障碍等。

(五)辅助检查

1. 新鲜粪便检查

这是诊断腹泻病因的最重要步骤,粪便红细胞、白细胞、吞噬细胞、原虫、虫卵等提示肠道感染;脂肪滴及未消化食物提示消化不良;隐血试验阳性提示肿瘤或炎症。粪便培养可发现致病微生物如沙门菌、志贺菌及真菌等;而耶尔森菌属、肠出血性大肠埃希菌属 O157∶H7、气单胞菌属及非霍乱弧菌属等不做常规培养,易漏诊。

2. 血常规和生化检查

可了解有无贫血、白细胞增多、糖尿病及电解质和酸碱平衡等情况。

3. X 线检查

全消化道钡餐和钡剂灌肠可显示胃肠道病变,小肠增强 CT 可同时评价肠壁及肠外病变,是诊断小肠疾病的常用手段。CT 或 MRI 对诊断慢性胰腺炎、胰腺肿瘤等尤有价值。

4. 小肠吸收功能测定

可显示肠道吸收有无不良。

5. 内镜和活组织病理检查

对胃肠道的肿瘤有早期诊断价值。小肠黏膜活检亦有助于发现某些细菌和寄生虫,如 Whipple 菌、贾第虫属、类圆线虫属等,大便中常难以检测到这些病原菌。

怀疑胆道和胰腺病变时，ERCP 有重要价值。

6. 血清及尿中胃肠道激素与化学物测定

有助于诊断内分泌肿瘤引起的腹泻。

（六）诊断

由于引起慢性腹泻的病因多种多样，为了解其原因应当详细询问病史，认真仔细查体，做一些必要的化验或特殊检查，如纤维结肠镜、X 线钡餐透视、钡灌肠、CT、B 超等，以便做好鉴别，做出正确诊断，进行合理的治疗。

（七）治疗

明确病因时进行抗感染治疗、运用止泻剂如活性炭、次碳酸铋、罂粟碱进行止泻以及有腹痛者及功能性腹泻者运用抗胆碱能药物治疗。在未明确病因之前，要慎重使用止泻药和止痛药，以免造成误诊耽误病情。

1. 病因治疗

抗感染：复方新诺明、喹诺酮类（诺氟沙星、氧氟沙星、环丙沙星）适用于志贺菌属、沙门菌、弯曲杆菌、大肠杆菌等所致的腹泻。艰难梭菌感染可用甲硝唑或万古霉素。肠结核应三联或四联抗结核治疗。阿米巴痢疾可选用甲硝唑。病毒性腹泻常不用抗生素。大肠埃希菌 O157：H7 感染亦不用抗生素，因现有抗生素治疗并无疗效，且增加溶血尿毒综合征的发生。一般在送检大便培养后，可经验性予以氟喹诺酮类抗生素，临床提示弯曲杆菌者应加用红霉素。

2. 对症治疗

（1）止泻剂的合理使用。

①吸附剂：白陶土、活性炭、思密达用于轻症腹泻。

②收敛剂：次碳酸铋、次硝酸铋、鞣酸蛋白用于分泌性腹泻。

③阿片类：勿用于感染性腹泻，老年体弱者应注意呼吸及中枢抑制作用，可用罂粟碱、樟脑酊、可待因，现多用复方苯乙哌啶 1～2 片临时口服。

④钙通道阻滞剂：可用硝苯地平、硫氮䓬酮、匹维溴铵（得舒特），以选择性作用胃肠平滑肌者为最好。

（2）其他药物治疗。抗胆碱能药物用于有腹痛者及功能性腹泻者；黄连素除抗菌作用外，有抑制腺苷环化酶（AC）的作用而治疗分泌性腹泻；赛庚定可能间接通过 5-HT2 抑制作用而止泻。盐酸溶哌丁胺（ioporamide）具有钙通道阻滞和抑制乙酰胆碱释放的作用而止泻，用于分泌性、动力性腹泻，可每次 2～4mg 临时用药。

（八）上转条件

慢性腹泻久治不愈，或疑有其他疾病时，应至上级医院进一步就诊。

（九）下转条件

病情稳定，只需服药控制症状者，可在下级医院随访。

第十二节　慢性病毒性肝炎

（一）定义

慢性病毒性肝炎是严重危害人类健康的传染病，到目前为止，所发现能导致病毒性肝炎慢性化的病原体只有乙型肝炎病毒（hepatitis B virus，HBV）、丙型肝炎病毒（hepatitis C virus，HCV）和丁型肝炎病毒（hepatitis D virus，HDV）3 种。

（二）病因和发病机制

1. 乙型肝炎

HBV 进入人体后迅速通过血流到达肝脏。HBV 除了在肝细胞内复制外，尚可感染肝外的一些组织，如胰、肾、脾、淋巴结、睾丸、皮肤、血管、骨髓及血细胞等，并在部分组织细胞内复制。但肝外组织对 HBV 易感性明显低于肝细胞，复制程度也较低。HBV 虽能在肝细胞内复制，但乙型肝炎的组织损伤目前认为虽不排除病毒本身引起组织损伤的可能性，但主要是一系列免疫反应所致，其发病机理错综复杂，迄今尚未完全阐明，其中 T 细胞和非 T 细胞对肝细胞的细胞毒作用是引起肝细胞损伤的重要原因，并且决定 HBV 感染者的临床表现及转归。

慢性乙型肝炎患者，免疫调节功能紊乱。不能产生充足的有保护作用的抗体如抗-HBs，病毒和引起肝细胞损伤的免疫反应持续存在，致使疾病迁延不愈。重型乙型肝炎患者，机体的强免疫应答是肝细胞大部坏死的重要原因，非特异因素和继发因素如内毒素血症，微循环障碍等可加重肝细胞损伤。HBsAg 携带者，常为免疫应答低下，甚至呈免疫耐受状态（immunologic tolerance behavior）。

2. 丙型肝炎

HCV 可直接造成肝损害，并与病毒量成正比。机体对 HCV 的免疫反应较弱，与肝小叶内的 TC 细胞有关。受 HLA-1 限制的 CD_8^+ T 细胞介导的细胞毒作用较明显。

3. 丁型肝炎

HDV 亦可因病毒对肝细胞造成直接损害。体外试验证明：高水平表达的 HDAg，对 HeLa 细胞有直接细胞毒作用。同时，观察肝内 HDAg 阴性的患者和动物所发现的肝细胞损伤。对免疫抑制的治疗无效，说明肝细胞损伤非免疫病理的结果。因此，HDV 对肝细胞的破坏主要是病毒的直接细胞毒作用。

（三）临床表现

慢性病毒性肝炎往往有急性肝炎病史。慢性时临床症状呈多样性,轻者可无症状或症状轻,重者可出现食欲缺乏、恶心、呕吐、腹胀、全身乏力和黄疸等。长期或反复发作,可引起肝脏和脾脏肿大、慢性肝病面容、肝掌和蜘蛛痣,部分患者出现出血倾向、内分泌紊乱等。可出现右上腹持续性隐痛,有时也可为相当剧烈的阵发性痛,这是由于肝包膜牵张、肝周围炎或胆道痉挛所致。

（四）辅助检查

1. 常规检查

外周血白细胞总数正常或偏低,淋巴细胞增多,可出现异型淋巴细胞,但在10%以下。少数患者,如脚肿的慢性乙型肝炎、合并肝硬化者、重型肝炎患者可出现血小板减少及白细胞减少。有黄疸者,可出现尿胆红素阳性,尿胆原及尿胆素增加。

2. 生化学检查

（1）血清 ALT 和 AST。慢性肝炎中,AST 如持续增高,应考虑为慢性活动性肝炎。谷胱甘肽-S-转移酶(GST)在重症肝炎时升高最早,有助于早期诊断。果糖1、6-二磷酸酶是糖原合成酶之一,各型慢性肝炎血清含量明显升高。血清鸟嘌呤酶(GDA)与 ALT 活性一致,并具有器官特异性。

（2）血清胆红素。通常血清胆红素水平与肝细胞坏死程度有关,但需与肝内和肝外胆汁淤积所引起的胆红素升高鉴别。肝衰竭患者血清胆红素可呈进行性升高,每天上升≥1倍正常值上限,也可出现胆红素与 ALT 和 AST 分离现象。

（3）血清白蛋白。反映肝脏合成功能,慢性肝炎、肝硬化和肝衰竭患者可有血清白蛋白下降。

（4）凝血酶原时间(PT)及 PTA。PT 是反映肝脏凝血因子合成功能的重要指标,PTA 是 PT 测定值的常用表示方法,对判断疾病进展及预后有较大价值,近期内 PTA 进行性降至40%以下为肝衰竭的重要诊断标准之一,<20%者提示预后不良。已有采用国际标准化比值(INR)来表示此项指标者,INR 值升高与 PTA 值下降意义相同。

（5）胆碱酯酶。可反映肝脏合成功能,对了解病情轻重和监测肝病发展有参考价值。

（6）甲胎蛋白(alpha-fetoprotein,AFP)。AFP 明显升高主要见于肝癌,但也可提示大量肝细胞坏死后的肝细胞再生,故应注意 AFP 升高的幅度、动态变化及其与 ALT、AST 的消长关系,并结合患者的临床表现和肝脏超声显像等结果进行综合分析。

3. 血清免疫学检查

（1）乙肝。包括 HBsAg、HBeAg、抗-HBs、抗-HBe、抗-HBc 和抗-HBc-IgM。HBsAg 阳性表示 HBV 感染；抗-HBs 为保护性抗体，其阳性表示对 HBV 有免疫力，见于乙肝康复及接种乙肝疫苗者；抗-HBc-IgM 阳性提示 HBV 复制，多见于乙肝急性期，但亦可见于慢性乙肝急性发作。

（2）丙肝。常有赖排除甲型、乙型、戊型及其他病毒（CMV、EBV）而诊断，血清抗 HCV-IgM 或（和）HCV-RNA 阳性可确诊。

（3）丁肝。有赖于血清抗 HDV-IgM 阳性或 HDAg 或 HDVcDNA 杂交阳性；肝细胞中 HDAg 阳性或 HDVcDNA 杂交阳性可确诊。

（五）诊断

1. 慢性 HBV 感染

急性乙肝病程超过半年，或原有乙肝、丙肝、丁肝或 HBsAg 携带史，本次又因同一病原再次出现肝炎症状、体征及肝功能异常者；发病日期不明或虽无肝炎病史，但肝组织病理学检查符合慢性病毒性肝炎，或根据症状、体征、化验及 B 超检查综合分析，亦可做出相应诊断；乙肝或 HBsAg 阳性史超过 6 个月，现 HBsAg 异和（或）HBVDNA 仍阳性者，可诊断为慢性 HBV 感染。

2. 慢性丙肝

HCV 感染超过 6 个月，或发病日期不明、无肝炎史，但肝脏组织病理学检查符合慢性丙型病毒性肝炎，或临床符合慢性病毒性肝炎，除外其他型肝炎，根据症状、体征、实验室血清抗 HCV 阳性，或血清和（或）肝内 HCV-RNA 阳性及影像学检查结果综合分析亦可诊断。

3. 慢性丁肝

临床符合慢性肝炎，血清抗 HDV-IgG 持续高滴度，HDV-RNA 持续阳性，肝内 HDV-RNA 和（或）HDVAg 阳性。

（六）治疗

慢性病毒性肝炎的治疗原则是适宜的抗病毒、免疫调节和抗纤维化治疗，最大限度的长期抑制病毒复制，减轻肝细胞炎症坏死及肝纤维化，延缓和减少肝脏失代偿、肝硬化、恶变及其并发症的发生，从而改善生活质量和延长存活时间。

1. 一般治疗

活动期适当休息，病情好转后应注意动静结合，不宜过劳。给予高蛋白、高维生素、新鲜蔬菜和维持标准体重的热量的饮食。适当休息，生活规律。当总胆红素升高和血清酶明显异常时，可卧床休息；当总胆红素升高和血清酶正常时，适当活动，保持精神愉快，忌酒及忌服损害肝脏药物。改善血浆蛋白及血浆氨基酸。每

1～3 个月复查一次肝脏超声、肝功能和甲胎蛋白。慢性病毒携带者可照常工作，但应定期复查，随访观察，并动员其做肝穿刺检查，以便进一步确诊和做相应治疗。

2. 抗病毒治疗

(1) 适应证。①HBeAg 阳性者，HBV DNA≥10^5 拷贝/ml(相当于 20000IU/ml)；HBeAg 阴性者，HBV DNA≥10^4 拷贝/ml(相当于 2000IU/ml)；②ALT≥2×ULN；如用干扰素治疗，ALT 应≤10×ULN，血清总胆红素应<2×ULN；③ALT<2×ULN，但肝组织学显示 Knodell HAI≥4，或炎症坏死≥G2，或纤维化≥S2。

对 HBV DNA 持续阳性，达不到上述治疗标准，但有以下情形之一者，以应考虑给予抗病毒治疗：

①对 ALT 大于正常上限且年龄>40 岁者，也应考虑抗病毒治疗。

②对 ALT 持续正常但年龄较大者(>40 岁)，应密切随访，最好进行肝活检；如果肝组织学显示 Knodell HAI≥4，或炎症坏死≥G2，或纤维化≥S2，应积极给予抗病毒治疗。

③动态观察发现有疾病进展的证据(如脾脏增大)者，建议行肝组织学检查，必要时给予抗病毒治疗。

3. α 干扰素(IFN-2)治疗

我国已批准普通干扰素(IFN-α-2a、2b 和 1b)和聚乙二醇化干扰素(PegIFN-α-2a 和 2b)用于治疗慢性乙肝。

荟萃分析表明，普通干扰素治疗慢性乙肝患者，HBeAg 血清转换率、HBeAg 清除率、肝硬化发生率、肝癌发生率均优于未经干扰素治疗者。

国际多中心随机对照临床试验显示，HBeAg 阳性的慢性乙肝患者，PegIFN-α-2a 治疗 48 周，停药随访 24 周时 HBeAg 血清转换率为 32%；停药随访 48 周时，HBeAg 血清转换率可达 43%。HBeAg 阴性的慢性乙肝患者，PegIFN-α-2a 治疗 48 周，停药随访 24 周时 HBV DNA<10^4 拷贝/ml(相当于 2000IU/ml)的患者为 43%；停药随访 48 周时为 42%；HBsAg 消失率在停药随访 24 周为 3%，停药随访至 3 年时增加至 8%。

普通 IFN-α 的剂量为 3～5MU，每周 3 次或隔日 1 次，皮下注射，一般疗程至少为 6 个月，如有应答，为提高疗效，亦可延长疗程至 1 年或更长。可根据患者的应答和耐受情况适当调整剂量及疗程；如治疗 6 个月仍无应答，可改用或联合其他抗病毒药物。

PegIFN-α-2a 的剂量为 $180\mu g$，每周 1 次，皮下注射，或 PegIFN-α-2b 1～1.5 $\mu g/kg$，每周 1 次，皮下注射，疗程均为 1 年。具体计量和疗程可根据患者的应答及耐受性等因素进行调整。

IFN 因其有导致肝功能失代偿等并发症的可能,应十分慎重。如认为有必要,宜从小剂量开始,根据患者的耐受性逐渐增加到预定的治疗剂量。对失代偿期肝硬化患者属禁忌征。

4. 核苷(酸)类似物抗病毒治疗

已经批准用于慢性乙肝治疗的核苷(酸)类似物有 5 种,包括拉米夫定(lamivudine,LAM)、阿德福韦(adefovir,ADV)、恩替卡韦(entecavir,ETV)、替比夫定(telbivudine,LdT)和替诺福韦(tenofovir,TDF),我国已上市 4 种。

(1) 核苷(酸)类似物治疗的疗程。对于 HBeAg 阳性的慢性乙型肝炎,患者在达到 HBV DNA 低于检测下限、ALT 恢复正常、HBeAg 血清转换后,在巩固至少 1 年(经过至少 2 次复查,每次间隔 6 个月)仍保持不变且总疗程至少已达 2 年者,可考虑停药,但延长疗程可减少复发。对于 HBeAg 阴性的慢性乙型肝炎,患者在达到 HBV DNA 低于检测下限、ALT 正常后,在巩固至少 1.5 年(经过至少 3 次复查,每次间隔 6 个月)仍保持不变,且总疗程至少已达 2.5 年者,可考虑停药,由于停药后复发率较高,可延长疗程。

(2) 核苷(酸)类似物治疗的监测和随访。治疗过程中应对生化学(主要是肝功能,根据病情需要,检测血常规、CK、肌酐等)指标和病毒学标志进行定期监测和随访,以评价疗效和提高依从性。

5. 非特异性护肝药物

非特异性护肝药物主要包括维生素(B、C、E、K、叶酸);促进解毒功能的药物(肝太乐、肝宁、维丙胺、硫辛酸);促进能量代谢药物(肌苷、复合核苷酸钠、ATP、辅酶 A);补充蛋白和促进蛋白质合成药物(肝安、六合氨基酸、马洛替酯)等,可作为辅助治疗,但宜精简,避免使用过多药物。

6. 非特异性降转氨酶药物

常用和效果较好的药物有齐墩果酸、垂盆草、山豆根(肝炎灵)制剂、甘草甜素、五味子制剂、联苯双酯等。使用五味子制剂及联苯双酯时,部分患者停药后 AIT 可再升高(反跳),故宜缓慢减量。

7. 免疫调节药物

曾经试用于慢性肝炎并证明有一定疗效的免疫调节药物有:①细胞因子,如胸腺肽、免疫核糖核酸、转移因子、白细胞介素 2 等;②特异性或非特性的抗原或特异性抗体,如乙肝疫苗、卡介苗、草分枝多糖、高效价免疫球蛋白等;③影响细胞内核苷酸的化合物.如咪唑类药物;④激素类药物,如肾上腺皮质激素、前列腺素等。肾上腺皮质激素可抑制炎症,调整机体应急反应,并有利胆作用,但应用其可增加病毒携带率,故急性黄疸型肝炎无重型肝炎倾向时不宜使用,而仅适用于有明显自身免疫表现的慢性肝炎、淤胆型肝炎、消化道症状十分严重的亚急性重型肝炎。以上除有自身免疫表现的慢性肝炎外均应采用短疗程(3个月左右)。

8. 中医中药治疗

黄疸型肝炎中医辨证多属阴黄,寒重于湿者可用茵陈术附汤,湿重于寒者可用五苓散。气滞血淤者可用桃仁四物汤。苦参素注射液有一定的直接抗 HBV 的作用。

(七) 上转条件

慢性肝炎患者,如有肝功能失代偿情况,如黄疸、腹水、出血倾向,或者疑有恶性变,应转至上级医院进一步治疗。

(八) 下转条件

如病情稳定,不需要特殊治疗的患者,可在下级医院随访;如属肝硬化晚期,一般情况差,预计生存期较短的患者,也可在下级医院做舒缓治疗。

第十三节　肝硬化

(一) 定义

肝硬化(hepatic cirrhosis)是一种由不同病因长期作用于肝脏引起的慢性、进行性、弥漫性肝病的终末阶段,是在肝细胞广泛坏死基础上产生肝脏纤维组织弥漫性增生,并形成再生结节和假小叶,导致肝小叶正常结构和血液供应遭到破坏。病变逐渐进展,晚期出现肝功能衰竭、门静脉高压和多种并发症,病死率高。在我国肝硬化是消化系统常见病,也是后果严重的疾病。

(二) 病因和发病机制

1. 病毒性肝炎

乙型、丙型和丁型肝炎病毒引起的肝炎均可进展为肝硬化,大多数患者经过慢性肝炎阶段。急性或亚急性肝炎如有大量肝细胞坏死和纤维化,可以直接演变为肝硬化。我国的肝硬化患者有一半以上是由乙肝病毒引起。慢性乙型肝炎演变为肝硬化的年发生率为 0.4%～14.2%。病毒的持续存在、中到重度的肝脏坏死炎症以及纤维化是演变为肝硬化的主要原因。乙型和丙型或丁型肝炎的重叠感染常可加速肝硬化的发展。

2. 慢性酒精性肝病

在欧美国家中,慢性酒精中毒为肝硬化最常见的原因,我国较为少见,但近年来有升高趋势。长期大量饮酒可导致肝硬化。长期大量饮酒可导致肝硬化。如合并乙型和丙型肝炎的感染,可加速病情的进展。

3. 非酒精性脂肪性肝病

这是仅次于上述两种病因的最为常见的肝硬化前期病变。危险因素有肥胖、糖尿病、高甘油三酯血症、空回肠分流术、药物、全胃肠外营养、体重极度下降等。

4. 长期胆汁淤积

长期胆汁淤积包括原发性胆汁性肝硬化和继发性胆汁性肝硬化。后者是由各种原因引起的肝外胆道长期梗阻所致。高浓度胆酸和胆红素对肝细胞的毒性作用可导致肝细胞变性、坏死、纤维化,进而发展为肝硬化。

5. 药物或毒物

长期服用对肝脏有损害的药物如对乙酰氨基酚、甲基多巴等或长期反复接触化学毒物如砷、四氯化碳等,均可引起药物性或中毒性肝炎,最后演变为肝硬化。

6. 肝脏血液循环障碍

慢性右心衰竭、慢性缩窄性心包炎和各种病因引起的肝静脉阻塞综合征(布-加综合征)、肝窦阻塞综合征(hepatic sinusoidal obstruction syndrome,HSOS)引起肝内长期瘀血、缺氧,导致肝小叶中心区肝细胞坏死、纤维化,演变为肝硬化。

7. 遗传和代谢性疾病

有遗传和代谢疾病的肝脏病变发展成肝硬化,又称代谢性肝硬化。在我国,以由铜代谢障碍所致的肝豆状核变性(Wilson病)最常见。

8. 免疫紊乱

自身免疫性肝病最终可发展为肝硬化。

9. 血吸虫病

血吸虫卵在门静脉分支中堆积,造成嗜酸性粒细胞浸润、纤维组织增生,导致窦前区门静脉高压,在此基础上发展为血吸虫性肝硬化。

10. 隐源性肝硬化

由于病史不详、组织病理辨认困难、缺乏特异性的诊断标准等原因未能查出病因的肝硬化,其他可能的病因包括营养不良、肉芽肿性肝损、感染等。

(三) 临床表现

1. 代偿期(一般属 Child-Pugh A 级)

可有肝炎临床表现,亦可隐匿起病。可有轻度乏力、腹胀、肝脾轻度肿大、轻度黄疸,肝掌、蜘蛛痣。

2. 失代偿期(一般属 Child-Pugh B、C 级)

有肝功损害及门脉高压综合征。全身症状乏力、消瘦、面色晦暗,尿少、下肢水肿;消化道症状食欲减退、腹胀、胃肠功能紊乱甚至吸收不良综合征,肝源性糖尿病,可出现多尿、多食等症状;出血倾向及贫血齿龈出血、鼻衄、紫癜、贫血;内分泌障碍蜘蛛痣、肝掌、皮肤色素沉着、女性月经失调、男性乳房发育、腮腺肿大;低蛋白血症双下肢水肿、尿少、腹腔积液、肝源性胸腔积液;门脉高压腹腔积液、胸腔积液、脾大、脾功能亢进、门脉侧支循环建立、食管-胃底静脉曲张,腹壁静脉曲张。

3. 体征

患者常呈慢性病容,面色黝黑,面部有毛细血管扩张、口角炎等。皮肤表现常见蜘蛛痣、肝掌,可出现男性乳房发育,胸腹壁皮下静脉可显露或曲张,甚至在脐周静脉凸起形成水母头状,曲张静脉上可听到静脉杂音。黄疸常提示病程已到达中期,随着病变进展而加重。1/3 患者常有不规则发热,与病情活动及感染有关。腹部移动性浊音阳性。肝性胸水常见于右侧(占 85%),但也有双侧甚至仅为左侧。

(四) 辅助检查

1. 实验室检查

(1) 血常规。血红蛋白(血色素)、血小板、白细胞数降低。

(2) 肝功能实验。代偿期轻度异常,失代偿期血清蛋白降低,球蛋白升高,A/G 倒置。凝血酶原时间延长,凝血酶原活动下降。转氨酶、胆红素升高。总胆固醇及胆固醇脂下降,血氨可升高。氨基酸代谢紊乱,支/芳比例失调。尿素氮、肌酐升高。电解质紊乱:低钠、低钾。

(3) 病原学检查。HBV-M 或 HCV-M 或 HDV-M 阳性。

(4) 免疫学检查。IgA、IgG、IgM 可升高;自身抗体如抗核抗体、抗线粒体抗体、抗平滑肌抗体、抗肝脂蛋白膜抗体可阳性;补体减少、玫瑰花结形成率及淋转率下降、CD8(Ts)细胞减少,功能下降。

(5) 纤维化检查。PⅢP 值上升,脯氨酰羟化酶(PHO)上升,单胺氧化酶(MAO)上升,血清板层素(LM)上升。

(6) 腹腔积液检查。新近出现腹腔积液者、原有腹腔积液迅速增加原因未明者应做腹腔穿刺,抽腹腔积液做常规检查、腺苷脱氨酶(ADA)测定、细菌培养及细胞学检查。为提高培养阳性率,腹腔积液培养取样操作应在床边进行,使用血培养瓶,分别做需氧和厌氧菌培养。

2. 影像学检查

(1) 食管-胃底钡剂造影。可见食管-胃底静脉出现虫蚀样或蚯蚓样静脉曲张变化。但诊断的敏感性不如胃镜检查。

(2) B超检查。根据病因、病变阶段和病理改变轻重不同而有差异。可发现肝被膜增厚,肝脏表面不光滑或凹凸不平,肝叶比例失调,多呈右叶萎缩和左叶、尾叶增大,肝实质回声增强,粗糙不匀称,门脉直径增宽,脾大,腹腔积液。通过检测超声和低频弹性波的瞬时弹性记录仪可以测定肝弹性变化,从而反映肝硬度的变化,有助于肝硬化的诊断。

(3) CT。和超声检查所见相似,肝脏各叶比例失常,密度降低,呈结节样改变,肝门增宽、脾大、腹腔积液。对于肝硬化和原发性肝癌的鉴别十分有用。

（4）磁共振成像（MRI）。对鉴别肝硬化结节、肝癌结节更优于 CT 检查。磁共振血管成像（MRA）可代替血管造影显示门脉血管变化和门脉血栓。用于门静脉高压病因的鉴别以及肝移植前对门静脉血管的评估。

（5）放射性核素显像。经放射性核素^{99m}Tc 扫描测定的心/肝比值能间接反应门静脉高压和门体分流程度,对诊断有一定意义,正常值 0.26,肝硬化患者一般在 0.6 以上,伴门静脉高压者常>1。

3. 特殊检查

（1）内镜。可确定有无食管-胃底静脉曲张,阳性率较钡餐 X 线检查为高,尚可了解静脉曲张的程度,并对其出血的风险性进行评估。食管-胃底静脉曲张是诊断门静脉高压的最可靠指标。在并发上消化道出血时,急诊胃镜检查可判明出血部位和病因,并进行止血治疗。

（2）肝穿刺。1s 快速穿刺、超声引导下或腹腔镜直视下肝穿刺,取肝组织做病理检查,对肝硬化,特别是早期肝硬化确诊的明确病因有重要价值。凝血酶原时间延长及有腹水者可经颈静脉、肝静脉做活检,安全、并发症少。

（3）腹腔镜。可见肝脏表面高低不平,有大小不等的结节和纤维间隔,边缘锐利不规则,包膜增厚,脾大圆韧带血管充血和腹膜血管曲张,腹水原因诊断不明确时,腹腔镜检查有重要价值。

（4）门静脉测压。经颈静脉测定肝静脉楔入压和肝静脉游离压,两者差为肝静脉压力梯度（hepatic vein pressure gradient, HVPG）是门静脉压力最佳的替代指标。正常值<5mmHg,纤维化 3～4 级的患者,HVPG 几乎都≥6mmHg,HVPG 8～10mmHg 是发生腹水的阈值,食管静脉曲张及出血者均大于12mmHg。门静脉压力的测定是评价降门脉压力药物疗效的金标准,HVPG 可以预测并发症和病死率,对进展到时代长期的预测能力优于 Child-Pugh 和 MELD评分。

（5）腹水检查。所有新出现的腹水者、进展性肝硬化或上消化道出血伴腹水者以及腹水稳定的患者病情突然恶化,都应做诊断性穿刺。目的在于明确腹水是否由肝硬化引起,如果血清-腹水白蛋白梯度（serum-ascites albumin gradient, SAAG）>11g/L 提示腹水由肝硬化门静脉高压所致。此时还应寻找是否存在导致腹水增加的原因如 SBP 等。检查内容包括:腹水的性质,如颜色、比重、蛋白含量、细胞分类以及腺苷脱氨酶（ADA）、血与腹水 LDH 比值、细菌培养和内毒素测定。腹水培养应在床旁进行,使用血培养瓶,包括需氧、厌氧两种。每个培养瓶接种的腹水至少 10ml。

（五）诊断

肝硬化诊断的主要依据：

（1）病史：以了解肝硬化病因。应详细询问肝炎史、饮酒史、药物史、输血史、社交史及家族性遗传疾病史。

（2）症状、体征：根据上述临床表现逐条对患者进行检查，确定是否存在门脉高压和肝功能障碍表现。

（3）肝功能试验：血清白蛋白降低，胆红素升高，凝血酶原时间延长提示肝功能失代偿，定量肝功能试验也有助于诊断。

（4）影像学检查：B超、CT有助于本病诊断。

完整的诊断应包括病因、病理、功能和并发症4个部分。

1. 病因诊断

明确肝硬化的病因对于估计患者预后及进行治疗密切相关。根据上述各种病因作相关检查以排除及确定病因诊断，如应检测病毒性肝炎标志物排除由肝炎引起的肝硬化，怀疑Wilson病应由眼科检查K-F环，测定血清铜蓝蛋白、尿铜、血铜等。

2. 病理诊断

肝活检可明确诊断及病理分类，特别在有引起肝硬化的病因暴露史，又有肝脾大但无其他临床表现。肝功能试验正常的代偿期患者，肝活检常可明确诊断。

3. 肝脏储备功能诊断

可用Child-Pugh分级来评定（见表3-2）。

表3-2　肝硬化患者Child-Pugh分级标准

临床和生化指标	分　　数		
	1	2	3
肝性脑病/级	无	1～2	3～4
腹腔积液	无	轻度	中重度
胆红素/(μmol/l)	<34	34～51	>51
白蛋白/(g/l)	>35	28～35	<28
凝血酶原时间（INR）	<1.3	1.3～1.5	>1.5
凝血酶原时间较正常延长/s	1～3	4～6	>6

注：PBC：胆红素(μmol/l)17～68,1分；68～170,2分；>170,3分。

总分：A级≤6分；B级7～9分；C级≥10分。

4. 并发症

包括食管胃静脉破裂出血、感染、肝肾综合征、原发性肝癌、肝性脑病、肝肺综合征、肝硬化性心肌病等。

（六）治疗

1. 治疗原则

肝硬化治疗应该是综合性的，首先针对病因进行治疗，如酒精性肝硬化患者必须戒酒，HBV 复制活跃者须行抗病毒治疗，忌用对肝脏有损害的药物。晚期主要针对并发症治疗。

2. 一般治疗

（1）休息。代偿期患者可参加轻工作，失代偿期尤其出现并发症患者应卧床休息。由于直立体位激活 RAAS 及交感神经系统引起肾小球滤过减少和钠潴留。因此，对于肝硬化腹水的住院患者卧床休息有一定益处。

（2）饮食。肝硬化是一种慢性消耗性疾病，目前已证实营养疗法对于肝硬化患者特别是营养不良者降低病残率及病死率有作用。没有并发症的肝硬化患者的饮食热量为 $126\sim168kJ/(kg \cdot d)$，蛋白质 $1\sim1.5g/(kg \cdot d)$，营养不良者摄入热量为 $168\sim210kJ/(kg \cdot d)$，蛋白质 $1\sim1.8g/(kg \cdot d)$。应给予高维生素、易消化的食物，严禁饮酒。可食瘦肉、河鱼、豆制品、牛奶、豆浆、蔬菜和水果。盐和水的摄入应根据患者水及电解质情况进行调整，食管静脉曲张者应禁食坚硬粗糙食物。

3. 药物治疗

（1）抗病毒治疗。代偿期乙肝肝硬化患者 HBeAg 阳性者的治疗指征为不论 ALT 是否升高，HBV DNA$\geqslant10^4$ 拷贝/ml，HBeAg 阴性者为 HBV DNA$\geqslant10^3$ 拷贝/ml；对于 HBV DNA 可检测到但未达到上述水平者，如有疾病活动或进展的证据且无其他原因可解释，在知情同意情况下亦可开始抗病毒治疗。治疗后可以延缓或降低肝功能失代偿和肝癌的发生。对于失代偿期肝硬化患者，只要能检出 HBV DNA，不论 ALT 或 AST 是否升高，建议在知情同意的基础上，及时应用核苷（酸）类药物抗病毒治疗，以改善肝功能并延缓或减少肝移植的需求。抗病毒治疗并不能改变终末期肝硬化的最终结局，进展期失代偿患者治疗 3 个月后如果 Child-Pugh 评分$\geqslant11$ 或 MELD 评分$\geqslant17.5$，须进行肝移植的评估。

（2）抗纤维化药物。迄今尚无有力的循证证据推荐能有效地逆转肝纤维化的方法。有报道活血化瘀软坚的中药如丹参、桃仁提取物、虫草菌丝以及丹参、黄芪的复方制剂或 IFN-γ 和 α 用于早期肝硬化治疗，有一定的抗纤维化作用。

4. 腹水

腹水患者的治疗主要是减轻由于腹水或下肢水肿给患者带来的不适并防止腹水引起的并发症，如 SBP、脐疝的破裂以及进一步发展为肝肾综合征。因此，主要目的是减少腹水以及预防复发。应测定体重、血清电解质、肾功能及 24h 尿钠/尿钾排出量，以指导治疗。

腹水的一线治疗方案是限钠加利尿药,90%以上的腹水有效。对有轻度钠潴留者钠的摄入量限制在 5.0g 食盐可达到钠的负平衡。轻中度腹水在限钠饮食和卧床休息后可自行消失。稀释性低钠血症(<130mmol/L)患者,应限制水的摄入(800~1000ml/d)。经限钠饮食和卧床休息腹水仍不消退者须应用利尿药。首选螺内酯,开始时 60~100mg/d,根据利尿反应(称体重、记尿量)每 4~5 天增加60~100mg/d,直到最大剂量 400mg/d。可以合用速尿,起始剂量 20~40mg/d,可增加到 160mg/d。利尿药的使用应每天 1 次顿服,效果优于分次服用,并从小剂量开始。不良反应有水及电解质紊乱、肾功能恶化、体重减轻过度、肝性脑病、男性乳房发育等。

二线治疗方案包括治疗性放腹水、TIPS 以及肝移植,用于顽固性腹水的治疗。

5. 并发症的治疗

肝硬化的并发症包括食管胃静脉破裂出血、感染、肝肾综合征、原发性肝癌、肝性脑病、肝肺综合征、肝硬化性心肌病等,需根据具体病症进行针对性治疗。

(七) 上转条件

对于疑似肝硬化而未能确诊者、顽固性腹水以及有并发症的患者,应转至上级医院进一步治疗。

(八) 下转条件

病情稳定、治疗有效的轻症患者,可在下级医院随访。

第十四节　肝脓肿

(一) 定义

肝脓肿(liver abscess)是指肝实质内单发或多发的脓性物积聚,大多是细菌性、阿米巴性或混合性脓肿,是消化系统常见严重疾病。细菌性肝脓肿是指化脓性细菌侵入肝脏,造成局部肝组织炎症,坏死、液化,脓液积聚而形成的肝内化脓性感染。本章节将重点介绍细菌性肝脓肿。

(二) 病因和发病机制

细菌性肝脓肿多继发于体内其他感染,发病率没有明显的性别、种族或地理差异,多发于 50~70 岁,最常见于胆道感染(尤其是由胆道手术、胆管结石、恶性肿瘤、蛔虫梗阻所致感染)的病原菌侵入肝脏或身体其他脏器感染所致菌血症。细菌经肠系膜循环入门静脉侵入肝脏,其中以阑尾炎、憩室炎最常见。炎症性肠病(尤其是克罗恩病)也是肝脓肿的危险因素。未经治疗的口腔细菌感染和细菌性心内膜炎所致菌血症同样容易发展为细菌性肝脓肿,而钝性或穿透性肝损伤和邻近器官脓肿扩大至肝脏引起肝脓肿则较为少见。近年来糖尿病亦成为肝脓肿的易患因素。

（三）临床表现

细菌性肝脓肿的症状都是非特异性的。临床上常见高热，全身乏力，食欲缺乏，体重减轻。也有 5%～20% 的患者无发热症状。约 50% 的患者有肝区疼痛。约 1/3 的患者有恶心呕吐。少数患者可有黄疸，除非继发于胆道感染，否则一般出现较迟体格检查发现肝大、压痛、肝区叩痛。

（四）辅助检查

1. 实验室检查

白细胞计数明显升高，核左移或有中毒颗粒。部分有贫血。大部分患者有血沉增快，部分患者可出现肝酶增高。

2. 影像学检查

（1）X 线检查。右叶肝脓肿可有右侧膈肌升高，活动减少；并发脓胸或支气管胸膜瘘者，肋膈角消失并有肺内阴影。

（2）B 超。B 超常作为该病诊断的首选。脓肿前期，病灶为不均匀、边界不清楚的低回声区，周围组织水肿可产生较宽的声圈。肝脓肿液化后，表现为边缘清楚的无回声区，壁厚。脓腔内可随液化程度形成不同的回声表现。

（3）CT 检查。平扫时，脓腔为单发或多发低密度区，巨大脓腔的内壁不规则。病灶边界多数不清楚，脓肿壁呈稍高于脓腔、低于正常肝的环形带。增强扫描后，脓肿壁可呈单环、双环甚至三环，由外到内分别为水肿、纤维肉芽组织和炎性坏死组织的病理结构。

（五）诊断

感染性疾病（尤其是胆道感染、菌血症者）出现高热、肝区疼痛及肝区叩击痛、肝大并触痛着，应高度怀疑。结合腹部 B 超、CT 诊断多不困难，B 超、CT 可检出 >2cm 的脓肿病灶，而 MRI 可检出 <2cm 的脓肿病灶。肝穿刺抽到脓液即可确诊。

（六）治疗

1. 药物

一旦考虑为细菌性肝脓肿，需尽早使用抗生素治疗。对于脓肿直径 ≤3cm 及散在小脓肿、脓肿早期且尚未完全液化、局部中毒症状轻者，选择应用能覆盖 G^+ 及 G^- 细菌的大剂量广谱抗生素，而该病多合并有厌氧菌感染，应加用抗厌氧菌药物。遵循足量、全程的用药原则，防止耐药菌株的产生。同时对合并糖尿病患者应及时用药物控制血糖。

2. B超引导下经皮肝穿刺抽脓或置管引流术

随着影像技术的广泛应用,国内外学者把 B 超引导下经皮肝穿刺抽脓或置管引流术作为治疗细菌性肝脓肿的首选方案。指征为:①保守治疗效果不佳;②脓肿液化明显,脓肿壁已形成;③脓肿直径 3～5cm,经反复穿刺抽脓即可获得理想疗效;对于直径≥5cm,若脓液多不易抽净,建议行置管引流;对于脓腔≥10cm,有学者建议在 B 超引导下从不同部位向同一脓腔分别置入 2 根引流管以便充分引流;④凝血功能正常,全身状况差不能耐受开腹手术者。

3. 外科手术

虽然 B 超引导下经皮肝穿刺抽脓或置管引流术已成为治疗细菌性肝脓肿的主要手段,但仍无法取代外科手术治疗。其手术指征为:①经皮肝穿刺抽脓或引流效果不佳;②脓肿直径≥5cm 合并中毒症状重者;③脓肿破溃或有破溃可能者;④特殊部位脓肿(如尾状叶、膈顶部及左外叶的脓肿);⑤伴有胆道疾病(胆石症、肝硬化、胆道出血等)需手术治疗者;⑥合并由肝硬化及腹水者;⑦不能很好地配合穿刺者。

(七) 上转条件

保守治疗效果不佳、中毒症状明显、需要 B 超引导下经皮肝穿刺抽脓或置管引流术或外科手术者。

(八) 下转条件

脓肿直径<3cm,中毒症状不明显,抗生素治疗有效者,可在下级医院继续治疗。

第十五节 急性胆囊炎

(一) 定义

急性胆囊炎(acute cholecystitis)是由于胆囊管阻塞和细菌侵袭而引起的胆囊炎症。胆囊炎是一种常见病。在我国,据文献报道,位居急症腹部外科疾患的第 2 位,仅次于急性阑尾炎,较急性肠梗阻和溃疡病穿孔为多见。近 10 余年来,随着 B 超的普及和广泛应用,为胆囊炎及胆道疾患的检出和诊断提供了一种无创检查的有力工具,明显提高了胆道疾患的检出率与准确性。

(二) 病因和发病机制

1. 胆汁滞留

这是引起急性胆囊炎的一个先驱的、基本的因素,其原因大致可分为两类。

(1) 机械性梗阻。一般认为急性胆囊炎患者90%以上有结石嵌顿于胆囊颈或胆囊管,导致胆汁滞留。胆囊管与胆总管连接部亦可因角度较小,胆囊管本身过于曲折、畸形,或异常血管、周围炎症粘连、蛔虫钻入,以及肿大淋巴结压迫等造成梗阻和胆汁滞留。

(2) 功能性障碍。研究证实,胆道肌肉、神经功能紊乱,胆囊的正常排空活动受阻,可造成一时性的胆汁滞留。当腹内脏器有病变时,如胃、十二指肠溃疡、慢性阑尾炎或肾周围炎等,内脏神经受到病理性刺激冲动传至大脑皮质,引起皮质的功能紊乱,从而反射性地导致胆囊管括约肌和十二指肠乳头括约肌功能紊乱而造成痉挛,致使整个胆道系统胆汁滞留。胆囊内长期胆汁滞留和浓缩,可刺激胆囊黏膜,引起炎性病变,加上细菌感染,即可形成急性胆囊炎。

2. 细菌感染

引起急性胆囊炎的细菌大约 70% 为大肠埃希菌,其他的有克雷伯杆菌、梭状芽胞杆菌、葡萄球菌、伤寒沙门菌、副伤寒沙门菌、链球菌,还有肺炎球菌等。约 50% 的急性胆囊炎患者胆汁细菌培养阳性。细菌入侵的路径一般多经胆汁或淋巴管,有时也可以经肠道逆行入胆道或血源性播散。总之,细菌到达胆囊的路径很多。

3. 其他原因

临床上有少数病例既无胆汁滞留亦无细菌感染而为其他的原因。主要见于创伤和胰液反流。创伤包括外科手术、灼伤等可导致急性胆囊炎。在创伤时,由于疼痛、发热、脱水、情绪紧张等可使胆汁黏稠度增加,排空减慢。此外,当胰、胆管共通管梗阻时,反流胰液中的胰蛋白酶被胆汁激活,与胆汁酸结合,也可激活磷酸脂酶,使卵磷脂转为溶血卵磷脂,这两者作用于胆囊壁,产生损害。

(三) 临床表现

1. 症状

(1) 疼痛。它为最主要症状。病初时疼痛多局限于上腹部剑突下,较轻,呈持续性,以后疼痛逐渐加剧,转至右上腹部,为持续性伴阵发性加重,约半数病例可伴右肩背部或右腰部放散痛。如伴有胆石症,则疼痛程度更为严重,阵发亦更明显;若疼痛较剧,呼吸可受抑制,表现为浅而快。

(2) 恶心、呕吐。约半数患者有恶心,1/3 以上有呕吐。实验证明,单纯胆囊扩张并不引起呕吐,而胆总管扩张者常有呕吐;若症状甚剧,应考虑胆囊管或胆总管结石存在之可能。

(3) 发热。患者常有发热,一般在 38～39℃,热度高低与炎症范围及严重程度有关。寒战和高热较少见,若有此现象多表示已并有胆总管炎或上行性肝管炎。

2. 体征

患者常呈急性病容,疼痛加剧时更有烦躁不安现象。脉搏随体温升高而略加快,阵发性疼痛加剧时,可有阵发性加快。

(1)压痛、肌卫。右上腹胆囊区有明显的压痛、肌紧张及右季肋部叩击痛。如检查者站在患者右侧,用左手大拇指置于胆囊区,其余各指放在肋骨上,让患者做深呼吸使肝脏下移,则因拇指触及胆囊而使疼痛加剧,患者有突然屏息呼吸的现象,称为 Murphy 征。有时可见压痛区皮肤水肿,若局部肌肉强直,须考虑有胆囊坏死及穿孔的可能。

(2)肿块。15%~30%的患者右上腹可扪及肿块,系由发炎和肿大的胆囊与邻近网膜粘连所引起。扪及肿块多在起病48h后,其位置、大小和触痛程度则随病情程度的变化而不同。

(3)黄疸。20%~25%的患者出现黄疸,但多为轻度或隐性黄疸,系因伴胆总管结石、炎症、Oddi 括约肌痉挛,引致肝细胞损害所致。

(4)腹胀。少数患者有腹部胀气,严重者还可出现肠麻痹。

(四)辅助检查

1. 实验室检查

(1)血常规。约80%患者白细胞计数增高,平均在$(10\sim15)\times10^9/L$。其升高的程度和病变严重程度及有无并发症有关。若白细胞总数在$20\times10^9/L$以上时,应考虑有胆囊坏死或穿孔存在。

(2)血清总胆红素。临床上约10%患者有黄疸,单纯急性胆囊炎患者血清总胆红素一般不超过$34\mu mol/L$,若超过$85.5\mu mol/L$时应考虑有胆总管结石并存;当合并有急性胰腺炎时,血、尿淀粉酶含量亦增高。

(3)血清转氨酶。40%左右的患者血清转氨酶增高,但多数在400IU以下,很少高达急性肝炎时所增高的水平。

2. 影像学检查

(1)B超。它是急性胆囊炎快速简便的非创伤检查手段。其主要声像图特征为:①胆囊的长径和宽径可正常或稍大,由于张力增高常呈椭圆形;②胆囊壁增厚,轮廓模糊;有时多数呈双环状,其厚度大于3mm;③胆囊内容物透声性降低,出现雾状散在的回声光点;④胆囊下缘的增强效应减弱或消失。

(2)X线检查。近20%的急性胆囊结石可以在X线平片中显影,化脓性胆囊炎或胆囊积液也可显示出肿大的胆囊或炎性组织包块阴影。

(3)CT检查。B超检查有时能替代CT,但有并发症而不能确诊的患者必须行CT检查。CT可显示增厚超过3mm胆囊壁。若胆囊结石嵌顿于胆囊管导致胆囊显著增大,胆囊浆膜下层周围组织和脂肪因继发性水肿而呈低密度环。胆囊穿孔可见胆囊窝部呈液平脓肿,如胆囊壁或胆囊内显有气泡,提示"气肿性胆囊炎"。

这种患者胆囊往往已坏疽,增强扫描时,炎性胆囊壁密度明显增强。

(4) 静脉胆道造影。对难诊断的急性胆囊炎,血清胆红素如果在 $51\mu mol/L$ (3mg/dl)以内,肝功能无严重损害,可在入院后 24h 内做静脉胆道造影。如果胆管及胆囊均显影,可以排除急性胆囊炎;仅胆囊延迟显影者,也可排除急性胆囊炎。胆管显影而胆囊经过 4h 后仍不显影,可诊断为急性胆囊炎。胆囊胆管均不显影者,其中大多是急性胆囊炎。目前由于超声显像已成为胆系疾病的首选检查方法,口服及静脉胆道造影已很少用。

(5) 放射性核素显像。[131]静脉注射 I-玫瑰红或[99m]Tc-二甲基亚氨二醋酸(^{99m}Tc-HIDA)后进行肝及胆囊扫描,一般在注射后 90min 内胆囊如无放射性,提示胆囊管不通,大都是急性胆囊炎所致。本法安全可靠,阳性率较高,故有报告[99m]Tc-HIDA 闪烁可作为急性胆囊炎的首选检查法。

(五) 诊断

对有右上腹突发性疼痛,并向右肩背部放射,伴有发热、恶心、呕吐,体检右上腹压痛和肌卫,Murphy 征阳性,白细胞计数增高,B 超示胆囊壁水肿,即可确诊为本病,如以往有胆绞痛病史,则可有助于确诊。需要指出的是,15%～20%的病例其临床表现较轻,或症状发生后随即有所缓解,但实际病情仍在进展时,可增加诊断上的困难。

(六) 治疗

目前认为急性胆囊炎的治疗须个体化,大多数病例,经内科治疗后情况可改善,也可予以中西医结合治疗。一般除坏疽性胆囊炎或穿孔之外,不考虑紧急手术,需手术亦应术前作好充分准备,纠正水电解质失衡。

1. 内科治疗

卧床休息、禁食,胃肠减压、减少胆汁和胰液分泌;解痉止痛(常用的药物有阿托品、山莨菪碱(654-2));静脉补充足够热卡,纠正脱水和电解质紊乱;应选择适当的抗生素,种类和剂量根据病情,年龄等因素而定,一般多首选针对革兰阴性杆菌及厌氧菌的抗生素,常用者有氨苄西林、庆大霉素、阿米卡星或舒他西林(舒安西林)等;对厌氧菌,一般用甲硝唑(灭滴灵),也可用克林霉素(氯林可霉素)。此外尚可选用头孢菌素类。

2. 外科治疗

急性胆囊炎患者何时进行手术的意见尚有分歧,有些主张急性期立即手术,有些主张延迟手术时间。据统计,约 2/3 的患者经非手术治疗后症状缓解,另外 1/3 的患者病情加重或出现并发症,因此,对急性胆囊炎手术治疗的重要问题是手术时机的选择。下列情况可视为手术治疗的指征:

（1）初发的急性胆囊炎,应先在严密观察下进行内科治疗,24～36h后如患者体温继续升高,局部体征无明显改善,白细胞计数继续上升,宜立即手术。

（2）曾经用非手术疗法"治愈"后又有反复发作的病例。对于内科治疗病情缓解后,多数学者主张较早期手术,除非患者有反指征。这一疗法兼有紧急手术和延迟手术的优点。

（3）患者来院时发病时间较长、局部体征严重,如胆囊明显肿大,腹壁广泛强直,反跳痛明显,胆囊有坏疽、穿孔等并发症迹象者,也须考虑即行手术治疗。

（七）上转条件

药物保守治疗后患者症状无缓解或进行性加重,中毒症状明显以及疑似有胆囊坏疽、穿孔等并发症者,应转至上级医院进一步治疗。

（八）下转条件

药物保守治疗有效的单纯型胆囊炎患者可在下级医院继续治疗。

第十六节　慢性胆囊炎

（一）定义

慢性胆囊炎(chronic cholecystitis)是指胆囊慢性炎症性病变,大多为慢性结石性胆囊炎,占85%～95%,少数为非结石性胆囊炎,如伤寒带菌者。本病可由急性胆囊炎反复发作迁延而来,也可慢性起病。临床表现无特异性,常见的是右上腹部或心窝部隐痛,食后饱胀不适,嗳气,进食油腻食物后可有恶心,偶有呕吐。在老年人可无临床症状,称无症状性胆囊炎。

（二）病因和发病机制

1. 慢性结石性胆囊炎

慢性胆囊炎由于结缔组织增生和组织水肿使胆囊壁增厚,全层间有淋巴细胞浸润,胆囊内含黏液性物,可见沉淀物、胆沙或结石;重者肌层为纤维组织所代替,胆囊壁瘢痕化,胆囊管被纤维性肿块梗阻。其胆汁的细菌培养往往阴性。

2. 慢性非结石性胆囊炎

（1）代谢紊乱。由于胆固醇代谢的紊乱,致胆固醇酯沉积于胆囊黏膜而引起轻度炎症,其中约有半数可有胆固醇结石的形成。胆囊外观多无明显异常,囊壁可稍增厚,色泽稍显苍白;胆囊黏膜明显充血肥厚,黏膜上有无数黄白色的胆固醇酯沉淀,形如草莓,故本病亦称"草莓胆囊"。

（2）感染。细菌可来自肠道和胆道,上行至胆囊;在败血症时,细菌可经血液或淋巴途径到达胆囊。约1/3患者的胆汁培养有细菌生长。慢性胆囊炎亦可由于病毒感染引起,约 15%的患者既往有肝炎史。真菌、寄生虫感染亦可导致慢性胆囊炎。

(3) 运动功能障碍。胆道运动和(或)十二指肠乳头括约肌功能障碍可逐渐演变为器质性病变。又如,迷走神经切断术后,胆囊张力和动力变异,排空时间延长,胆囊增大,渐渐出现胆囊壁纤维化、增厚伴慢性炎细胞浸润。

(4) 血管因素。由于胆囊壁血管病变可导致胆囊黏膜损害,胆囊浓缩功能减低或丧失,终致胆囊壁纤维化。

3. 伴有结石的慢性萎缩性胆囊炎

胆囊可正常大小或较小,甚至如拇指端大。胆囊壁增厚呈灰白色,囊腔结石可为一枚或多枚,甚或充满整个胆囊,黏膜呈细颗粒状或仍较光滑但有胆石印痕。胆囊底或体部可见憩室内含胆汁。镜下见胆囊黏膜扁平、萎缩且显著纤维化,肌层肥厚;炎细胞数少,只有少许淋巴浆细胞及巨噬细胞,也可见肉芽肿性异物巨细胞反应,巨细胞内有胆固醇结晶,胆囊壁血管可有闭塞性末梢动脉炎。瓷瓶样胆囊的胆囊癌发生率较高,有其病理意义。

4. 黄色肉芽肿样胆囊炎

病初时,由于急性胆囊炎和梗阻,胆汁通过溃疡面进入间质或破裂 Aschoff-Rokitanky(阿孝夫-罗基坦斯基)窦,吞噬集中在炎症的部位,消化脂质形成大、圆、苍白的黄色瘤细胞,导致局限性或弥漫性破坏性炎症。肉眼见胆囊壁有黄色肿块,胆囊壁增厚,并与邻近器官粘连;胆囊可有穿孔,与胃肠道形成瘘,外观难与胆囊癌区分。

(三) 临床表现

在不同患者可有甚大区别,且与实际的病理变化也常不一致。大多数患者合并有胆囊结石,过去多有胆绞痛发作史。患者症状可以明显地继急性胆囊炎首次发作后不断出现,也有发病隐匿,症状轻微,甚至诊断确定后才注意有症状存在。常见的有①消化不良,表现为上腹饱闷、不适、饱食后上腹不适;②对脂肪性食物不耐受;③右上腹痛,还常感右肩胛骨下或右腰部隐痛,有时和胆绞痛相仿;④体检除右上腹轻度触痛外,常无阳性体征。偶可扪及肿大的胆囊,亦可在第 8~10 胸椎右侧有压痛。

(四) 辅助检查

1. 实验室检查

十二指肠引流收集胆汁进行检查,可发现胆汁内有脓细胞、胆固醇结晶、胆红素钙沉淀、寄生虫卵等。胆汁培养可发现致病菌。

2. 影像学检查

(1) B 超检查。最有诊断价值,可显示胆囊大小、囊壁厚度、囊内结石和胆囊收缩情况。

（2）X 线检查。腹部 X 线平片可显示阳性结石、胆囊钙化及胆囊膨胀的征象；胆囊造影可显示结石、胆囊大小、形状、胆囊收缩和浓缩等征象。

（3）口服、静脉胆管造影。除可显示结石、胆囊大小、胆囊钙化、胆囊膨胀的征象外，还可观察胆总管形态及胆总管内结石、蛔虫、肿瘤等征象，对本病有很大诊断价值。有条件时以逆行胰胆管造影为好，不仅结果可靠，并可行十二指肠镜下治疗。

（五）诊断

根据患者病史、临床表现（多不典型）及 B 超检查可做出诊断。

（六）治疗

1. 内科治疗

（1）一般治疗。低脂饮食，可减少发病机会。

（2）解痉、镇痛。一般情况下可给予 33％硫酸镁 10～30ml 口服利胆，或单用抗胆碱能药物，如阿托品 0.5mg，或山莨菪碱 10mg 肌内注射解除 Oddi 括约肌痉挛。

（3）驱虫治疗。如十二指肠引流物发现有梨形鞭毛虫或华支睾吸虫感染者，应进行驱虫治疗。

（4）溶石疗法。口服熊去氧胆酸、鹅去氧胆酸溶石，但疗效不肯定。近年来，通过逆行胰胆管造影放置鼻胆管，鼻胆管内直接将溶石药物注入胆管及胆囊内，可提高疗效，但疗程较长，费用也较昂贵。

（5）抗菌治疗。对于感染性胆囊炎或其他类型胆囊炎合并细菌感染者，应给予抗生素抗感染治疗，抗生素应用方案与急性胆囊炎基本相同。

2. 外科治疗

一些非结石的慢性胆囊炎可通过饮食控制及内科治疗而维持不发病，但疗效不可靠。对伴有结石者，由于其反复急性发作的可能性大，且可引发一系列并发症，因而目前普遍认为手术仍是慢性胆囊炎的最佳治疗方案。有症状的患者，尤其是反复发作伴有胆囊结石的慢性胆囊炎患者，手术切除胆囊，根本去除感染病灶，防止一切并发症，是首选的治疗方案。对临床症状轻微、不典型或诊断不确定的患者，手术切除胆囊疗效可能较差，所以手术时应注意适应证的选择。对于全身情况较差而不利于手术的患者，应先给予积极的内科治疗，待全身情况好转后再行手术治疗。

3. 内镜治疗

（1）腹腔镜下胆囊切除术。对于与周围组织无明显粘连的慢性胆囊炎或合并胆囊结石的胆囊炎,尤其是全身一般情况不宜实施普通外科手术者,可通过该方案切除胆囊。

(2) 十二指肠镜下 Oddi 括约肌切开术。对于伴有胆管结石的慢性胆囊炎患者,有条件的情况下必须在手术前作 ERCP 及乳头括约肌切开取石术,再根据情况决定是否手术切除胆囊。

(七) 上转条件

慢性胆囊炎有急性发作时,上转条件见急性胆囊炎。

(八) 下转条件

病情稳定,无急性发作的患者,可在下级医院继续治疗。

第十七节 急性阑尾炎

(一) 定义

急性阑尾炎(acute appendicitis)即阑尾的急性化脓性感染,是急腹症中最常见的病因(约占 1/4),是腹部外科常见病。根据急性阑尾炎的病理变化过程,急性阑尾炎可分急性单纯阑尾炎、急性化脓性阑尾炎、坏疽性及穿孔性阑尾炎和阑尾周围脓肿 4 种。

(二)病因和发病机制

1. 阑尾管腔阻塞

这是急性阑尾炎最常见的病因。导致阑尾管腔阻塞的原因包括以下几个方面:

(1) 淋巴小结明显增生,约占 60%,多见于年轻人。

(2) 粪石,约占 35%。停留于阑尾腔内的粪块,水分被吸收后遂成粪石,可致阑尾梗阻,同时使受压处的阑尾黏膜缺血、坏死,有利细菌入侵。而胃肠功能紊乱,引起阑尾肌肉、血管反射性痉挛,所致的阑尾腔狭窄和管壁血运障碍,更促使阑尾炎易发生。

(3) 异物、炎性狭窄、食物残渣、蛔虫、肿瘤等,较少见。

(4) 阑尾管腔细,开口狭小;系膜短,使阑尾卷曲。

2. 细菌入侵

阑尾管腔阻塞后,细菌繁殖并分泌内毒素和外毒素,损伤黏膜上皮,产生溃疡,细菌经溃疡面进入阑尾肌层;也可因肠道炎性疾病蔓延至阑尾。致病菌多为肠道内的各种革兰阴性杆菌和厌氧菌。

3. 神经反射

各种原因所致的胃和肠道功能紊乱,均可反射性引起阑尾环形肌和阑尾动脉的痉挛性收缩。

4. 诱因

精神紧张、生活环境改变、饮食失调、寄生虫以及各种引起机体抗病力低下的因素均可成为本病的诱发因素。

(三) 临床表现

1. 症状

(1) 腹痛。典型的腹痛发作始于上腹,逐渐移向脐部,数小时(6~8h)后转移并局限在右下腹。此过程的时间长短取决于病变发展的程度和阑尾位置。约70%~80%的患者具有这种典型的转移性腹痛的特点。部分病例发病开始即出现右下腹痛。腹痛呈持续性。不同类型的阑尾炎其腹痛也有差异,如单纯性阑尾炎表现为轻度隐痛;化脓性阑尾炎呈阵发性胀痛和剧痛;坏疽性阑尾炎呈持续性剧烈腹痛;穿孔性阑尾炎因阑尾腔压力骤减,腹痛可暂时减轻,但出现腹膜炎后,腹痛又会持续加剧。不同位置的阑尾炎,其腹痛部位也有区别,如盲肠后位阑尾炎疼痛在侧腰部,盆位阑尾炎腹痛在耻骨上区,肝下区阑尾炎可引起右上腹痛,极少数左下腹部阑尾炎呈左下腹痛。

(2) 胃肠道症状。食欲缺乏、恶心、呕吐、乏力、发烧、排便次数增多。如果阑尾炎化脓还会出现里急后重的症状。阑尾炎引起腹膜炎会导致肠麻痹,出现腹胀,整个腹部都有压痛,特别是抬手后跳痛(称反跳痛),腹肌紧张呈板状。

(3) 全身症状。早期患者多有轻度体温升高,多数体温低于39℃。化脓性或坏疽性阑尾炎早期或发生弥漫性腹膜炎时,体温可达39℃以上。若炎症局限或形成脓肿,体温反而降低至38℃左右。寒战多不明显,但部分坏疽性阑尾炎穿孔所致弥漫性腹膜炎或门静脉炎时多伴有寒战。部分患者出现头痛、乏力,也可因炎症刺激膀胱而出现尿频、尿急。若脓肿溃破腹壁则形成腹壁窦道。阑尾炎引起的腹膜炎症或周围脓肿可出现腹胀,甚至肠梗阻症状。

2. 体征

(1) 右下腹压痛。这是急性阑尾炎常见的重要体征。压痛点通常在麦氏点,可随阑尾位置变异而改变,但压痛点始终在一个固定的位置上。当炎症扩散至阑尾以外时,压痛范围也随之扩大,但仍以阑尾部位压痛最为明显。

(2) 腹膜刺激征象。腹肌紧张、反跳痛和肠鸣音减弱或消失等,是腹膜壁层受到炎性刺激后所出现的一种防御性反应,常提示阑尾炎已发展到化脓、坏疽或穿孔的阶段。

（四）辅助检查

1. 实验室检查

（1）血常规。急性阑尾炎患者白细胞计数增多，约占患者的90%，是临床诊断中重要依据。一般在$(10\sim15)\times10^9$/L。随着炎症加重，白细胞数随之增加，甚至可超过20×10^9/L。但年老体弱或免疫功能低下的患者，白细胞数不一定增多。与白细胞数增多的同时，中性多形核细胞数也有增高（约80%）。二者往往同时出现，但也有仅中性多形核细胞比数明显增高（>80%），具有同样重要的意义。当病情正在发展，症状恶化，已经增多的白细胞数突然降低，往往是脓毒血症的表现，属于危象，应予重视。

（2）尿常规。急性阑尾炎患者的尿液检查并无特殊，但为排除类似阑尾炎症状的泌尿系统疾病，如输尿管结石，常规检查尿液仍属必要。偶有阑尾远端炎症并与输尿管或膀胱相粘连，尿中也可出现少量红、白细胞，不应与结石相混淆。

2. 影像学检查

（1）腹部 X 线平片。无并发症的急性阑尾炎，其 X 线平片可能完全正常，无诊断意义。在并发有局限或弥漫性腹膜炎时，则可发现有：①右下腹盲肠和回肠末端部位肠腔积气和液气平面；②腰椎侧弯和右腰大肌阴影模糊；③有时可见阑尾粪石；④右下腹软组织块影，由周围充气肠曲衬托，边缘可以比较清晰；⑤穿孔所致气腹极为少见；⑥横结肠扩张等有助于诊断与排除输尿管结石、肠梗阻等其他可能，但特异性很差。

（2）CT 检查。正常阑尾仅偶见于 CT 检查时，炎症阑尾可显示阑尾周壁对称性增厚，管腔闭塞或充满脓液而扩张。有时可见盲肠周围脂肪模糊、密度增大，右腰大肌肿胀，特别容易发现阑尾周围脓肿，对有并发症者可见腹腔内多处脓肿，但CT 发现率仅 13%～60%，因此只有用于发现阑尾炎并发周围炎性肿块或脓肿时。虽然其敏感性高达 94%，特异性仅为 79%，可作为必要时的辅助诊断和排除与阑尾炎相混淆的腹部病变。

（3）超声检查。目前已被公认为急性阑尾炎诊断中的一项有价值的方法。阑尾充血水肿渗出在超声显示中呈低回声管状结构，较僵硬，其横切面呈同心圆似的靶样显影，直径≥7mm，是急性阑尾炎的典型图像。准确率高达 90%～96%，敏感性和特异性也均在 90% 左右。但坏疽性阑尾炎或炎症已扩散为腹膜炎时，大量腹腔渗液和肠麻痹胀气影响超声的显示率。超声检查可显示盲肠后阑尾炎，因为痉挛的盲肠作为透声窗而使阑尾显示。

（五）诊断

典型的急性阑尾炎诊断并不困难，根据恶心、呕吐、从中上腹到右下腹的转移性腹痛、右下腹或麦氏点压痛、血常规白细胞增高及全身中毒症状等即可确诊。应该注意的是小儿、老年人、妊娠期急性阑尾炎的诊断。小儿急性阑尾炎发病前常有上呼吸道感染或急性肠炎为诱因，恶心、呕吐明显，腹部广泛压痛，一般无明确的右下腹压痛点；全身中毒症状明显；阑尾穿孔率高；老年人痛觉和全身反应迟钝，腹痛和腹部压痛不能平行地反映病情的严重性；发热、血常规白细胞升高不明显；病情发展快，易并发阑尾穿孔和腹膜炎；妊娠期患者阑尾的位置向上、外后方移动，腹痛和腹部压痛点在右中腹和右腰部，肌肉紧张不明显。子宫增大将大网膜和小肠推向一侧，不利于炎症的局限化，一旦穿孔则容易发生弥漫性腹膜炎。

（六）治疗

目前公认急性阑尾炎的治疗方法为手术切除阑尾和处理其并发症。但是阑尾炎症的病理变化比较复杂，非手术治疗在急性阑尾炎治疗中仍有其地位，不应忽视。

1. 非手术治疗

当急性阑尾炎处在早期单纯性炎症阶段时，一旦炎症吸收消退，阑尾能恢复正常，也不再反复，因此阑尾不必切除，可采用非手术治疗，促使阑尾炎症及早消失。当急性阑尾炎诊断明确，有手术指征，但因患者周身情况或客观条件不允许，也可先采取非手术治疗，延缓手术。若急性阑尾炎已合并局限性腹膜炎，形成炎性肿块，也应采用非手术治疗，使炎性肿块吸收，再考虑择期阑尾切除。如炎性肿块转成脓肿，则应先行切开引流，以后再进行择期阑尾切除术。当急性阑尾炎诊断尚未肯定，需等待观察时，也可一边采用非手术治疗，一边观察其病情改变。此外，非手术治疗还可以作为阑尾手术前准备。总之，非手术治疗有其重要地位。非手术治疗包括卧床休息、禁食，给予水、电解质和热量的静脉输入等。

2. 抗生素应用

阑尾炎绝大多数属混合感染，目前常采用头孢菌素或其他新型 β-内酰胺类抗生素与甲硝唑联合。其优点为抗菌谱更广，抗耐药菌力更强，而毒性、不良反应则更少。对轻型急性阑尾炎，抗生素应用近似预防性质，可选用一般抗生素短时间应用。只有对炎症严重的患者才适合正规治疗性应用。重型阑尾炎（坏疽或穿孔性）目前主张采用第 3 代头孢菌素加甲硝唑联用或用亚胺培南能收到良好效果。

3. 手术治疗

原则上急性阑尾炎，除黏膜水肿型可以保守后痊愈外，都应采用阑尾切除手术治疗，去除病灶以达到：①迅速恢复；②防止并发症的发生；③对已出现并发症的阑尾炎也可以得到良好治疗效果；④去除以后有可能反复发作的病灶；⑤得到正确的病理结果。但是急性阑尾炎由于病情轻重、来院迟早、患者年龄及体质强弱等原因，情况极为复杂，更因很多疾病与阑尾炎有时难以鉴别，因此处理上应因病而异，决不应因"阑尾炎"手术小而草率从事。因手术操作不当而出现的各种并发症为5%~30%,病死率也在1%左右,如果再加上因错误诊断误行阑尾手术,加重原发疾病,则危险性更大。

手术适应证:①临床上诊断明确的急性阑尾炎、反复性阑尾炎和慢性阑尾炎;②非手术治疗失败的早期阑尾炎;③急性阑尾炎非手术治疗后形成的回盲部肿块;④阑尾周围脓肿切开引流愈合后;⑤其他阑尾不可逆性病变。对患者体质极差、有重度心肺等并发症者,则不宜行手术治疗。

(七) 上转条件

对于急性化脓性阑尾炎、坏疽性及穿孔性阑尾炎和阑尾周围脓肿需要手术治疗的患者,或者中毒症状严重、基础疾病多、一般情况差的患者,应转至上级医院进一步就诊。

(八) 下转条件

对于急性单纯阑尾炎、非手术治疗后腹痛缓解、血象下降的患者,可在下级医院密切随访观察。

第十八节 原发性肝癌

(一) 定义

原发性肝癌(primary carcinoma of the liver)是原发于肝脏的上皮恶性肿瘤,其中超过90%的肝癌为肝细胞癌,其余为胆管细胞型肝癌和混合型肝癌。

(二) 病因和发病机制

1. 病毒性肝炎

乙型肝炎病毒(HBV)及丙型肝炎病毒(HCV)和肝癌发生有关。在亚洲(日本除外),HBV感染是肝癌的主要发病因素。在原发性肝癌的患者中,有乙肝病毒感染背景者占80%以上。有HBV感染的人员发生肝癌的危险性较普通人群高5~100倍。其中HBsAg阳性者较阴性者危险性更高。在欧洲、北美以及日本,HCV感染是肝癌的主要发病因素。HCV抗体阳性的人群较阴性的人群患肝癌的危险性高15~20倍。其中伴有肝纤维化或肝硬化者发生肝癌的风险要显著高于无肝纤维化或肝硬化者。

2. 黄曲霉毒素

流行病学上黄曲霉毒素(aflatoxin B1,AFB1)与肝癌有密切的关系。在我国的东南沿海地区,气候温暖、潮湿,适宜于黄曲霉的生长,谷物中黄曲霉毒素的污染较为普遍,这些地区也是肝癌的高发地区。AFB1的摄入量与肝癌的病死率呈正相关。迄今为止，AFB1 是已知最强的致癌物，可使多种动物发生肝癌，但尚缺乏导致人肝癌的直接证据。一般认为，黄曲霉毒素污染进一步增加了 HBV 感染人群患肝癌的危险性。

3. 代谢因素

糖尿病患者较对照人群患肝癌的风险高 2.5 倍。西方研究提示，肥胖和非酒精性脂肪肝成为发达国家肝癌的重要发病原因，认为是美国肝癌发病率提高的重要原因。

4. 长期饮酒和吸烟

长期饮酒和吸烟可增加患肝癌的危险性，特别是增加 HBsAg 阳性患者患肝癌的危险性。

5. 其他

在我国的肝癌高发区，有肝癌的家族聚集现象，提示肝癌具有遗传的倾向，但这种观点尚待进一步研究证实。

（三）临床表现

1. 症状

肝癌通常没有特异的临床症状，要区分症状来自肝癌抑或肝炎或肝硬化十分困难。亚临床肝癌由于无任何肝癌症状，有些患者因此怀疑肝癌的诊断，从而耽搁了仍有希望根治的时机。即使有症状，也常为并发的肝炎、肝硬化所引起。肝癌由小变大，可出现肝区痛、纳差、腹胀、乏力、消瘦、腹部包块、发热、黄疸等，但这些大多已属中晚期症状，肝癌结节破裂可出现急性腹痛（内出血）。

（1）肝区痛。这是最常见。间歇或持续性、钝痛或胀痛，由癌肿迅速生长使包膜绷紧所致。肿瘤侵犯膈肌，疼痛可放射至右肩或右背。向右后下方生长的肿瘤可致右腰疼痛。突然发生的剧烈肝区疼痛或腹痛提示有癌结节的破裂出血，如有腹水、腹膜刺激征和休克的体征则提示向腹腔破溃。

（2）消化道症状。包括纳差、腹胀、腹泻、恶心等。常见者为腹胀和纳差。纳差常因合并的肝功能损害、肿瘤压迫胃肠道、腹水而引起腹胀或肿瘤产生的毒素等所致。这些症状同样可在肝炎、肝硬化时出现，故没有特异性。腹泻常因门静脉高压肠道黏膜水肿所引起。门静脉癌栓可加重已有的门静脉高压，这种腹泻常难以缓解，而且次数多。此外，由于机体抵抗力下降、肝病等而容易并发肠道感染。

（3）乏力、消瘦。可由恶性肿瘤的代谢产物与进食少等引起，严重者可出现恶病质。

（4）上腹部包块。较有意义，左叶肝癌患者常诉剑突下有肿块，较大的右叶肝癌右上腹可有肿块。

（5）发热。可因肿瘤坏死、合并感染以及肿瘤代谢产物引起。如无感染证据者称癌性发热,与感染不同,多不伴寒战,通常为 37.5～38℃,个别有高达 39～40℃者。

(6)黄疸。多为晚期表现,除肿瘤压迫肝胆管外,还可合并肝细胞性黄疸,亦可因胆管癌栓引起。

(7)出血倾向。由于有肝病背景,可出现牙龈出血或鼻出血。由于合并肝硬化门静脉高压,可出现上消化道出血,特别是食管静脉曲张破裂出血。出血少者表现为黑粪,量多者可表现为呕血。消化道大量出血也是肝癌患者死亡的一个重要原因。晚期肝癌也可并发弥散性血管内凝血。

(8)类癌综合征。由癌组织产生某些内分泌激素物质所引起,如低血糖症、红细胞增多症、类白血病反应、高钙血症及转移灶相关症状。

2. 体征

(1)肝大。进行性肝肿大为最常见的特征性体征之一。肝脏质地坚硬,表面及边缘不规则,常呈结节状,少数肿瘤深埋于肝实质内者则肝表面光滑,伴或不伴明显的压痛。肝右叶膈面癌肿可使右侧膈肌明显抬高。

(2)脾大。多见于合并肝硬化与门静脉高压的病例。门静脉或下腔静脉癌栓形成或肝癌压迫门静脉或下腔静脉也能引起充血性脾大。

(3)腹水。多因为合并肝硬化、门静脉高压、门静脉或下腔静脉癌栓所致。癌肿向肝表面浸润致局部破溃或凝血功能障碍可导致血性腹水。

(4)黄疸。癌肿广泛浸润可引起肝细胞性黄疸;如侵犯或压迫肝内胆管或肝门淋巴结压迫肝管可引起梗阻性黄疸。

(5)肝区血管杂音。由于肿瘤压迫肝内大血管或肿瘤本身血管丰富所致,较少见。

(6)肝区摩擦音。于肝区表面偶可闻及,提示肝包膜为肿瘤所侵犯。

(7)转移灶相应的体征。可有锁骨上淋巴结肿大,胸膜转移可出现胸腔积液。骨转移可见骨骼表面向外突出,有时可出现病理性骨折。脊髓转移压迫脊髓神经可表现截瘫,颅内转移可出现偏瘫等神经病理性体征。

(四)辅助检查

1. 血清学

(1)AFP。这是当前诊断肝细胞癌最特异的标志物。AFP 是胎儿时期肝脏合成的一种胚胎蛋白,当成人肝细胞恶变后又可重新获得这一功能。由于孕妇、新生儿及睾丸或卵巢的生殖腺胚胎癌亦可出现,AFP 对肝细胞肝癌仅有相对特异的诊断价值。因检测方法灵敏度的提高,在一部分肝炎、肝硬化及少数消化道癌如胃癌、结肠癌、胰腺癌等转移性肝癌亦可测得低浓度 AFP。故 AFP 检测结果必须联系临床才有诊断意义。

目前多采用放射免疫法（RIA）或 AFP 单克隆抗体酶免疫（EIA）快速测定法检测血清 AFP 含量，正常人血清中可微量，小于 20pg/L 水平。肝细胞癌增高者占 70%～90%。通常 AFP 浓度与肿瘤大小有相关，但个体差异较大，一般认为病理分化接近正常肝细胞或分化程度极低者 AFP 常较低或测不出。国外公认标准往往偏高，易于漏诊。我国重视中等和低浓度 AFP 增高的动态观察。临床实践中对 AFP 低浓度者常须结合影像诊断技术进行随访，有助于及早确立诊断。肝癌常发生在慢性活性肝病基础上故须加以鉴别。慢性肝炎，肝炎后硬化有 19.9%～44.6%患者 AFP 增高，浓度多在 25～200pg/L，良性肝病活动常先有丙转氨酶明显升高，AFP 呈相随或同步关系，先高后低，一般在 1～2 月内随病情好转，转氨酶下降，AFP 随之下降呈一过性。有时良好肝病活动 AFP 亦可呈反复波动、持续低浓度等动态变化，但必须警惕肝病活动的同时可能有早期癌存在。

（2）其他肝癌标志物的检测。近年来发现血清 AFP 阴性的原发性肝癌有增多趋势，因此，开发更新、更特异、更敏感的标志物已成为紧迫的课题，寻找癌胚特性的同工酶及异质体；寻找特异亚组成成分为当前肝癌血清标志物研究的方向。近年来，国内外报道对肝癌诊断具有较高价值的有：γ-GT 同工酶（GGTⅡ）、甲胎蛋白异质体（FucAFP）、异常凝血酶原、血清岩藻糖苷酶（AFu）、M2 型丙酮酸激酶（M2-PyK）、同工铁蛋白（AIF）、抗胰蛋白酶（AAT）、醛缩酶同工酶 A（ALD-A）等。

2. 影像诊断学检查

（1）B 超。以其显示实质软组织脏器病变的灵敏度高和对人体组织影响小两大特点以及费用低廉而广泛用于临床，随小肝癌逐渐增大超声显像显示内部回声由低回声向高回声、混合回声变化。直径小于 2cm 的肿瘤常见低回声结节型；2～3cm 者显示低回声与周围回声频率相同；3～5cm 者多为周围低回声；而 5cm 以上者多为高回声或混合回声。随肿瘤增大除上述多型性和多变性特点外，肝细胞癌尚具以下特征：① 声晕（Halo）具有清晰的肿瘤包膜，结节中心呈比较均匀高回声，而邻近包膜部位为一低回声暗环为声晕，是纤维包膜或解释为肿瘤周围血管。② 肿瘤中结节：在高回声型肿瘤区内具有不同回声的结节，提示肝细胞癌中生长的新瘤灶。超声显像在作肝癌定位外，并可显示门脉主干及其分枝内有否癌栓形成，了解肿块与大血管的解剖关系，有否癌肿播散及腹腔内淋巴结转移，对术前确定治疗方案，估计切除可能性及选择肝动脉栓塞适应证和术后监测复发均有重要价值。

近年来，彩色多普勒血流成像已广泛用于临床，除显示占位病变外，尚可显示测量进出肿瘤的血流，以鉴别占位病灶的血供情况，推测肿瘤性质。超声导引下穿刺活检和瘤内局部注射已广泛用于小肝癌的诊断和治疗。采用高分辨率的术中超声显像可精确定位以提高手术切除率。

（2）CT。最能反映肝脏病理形态表现，如病灶大小、形态、部位、数目及有无病灶内出血坏死等。从病灶边缘情况可了解其浸润性,从门脉血管的癌栓和受侵犯情况可了解其侵犯性,CT 被认为是补充超声显像估计病变范围的首选非侵入性诊断方法。肝癌 CT 平扫病灶一般为低密度,低于周围肝实质密度,部分病灶周围有一层更低密度的环影(晕圈征)。结节型边缘较清楚,巨块型和混合型边缘多模糊和部分清楚。增强后病灶和肝组织密度得到不到程度的提高,动态扫描早期增强图易于发现肿块直径小于 1cm 或 1~2cm 的卫星灶。

近年来新的 CT 机器不断更新,CT 检查技术的不断改进,尤其是血管造影与 CT 结合技术如肝动脉内插管直接注射造影剂作 CT 增强的 CTA(CT-Angiography)、于肠系膜上动脉或脾动脉注射造影剂于门静脉期行 CT 断层扫描(CTAP),以及血管造影时肝动脉内注入碘化油后间隔 2~3 周行 CT 平扫的 Lipiodol-CT,(Lp-CT)等方法,对小肝癌特别是 1cm 以的微小肝癌的检出率优于 CT 动态扫描。但上述多种方法中仍以 CT 平扫加增强列为常规,可疑病灶或微小肝癌选用 CTA 和 CTAP 为确诊的最有效方法。

(3) MRI。肝癌时 T1 和 T2 驰豫时间延长,半数以上病例 T1 加权图肿瘤表现为较周围肝组织低信号强度或等信号强度,而在 T1 加权图上均显示高信号强度。原发性肝癌 MRI 的特性表现:① 肿瘤的脂肪变性,T1 驰豫时间短,T1 加权图产生等或高信号,T2 加权图示不均匀的高信号强度,病灶边缘不清楚,而肝癌伴纤维化者 T1 驰豫时间长则产生低信号强度。② 肿瘤包膜存在,T1 加权图表现为肿瘤周围呈低信号强度环,T2 加权图显示包膜不满意。③ 肿瘤侵犯血管,MRI 优点是不用注射造影剂即可显示门静脉肝静脉分枝、血管的受压推移,癌栓时 T1 加权图为中等信号强度,T2 加权图呈高信号强度。④ 子结节在 T2 加权图为较正常肝实质高的信号强度。

(4) 血管造影。非损伤性方法如超声、CT、MRI 已能发现很多小肝癌。但血管造影在肝癌的诊断中仍占一定地位。目前国内外仍沿用 Seleinger 经皮穿刺激股动脉插管法行肝血管造影,以扭曲型导管超选择成功率最高。血管造影对肝癌检测力取决于病灶新生血管多少,多血管型肝癌即使 2cm 以下或更小亦易显示。近年来发展有数字减影血管造影(DSA),即利用电子计算机把图像的视频信号转换成数字信号,再将相减后的数据信号放大转移成视频信号,重建模拟图像输出,显示背景清晰,对比度增强的造影图像。肝血管造影检查的意义不仅在诊断,对鉴别诊断,在术前或治疗前估计病变范围,特别是了解肝内播散的子结节情况;血管解剖变异和重要血管的解剖关系以及门静脉浸润都可提供正确客观的信息。对手术切除可能性和彻底性以及决定合理的治疗方案也有重要价值。血管造影检查不列入常规检查项目,仅在上述非创伤性检查不能满意时方考虑应用。此外,血管造影不仅起诊断作用,有些不宜手术的患者可在造影时立即进行化疗栓塞或导入抗癌药物或其他生物免疫制剂等。

（5）肝组织活检或细胞学检查。近年来在实时超声或 CT 导引下活检或细针穿刺行组织学或细胞学检查，是目前获得 2cm 直径以下小肝癌确诊的有效方法。但近边缘的肝癌易引起肝癌破裂，此外，有针道转移的危险。

（五）诊断

1. 病史和体检

肝癌多发于男性，若既往有慢性病毒性肝炎史、酗酒史、非酒精性脂肪肝病史，可有慢性肝病或肝癌家族史，临床中了解有无肿瘤病史和治疗情况，近期有无肝区不适、疼痛、发热、黄疸、腹块、黑便、出血倾向、少尿、意识障碍等表现。查体时要注意肝硬化和门脉高压体征。

2. 辅助检查

根据血清学结果、影像学表现综合判断。

（六）治疗

早期发现和早期治疗是改善肝癌预后的最主要因素，而规范化的治疗是获得最佳治疗效果的保证。对于肝癌的规范化治疗，国际上有 BCLC 指南（同 AASLD 指南）、日本的 J-HCC 指南、亚洲肝癌诊治共识等。2011 年在卫生部的指导下，我国也制定了肝癌诊治规范。

总体而言，肝癌的治疗可分为根治性治疗和姑息治疗。根治性治疗包括肝脏移植、手术切除和局部消融治疗；姑息性治疗如肝动脉化疗栓塞、系统性化疗和分子靶向治疗、放射治疗、中医中药治疗等。西方的指南对于根治性治疗适应证限制比较严格，亚洲的指南相对较宽。

1. 治疗前评估

（1）肿瘤情况。依据上腹部增强 CT/MRI、胸部 CT、放射性核素骨扫描、头颅 CT、PET-CT。

（2）肝功能状态（Child-Pugh 评分）。依据总胆红素（TB）、白蛋白（A）、凝血酶原时间（PT）、有无肝性脑病及腹水。

（3）全身情况。依据 ECOG 评分。

（4）有无系统性合并症。如心肺功能、糖尿病等。

2. 治疗方案

（1）外科手术治疗。肝癌的外科治疗包括肝切除术和肝移植。肝切除术是传统的根治性治疗方法，5 年生存率在 50% 以上，目前仍为肝癌的首选治疗。在我国，肝癌切除术主要适用于肿瘤局限于一个肝叶或位于多个肝叶，术中肿瘤能完整切除者。肝功能状态是决定患者能否接受手术切除的重要因素。肝移植治疗除了可以完全切除肝癌外,还可治疗肝癌合并的肝硬化,特别适用于合并严重肝硬化的早期肝癌,治疗小肝癌可获得较好的效果。但是,由于肝癌容易发生肝内和远处转移,移植术后应用免疫抑制剂,如适应证选择不严格,术后容易复发。

(2) 肝动脉栓塞化疗(transcatheter hepatic arterial chemoembolization, TACE)。AASLD 指南认为 TACE 是无血管侵犯和肝外转移的多发肿瘤的有效治疗。传统的方法是在局部应用化疗药物的基础上,给予碘化油或明胶海绵进行肝动脉栓塞,近年来,有采用药物缓释微球或放射性铱 90 微球进行肝动脉栓塞化(放)疗。TACE 最主要的并发症时肝功能衰竭。

(3) 射频消融技术(radiofrequency ablation, RFA)包括射频(RFA)、微波(MWA)及无水酒精注射(PEI),在局部直接杀灭肿瘤。适应证为肿瘤直径≤5cm 的单发肿瘤或直径≤3cm 的 3 个以内多发结节,无血管、胆管侵犯或远处转移且 Child-Pugh A～B 级。主要并发症包括出血、周围脏器损伤和继发感染。

(4) 放疗。近年来采用立体定向放射治疗可是局部的放射剂量得以增加,提高了疗效,不良反应少。更有采用计算机断层技术与放射治疗结合的断层放射治疗(TOMO)治疗肝癌,使放射治疗应用更为广泛。适应证为肿瘤局限单位与重要解剖部位无法进行手术者,肿瘤压迫致胆道梗阻,胆道、门脉或下腔癌栓,远处转移灶。急性不良反应包括胃肠道反应、严重肝功能损害、骨髓抑制、放射性胃肠炎和肺炎。

(5) 分子靶向治疗。这是新的研究热点,目前多靶点抑制剂索拉非尼是有充分询证医学证据而证实有效的系统治疗药物,是远期转移或合并门静脉癌栓患者的主要治疗方法。

(6) 其他治疗。包括 α 干扰素、中医中药、淋巴因子诱导的杀伤细胞、肿瘤浸润淋巴细胞等过继细胞免疫治疗。

3. 治疗后评估

定期复查评估肿瘤情况、肝功能状态、全身情况及并发症等。

(七) 上转条件

凡疑似或确诊原发性肝癌的患者,原则上均应转至上级医院进一步诊治。

(八) 下转条件

肿瘤晚期、一般情况差、无法行上述治疗,或者无治疗意愿的患者,可在下级医院做舒缓治疗。

第十九节　急性胰腺炎

(一) 定义

急性胰腺炎(acute pancreatitis, AP)是胰腺的急性炎症和细胞损害过程,在不同程度上波及邻近组织和其他脏器系统,可分为轻症急性胰腺炎(mild acute pancreatitis,MAP)和重症急性胰腺炎(severe acute pancreatitis,SAP)。SAP 中病情极其凶险者又称爆发性胰腺炎(fulminate pancreatitis)。

(二)病因和发病机制

引起急性胰腺炎的病因甚多,存在地区差异。在我国半数以上由胆道疾病引起,在西方国家,除胆石症外,酗酒亦为主要原因。

1. 胆道系统疾病

正常情况下,胆总管和胰管共同开口于 Vater 壶腹者占 80%,汇合后进入十二指肠,这段共同管道长约 2~5mm,在此"共同通道"内或 Oddis 括约肌处有结石、胆道蛔虫、发生炎症、水肿痉挛,造成阻塞,胆囊收缩,胆管内压力超过胰管内压力时,胆汁便可反流到胰管内激活胰酶原引起自身消化,即所谓"共同管道学说"(common duct theory),50% 的急性胰腺炎由此引起,尤其以胆管结石最为常见。若胆石移行过程中损伤胆总管、壶腹部或胆管炎症引起 Oddis 括约肌功能障碍,如伴有十二指肠腔内高压,导致十二指肠液反流入胰管,激活胰酶产生急性胰腺炎。此外,胆道炎症时,细菌毒素释放出激肽可通过胆胰间淋巴管交通支激活胰腺消化酶引起急性胰腺炎。

2. 酒精或药物

在欧美国家,酗酒是诱发急性胰腺炎的重要病因之一,这一现象在我国近年也有增加趋势。酒精能刺激胃窦部 G 细胞分泌胃泌素,使胃酸分泌增加,十二指肠内 pH 值下降,使胰泌素分泌旺盛,胰腺外泌增加;长期酗酒可刺激胰液内蛋白含量增加,形成蛋白"栓子"阻塞胰管;同时,酒精可刺激十二指肠黏膜使乳头发生水肿,妨碍胰液排出,其原因符合"阻塞-分泌旺盛学说"。有些药物和毒物可直接损伤胰腺组织,或促使胰液外分泌亢进,或促进胰腺管上皮细胞增生、腺泡扩张、纤维性变或引起血脂增高,或促进 Oddis 括约肌痉挛而引起急性胰腺炎,如硫唑嘌呤、肾上腺皮质激素、四环素、噻嗪类利尿药、L-天门冬酰胺酶、有机磷杀虫剂等。

3. 感染

很多传染病可并发急性胰腺炎,症状多不明显,原发病愈合后,胰腺炎自行消退,常见的有腮腺炎、病毒性肝炎、传染性单核细胞增多症、伤寒、败血症等。蛔虫进入胆管或胰管,不但可带入肠液,还可带入细菌,能使胰酶激活引起炎症。

4. 高脂血症及高钙血症

家族性高脂血症患者合并急性胰腺炎的机会比正常人明显升高。高脂血症时,脂肪栓塞胰腺血管造成局部缺血,毛细血管扩张,损害血管壁;在原发性甲状旁腺功能亢进症患者,7% 的患者合并胰腺炎且病情严重,病死率高;25%~45% 的患者有胰腺实质钙化和胰管结石。结石可阻塞胰管,同时钙离子又能激活胰酶原,可能是引起胰腺炎的主要原因。

5. 手术创伤

上腹部手术或外伤可引起胰腺炎。手术后胰腺炎多见于腹部手术,如胰、胆道、胃和十二指肠手术,偶尔见于非腹部手术。其原因可能为术中胰腺损伤、术中污染、Oddis 括约肌水肿或功能障碍,术后使用某些药物,如抗胆碱能、水杨酸制剂、吗啡、利尿药等。此外,ERCP 也可并发胰腺炎,多发生于选择性插管困难和反复胰管显影的情况下。一般情况下,ERCP 时胰管插管成功率在 95% 以上,但偶有在胰管显影后,再行选择性胆管插管造影时不顺利,以致出现多次重复胰管显影,刺激及损伤胰管开口;或因无菌操作不严格,注入感染性物达梗阻胰管的远端;或注入过量造影剂,甚至导致胰腺腺泡、组织显影,诱发 ERCP 后胰腺炎。国外学者认为,反复胰管显影 3 次以上,ERCP 后胰腺炎的发生率明显升高。轻者只有血尿淀粉酶升高,重者可出现重症胰腺炎,导致死亡。

6. 其他

动脉粥样硬化及结节性动脉周围炎,均可致动脉管腔狭窄,胰腺供血不足。妊娠后期增大的子宫可压迫胰腺,均能致胰液引流障碍、胰管内高压。

(三) 临床表现

1. 症状

(1) 腹痛。95% 以上的患者均有不同程度的腹痛。多数发作突然,疼痛剧烈。但老年体弱者腹痛可不突出。少数患者无腹痛或仅有胰区压痛,称为无痛性急性胰腺炎。发病初期,腹痛一般位于上腹部,其范围常与病变的范围和周围炎症涉及范围有关。腹痛以剑突下区为最多,右季肋部次之,左季肋部第三,全腹痛约 6%。如病变主要在胰头部,腹痛偏右上腹,并可向右肩或右背部放射;病变主要在胰颈和体部时,腹痛以上腹和剑突下为著;尾部病变者,腹痛以左上腹为突出,并可向左肩背部放射;病变累及全胰时,呈上腹部束腰带样痛,可向背部放射。随着炎症发展,累及腹膜,扩大成弥漫性腹炎时,疼痛可涉及全腹,但仍以上腹部为著。

腹痛的性质和强度大多与病变的严重程度相一致。水肿型胰腺炎多为持续性疼痛伴阵发性加重,常可忍受,因有血管痉挛的因素存在,可为解痉药物缓解。出血坏死型胰腺炎多为绞痛和刀割样痛。不易被一般解痉剂缓解。进食后促进消化酶分泌,可使疼痛加重。仰卧时加重。患者常取屈髋侧卧位或弯腰前倾坐位,藉以缓解疼痛。当腹痛出现阵发性加重时,患者表现为扭转翻滚,不堪忍受(此与心绞痛不同,后者多采取静态仰卧位,鲜见翻滚者)。腹痛可在发病一至数日内缓解,但此并不一定是疾病缓解的表现,甚或是严重恶化的标志。腹痛原因主要是胰腺水肿引起的胰腺肿胀,被膜受到牵扯,胰周炎性渗出物或腹膜后出血侵及腹腔神经丛,炎性渗出物流注至游离腹腔引起的腹膜炎以及胰管梗阻或痉挛等。

（2）恶心呕吐。2/3的患者有此症状，发作频繁。早期为反射性，内容为食物、胆汁；晚期是由于麻痹性肠梗阻引起，呕吐物为粪样。

（3）腹胀。在重型者中，由于腹腔内渗出液的刺激和腹膜后出血引起麻痹性肠梗阻，致肠道积气、积液，引起腹胀。

（4）黄疸。约20%的患者于病后1～2日出现不同程度的黄疸。其原因可能为胆管阻塞，或肿大的胰头压迫胆总管下端，或肝功受损。黄疸越重，提示病情越重，预后不良。

（5）发热。其多在38～39℃，一般3～5日后逐渐下降。但重型者则可持续多日不降，提示胰腺感染或脓肿形成，并出现中毒症状。严重者可体温不升。合并胆管炎时可有寒战、高热。

（6）手足抽搐。该症状为血钙降低所致，因进入腹腔的脂肪酶作用，使大网膜、腹膜上的脂肪组织被消化分解为甘油和脂肪酸，后者与钙结合为不溶性的脂肪酸钙，导致血钙下降。如血钙$<1.98mmol/L(8mg\%)$，则提示病情严重，预后差。

（7）休克。其多见于急性出血坏死型胰腺炎，由于腹腔、腹膜后大量渗液、出血，肠麻痹，肠腔内积液，呕吐致体液丧失，引起低血容量性休克。另外，吸收大量蛋白质分解产物，导致中毒性休克的发生，主要表现为烦躁、冷汗、口渴、四肢厥冷、脉细、呼吸浅快、血压下降、少尿，严重者出现发绀、呼吸困难、谵妄、昏迷、脉快、血压测不到、无尿、肾功衰竭等。

（8）急性呼吸衰竭。其临床特点是突然发生进行性呼吸窘迫、过度换气、发绀、焦急、出汗等，常规氧疗法不能使之缓解。

（9）急性肾功能衰竭。重症急性胰腺炎，23%的患者可出现急性肾功能衰竭，病死率高达80%。其发生原因与低血容量、休克和胰激肽的作用有关。胰酶引起血凝异常，出现高凝状态，产生微循环障碍，导致肾缺血、缺氧。

（10）循环功能衰竭。重症胰腺炎可引起心力衰竭与心律失常，后者可酷似心肌梗死。

（11）胰性脑病。发生率5.9%～11.9%，表现为神经精神异常、定向力缺乏、精神错乱，伴有幻想、幻觉、躁狂状态等，常为一过性，可完全恢复正常，也可遗留精神异常。

2. 体征

（1）腹部压痛及腹肌紧张。其范围在上腹或左上腹部，由于胰腺位于腹膜后，故一般较轻。轻型者仅有压痛，不一定有肌紧张，部分病例左肋脊角处有深压痛。当重型者腹内渗出液多时，则压痛、反跳痛及肌紧张明显，范围亦较广泛，但不及溃疡穿孔那样呈"板状腹"。

（2）腹胀。重型者因腹膜后出血刺激内脏神经，引起麻痹性肠梗阻，使腹胀明显,肠鸣音消失,呈现"安静膜",渗出液多时可有移动性浊音。腹腔穿刺可抽出血性液体,并且淀粉酶含量甚高,对诊断很有意义。

(3) 腹部包块。部分重型者,由于炎症包裹粘连,渗出物积聚在小网膜腔等部位,导致脓肿形成或发生假性胰腺囊肿,在上腹可扪及界限不清的压痛性包块。

(4) 皮肤淤斑。部分患者脐周皮肤出现兰紫色淤斑(Cullen 征)或两侧腰出现棕黄色淤斑(GreyTurber 征),此类淤斑在日光下方能见到,故易被忽视。其发生乃胰酶穿过腹膜、肌层进入皮下引起脂肪坏死所致,是一晚期表现。

(四) 辅助检查

1. 实验室检查

(1) 白细胞计数。轻型胰腺炎时,可不增高或轻度增高,但在严重病例和伴有感染时,常明显增高,中性粒细胞也增高。

(2) 淀粉酶测定。这是诊断急性胰腺炎的重要客观指标之一,但并不是特异的诊断方法。起病 6h 后,血淀粉酶>500IU/L 或 12h 后尿淀粉酶>1000IU/L 可作为参考。

在发病早期,胰腺血管有栓塞以及某些出血坏死性胰腺炎时,由于胰腺组织的严重破坏,则可不增高。有时休克、急性肾功能衰竭、肺炎、腮腺炎、溃疡病穿孔以及肠道和胆道感染的情况下,淀粉酶也可增高。因此,有淀粉酶增高时,还需要结合病史、症状与体征,排除非胰腺疾病所引起的淀粉酶增高,才能诊断为急性胰腺炎。

淀粉酶增高与胰腺炎发病时间也有一定的关系。根据临床观察可有以下几种表现:①发病后 24h,血清淀粉酶达到最高峰,48h 后尿淀粉酶出现最高峰;②发病后短期内尿淀粉酶达到最高峰,而血清淀粉酶可能不增高或轻度增高;③血清淀粉酶与尿淀粉酶同时增高,但以后逐渐恢复正常;④淀粉酶的升降曲线呈波浪式或长期增高,揭示已有并发症的发生。

值得提出的是,淀粉酶的增高程度与炎症的轻重不一定成正比,如水肿性胰腺炎时,淀粉酶可以达到较高程度,而在某些坏死性胰腺炎,由于胰腺组织的大量破坏,淀粉酶反而不增高。

关于血清淀粉酶与尿淀粉酶何者准确,文献上有分歧。有人认为,血清淀粉酶的测定准确,有人则认为尿淀粉酶测定准确,而且尿液收集容易,可反复进行检查。因此,目前临床上以测定尿淀粉酶者较多。

(3) 血液化学检查。重型胰腺炎时,二氧化碳结合力下降,血尿素氮升高,表明肾脏已有损害。胰岛受到破坏时,可有血糖升高,但多为一过性。出血性胰腺炎时,血钙明显降低,提示预后不良。

(4) 腹腔穿刺术。对于有腹腔渗液的病例,行腹腔穿刺术有助于本病的诊断。

穿刺液多为血性,如淀粉酶测定增高,即可确诊为该病。

(5)淀粉酶同工酶检查。已确定的淀粉酶同工酶有两种:胰型同工酶和唾液型同工酶(STI)。急性胰腺炎时,胰型同工酶可明显增高。对高度怀疑胰腺炎而淀粉酶正常者,对高淀粉酶血症的淀粉酶是否来源于胰腺,测定同工酶则更有价值。国内有人采用电泳方法,从阴极到阳极端显示 PIA 有 P3、P2、P1 3 种,其中P3 为诊断急性胰腺炎的敏感、可靠指标。

(6)放射免疫胰酶测定(RIA)。因淀粉酶测定对胰腺炎的诊断没有特异性,随着免疫测定技术的进步,许多学者寻找更为准确的诊断方法,即胰酶的放射免疫测定法。当前,测定的酶大致有免疫活性胰蛋白酶(IRT)、弹力蛋白酶Ⅱ(elastaseⅡ)、胰泌性胰蛋白酶抑制物(PSTI)、磷脂酶 A2(PLA2)等。

2. 影像学检查

(1)X 线检查。

①腹部平片。可能见到以下征象:胰腺部位的密度增强(由于炎症渗出所致);反射性肠郁张(主要在胃、十二指肠、空肠和横结肠);膈肌升高,胸腔积液;少数病例可见胰腺结石或胆道结石;十二指肠环淤滞,其内缘有平直压迹;仰卧位腹部平片表现"横结肠截断"征,即结肠肝曲,脾曲充气,即使改变体位横结肠仍不充气,这是由于急性胰腺炎引起结肠痉挛所致。

②上消化道钡餐造影。可能见到以下征象:胰腺头部肿大,十二指肠环有扩大;胃窦部受压;十二指肠有扩张、淤积现象;十二指肠乳头部水肿或由于胰头肿大所致倒"3"字征;胰腺假性囊肿时,可见胃肠受挤压现象。

(2)超声检查。超声在急性胰腺炎的诊断占有愈加重要的位置,成为不可缺少的常规检查方法之一,但易受胃肠积气的影响。超声对胰腺炎的诊断可有以下发现:

①胰腺体积增大。在水肿型胰腺炎时,胰腺体积增大者少;而在重型胰腺炎时则多有增大,且胰腺轮廓模糊,表面不光滑,胰腺深面与脾静脉分界不清,有时胰腺前后界难以辨认。

②胰腺回声增强。在水肿型胰腺炎可见部分胰腺回声增强,但在重型胰腺炎时可见胰腺内部大幅度凹凸不平,多有强回声,间有不规则低回声区。

③腹腔渗液。在水肿型胰腺炎不多见,但在重型胰腺炎时多有之,其中多为弥漫性积液,也可为胰腺周围之局限性积液。经治疗之后也可发现胰腺脓肿及假性囊肿。

(3)CT 检查。CT 扫描也可显示胰腺及其周围组织从轻度水肿、出血到坏死和化脓的各种病理变化。CT 也能发现胰腺周围的积液和小网膜、肾周围间隙的水肿,有助于早期发现及追踪观察胰腺假性囊肿。因不受胃肠积气与肥胖的影响,

CT 扫描较超声检查更具有优越性与准确性。

（4）内镜逆行性胆胰管造影术（ERCP）。只适合于急性症状控制后,作为了解胆道病变而使用。虽对胰管梗阻情况也能做出判断,但有造成胰腺炎再次发作、成为注入性胰腺炎的可能,故不宜常规使用。

（5）其他检查。心电图、脑电图等,对本病的诊断虽无直接帮助,但在重型胰腺炎时也多有改变,可作为诊断与治疗的辅助检查方法。

（五）诊断

1. 急性胰腺炎的诊断

对任何患有上腹疼痛、难以解释的休克或血尿淀粉酶增高的患者,均应考虑急性胰腺炎的可能。急性胰腺炎的诊断标准为:急性发作的上腹痛伴有上腹部压痛或腹膜刺激征;血、尿和（或）腹水、胸腔积液中淀粉酶升高;影像学（B 超、CT 等）或手术发现胰腺炎症、坏死等间接或直接的改变。具有上述第 1 项在内的 2 项以上标准,并排除其他急腹症后,诊断即可成立。

2. 胆源性 AP 的诊断依据

当 AP 中有 B 超检查示胆总管内有结石或胆总管扩张幅度＞4mm（胆囊切除者胆总管扩张＞8mm）、血清胆红素＞40μmol/l、胆囊结石同时伴有 AKP 和（或）ALT 高于正常上限的 3 倍时,即可诊为胆源性胰腺炎。

3. 重症急性胰腺炎的评估标准

（1）Ranson 标准。入院时:年龄＞55 岁;血糖＞11.1mmol/L;白细胞＞16×10^9/L;ALT＞250IU/L;LDH＞350IU/L。入院 48h 内:Hct 下降＞10%;血钙＜2.2mmol/L;碱缺失＞4mmol/L;BUN 上升＞5mg/dl;估计失液量＞6L;PaO_2＜60mmHg。≥3 分为 SAP。

（2）APACHE-Ⅱ。即急性生理和慢性健康指标评估,计分≥8 分者,预后不良。

（3）BISAP 系统。包括:BUN＞8.93mmol/L;有精神障碍;存在 SIRS;年龄＞60 岁;胸腔积液。每项 1 分,＞2 分考虑 SAP。

（4）CT 影像学分级标准。

①Balthazar 和 Ranson CT 分级系统。本分级系统包括胰腺的 CT 表现和 CT 中胰腺坏死范围大小两部分组成。

·胰腺的 CT 表现。A 级,正常胰腺;B 级,胰腺实质改变,包括局部或弥漫性的腺体增大;C 级,胰腺实质及周围炎症改变,胰周轻度渗出;D 级,除 C 级外,胰周渗出显著,胰腺实质内或胰周单个液体积聚;E 级,广泛的胰腺内、外积液,包括胰腺和脂肪坏死,胰腺脓肿。A 级计 0 分,B 级计 1 分,C 级计 2 分,D 级计 3 分,E 级计 4 分。

·胰腺坏死范围计分:无坏死,计 0 分;坏死范围<33%,计 2 分;坏死范围≥33%,<50%,计 4 分;坏死范围>50%,计 6 分。总分:CT 表现(0~4)+坏死范围计分(0~6),分值越高,预后越差。

②国内建议使用的 CT 分级标准。将胰腺分为头、体、尾三部分,每部分再分为 4 小份,每小份记为 1 分,全胰 12 分。胰外包括小网膜腔,肠系膜血管根部,左、右结肠旁沟,左、右肾区,每区 1 分,如有全后腹膜分离,再加 1 分。判定:Ⅰ级<6分;Ⅱ级 7~10 分;Ⅲ级 11~14 分;Ⅳ级≥15 分。

(六) 治疗

1. MAP

以内科治疗为主。

(1) 抑制胰腺分泌。

①禁食及胃肠减压:可减少胰腺分泌。在 MAP 中,经过 4~7 天,当疼痛减轻,发热消退,白细胞计数和血、尿淀粉酶降至正常后,即可先给予少量无脂流质,数日后逐渐增加低脂低蛋白饮食。若有复发表现,需再度禁食。

②PPI 或 H2 受体阻滞剂:抑制胃酸以保护胃黏膜及减少胰腺分泌。

③生长抑素及类似物。生长抑素(somatastatin)具有抑制胰腺的基础分泌和受刺激后的分泌,减少胰酶的含量,松弛肝胰壶腹括约肌,增强单核一吞噬细胞系统的活性,减少内毒素血症,抑制血小板活化因子(PAF)。控制细胞因子所致的"瀑布反应"等多种作用,因而对胰腺细胞有保护作用,可阻止急性胰腺炎时胰腺内病变的进展,缓解临床症状,降低血淀粉酶浓度,并防止并发症的发生。生长抑素的类似制剂有 8 肽和 16 肽的人工合成品,临床最常用的是施他宁,因施他宁在体内的半衰期较短,仅为 3min 左右,因此多采用持续静脉滴注给药的方法,将 3mg施他宁溶于 5%葡萄糖溶液或生理盐水 500ml 内,首次负荷量以 $250\mu g/h$ 速度持续静脉滴注,以后 $3.5\mu g/(kg \cdot h)$,至症状改善时停药。急性胰腺炎的疗程一般为 3~5 天,重症急性胰腺炎为 5~7 天甚至更长。

(2) 抑制胰酶活性,减少胰酶合成。

①抑肽酶:抑制肠肽酶,中断瀑布效应,应早用,剂量宜大。参考剂量:第 1 天 50000IU/h,总量 100000~250000IU,随后 20000~40000IU/d,疗程 1~2 周。

②加贝酯:它为一种非肽类蛋白分解酶抑制剂,对胰蛋白酶、血管舒缓素、磷脂酶 A2 等均有极强的抑制作用,另外对肝胰壶腹部 Oddi 括约肌有松弛作用。用法:100mg 加入 250ml 补液中,3 次/日,静滴 3 天,症状减轻后改为 100mg/d 静滴,疗程 7~10 天。滴速为 $1mg/(kg \cdot h)$,不宜>$2.5mg/(kg \cdot h)$。用药期间要注意皮疹及过敏性休克。

③乌司他丁:它为一种蛋白酶抑制剂,可以抑制胰蛋白酶等各种胰酶。此外,

它还有稳定溶酶体膜、抑制溶酶体酶的释放、抑制心肌抑制因子产生和炎症介质的释放。用法:100000IU 加入 500ml 补液,静滴,1~2h 内滴完,1~3 次/日。

(3) 镇痛。剧痛能产生或加重休克,使胰液分泌增加,应积极采取措施加以控制。常用解痉镇痛药有阿托品、654-2、氯丙嗪、哌替啶(度冷丁)等。

(4) 抗生素的应用。胆源性 AP 可选用氨基糖苷类、喹诺酮类、头孢菌素类及抗厌氧菌药物,其他病因的轻型 AP 也可不用。

2. SAP

多病情危重,不宜在基层医院治疗,多需转至综合性上级医院进一步治疗,在这里不多阐述。

(七) 上转条件

一般来说,诊断明确的急性胰腺炎均应转至上级医院进一步治疗。

(八) 下转条件

经规范治疗后病情稳定,症状明显缓解,进入恢复期的患者,可转至基层医院继续治疗。如患者和(或)家属的治疗意愿不强,对病情充分理解且又能接受不良结果的话,也可在基层医院做对症治疗。

第二十节　慢性胰腺炎

(一) 定义

慢性胰腺炎(chronic pancreatitis,CP)是由于各种因素造成的胰腺组织和功能的持续性、永久性损害。胰腺出现不同程度的腺泡萎缩、胰管变形、纤维化及钙化,并出现不同程度的胰腺外分泌和内分泌功能障碍,临床上主要表现为腹痛、腹泻或脂肪泻,消瘦及营养不良等胰腺功能不全的症候。典型慢性胰腺炎在我国较为少见,确诊较难。

(二) 病因和发病机制

1. 慢性酒精中毒

慢性酒精中毒是西方国家慢性胰腺炎的最主要病因,约占慢性胰腺炎患者的80%。一般每日乙醇摄入量大于 150g 者易患此病。此外,饮食因素也起着协同作用,高脂、高蛋白饮食的酗酒者发生酒精性慢性胰腺炎的危险度增高。胰腺通过氧化和非氧化两个途径代谢乙醇。氧化途径主要依赖乙醛还原酶生成乙醛,乙醛对胰腺腺泡细胞具有直接毒性作用。非氧化途径主要依靠脂肪酸乙酯合成酶,生成脂肪酸乙酯(freeacidethylester,FAEE)。FAEE 对胰腺有损伤作用,可以引起胰腺水肿、腺泡空泡变性、胰蛋白酶原激活及增加腺泡细胞溶酶体不稳定性。

2. 胆道系统疾病

我国慢性胰腺炎的病因与西方国家有所不同,是以胆道系统疾病为主。胆源性疾病被认为是我国 CP 的主要病因之一。其发生机制可能是:正常情况下,约 70%～80% 的胆总管和胰管共同开口于十二指肠乳头,发生胆道系统感染时,胆胰管共同开口处可能发生炎性水肿、痉挛,甚至狭窄、梗阻,胰管与胰腺实质逐渐发生钙化和纤维化而致慢性胰腺炎。

3. 热带性胰腺炎

大多数国家慢性胰腺炎的主要病因是长期大量酒精摄入,但在一些地区慢性胰腺炎的流行率极高,并且其病因与酗酒无关而且具有特殊表现,其中最特殊的是酮症抵抗性糖尿病和位于胰头的巨大胰管结石,这类胰腺炎称为热带性胰腺炎。热带性胰腺炎多发生于亚洲、非洲、南美的发展中国家,青少年好发,多于 5～15 岁初次发病。热带性胰腺炎的原因不明。过去认为,蛋白质性营养不良是其诱因,其他一些因素如特定食物(木薯)的毒性产物可能起着更重要的作用。现在普遍不认同营养不良、氰毒性在 CP 的病因和发病机制中起重要的作用。目前,对该症的研究热点主要集中于遗传因素、微量元素缺乏和氧应激方面。

4. 遗传性胰腺炎

遗传性胰腺炎较少见,约占慢性胰腺炎的 1%～2%,属于常染色体显性遗传病,发病年龄早,常于 10～12 岁起病,男女发病率大致相同。遗传性胰腺炎患者中,位于第 7 号染色体长臂(7q315)上的阳离子糜蛋白酶原基因发生突变,其中两种常见突变为 R112H 和 N29I。其余较少见的突变,如囊性纤维化跨膜转导调节因子、Kazall 型丝氨酸蛋白酶抑制剂和胰分泌蛋白酶原抑制因子基因突变也见于特发性胰腺炎。

5. 自身免疫

自身免疫可能是慢性胰腺炎的病因之一。自身免疫性胰腺炎是一种特殊类型的慢性胰腺炎,与其他胰腺炎相比较有所不同,呈现多种临床特征。慢性胰腺炎可合并干燥综合征、原发性胆管硬化、原发性胆汁性肝硬化等免疫性疾病。自身免疫性胰腺炎可伴有体液免疫和细胞免疫的改变。高球蛋白血症,IgG 增高,人类 I、II 型碳酸脱水酶抗体(ACA-I 和 ACA-II),乳铁转移蛋白,抗核抗体、抗线粒体抗体等自身抗体表达阳性,其中 ACA-II 是胰腺免疫病理生理过程中可识别的胰腺外分泌导管细胞靶抗原之一,这些自身抗体可以加速慢性胰腺炎的胰腺损害。在细胞免疫中,病理检查可见大量淋巴细胞浸润,其中 $CD4^+$ T 淋巴细胞显著增加。另外,转化生长因子信号调节缺失和幽门螺杆菌感染也是自身免疫性胰腺炎的发病机制之一。

6. 梗阻

主胰管由于肿瘤、良性壶腹部狭窄、瘢痕(如胰腺外伤)而发生梗阻,可导致不同类型的慢性胰腺炎。其病理特点是腺泡萎缩和纤维化以及导管系统扩张。与酒精性慢性胰腺炎不同,梗阻性慢性胰腺炎导管内栓子和结石非常少见,当梗阻因素解除后,胰腺的结构和功能可得到部分改善。

7. 特发性慢性胰腺炎

一部分慢性胰腺炎患者无明确的病因,称为特发性慢性胰腺炎,其发病率国内外报道差异较大,其中少部分患者经过进一步的检查可以找到确切的病因,如胰腺外伤及胰腺术后损伤、胰腺分裂、环状胰腺、胰管梗阻、Oddi 括约肌病变、壶腹旁十二指肠襞囊肿、胆总管囊肿等。随着医学诊断技术的不断进步,将有更多的特发性胰腺炎患者可望明确病因。

(三) 临床表现

慢性胰腺炎临床表现轻重不等。轻度可无症状或有轻度消化不良,而中度以上的 CP 可有腹痛、腹胀、黄疸等症状,胰腺内、外分泌功能不足表现,腹水、感染等。

1. 腹痛

多达 90% 的慢性胰腺炎患者存在程度不同的腹痛,间隔数月或数年发作一次,为持续性疼痛。腹痛多位于中上腹部,为钝痛或隐痛,亦可偏左或偏右,常放射到背部。疼痛部位与炎症部位一致。根据实验,用电刺激胰头部,疼痛发生在右上腹,刺激胰尾部,疼痛在左上腹。除向背部放射外,少数向下胸部、肾区及睾丸放散。横膈受累,可有肩部放射性疼痛。疼痛为持续性,深在。轻者只有压重感或灼热感。少有痉挛样感觉。饮酒、高脂、高蛋白饮食可诱发症状,疼痛严重时伴恶心、呕吐。这类患者的腹痛常有体位的特点。患者喜蜷曲卧位、坐位或前倾位,平卧位或直立时腹痛加重。

2. 胰腺外分泌不足的表现

轻到中度慢性胰腺炎患者仅有食欲缺乏、腹胀等消化不良症状。当脂肪酶的排量降低到正常的 10% 以下时,患者才会出现脂肪泻;同样,胰蛋白酶的排泄低于正常的 10% 时才会有粪便中蛋白丢失。患者排出大量恶臭有油脂的粪便。由于害怕疼痛而进食很少,体重减轻,并有多种维生素特别是脂溶性维生素缺乏的表现。少数患者有低蛋白血症,出现全身性水肿、皮肤皱褶增多、头发枯萎等表现。

3. 胰腺内分泌不足的表现

6%～46% 的患者有糖尿病或糖耐量异常。糖尿病常在出现临床症状后的 5～10 年内发生。

4. 黄疸

黄疸主要是由于胰头部肿胀或假性囊肿压迫胆总管所致。

典型病例可出现五联征：上腹疼痛、胰腺钙化、胰腺假性囊肿、糖尿病和脂肪泻。但临床上常以某一或某些症状为主要特征。

（四）辅助检查

1. 实验室检查

（1）急性发作时血白细胞升高，各种胰酶活性增高，发作间期胰酶活性正常或偏低。

（2）粪便检查镜下可见脂肪滴和不消化的肌肉纤维。经苏丹红Ⅲ乙醇染色后可见大小不等的红色小圆球。该法可作为简单初筛的基本方法。

（3）其他如糖耐量检查、血胆红素、碱性磷酸酶等均有助于慢性胰腺炎的诊断或帮助全面了解肝功能及胆道梗阻的情况。

（4）胰腺外分泌功能检查用脂肪及氮平衡试验，可以了解脂肪酶和蛋白酶的分泌情况。淀粉耐量试验可以了解淀粉酶的分泌情况。

①胰腺刺激试验：用肠促液肽（secretine）、缩胆囊素-缩胆促胰酶素（cholecys-tokinin-pancreozymin，CCK-PZ）或雨蛙肽（caerulin）静脉注射，可以刺激胰腺分泌，按时从十二指肠引流管取出胰液，观察胰液量、碳酸氢钠及各种胰酶分泌量。当慢性胰腺炎时，分泌量减少。

②PABA试验：虽较简便，但敏感性较差，所受影响因素较多。胰腺功能损害较严重者易有阳性结果。

③粪便糜蛋白酶测定：对早期慢性胰腺炎者49%出现下降，严重的晚期慢性胰腺炎患者80%～90%明显下降。

④胆固醇-^{13}C-辛酸呼吸试验：亦是一种非侵入性的检查胰腺外分泌功能的方法，如胰腺分泌的胆碱酯酶减少则可由呼出的^{13}C标记的CO_2测出。其敏感度及特异性均较好。

⑤粪便中的弹力蛋白酶含量 对于慢性胰腺炎有重要帮助，其敏感性达79%，如除外小肠疾病等影响因素，其特异性可达78%。弹力蛋白酶在慢性胰腺炎时粪便排出量下降。

⑥用放射免疫学方法测定血中CCK-PZ含量，对诊断慢性胰腺炎有帮助。正常空腹为60pg/ml，慢性胰腺炎患者可达8000pg/ml。这是由于慢性胰腺炎时胰酶分泌减少，对于CCK-PZ分泌细胞的反馈抑制减弱所致。

2. 影像学检查

（1）X线检查。可能见到胰腺的结石和钙化影。

（2）ERCP。可能见到主胰管有局限性扩张和狭窄，或呈串珠状改变，管壁不规则,有时可见到管腔闭塞、结石或胰管呈囊状扩张等,根据主胰管的直径,慢性胰腺炎分为大胰管型(直径 7mm)和涉及胰管(直径 3mm)两种。前者适用于引流手术,后者需作不同范围的胰腺切除。

(3) B 超。可显示胰腺假性囊肿、扩张的胰管和变形的胰腺,并可提示合并的胆道疾患。

(4) CT。它是慢性胰腺炎的重要诊断手段,能清晰显示大部分病例的大体病理改变。根据慢性胰腺炎 CT 特征结合 B 超检查,将其影像学改变分为以下几型:①肿块型:胰腺呈局限性肿大,形成一边界清晰、形态比较规则的肿块,增强 CT 扫描可见到均匀的增强效应,胆、胰管无明显扩张;②肿块加胆管扩张型:除了肿块尚伴有胆管扩张;③弥漫肿大型:显示胰腺呈弥漫性肿大,无确切肿块,也无胰胆管明显扩张;④胰、胆管扩张型:显示胰、胆管双重扩张、胰头部无明显肿块;⑤胰管扩张型:显示胰管全程扩张。此外还可见胰腺钙化、胰管结石、胰腺囊肿等改变。上述分型有利于指导外科手术选择。

(5) MRI。慢性胰腺炎时胰腺表现为局限性或弥漫性肿大,T1 加权像表现为混杂的低信号;后加权像表现为混杂的高信号。在 MRI 检查上,慢性胰腺炎与胰腺癌鉴别困难。

(五) 诊断

主要诊断依据:①典型的临床表现(腹痛、胰腺功能不全症状);②病理学检查;③影像学上有慢性胰腺炎的改变征象;④实验室检查有胰腺外分泌功能不全依据。其中第①项为诊断所必需的,第②项阳性可确诊,①＋③可基本确诊,①＋④为疑似患者。

(六) 治疗

1. 治疗原则

(1) 控制症状,改善生活质量。

(2) 去除病因和纠正存在的胰管梗阻因素、保护胰腺功能。

(3) 预防和治疗并发症,寻求胰腺内、外分泌功能替代治疗。

2. 内科治疗

(1) 去除病因。戒酒和积极治疗胆道疾病,这是慢性胰腺炎的两大主因。如戒酒能使半数以上酒精性胰腺炎患者疼痛缓解,并可停止或延缓胰破坏的进展。甘油三酯增高(>5.7mmol/l)需以他汀类药物逐步控制。

(2) 止痛。

①胰酶制剂等非镇痛药物:H2 受体阻滞剂和 PPI 可降低胰液的分泌量,降低胰管内压以减轻疼痛,另外还能增加胰酶制剂的疗效。如经治疗,疼痛无改善甚至

加重，可试用生长抑素衍生物奥曲肽治疗，每次餐前 $100\sim200\mu g$，皮下注射，症状减轻后改为中、晚餐前或仅在午餐前注射 1 次，以后再改为口服胰酶制剂。

②镇痛药物：宜以对乙酰氨基酚和非甾体类抗炎药物开始，如有必要，可用曲马多。吗啡可使 Oddi 括约肌痉挛，应避免使用。

3. 胰酶不足的替代治疗

胰酶制剂有助于改善消化吸收不良、脂肪泻。比较理想的胰酶制剂应是肠溶型。

（七）上转条件

慢性胰腺炎患者在戒酒、胆道疾病控制、血脂正常后，仍有严重且无法控制的腹痛、脂肪泻，或疑有梗阻、癌变，并发糖尿病、血糖控制不佳或有并发症者，需转至上级医院进一步就诊。

（八）下转条件

药物治疗有效，腹痛、腹泻缓解，病情稳定的患者，可在基层医院继续治疗。

第二十一节　胰腺癌

（一）定义

胰腺癌（pancreatic carcinoma）主要指胰外分泌腺腺癌，是胰腺恶性肿瘤中最常见的，约 90% 为起源于腺管上皮的导管腺癌，其发病率和病死率近年来明显上升。胰腺癌早期症状隐匿，当出现典型症状时多已属晚期，治疗效果不理想，5 年生存率仅为 4%。

（二）病因和发病机制

胰腺癌的发病原因尚未完全阐明，一般认为是由于基因和环境多种因素共同作用的结果。

1. 吸烟

其是目前唯一公认的危险因素，19% 的胰腺癌发生可归因于吸烟。研究显示吸烟与胰腺癌原癌基因 K-ras 突变有关。

2. 饮食因素

高热量摄入、高饱和脂肪酸、高胆固醇食品、富含亚硝胺的食品与胰腺癌发病率的增加有关，而膳食纤维、水果、蔬菜等对胰腺癌的发生起保护作用。

3. 职业暴露

长期接触某些化学物质可能对胰腺有致癌作用，有报道接触 β-萘酚胺、联苯胺、烃化物等化学制剂者，一线癌的发病率明显增加。

4. 糖尿病

60%～81%的胰腺癌患者合并有糖尿病。因此糖尿病是胰腺癌的高危因素之一。

5. 遗传因素

某些遗传综合征以及基因多态性与胰腺癌易感性有关。

(三) 临床表现

胰腺癌临床表现取决于癌的部位、病程早晚、有无转移以及邻近器官累及的情况。其临床特点是整个病程短、病情发展快和迅速恶化。最多见的是上腹部饱胀不适、疼痛。虽然有自觉痛,但并不是所有患者都有压痛,如果有压痛则和自觉痛的部位是一致的。

1. 腹痛

疼痛是胰腺癌的主要症状,不管癌位于胰腺头部或体尾部均有疼痛。除中腹或左上腹、右上腹部疼痛外,少数病例主诉为左右下腹、脐周或全腹痛,甚至有睾丸痛,易与其他疾病相混淆。当癌累及内脏包膜、腹膜或腹膜后组织时,在相应部位可有压痛。

2. 黄疸

黄疸是胰腺癌特别是胰头癌的重要症状。黄疸属于梗阻性,伴有小便深黄及陶土样大便,是由于胆总管下端受侵犯或被压所致。黄疸为进行性,虽可以有轻微波动,但不可能完全消退。黄疸的暂时减轻,在早期与壶腹周围的炎症消退有关,晚期则由于侵入胆总管下端的肿瘤溃烂腐脱,壶腹肿瘤所产生的黄疸比较容易出现波动。胰体尾癌在波及胰头时才出现黄疸。有些胰腺癌患者晚期出现黄疸是由于肝转移所致。约1/4的患者合并顽固性的皮肤瘙痒,往往为进行性。

3. 消化道症状

最多见的为食欲不振,其次有恶心、呕吐,可有腹泻或便秘甚至黑便,腹泻常常为脂肪泻。食欲不振和胆总管下端及胰腺导管被肿瘤阻塞,胆汁和胰液不能进入十二指肠有关。胰腺的梗阻性慢性胰腺炎导致胰腺外分泌功能不良,也必然会影响食欲。少数患者出现梗阻性呕吐。约10%患者有严重便秘。由于胰腺外分泌功能不良而致腹泻:脂肪泻为晚期的表现,但较罕见。胰腺癌也可发生上消化道出血,表现为呕血、黑便。脾静脉或门静脉因肿瘤侵犯而栓塞,继发门静脉高压症,也偶见食管胃底静脉曲张破裂大出血。

4. 消瘦、乏力

胰腺癌和其他癌不同,常在初期即有消瘦、乏力。

5. 腹部包块

胰腺深藏在后腹部难摸到,腹部包块系癌肿本身发展的结果,位于病变所在处,如已摸到肿块,多属进行期或晚期。慢性胰腺炎也可摸到包块,与胰腺癌不易鉴别。

(四) 辅助检查

B超、CT、MRI、ERCP、PTCD、血管造影、腹腔镜检查、肿瘤标志物测定、癌基因分析等,对胰腺癌确定诊断和判断能否手术切除有相当大的帮助。一般情况下B超、CA19-9、CEA可作为筛选性检查,一旦怀疑胰腺癌,CT检查是必要的。患者有黄疸而且比较严重,经CT检查后不能确定诊断时,可选择ERCP和PTCD检查。如置管引流成功,对严重黄疸患者可延迟手术1～2周。MRI对胰腺癌的诊断价值并不优于CT。对已确诊为胰腺癌但又无法判断能否手术切除时,选择血管造影和(或)腹腔镜检查是有临床意义的。

对不能手术切除,也没有姑息手术指征的胰腺癌或壶腹周围癌患者,拟行化疗和放疗时,行细针穿刺获取细胞学检查是必要的。对有手术切除可能的患者一般不行此检查。因为细针穿刺有可能导致癌细胞在腹腔内的播散。

(五) 诊断

根据临床表现、检查可进行诊断。基于胰腺癌患者的发病特点,目前认为:40岁以上,无诱因腹痛,饱胀不适,食欲不振,消瘦,乏力,腹泻,腰背部酸痛,反复发作性胰腺炎或无家族遗传史的突发糖尿病,应视为胰腺癌的高危人群,就诊时应警惕胰腺癌的可能性。

(六) 治疗

目前西医的根本治疗原则仍然是以外科手术治疗为主,结合放化疗等综合治疗。

1. 外科治疗

手术是唯一可能根治的方法。手术方式包括胰头十二指肠切除术、扩大胰头十二指肠切除术、保留幽门的胰十二指肠切除术、全胰腺切除术等。但因胰腺癌的早期诊断困难,手术切除率低,术后五年生存率也低。对梗阻性黄疸又不能切除的胰腺癌,可选择胆囊或胆管空肠吻合术,以减轻黄疸,提高患者的生存质量。也可在内镜下放置支架,缓解梗阻。

2. 姑息治疗

对于不适合做根治性手术的病例,常常需要解除梗阻性黄疸,一般采用胆囊空肠吻合术,无条件者可做外瘘(胆囊造瘘或胆管外引流)减黄手术,多数患者能够短期内减轻症状,改善全身状态,一般生存时间在6个月左右。

3. 综合治疗

胰腺癌由于恶性程度高,手术切除率低,预后不良。尽管手术仍然是首要的治疗方法,但由于胰腺癌常常发现较晚,而丧失根治的机会,因此需要对胰腺癌进行综合治疗。迄今同大多数肿瘤一样,还没有一种高效和可完全应用的综合治疗方案。现在的综合治疗仍然是以外科治疗为主,放疗、化疗为辅,并在探讨结合免疫和分子等生物治疗的新方法。

4. 对症支持治疗

胰腺癌晚期,因胰腺外分泌功能不全,出现脂肪泻者,可于餐中服用胰酶制剂以帮助消化。对顽固性腹痛,给予镇痛药,包括阿片类镇痛剂;必要时用 50%～75%乙醇行腹腔神经丛注射或交感神经切除术。放疗可使部分患者疼痛缓解。还应加强营养支持,改善营养状况。

(七)上转条件

对于诊断为胰腺癌的患者,如无基础疾病,体质能耐受手术、放化疗,治疗意愿强烈的,应转至上级医院进一步就诊。

(八)下转条件

对于已行手术或其他治疗,癌肿暂时控制,一般情况允许的患者,可转至基层医院做支持治疗。对于年龄较大,一般情况较差,或者发现时已属晚期,无法积极治疗的患者,可转至基层医院做舒缓治疗。

第二十二节 消化道出血

(一)定义

消化道出血(gastrointestinal bleeding)根据出血部位分为上消化道出血和下消化道出血。上消化道出血部位指 Treitz 韧带以上的食管、胃、十二指肠、上段空肠以及胰管和胆管的出血。Treitz 韧带以下的肠道出血称为下消化道出血。

(二)病因和发病机制

1. 上消化道出血的病因

(1)食管疾病。反流性食管炎、放射性食管炎、食管癌等。

(2)胃、十二指肠疾病。药物性胃炎(非甾体消炎药等止痛药物)、胃癌、残胃溃疡或癌、淋巴瘤、肉瘤、神经纤维瘤等。

(3)胃空肠吻合术后。空肠溃疡和吻合口溃疡。

(4)门静脉高压。致食管胃底静脉曲张出血、门静脉癌栓。

(5)上消化道邻近器官或组织的疾病。胆囊癌、胆管癌、肝癌破裂出血;胰腺癌;纵隔肿瘤破入食管等。

(6)全身性疾病在胃肠道表现出血。如白血病、血小板低下、手术后应激性溃疡等。

2. 下消化道血的病因

（1）直肠疾病。包括直肠癌、直肠类癌、邻近恶性肿瘤侵入直肠等。

（2）结肠疾病。包括结肠癌、息肉等。

（3）小肠疾病。包括小肠肿瘤、胃肠息肉病等。

（三）临床表现

临床表现以呕血、黑便和继发性失血性休克为特征。取决于出血病变的性质、部位、失血量与速度，也与患者的年龄、心肾功能等全身情况有关。

1. 呕血、黑便和便血

呕血、黑便和便血是消化道出血的特征性临床表现。上消化道急性大量出血多表现为呕血。如出血后血液在胃内潴留，因经胃酸作用变成酸性血红蛋白而呈咖啡色。如出血速度快而出血量多，呕血的颜色呈鲜红色。少量出血则表现为粪便隐血试验阳性。黑便或柏油样便是血红蛋白的铁经肠内硫化物作用形成硫化铁所致，常提示上消化道出血。十二指肠部位病变的出血速度过快时，在肠道内停留时间短，粪便颜色会变成紫红色。右半结肠出血时，粪便颜色为黯红色；左半结肠及直肠出血时。粪便颜色为鲜红色。

2. 失血性周围循环衰竭

消化道出血因失血量过大、出血速度过快、出血不止可致急性周围循环衰竭，临床上可出现头晕、乏力、心悸、恶心、口渴、出冷汗、黑矇或晕厥；皮肤灰白、湿冷；按甲床呈现苍白，且经久不能恢复；静脉充盈差，体表静脉瘪陷；脉搏细弱、四肢湿冷、心率加快、血压下降，甚至休克；同时，可进一步出现精神萎靡、烦躁不安甚至反应迟钝、意识模糊。老年人器官功能低下，加之常有慢性疾病，即使出血量不大，也可引发多器官衰竭，导致死亡。

3. 贫血

慢性消化道出血可能仅在常规检查时发现有原因不明的缺铁性贫血，常为消化道肿瘤的首发症状。较严重的慢性消化道出血可出现贫血相关临床症状，如疲乏困倦、软弱无力、活动后气促心悸、头晕眼花以及皮肤黏膜、甲床苍白等。急性大出血后早期，因为有周围血管收缩和红细胞重新分布等生理调节，血红蛋白、红细胞、血细胞压积的数值可无变化；此后，大量组织液渗入血管内补充失去的血浆容量，血红蛋白、红细胞、血细胞压积因稀释而数值降低，这种补偿作用一般在出血后数小时至数日内完成。失血会刺激造血系统，骨髓细胞增殖活跃，外周血网织红细胞增多。

4. 氮质血症

可分为肠源性、肾性和肾前性氮质血症 3 种。肠源性氮质血症指在大量上消化道出血后,血红蛋白的分解产物在肠道被吸收,以致血中氮质升高。肾前性氮质血症是由于失血性周围循环衰竭造成肾血流暂时减少,肾小球滤过率和肾排泄功能降低。致氮质贮留。在纠正低血压、低血容量后,血中氮质可迅速降至正常。肾性氮质血症是由于严重、持久的休克造成肾小管坏死(急性肾功能衰竭),或失血加重了原有肾病的肾脏损害,临床上会出现少尿或无尿。

5. 发热

大量出血后,多数患者在 24h 内常出现低热,持续数日至一星期。发热的原因口可能是由于血容量减少、贫血、周围循环衰竭、血红蛋白分解吸收等因素导致体温调节中枢功能障碍。

(四)辅助检查

1. 实验室检查

急性消化道出血时,重点化验应包括血常规、血型、出凝血时间、大便或呕吐物的隐血试验(有条件可作放射性核素或免疫学匿血测定法),肝功能及血肌酐、尿素氮等。有条件应测血细胞压积。

2. 内镜检查

内镜检查在急性上消化道出血时,纤维胃镜检查安全可靠,是当前首选的诊断方法,其诊断价值比 X 线钡剂检查为高,阳性率一般达 80% 甚至 90% 以上。对一些 X 线钡剂检查不易发现的贲门黏膜撕裂症、糜烂性胃炎、浅溃疡,内镜可迅速做出诊断。X 线检查所发现的病灶(尤其存在两个病灶时),难以辨别该病灶是否为出血原因。而胃镜直接观察,即能确定,并可根据病灶情况作相应的止血治疗。

(五)诊断

1. 消化道出血的识别

一般情况下呕血和黑便,呕吐物或粪便隐血阳性,Hb、红细胞计数下降常提示有消化道出血,但必须排除消化道以外的出血因素。首先应与口鼻、咽部出血区别;也需与呼吸道和心脏疾病导致的咯血相区别。此外,口服动物血液、骨炭、铋剂和某些中药也可引起粪便发黑,应注意鉴别。

2. 出血严重程度的估计和周围循环状态的判断

每日出血量>5~10ml 时,粪便潜血试验可呈现阳性。每日出血量达 50~100ml 以上时,可出现黑便。胃内积血量 250~300ml 时,可引起呕血。一次出血量超过 500ml,失血速度又比较快时,患者可有头晕、乏力、心动过速和血压降低等表现。严重出血者需 3h 内输血超过 1500ml,才能纠正其休克。持续性出血指 24h 之内的 2 次胃镜所见出血均为活动性出血。

(六)治疗

1. 一般治疗

卧床休息,严密监测患者生命体征,必要时行中心静脉压测定。观察呕血和黑便情况。定期复查血常规、肾功能。对老年患者视情况实施心电监护。

2. 补充血容量

及时补充和维持血容量,改善周围循环,防止微循环障碍引起脏器功能障碍,酌情输血。紧急输血指征:改变体位出现血压下降、心率增快、晕厥;失血性休克;Hb<70g/l,Hct<25%。但要避免输血、输液量过多而引起急性肺水肿,以及对肝硬化门静脉高压的患者门静脉压力的增加诱发再出血。

3. 上消化道出血的止血处理

(1)抑制胃酸分泌和保护胃黏膜。急性期静脉给予 PPI,使胃内 pH>6.0,有助于消化性溃疡和急性胃黏膜病变的止血。无效时可加用生长抑素及其类似物,收缩内脏血管,控制急性出血。

(2)内镜直视下止血治疗。经内镜直视下局部喷洒 5% 孟氏液、8% 去甲肾上腺素液、凝血酶。也可在出血病灶注射 1% 乙氧硬化醇、1:10000 肾上腺素或血凝酶。内镜直视下应用高频电灼、激光、热探头、微波、止血夹等。

(3)手术和介入治疗。内科积极治疗仍有大量出血危及患者生命时,需考虑外科手术治疗。少数患者严重消化道出血,无法进行内镜治疗,又不能耐受手术治疗时,可考虑选择性肠系膜动脉造影并血管栓塞治疗。

4. 下消化道出血的处理

基本措施是输血、输液、纠正血容量不足引起的休克。再针对下消化道出血的定位及病因诊断而做出相应治疗。如有条件内镜下止血治疗。

(七)上转条件

消化道出血量大,经积极扩容、止血治疗后仍有活动性出血的患者,应转至上级医院进一步治疗。

(八)下转条件

对于活动性出血已停止,病因明确而又不需进一步处理的患者,可转至基层医院作巩固治疗。

第四章　泌尿系统疾病

第一节　急性肾损伤

一、外伤性急性肾损伤

(一) 定义

外伤性急性肾损伤是由外伤引起的短时间内肾功能快速(48h内)减退而导致的临床综合征,表现为肾小球滤过率下降,代谢废物(肌酐、尿素氮)等体内潴留,水、电解质和酸碱平衡紊乱,重者出现多脏器多系统并发症。

(二) 成因

肾脏为一实质性器官,结构比较脆弱,如来自腹部或腰部的暴力正中肾区可造成肾损伤,特别是在肾脏形态异常或在病理情况下,受伤机会较正常情况高。有时肌肉强烈收缩或机体受到强烈震动,都可以使不正常的肾脏受损。就年龄性别而论,肾损伤多见于20~40岁男性。由于儿童肾周围保护作用较成人弱,肾脏异常较多,儿童肾损伤的发病率较成人高,就侧别而言,左侧稍多于右侧,双侧同时受伤者少见。多见开放性损伤和闭合性损伤。

(三) 检查方法

可根据受伤史、临床表现、常规化验、特殊检查进行确诊。

病史与体检:任何腹部、背部、下胸部外伤或受对冲力损伤的患者无论是否有典型的腰腹部疼痛、肿块、血尿等均要注意肾损伤的可能,此外必须询问伤后有无排尿、有无昏迷、短暂意识朦胧或恶心呕吐等,对全面估计伤情进一步的检查处理都有重要意义。

常规化验:尿中含大量红细胞。血红蛋白与红细胞比容持续降低提示有活动性出血。血白细胞数增多应注意是否存在感染灶。

特殊检查:根据病情轻重,除需紧急手术者外,有选择地做以下检查,B超、CT、排泄性尿路造影、动脉造影。

(四) 治疗方法

肾损伤的处理与损伤程度直接相关。轻微肾挫伤经短期休息可以康复,多数肾裂伤可用保守治疗,仅少数需手术治疗。

　　紧急治疗:伴休克时应及早治疗,迅速输血、复苏并确定是否合并其他脏器损伤。对伴有休克的伤员应在休克已被纠正并处于稳定情况下尽快进行必要的定性检查,以确定肾损伤范围和程度,并进一步治疗。

　　非手术治疗:绝对卧床休息 2～4 周,病情稳定、血尿消失允许活动。恢复后 2～3 个月不宜参加体力活动;密切测量血压、脉搏、呼吸、体温,注意腰、腹部肿块范围有无增大,观察排出的尿液颜色深浅,定期检测血红蛋白和血细胞比容;补充血容量和热量,维持水电解质平衡,保持足够尿量;应用抗生素预防感染;适量使用止痛、镇静剂和止血药物。

　　手术治疗。

(五) 上转条件

　　有下列情况者应及早上转:伴休克者;开放性肾损伤;经检查证实为肾粉碎伤;经检查证实为肾盂破裂;静脉尿路造影检查,损伤肾不显影,经肾动脉造影证实为肾蒂伤;合并腹腔器官损伤。

(六) 下转条件

　　休克纠正,血尿消失,手术后病情稳定。

二、药物性急性肾损伤

(一) 定义

　　药物性急性肾损伤是由药物所致的各种肾脏损害的一类疾病,主要表现为肾毒性反应及过敏反应,故临床医生应提高对药物性肾毒性作用的认识,以降低药物性肾损害的发生率。

(二) 成因

　　目前因药物种类繁多加上药物滥用问题严重,药物引起的肾损伤日益增多。其原因主要有:肾脏血流量特别丰富、肾内毛细血管的表面积大、排泄物浓度、肾小管的代谢率高、对药物敏感、易感性。致病药物有:抗生素及磺胺类、非甾体类抗炎药物、X 线造影剂(含碘造影剂)、抗肿瘤药物、利尿剂(渗透类利尿剂及呋塞米)、中草药(马兜铃、木通、防己、厚朴等)。

(三) 检查方法

　　病史询问药物使用情况;尿液依表现类型不同可以出现少尿、蛋白尿、血尿、白细胞尿及肾小管功能改变;核素检查;X 线检查;B 超检查。

(四) 治疗方法

　　(1) 停用引起肾损害的药物。

（2）饮水、利尿。

（3）肾上腺皮质激素。

（4）免疫抑制剂。

（5）肾小管上皮细胞保护及促进细胞再生药物。

（6）透析疗法。

（五）上转条件

经停用药物及饮水利尿后症状及尿液检查未见好转需上转上级医院。

（六）下转条件

经治疗后趋于好转的。

三、老年人急性肾损伤

（一）定义

老年是急性肾损伤的高危因素之一，老年人对急性肾损伤的易感性增高，进展至慢性肾脏病或终末期肾病的概率或者病死率比青壮年患者高。

（二）成因

老年人罹患某些容易导致急性肾损伤的疾病较多，如：心力衰竭、严重感染、肿瘤、尿路梗阻、高血压、糖尿病等。老年人可能服用某些药物、手术或诊断操作。老年人的肝、肾对药物或毒素的清除和代谢能力下降。增龄引起的肾脏结构和功能的改变导致老年人的肾脏在应急或损伤状态下代偿、修复能力减弱。

（三）检查方法

老年人对血清肌酐上升或尿量减少不敏感或反应滞后导致诊治常被延误，血清半胱氨酸蛋白酶抑制剂 C 可以更早期更准确的诊断。尿钠排泄分数对鉴别肾前性和急性肾小管坏死有提示作用。影像学检查及导尿也可以做诊断。当病因难以确定时也可行肾穿刺活检。

（四）治疗方法

没有特别针对老年人肾损伤的治疗措施，从预防着手尤为重要。

（1）在进行各种治疗或操作前后及过程中，应注意了解肾功能状况并密切监测其变化。

（2）禁用或慎用肾毒性药物，尤其是避免肾毒性药物的联合应用，病情确实需要应用时，注意根据肾功能状况调整用量，必要时采取相应的预防措施，同时密切监测肾功能变化。

（3）始终注意维持老年人血流动力学的稳定，保证肾脏供血供氧。

（4）应尽量减少感染机会，一旦发生感染，尽早治疗。

（五）上转条件

对出现血肌酐上升或尿量减少的老年人上转上级医院。

（六）下转条件

血肌酐稳定者下转社区。

第二节　原发性肾小球疾病

一、无症状蛋白尿和(或)血尿

（一）定义

无症状蛋白尿和(或)血尿是指患者无任何临床症状，在常规尿液检查中发现蛋白尿和(或)镜下血尿，往往是早期发现肾小球疾病的依据。

（二）成因

无症状蛋白尿和血尿也称隐匿性肾小球肾炎，患者无水肿、高血压及肾功能损害，而仅表现为肾小球源性血尿或(和)蛋白尿的一组肾小球病。无症状性镜下血尿患者可见于泌尿系结石、肿瘤、感染以及多种肾小球和肾小管-间质疾病等多种疾病，老年人持续镜下血尿则需考虑恶性肿瘤。除肿瘤外，镜下血尿的原因有创伤、代谢性疾病、血管性疾病和药物性间质性肾炎等。无症状性蛋白尿可见于多种肾小球和肾小管-间质疾病，以及溢出性、功能性和体位性蛋白尿。无症状性蛋白尿和(或)血尿多见于肾小球疾病。患者可有严重的肾小球损伤、高血压、进展性肾功能减退的风险。

（三）检查方法

依据临床表现、家族史和实验室检查，必要时需肾活检确诊。实验室检查尿蛋白定量<1.0g/d，以白蛋白为主，而无血尿者，称为单纯性蛋白尿，一般预后良好。但尿蛋白量在1.0～3.5g/d者，虽无水肿、高血压及肾功能损害的临床表现，但肾活检中显示病理改变，临床呈慢性肾炎转归的可能性大。

（四）治疗方法

无需特殊疗法。采取以下措施：

（1）对患者应定期(至少每3～6个月1次)检查，监测尿沉渣、尿蛋白、肾功能和血压的变化，女性患者在妊娠前及其过程中更需加强监测。

（2）保护肾功能，避免肾损伤的因素(感染、劳累、妊娠及应用肾毒性药物)。

（3）对反复发作的慢性扁桃体炎与血尿、蛋白尿发作密切相关者，可待急性期过后行扁桃体摘除术。

（4）可用中医药辨证施治。

（五）上转条件

病程长期迁延、尿蛋白渐多、出现高血压和肾功能减退成慢性肾炎需上转。

（六）下转条件

蛋白尿、血尿消失、血压稳定、肾功能指标稳定可下转。

二、急性链球菌感染后肾小球肾炎

（一）定义

急性链球菌感染后肾小球肾炎常简称"急性肾炎"。广义上系指一组病因及发病机理不一，但临床上表现为急性起病，以血尿、蛋白尿、水肿、高血压和肾小球滤过率下降为特点的肾小球疾病，故也常称为"急性链球菌感染后肾小球肾炎"。

（二）成因

急性链球菌感染后肾小球肾炎又称"急性肾炎"，多为链球菌感染后 2～4 周发病，体内可存在原发感染病灶，如扁桃体炎、咽炎、中耳炎、皮肤感染等。

（三）检查方法

尿常规：30％可见红细胞和轻、重度蛋白尿，＜20％的患者有大量蛋白尿，尿沉渣除红细胞外，早期尚可见白细胞和上皮细胞稍增多，并可有颗粒管型和红细胞管型等。肾功能异常：肾功能可一过性受损，表现为轻度氮质血症，利尿后数日肾功能可逐渐恢复正常。仅有极少数患者表现急性肾衰竭。免疫学检查：病初血清补体 C3 及总补体下降，8 周内渐恢复正常，对诊断本病意义很大。血清抗链球菌溶血素"O"滴度可升高提示近期曾有过链球菌感染。

（四）治疗方法

以休息及对症治疗为主，本病为自限性疾病，不宜应用糖皮质激素及细胞毒药物。一般治疗：急性期：卧床休息至肉眼血尿小时，水肿消退后可增加运动量，低盐（每日 3g 以下饮食），氮质血症时应限制蛋白质摄入，以优质动物蛋白为主，水肿及血压升高者需限制液体入量。治疗感染灶：首选青霉素，常规治疗 10～14 天（过敏者可用红霉素）。对症治疗：包括利尿消肿、降血压、预防心脑合并症的发生。透析治疗：少数发生急性肾衰竭而有透析指征时，应及时给予透析治疗以度过急性期。中医药治疗：中医治疗病变发展期往往采用祛风利水、清热解毒、凉血止血等治疗法则。恢复期主要为余邪未尽，治疗以祛邪为主。

(五) 上转条件

(1) 对并发急性肾衰、高血压脑病、急性心衰和急进性肾炎者或需要透析治疗的患者应及时转诊。

(2) 发病半年后仍持续有蛋白尿和(或)血尿,应转诊。

(六) 下转条件

蛋白尿、血尿、水肿消失,血压稳定后下转。

三、肾病综合征

(一) 定义

肾病综合征是有不同病因引起的肾小球疾病中一组临床综合征,主要表现为大量蛋白尿、低蛋白血症、高脂血症及水肿。

(二) 成因

可分为原发性及继发性两大类,原发性的病因为多种病理类型的原发性肾小球肾炎。引起继发性的常见疾病有过敏性紫癜肾炎、系统性红斑狼疮肾炎、乙型肝炎病毒相关性肾小球肾炎、糖尿病肾病、骨髓瘤性肾病、肾淀粉样变性、淋巴瘤或实体肿瘤性肾病。

(三) 检查方法

临床表现:大量蛋白尿、低蛋白血症、高脂血症及水肿。辅助检查:尿常规:可见蛋白尿,24h尿蛋白常超过3.5g,可见透明管型或颗粒管型,有时可见红细胞。血生化检查提示高脂血症,低蛋白血症,血浆白蛋白<30g/L。血常规可有贫血表现。

(四) 治疗方法

1. 一般治疗

适当休息,低盐饮食,每日限盐少于3g,优质低蛋白饮食0.8～1.0g/(kg·d),避免感染。

2. 对症治疗

(1) 利尿消肿,无症状性水肿不需要使用利尿剂,水肿症状突出者应该给予利尿剂。

(2) 减少蛋白尿,用血管紧张素转换酶抑制剂类或血管紧张素-2受体拮抗剂均可通过其有效的降压作用减少蛋白尿。

(3) 降血脂治疗,对具有明显高脂血症的难治性肾病综合征应服用降脂药治疗,如氟伐他汀40mg,每日一次;辛伐他汀10～20mg,每日一次。

（4）抗凝治疗，肝素 50～75mg/d 静滴，或低分子肝素 0.4ml 皮下注射，每日一次。

3. 免疫抑制剂治疗

（1）糖皮质激素使用原则。初量足：常用强的松，1mg/(kg·d)，口服 8～12 周。减药慢：治疗后每 2 周减 10%，减至 40mg/d 时以后减药更慢。维持长：以最小的有效剂量 10mg/d 维持半年或一年激素抵抗或依赖的患者需加用其他药物治疗。

（2）细胞毒药物主要用于激素依赖或激素无效型，多用环磷酰胺，每日 0.1g 口服或隔日 0.2g 静脉注射，累积量达 6～8g 停用。

（3）霉酚酸酯（骁悉），用于激素抵抗或细胞毒药物治疗无效的患者，一般 1.5～2.0g/d，维持量 0.5～1.0g/d，疗程 3～6 个月。

（五）上转条件

对高度水肿、大量蛋白尿、高脂血症和低蛋白血症的患者都建议转诊至上级医院。初治未能缓解的肾病综合征应转至上级医院。

（六）下转条件

已缓解的肾病综合征可下转至社区，指导患者定期或不定期的检查，并要注意预防感冒，预防肠道感染及增强机体抵抗力。

第三节　继发性肾小球肾炎

一、肝肾综合征

（一）定义

肝肾综合征是严重肝病患者发生的急性肾衰竭，肾脏病理改变轻微，无急性肾小管坏死表现。

（二）成因

常见于病毒性肝炎、酒精性肝炎、原发和继发性肝癌、妊娠脂肪肝等各种类型肝病所引起的肝硬化、暴发型肝衰竭的晚期。大量放腹水、消化道出血、外科手术后、感染、腹泻为主要诱因。

（三）检查方法

主要表现是肝脏疾病及肝功能衰竭的病史，尿量减少，大多每天有超过 400ml 的尿量，死亡前数日可出现显著的少尿与无尿。血肌酐浓度逐日缓慢上升。

（四）治疗方法

保护肝功能，防止和纠正能引起肝肾综合征的诱因，积极改善肝功能对改善肾功能有较好作用。

（五）上转条件

各类肝病、肝硬化患者出现肾小球滤过率下降、尿量减少（每天 500ml 以内）即转至上级医院。

（六）下转条件

接受肝移植或肝病恢复患者可下转至社区。

二、糖尿病肾病

（一）定义

糖尿病肾病是指临床上考虑由糖尿病引起的肾脏病变。

（二）成因

我国糖尿病和糖尿病肾病率呈现上升的趋势。无论是 1 型还是 2 型糖尿病，30%～40% 的患者可出现肾脏损害，而 2 型糖尿病中约 5% 的患者在被诊断为糖尿病的同时就已存在糖尿病的肾脏损害。

（三）检查方法

1 型糖尿病患者在发病后 5 年，2 型糖尿病患者在确诊的同时就应注意糖尿病肾脏损害的可能。筛查的指标主要是任意时间点尿中白蛋白与肌酐的比值，如 ACR＞300mg/g，诊断为大量白蛋白尿；ACR 在 30～300mg/g 之间为微量白蛋白尿。3～6 个月内至少 2 次 ACR 异常就考虑糖尿病肾病。肾穿刺病理检查也可明确最后诊断。

（四）治疗方法

目前尚无特效的措施，主要强调早期干预各种危险因素，包括积极控制血糖、血压、纠正脂质代谢紊乱、抗血小板聚集、治疗肥胖、戒烟等措施，以防止进一步肾损害。对于不同病期、不同对象，治疗的侧重点也有所不同。

（五）上转条件

ACR＞300mg/g 的糖尿病患者转至上级医院进一步检查评定肾损害程度及制定治疗方案。

（六）下转条件

经检查和治疗后病情稳定转至社区进行定期门诊随访，检测血压、血糖、尿检、血常规、血生化等指标,以评估疗效和治疗的不良反应。

三、高尿酸血症肾损害

(一) 定义

尿酸盐在血中浓度呈过饱和状态时即可沉积于肾脏,并造成损害,成为高尿酸性肾病。主要病变类型有慢性间质性肾炎、尿酸性肾结石和急性高尿酸性肾病。

(二) 成因

长时间或严重的高尿酸血症会造成不同程度的肾脏损害,尿酸在肾组织沉积,导致肾损害,少部分高尿酸血症是由尿酸生成增加所致。继发性高尿酸血症常见原因有:恶性血液系统肿瘤化疗、放疗后产生溶瘤综合征,肾功能不全,药物因素,慢性铅中毒。

(三) 检查方法

凡中年以上男性患者有肾脏疾病表现(肾小管性蛋白尿、镜下血尿或肉眼血尿、尿浓缩功能受损),伴发痛风及尿路结石,都应考虑本病。血尿酸升高大于 $390\mu mol/L$,肾活检提示肾小管间质病变。

(四) 治疗方法

纠正高尿酸血症是防止高尿酸血症肾损害的关键。改变生活方式是重要措施。降低血尿酸水平:减少尿酸合成(别嘌呤醇)、减少尿酸重吸收(苯溴马隆、磺吡酮、丙磺舒)、增加尿酸分解(尿酸氧化酶)。

(五) 上转条件

经社区药物治疗和改变生活方式仍未降低尿酸者转至上级医院。

(六) 下转条件

经上级医院治疗后尿酸正常,下转至社区医院,定期进行门诊随访。

四、系统性红斑狼疮性肾损害

(一) 定义

系统性红斑狼疮是一种病因未明的慢性炎症性疾病,可累及皮肤、关节、肺、肾、神经系统、浆膜等多个器官,是一种系统性自身免疫性疾病。肾脏累及即称狼疮性肾炎。

(二) 成因

循环中抗 dsDNA 等抗体与相应的抗原结合成免疫复合物后,沉积于肾小球;

或者循环中 dsDNA 等抗原,先与肾小球基底膜结合,再与循环中相应抗体结合,形成原位免疫复合物。两者均能引起炎症反应,在炎症细胞、炎症介质等参与下发生狼疮性肾炎(LN)。

(三) 检查方法

临床表现:根据其病理改变呈多样化,可以从轻度尿常规异常到肾病综合征、慢性肾炎、急性肾炎、急进性肾炎、急性间质性肾炎、急慢性肾功能不全等。肾活检对诊断狼疮性肾炎具有重要意义。

(四) 治疗方法

目前没有根治的方法。治疗原则如下:
(1) 为根据病理类型的不同制订相应的治疗方案。
(2) 除少数轻型病例外一般分为诱导治疗和维持治疗两个阶段。
(3) 终身治疗。
(4) 免疫抑制剂治疗。

(五) 上转条件

系统性红斑狼疮患者怀疑出现肾病综合征、慢性肾炎、急性肾炎、急进性肾炎、急性间质性肾炎、急慢性肾功能不全等即转至上级医院进一步检查。

(六) 下转条件

经治疗病情稳定者下转至社区医院,指导患者调整生活方式,避免日晒、感染、劳累、精神紧张等,并定期随诊。

第四节　泌尿道感染

一、肾盂肾炎

(一) 定义

肾盂肾炎是指肾脏及肾盂的炎症,大都由细菌感染引起,常伴有下尿路炎症。根据临床病程及症状,可分为急性及慢性 2 期。

(二) 成因

病原菌可分为细菌、病毒和真菌,细菌是主要的致病菌,其中以大肠杆菌最为多见。

(三) 检查方法

1. 急性肾盂肾炎

临床表现:可发生于各种年龄,以育龄妇女最多见,起病急,多表现为高热、寒战、腰痛、乏力、恶心、呕吐等,常伴有尿路刺激症状(尿频、尿急、尿痛)。体检可有上输尿管点或肋腰点压痛,肾区叩击痛阳性。

辅助检查:血常规检查中白细胞数升高和中性粒细胞百分比增高,尿沉渣镜检可见白细胞管型,偶见微量蛋白尿。尿常规中白细胞增多,可有肉眼或镜下血尿。

2. 慢性肾盂肾炎

临床表现复杂,可有或无临床表现。一般在急性肾盂肾炎病史后(病程超过半年或一年)出现反复低热、乏力、体重减轻,伴有腰部酸痛不适及反复的尿频、排尿不适感。病情进展可出现肾乳头坏死、肾周围脓肿、肾结石、尿路梗阻等,如未经有效控制,持续进展可发展为慢性肾功能衰竭或尿毒症。

辅助检查:尿常规检查中白细胞计数$\geqslant 10$个/高倍视野,细菌数$\geqslant 10^5$/ml。

(四) 治疗方法

1. 急性肾盂肾炎

一般治疗:适当休息,多饮水,勤排尿,口服碳酸氢钠1.0g,每日3次,碱化尿液,以减轻膀胱刺激症状。

抗菌治疗:应根据病情轻、中、重选药,疗程2周,轻者口服有效抗菌药物14天。中度发热$>38.5°$,血白细胞升高等全身中毒症状较明显者宜静脉给药。热退72h后可改用有效抗菌药物,完成2周疗程。重症寒战、高热、核左移、低血压、败血症者,宜静脉联合用药,获得药敏报告后选用敏感的抗菌药物,热退72h后可改用有效抗菌药物,完成2周疗程。

2. 慢性肾盂肾炎

因耐药菌感染引起,因此疗程较长,包括支持疗法,药物和中西医结合治疗。全身支持疗法:适当休息,加强营养,保护肾功能。

抗菌治疗:急性发作时,抗菌治疗疗程较急性肾盂肾炎者长,常联合用药,分2~4组轮替使用,每个疗程2~4周,每组疗程完毕后停药3~5天,定期行尿培养检查,总疗程2~4个月。长期抑菌疗法,常规剂量的1/3~1/2量,每晚睡前口服1次,疗程1年以上。

中医辨证治疗或中西医结合治疗

对症治疗:清除体内感染灶,保护肾功能,注意水、电解质平衡。

(五) 上转条件

(1) 无条件做细菌培养及药敏实验者需转诊。

(2) 反复发作的泌尿系感染患者为了解有无结石、梗阻、畸形、前列腺疾病等情况需转诊。

（3）对有糖尿病、尿路梗阻或机体免疫力低下的应转诊。

（六）下转条件

查明病因，病情稳定者下转。

二、急性膀胱炎

（一）定义

急性膀胱炎一般无明显全身症状，常表现为尿频、尿急、尿痛、排尿不畅及下腹部不适等膀胱刺激症状。

（二）成因

多种因素引起：膀胱内在因素，如结石、异物。肿瘤和留置导尿管等破坏了膀胱黏膜防御能力，有利于细菌的侵犯。膀胱颈部以下的尿路梗阻，引起排尿障碍，失去了尿液冲洗作用，残余尿引发细菌生长。感染的途径以上行性最常见，发病率女性高于男性。

（三）检查方法

尿液常混浊，部分患者可有血尿，一般无明显全身症状。辅助检查：清洁中段尿离心后沉渣镜检，白细胞＞5 个/高倍视野，清洁中段尿培养细菌数≥10^5/ml。

（四）治疗方法

一般治疗：适当休息，多饮水，保持外阴部清洁，禁止性生活。

抗菌治疗：根据致病菌数选用合适的抗菌药物。

（五）上转条件

经治疗后症状无缓解，仍有白细胞尿或菌尿者，建议上转。

（六）下转条件

症状缓解，尿检正常后下转社区随访。

三、复杂性尿感

（一）定义

若伴有尿路梗阻、尿流不畅、结石、尿路先天性畸形及膀胱-输尿管反流或其他慢性肾实质性疾病或在某些全身性疾病的基础上发生的尿路感染，称为复杂性尿感。

（二）成因

泌尿系统解剖和（或）结构异常者，有基础肾脏病变者，全身性病变导致机体抵抗力降低(如有泌尿系统结石、梗阻、留置导尿、使用免疫抑制剂、肾衰竭、肾脏移植、妊娠等)者均是复杂性尿感的易感人群。

(三) 检查方法

结合病史、易感因素、临床表现及辅助检查结果综合判断。

(四) 治疗方法

根据药敏试验选择抗生素治疗,但需密切关注肾脏毒性,监测肾功能以及时调整抗生素剂量。

(五) 上转条件

对反复发作尿路感染者上转。

(六) 下转条件

症状控制,尿检正常后下转社区随访。

第五节　肾石病

(一) 定义

泌尿系统结石是泌尿系统最常见的疾病,临床常依据病变发生的部位,分为上尿路结石和下尿路结石,上尿路结石包括肾结石及输尿管结石,下尿路结石包括膀胱结石和尿道结石。

(二) 成因

结石形成的因素包括外界环境因素、个体因素、泌尿系统异常及尿液的改变。外界环境因素包括自然环境和社会环境,个体因素包括种族遗传、疾病、代谢异常、药物影响及饮食习惯,泌尿系统异常包括梗阻、感染、异物及肾损伤,多种因素最终导致尿液的改变,形成结石。结石以草酸钙结石最常见。

(三) 检查方法

1. 上尿路结石

临床表现:肾绞痛伴血尿是上尿路结石的典型表现。疼痛为阵发性痉挛样疼痛,剧烈难忍。绝大多数患者有血尿,可以是肉眼血尿或镜下血尿。也可有结石伴感染,或因结石梗阻而无尿,继而发展为肾功能不全的表现。

辅助检查:尿常规镜检可见红细胞,如合并感染可见脓细胞,有时尿中可见到结晶和结晶团块。影像学检查:腹部 B 超,X 线平片,静脉尿路造影,逆行尿路造影等,可协助检查。

2. 下尿路结石

临床表现：可引起肾绞痛，典型表现为疼痛剧烈难忍、阵发性发作，向会阴部及阴茎头部放射，血尿多为镜下血尿，排尿刺激症状如尿频尿急、排尿困难，症状时轻时重，有时排尿突然中断，必须改变体位，如卧位或蹲位后才能继续排尿。并发症：反复梗阻或长期刺激会引起肾功能损害或癌变。

辅助检查：尿常规发现尿中红细胞增多，见到肉眼血尿或镜下血尿，合并感染时可见白细胞增多或脓尿。

影像学检查：腹部 B 超、X 线平片、膀胱镜检查等可协助检查。

（四）治疗方法

1. 上尿路结石

根据结石的形状、形态、大小、部位、个体差异等因素确定个体化治疗方案。

非手术治疗：止痛治疗，主要是解除疼痛，可用哌替啶注射液 50mg 肌注，症状无好转时可注射吗啡 10mg，并用阿托品 0.5mg，此外，输液对缓解肾绞痛也有帮助。排石治疗：<0.5cm 的结石，可大量饮水，保持每日尿量在 2000～3000ml，每日饮水要均匀，适当运动，运动有利于尿液在上尿路的引流，辅助用一些排石药物以中药为主将结石排出。

手术治疗：可采用微创手术和开放手术。

2. 下尿路结石

治疗原则是取出结石和消除形成结石的原因，主要采取手术治疗。

（五）上转条件

对发生肾绞痛的患者，首先给予相应镇痛治疗，尽快转诊进行手术治疗。对反复发作因尿路梗阻引起肾功能不全的应转诊治疗。

（六）下转条件

结石取出，病情稳定后下转社区医院。

第六节　肾脏囊肿性疾病

一、单纯性肾囊肿

（一）定义

单纯性肾囊肿是临床上最常见而实际意义最小的一种肾脏囊肿疾病，一般不伴有肾功能减退，随着年龄的增长，其发生率逐渐升高，囊肿数量也可随年龄增长而增加。

（二）成因

目前认为单纯性肾囊肿不具有遗传性，而是后天获得。

（三）检查方法

大多数患者无明显症状，多因行超声波等影像学检查而发现。

治疗方法：对无症状无并发症者一般不需治疗，可半年至一年复查一次。对直径超过 4cm 的较大囊肿可考虑穿刺抽液并注入硬化剂如无水乙醇以防止复发。对体积＞500ml 的巨大囊肿、有恶变倾向或穿刺后复发的患者应考虑手术治疗。

（四）上转条件

对直径超过 4cm 的较大囊肿和体积＞500ml 的巨大囊肿、有恶变倾向或穿刺后复发的患者上转。

（五）下转条件

术后需社区医院随访的下转。

二、多囊性肾病

（一）定义

多囊性肾病是一种是先天性肾脏异常，为遗传性疾病，双侧肾脏的皮髓质均可累及，双肾多个小管节段或肾小球囊进行性扩张，形成多个液性囊肿，导致不同程度的肾功能损害，并产生一系列症状。

（二）成因

多囊性肾病按遗传方式分为Ⅰ型（常染色体显性遗传多囊肾病）和Ⅱ型（常染色体隐性遗传多囊肾病）。

（三）检查方法

临床表现：肾脏表现多样，肾脏增大，腰腹痛，高血压，多尿及夜尿，严重者出现肾功能损害，50％可出现肾衰竭，临床上肾脏体积增大的速度反映肾脏病变进展的速度。肾外表现：囊性表现除肾脏可累及其他器官，其中肝脏囊肿最为常见，少数发生胰腺囊肿、脾囊肿、甲状腺、卵巢、附睾等囊肿。非囊性表现包括动脉瘤、心瓣膜病变、食管裂孔疝、腹股沟疝。

辅助检查：尿常规表现为血尿或蛋白尿，如出现尿路感染时可出现白细胞甚至脓细胞。影像学检查如 B 超、CT 及磁共振可协助诊断。

（四）治疗方法

目前主要为对症处理，以缓解症状，预防和处理并发症。针对囊肿尚无明确治疗方法。一般处理：避免剧烈运动，保证充足的水分摄入。避免使用咖啡因、茶碱等食物。降压治疗：控制血压，首选药物为 ACEI 或 ARB，效果显著。

(五) 上转条件

血压控制不佳和出现并发症者需上转。

(六) 下转条件

血压稳定，并发症缓解者下转。

三、肾发育不良

(一) 定义

肾发育不良为先天性疾患，少数有家族性倾向，病变程度取决于肾脏受累范围和存在障碍的肾脏生长分化阶段。

(二) 成因

病因可能与肾脏在生长发育的某阶段收到外界各种理化及毒物因素影响所致。大小及形态变异很大，有时可缺如。

(三) 检查方法

临床表现不一，取决于肾脏受累程度。单侧累及可无症状，仅在以后被偶然查出，完全性肾发育不良，双侧受累者常在新生儿期死亡。影像学检查如 B 超、CT 及磁共振可协助诊断。

(四) 治疗方法

无特殊方法。

(五) 上转条件

无须上转。

第七节　肾脏肿瘤

一、肾细胞癌

(一) 定义

肾细胞癌是起源于肾实质泌尿小管上皮系统的恶性肿瘤，又称肾腺癌，简称肾癌，包括起源于泌尿小管不同部位的各种肾癌亚型，但不包括来源于肾间质以及肾盂上皮系统的各种肿瘤。占肾恶性肿瘤的 $80\%\sim90\%$，为泌尿生殖系统发病率排第 2 位的恶性肿瘤,高发年龄 50～70 岁。

(二) 成因

发病与吸烟、肥胖、高血压及利尿药应用有一定关系。此外,部分患者与遗传有关。

(三) 检查方法

早期多无明显的临床症状,常在体检时发现。常见症状为血尿、腰痛和腹部肿块,称为"肾癌三联征",还可出现全身表现,如高血压、贫血、体重减轻、发热、恶病质等。临床表现多变,依临床症状诊断较困难。可借助于 B 超、CT 或磁共振等影像学检查,有助于诊断。病理学检查可以确诊。

(四) 治疗方法

基本治疗是根治性肾切除术。

二、肾盂癌

(一) 定义

肾盂癌是由肾盂黏膜发生的上皮性肿瘤,移行细胞癌占 90％,其次为鳞状上皮细胞癌和腺癌。肾盂癌相对少见,多发于 50～70 岁,男性发病率为女性的 3 倍。

(二) 成因

病因不明,最重要的危险因素为吸烟,其他危险因素为长期服用镇痛药物、饮咖啡、反复发作的肾盂肾炎、肾结石等。

(三) 检查方法

血尿是最常见表现,近 3/4 病例以间歇性、无痛性、肉眼血尿就诊。晚期可出现体重减轻、厌食和骨痛等症状。最常用的诊断方法是静脉肾盂造影。

(四) 治疗方法

手术治疗,晚期有转移者行放疗和全身化疗,但疗效不佳。

(五) 上转条件

对有血尿、腰痛和腹部肿块症状者上转至上级医院进一步检查。

(六) 下转条件

手术后病情稳定下转。

三、肾血管平滑肌脂肪瘤

（一）定义

肾血管平滑肌脂肪瘤又称错构瘤，是一种良性肿瘤，多见于女性，常于 40 岁以后发病，可以是单独疾病，也可是结节性硬化的一种表现。

（二）成因

50％的患者存在结节性硬化，有家族发病倾向，并伴有大脑发育不良、癫痫和面颊部皮脂腺瘤。此外，也可发生在脑、眼、心、肺、骨等器官。

（三）检查方法

临床上多数病例是体检时偶然发现，症状不明显，如肿瘤体积较大，可压迫周围脏器，引起腰痛及消化道症状。借助 B 超、CT 或磁共振影像学检查技术能确诊。

（四）治疗方法

体积较小，<4cm 者无需治疗，>4cm 应定期随访，如有增大趋势则考虑手术治疗。

（五）上转条件

肿瘤有增大趋势者上转至上级医院手术治疗。

（六）下转条件

术后病情稳定下转。

第八节　前列腺疾病

一、急性前列腺炎

（一）定义

大都由尿道上行感染所致，也可血行感染，来源于疖、痈、扁桃体、龋齿及呼吸道感染灶。

（二）成因

致病菌多为革兰阴性杆菌或假单胞菌，也有葡萄球菌、链球菌、淋病奈瑟菌及衣原体、支原体等。

（三）检查方法

临床表现有寒战、高热、尿频尿急、排尿痛、会阴部坠胀痛，也可发生排尿困难或急性尿潴留。辅助检查：尿沉渣检查有白细胞增多，血液和（或）尿细菌培养阳性。

(四) 治疗方法

一般治疗,积极卧床休息,大量饮水,并使用止痛、解痉、退热等以缓解症状。抗菌治疗:常选用喹诺酮类如环丙沙星、氧氟沙星,以及头孢菌素、红霉素等。如淋病奈瑟菌感染用头孢曲松。厌氧菌感染用甲硝唑,一疗程 7 日,可延长至 14 日。

(五) 上转条件

如患者并发前列腺脓肿,即上转上级医院经会阴切开引流。

(六) 下转条件

脓肿切开术后病情稳定下转。

二、慢性细菌性前列腺炎

(一) 定义

慢性细菌性前列腺炎是非特异性男生殖系统因细菌感染的一组疾病。

(二) 成因

致病因素主要为病原体感染,但机体抵抗力较强或(和)病原体毒力较弱,以逆行感染为主,病原体主要为葡萄球菌属,其次为大肠埃希菌、棒状杆菌属及肠球菌属等,也可有淋病奈瑟菌感染。前列腺结石和尿液反流可能是病原体持续存在和感染复发的重要原因。

(三) 检查方法

临床表现:排尿困难(尿频、尿急、尿痛),尿道分泌物增多,疼痛,性功能减退,精神、神经症状(头昏、乏力、失眠、情绪低落等)。辅助检查:直肠指检、前列腺液检查(白细胞>10 个/高倍视野),B 超检查(前列腺组织结构界限不清,混乱),膀胱镜检查(后尿道、精阜充血肿胀)。

(四) 治疗方法

抗菌治疗:选用红霉素、喹诺酮类、头孢菌素等,可以联合用药或轮回用药。综合治疗可采用热水坐浴及理疗、前列腺按摩,中医治疗(活血化瘀、清热解毒药),忌酒及辛辣食物,避免长时间的骑、坐。

慢性非细菌性前列腺炎:致病原多为沙眼衣原体、支原体、滴虫、真菌、病毒等所致。发病可能与性生活无规律、勃起而不射精、性交中断或长途骑车、长时间坐位工作导致盆腔及前列腺充血等有关。过量饮酒及辛辣食物可加重前列腺炎症状。

（五）上转条件

病情反复，用药不佳者上转。

（六）下转条件

炎症控制者下转至社区医院。

三、慢性非细菌性前列腺炎

（一）定义

慢性非细菌性前列腺炎是非特异性男生殖系统因非细菌感染的一组疾病。

（二）成因

病因学十分复杂，主要病因可能是病原体感染、炎症和异常的盆底神经肌肉活动和免疫异常等共同作用的结果。

（三）检查方法

临床表现各不相同，表现为尿频、尿急、夜尿多、尿痛，耻骨上或会阴生殖区疼痛或不适。射精后痛和不适是突出特征。直肠指检前列腺稍饱满，质较软，有轻度压痛。前列腺液内白细胞>10个/高倍视野，但多次细菌涂片及培养都找不到细菌。用特殊的检测方法有时可获得关于衣原体、支原体的佐证。

（四）治疗方法

致病原为衣原体、支原体则可用米诺环素、多西环素及碱性药物。其他可用红霉素、甲硝唑等。a-受体阻滞剂可用于解痉、改善症状。此外，每日一次热水坐浴；每周一次前列腺按摩。

（五）上转条件

经治疗后效果不明显者即上转。

（六）下转条件

症状改善者下转至社区医院。

四、前列腺增生

（一）定义

前列腺增生是老年男性的常见病，多在50岁以后出现临床症状。增生的前列腺挤压尿道，导致一系列排尿障碍症状，如尿频、尿急、尿流细弱、尿不尽等。

（二）成因

发病机制不明确，可能由于上皮和间质细胞的增殖和细胞凋亡的平衡性打破引起。

（三）检查方法

临床表现：膀胱刺激症状（尿频尿急、夜尿及急迫性尿失禁）、梗阻症状（排尿费力、排尿时间延长、尿线变细、间断性排尿、尿潴留及充溢性尿失禁）。辅助检查：尿常规检查了解有无菌尿、血尿、蛋白尿等；B超了解残余尿、前列腺大小及形态。

（四）治疗方法

症状较轻者可不治疗，生活起居应规律，忌饮酒和辛辣食物，不憋尿，保持大小便通畅，减少前列腺充血水肿。症状明显者进行药物治疗，常用药物有：α-受体阻滞剂（哌唑嗪）、5α-还原酶抑制剂（保列治）和植物类药物（舍尼通、前列康）。增生梗阻严重、残余尿量较多、症状明显而药物治疗效果不佳者手术治疗。

（五）上转条件

（1）对发生急性尿潴留的患者，解除症状后即转至上级医院进一步治疗。

（2）如发现前列腺结节，不能除外前列腺癌患者，应转诊至上级医院。

（3）增生梗阻严重、残余尿量较多、症状明显而药物治疗效果不佳需手术治疗者上转。

（六）下转条件

尿潴留症状解除、排除前列腺癌、术后病情稳定者下转。

五、前列腺肿瘤

（一）定义

前列腺肿瘤多发生于50岁以上的老年男性，随着人均寿命的不断增长、饮食结构的改变及诊断技术的提高等，近年来发病率迅速增加。

（二）成因

病因尚不明确，与遗传因素、环境因素和性激素水平有一定关系。

（三）检查方法

临床表现有梗阻症状：表现为尿流缓慢、尿急、尿流中断、排尿不尽、尿频，严重时引起尿潴留，晚期可有血尿。转移症状：骨痛、排便困难、结肠梗阻、尿失禁、下肢水肿、淋巴结肿大等。全身症状：表现为消瘦、乏力、低热、进行性贫血、恶病质。辅助检查：直肠指检、前列腺特异抗原测定（前列腺癌最敏感的肿瘤标志物）、B超、

CT 及磁共振、穿刺活组织检查等可协助诊断。

（四）治疗方法

前列腺癌的治疗根据患者的年龄、全身状况、临床分级及病理分级等综合因素考虑。一般病灶小、细胞分化好可以不做处理，严密观察随诊。局限在前列腺包膜以内的癌可以行根治性前列腺切除术，但仅适于年龄较轻、能耐受手术的患者。前列腺癌是男性老年疾病，一般发展缓慢，病程较长，一般不主张对 75 岁以上行根治性前列腺切除手术。

（五）上转条件

有血尿及怀疑有转移症状如骨痛、排便困难、结肠梗阻、尿失禁、下肢水肿、淋巴结肿大者转移至上级医院进一步检查。

（六）下转条件

（1）术后病情稳定者。

（2）75 岁以上不宜手术保守治疗者。

第五章 造血系统疾病

第一节 造血干细胞疾病

一、再生障碍性贫血

(一) 定义

再生障碍性贫血(aplastic anemia,AA),简称再障,由多种病因引起,以造血干细胞数量减少和质的缺陷为主所致的造血障碍,导致红骨髓总容量减少,代以脂肪髓,骨髓中无恶性细胞浸润,无广泛网硬蛋白纤维增生,临床上以全血细胞减少为主要表现的一组综合征。在我国的发病率为每年 0.0074‰,各年龄组均可发病,以青壮年多见,男性略多于女性。

(二) 成因

原发性再障原因不明,可能与免疫介导有关。

继发性再障的病因,可能与下列因素有关:

(1) 药物。各种抗肿瘤药、氯霉素、苯妥英钠、保泰松、磺胺、他巴唑等药物可抑制骨髓引起再障,其中氯霉素最为常见。

(2) 化学毒物。苯及其衍生物中毒可致再障。

(3) 电离辐射。长期超允许量放射性照射可直接损害造血干细胞和骨髓微环境,引起再障。

(4) 病毒感染。病毒性肝炎可诱发再障。肝炎病毒对造血干细胞有直接抑制作用,还可致染色体畸变,并可致自身免疫异常。

(5) 免疫因素。再障可继发于胸腺瘤、系统性红斑狼疮、类风湿性关节炎等免疫性疾病。

(6) 遗传因素。Fanconi 贫血属先天性再障,系常染色体隐性遗传性疾病,有家族性。

(7) 阵发性睡眠性血红蛋白尿(paroxysmal noctumal hemoglobinuria,PNH):PNH 和再障都是造血干细胞疾病,20%～30%的 PNH 可伴有再障,15%的再障可发生 PNH。

（三）检查方案

（1）血象呈全血细胞减少，贫血属正常细胞型，也可呈轻度大红细胞。红细胞轻度大小不一，但无明显畸形及多染现象，一般无幼红细胞出现，网织红细胞显著减少。

（2）骨髓象可表现为增生不良，三系造血细胞明显减少。

（3）还可做骨髓活组织检查、放射性核素骨髓扫描、造血祖细胞培养等帮助诊断。

（四）诊断

1987 年全国再障学术会议修订了诊断标准：①全血细胞减少，网织红细胞绝对值减少；②一般无肝、脾肿大；③骨髓检查显示至少一部位增生减低或重度减低（如增生活跃，巨核细胞应明显减少，骨髓小粒成分中应见非造血细胞增多）；④能除外其他引起全血细胞减少的疾病；⑤一般抗贫血药物治疗无效。

（五）治疗方法

首先需要去除可能引起骨髓损害的物质，禁用一切对骨髓有抑制的药物。

药物治疗，雄激素是首选。常用的雄激素有 4 类，但都必须在一定量残存的造血干细胞基础上才能发挥作用，严重再障常无效。免疫抑制剂如抗胸腺球蛋白和抗淋巴细胞球蛋白可用于年龄大于 40 岁或无合适供髓者的严重再障。

骨髓移植，是治疗严重型再障的最佳方法，能达到根治目的。

（六）上转条件

（1）对于合并感染、出血及高热，病情进展迅速的急性再障患者，应尽快转至上级医院。

（2）对于病情迁延的慢性再障患者，如果出现严重贫血 Hb<60g/L，血小板计数<20×10^9/L，中性粒细胞计数<1×10^9/L，或者合并感染、出血，也应转至上级医院。

（七）下转条件

无明显感染、出血，病情稳定的再障患者下转。

二、急性白血病

（一）定义

急性白血病（acute leukemia，AL）是造血干细胞的恶性克隆性疾病，发病时骨髓中异常的原始细胞及幼稚细胞（白血病细胞）大量增殖，蓄积于骨髓并抑制正常造血，广泛浸润肝、脾、淋巴结等髓外脏器。表现为贫血、出血、感染和浸润等征象。

根据受累的细胞类型，AL 通常可以分为急性淋巴细胞白血病（acute lymphoblastic leukemia，ALL）和急性髓细胞白血病（acute myeloid leukemia，AML）两大类。我国 AML 的发病率约为 1.62/10 万，而 ALL 则约为 0.69/10 万。成人以 AML 多见，儿童以 ALL 多见。

（二）成因

白血病的病因至今未明，可能与病毒感染、电离辐射、化学物质如苯等因素有关。

（三）检查方案

根据临床表现、外周血象、骨髓细胞学的检查，可对 AL 做出初步诊断。患者多有贫血、出血、发热、感染及白血病细胞浸润症状，如肝、脾、淋巴结肿大、胸骨压痛等。

（1）血象。外周血白细胞计数可降低、正常、增高或显著增高，有中等程度的贫血，呈正常细胞性，有不同程度的血小板减少。外周血涂片可见原始或幼稚细胞。

（2）骨髓象。骨髓象大多呈增生活跃、明显活跃或极度活跃，分类中原始和幼稚细胞大量增生，而正常造血细胞如幼红细胞和巨核细胞则明显受抑制。

（3）细胞免疫学检查。可对 AL 进行分型诊断。

（4）细胞遗传学和分子生物学染色体异常见于半数以上 AL 患者。

在对患者做出初诊的基础上，尽可能完善细胞遗传学、细胞免疫学和分子生物学（即 MICM）的检查，做出更为精确的诊断，以综合判断患者的预后、进行危险度分层并制订相应的治疗方案。

（四）治疗方法

治疗原则是尽可能多地消灭白血病细胞群体和控制白血病细胞的大量增生，解除因白血病细胞浸润而引起的各种临床表现，以期获得完全缓解。

支持治疗：包括积极抗感染治疗，纠正贫血及出血，纠正高尿酸血症，当 WBC $>100\times10^9$/L 时，可产生白细胞淤滞，应予以紧急处理，以减少由此导致的各种并发症。可通过血细胞分离技术祛除白细胞；也可以用药物降低 WBC，AML 用羟基脲，ALL 用地塞米松，同时予以水化和碱化等综合治疗措施。

抗肿瘤化学治疗是治疗 AL 最为有效的方法，包括初始诱导缓解和缓解后治疗。一旦复发，则需重复给予诱导缓解，称为再诱导。常用化疗药物一般都有抑制造血功能的不良反应，并且对肝、肾也有毒性作用，化疗中应严密观察病情，同时加强各种支持治疗，化疗方案和剂量必须个体化。

造血干细胞移植适用于难治性 AL 或估计化疗后有很大复发危险的患者，患者有望通过骨髓移植获得治愈。

（五）上转条件

（1）不明原因的发热、感染、出血患者，如果外周血白细胞总数明显升高或降低，或有肝脾肿大、胸骨压痛等症状，应尽快转至上级医院进一步检查以明确诊断。

（2）已明确的 AL 患者，如果合并感染、出血、严重贫血、高尿酸血症以及白细胞淤滞，应尽快上转至上级医院。

（六）下转条件

经治疗后一般情况良好，病情稳定，没有感染及出血征象的患者可下转。

三、慢性白血病

（一）定义

慢性白血病（chronic leukemia，CL）是一组异质性造血系统肿瘤，和急性白血病的区别是病程较缓慢，白血病细胞有一定的分化成熟能力，骨髓及周围血中以异常的较成熟细胞为主，临床上可分为慢性髓系白血病（chronic myelocytic leukemia，CML）和慢性淋巴系白血病（chronic lymphocytic leukemia，CLL）两类。我国 CML 的年发病率为 0.36/10 万人，发病率随年龄的增长而上升，男性多于女性，CLL 的发病率较低。

（二）成因

接触苯和放射性照射是 CML 较明确的致病因素，而 CLL 的病因尚未完全明确，遗传因素可能有一定影响。

（三）检查方案

1. 血象

外周血白细胞升高，CML 分类可见各期粒细胞，以中性晚幼及杆状核粒细胞的比例明显增多，原粒和早幼粒细胞较少。慢淋淋巴细胞百分比≥50%，以成熟淋巴细胞为主，胞质少、呈蓝色，细胞核形态正常，偶见少数带核仁的幼稚淋巴细胞或不典型细胞。

2. 骨髓象

骨髓增生活跃，CML 以粒系增生为主，CLL 以淋巴细胞显著增多为特点。

（四）治疗方法

CML 的治疗多采用多药物联合治疗。40 岁以下的患者若有相合的血缘供者，应建议其接受造血干细胞移植，40 岁以上的患者若干扰素治疗能获得细胞遗传学缓解，应推迟进行干细胞移植。CLL 低危患者以定期观察、对症治疗为主，病情进展患者可采用化疗、放射疗法、免疫治疗等积极治疗方法。

(五) 上转条件

CL 患者如果出现感染、出血以及脏器功能不全,应尽快转至上级医院。

(六) 下转条件

一般情况良好,病情稳定,没有明显感染及出血征象的患者,可下转。

四、骨髓增生异常综合征

(一) 定义

骨髓增生异常综合征(myelodysplastic syndrome,MDS)是一组异质性克隆性造血干细胞疾病,骨髓内细胞增生,常同时或先后出现红细胞、粒细胞和巨核细胞发育异常,病态造血导致进行性、难治性外周血红细胞、粒细胞及血小板减少。具有向急性髓系白血病(AML)转化的高风险。

(二) 成因

原发性 MDS 的病因不明,继发性 MDS 与接触放射线、苯或接受烷化剂等化疗药物有关。

(三) 检查方案

根据病史及体检,需要做外周血计数及涂片、骨髓涂片及活检、细胞形态学及遗传学检查等。

MDS 诊断需要满足两个必要条件和一个确定标准。

必要条件:①持续(≥6 月)一系或多系血细胞减少:红细胞计数<110g/L、中性粒细胞计数<$1.5×10^9$/L、血小板计数<$100×10^9$/L;②排除其他可以导致血细胞减少和发育异常的造血及非造血系统疾患。

确定标准:①发育异常,骨髓涂片中红细胞系、粒细胞系、巨核细胞系中任一系发育异常细胞的比例≥10%;②环状铁粒幼细胞占有核红细胞比例≥15%;③原始细胞在骨髓涂片中达 5%~19%;④MDS 常见染色体异常。

当患者符合必要条件,未达确定标准,临床高度怀疑 MDS 时,应进行 MDS 辅助诊断标准的检测。

(四) 治疗方法

MDS 患者自然病程和预后的差异性很大,治疗宜个体化,应根据 MDS 患者的预后分组,同时结合患者年龄、体能状况、治疗依从性等进行综合分析,选择治疗方案。MDS 患者按预后分为两组:相对低危组和相对高危组。低危组的治疗目标是改善造血、提高生活质量,高危组的治疗目标是延缓疾病进展、延长生存期和治愈。治疗方法和措施主要有对症支持治疗、激素治疗、细胞因子治疗、化疗、免疫抑制治疗等,而造血干细胞移植是有望根治本病的一种治疗方法,年龄轻者多选用异基因骨髓移植,年龄大者可考虑自身干细胞移植。

（五）上转条件

（1）MDS 患者如果出现感染、出血,应尽快转至上级医院。

（2）病情迁延的 MDS 患者如果出现严重贫血 Hb$<$60g/L,血小板$<$20$\times$10^9/L,中性粒细胞$<$0.5$\times$10^9/L,也应尽快转至上级医院进一步治疗。

（六）下转条件

经治疗后病情稳定,没有感染及出血征象的患者可以下转。

第二节　红细胞疾病

一、贫血

（一）定义

贫血(anemia)是指外周血单位容积内血红蛋白量、红细胞数及（或）血细胞比容低于正常参考值而言,一般都以血红蛋白量低于正常参考值的 95％下限作为贫血的诊断标准。

（二）成因

贫血的病因常常是多因素的,同一类型的贫血也可有多种发病机制并存,失血是临床上引起贫血的最常见原因。

（三）检查方案

（1）血象可表现为红细胞计数、血红蛋白量、血细胞比容下降。

（2）周围血涂片有助于贫血的形态学分类,又能从中发现异形红细胞。

（3）根据骨髓象检查,可将贫血分为增生性和增生不良性两大类。

（四）诊断

贫血的诊断一般分 3 个步骤:①贫血及其严重程度的确立;②贫血的性质诊断,即属于何种贫血综合征;③贫血的病因诊断。

（五）治疗方法

首先应强调病因治疗,如为出血性贫血,必须尽快纠正出血的原因,才能彻底治愈出血性贫血。急性大量失血引起的贫血,还需要输血以补充血容量。

对于缺乏造血原料的贫血,应积极补充造血原料。其他治疗贫血的药物,还有刺激红细胞生成药物、免疫抑制剂等,根据贫血的种类给予恰当的治疗药物。

脾功能亢进引起的贫血,可考虑脾切除术,再障引起的贫血,则可以考虑异基因骨髓移植。

(六) 上转条件

(1) 不明原因的贫血患者,应及时转至上级医院明确病因。

(2) 怀疑活动性出血引起贫血的患者,应及时转至上级医院诊治。

(3) 严重贫血 Hb<60g/L,合并感染,有贫血性心脏病的贫血患者,应及时转至上级医院就诊。

(七) 下转条件

贫血病因明确,Hb>60g/L,无活动性出血,无合并感染,无心功能不全的患者,可考虑下转。

二、缺铁性贫血

(一) 定义

缺铁性贫血(iron deficient anemia)是指体内储存铁缺乏影响血红色合成所引起的贫血,典型的呈小细胞低色素性贫血,是一种综合征,而非一种疾病,是最常见的营养素缺乏症,高危人群为妇女、婴幼儿以及儿童。

(二) 成因

缺铁性贫血的病因包括营养因素、慢性失血、吸收障碍等,其中慢性失血是最常见的病因之一。婴幼儿、青少年、月经期妇女、孕妇、哺乳期妇女,由于生理性铁需要量增加,如果补充不足,就易发生缺铁性贫血。

(三)检查方案

(1) 血象。贫血轻时呈正常红细胞性,严重时呈典型的小细胞低色素性贫血,网织红细胞计数大多正常,也可减低或轻度升高。

(2) 骨髓象。幼红细胞轻度或中度增生,中幼红细胞比例增多。骨髓铁染色显示骨髓小粒可染铁消失,铁粒红细胞低于 15%。富含骨髓小粒的涂片铁染色缺乏可染铁,是诊断缺铁的最可靠标准。

(3) 血清铁和总铁结合力测定。缺铁性贫血时,血清铁<8.95μmmol/L(50μg/dl),总铁结合力>64.44μmmol/L(360μg/dl),运铁蛋白饱和度<0.15。

(4) 其他检查,如血清和红细胞内碱性铁蛋白测定、红细胞游离原卟啉和血液锌原卟啉测定、血清运铁蛋白受体测定等,可帮助诊断。

（四）诊断

缺铁性贫血的诊断包括两方面：确立是否是缺铁引起的贫血、明确缺铁的原因。典型病例，根据病史、低色素性贫血形态以及缺铁指标阳性可获得诊断。

（五）治疗方法

（1）病因治疗。首先应强调病因治疗，如胃肠道肿瘤常常会引起缺铁性贫血，如果延误治疗，后果是不堪设想的。

（2）口服铁剂。是治疗缺铁性贫血的首选办法，口服铁剂包括硫酸亚铁、富马酸亚铁、右旋糖酐铁等，铁剂忌与茶同服，钙盐与镁盐也可抑制铁吸收，应避免同时服用。

（3）注射铁剂。常用右旋糖酐铁，应当深部肌肉注射，少部分患者有头痛、面部潮红等反应，因此应严格掌握指征，仅限于不能耐受口服铁剂、胃肠道铁吸收障碍者等患者。

（六）上转条件

（1）不明原因的缺铁性贫血，应及时转至上级医院明确病因。

（2）活动性出血引起的缺铁性贫血，应及时转至上级医院就诊。

（3）重度贫血 Hb<60g/L，合并感染，或者出现贫血性心脏病的患者，应及时转至上级医院就诊。

（七）下转条件

病因明确，无活动性出血，Hb>60g/L，无合并感染，无心功能不全的患者，可考虑下转。

三、巨幼细胞性贫血

（一）定义

巨幼细胞性贫血（megaloblasttic anemia）是由于 DNA 合成障碍所致的一组贫血，主要是体内缺乏维生素 B_{12} 或叶酸所致，也可因遗传性或药物等获得性 DNA 合成障碍而引起。营养性巨幼细胞性贫血具有地区性，在我国以西北地区多见，患病率可达 5.3%。

（二）成因

巨幼细胞性贫血的病因包括维生素 B_{12} 缺乏、叶酸缺乏和 DNA 合成障碍等。妊娠妇女、婴幼儿由于维生素 B_{12} 和叶酸生理需要量增加，如未及时补充可导致巨幼细胞性贫血，胃全切术后以及一些小肠疾病比如短肠综合征也可引起维生素 B_{12} 或叶酸的摄入不足从而导致贫血。

(三) 检查方案

(1) 血象。最突出的表现为大卵圆形红细胞增多和中性粒细胞核分叶过多。重症病例常呈全血细胞减少,网织红细胞减少。

(2) 骨髓象。呈增生象,巨幼红细胞系列占骨髓细胞总数的 $30\% \sim 50\%$,其中巨原红及巨早幼红细胞可达半数以上。

(3) 维生素 B_{12} 和叶酸测定。血清维生素 B_{12} 常低于 74pmol/L(100pg/ml),叶酸低于 6.8nmmol/L(3ng/ml),红细胞叶酸低于 227nmmol/L(100ng/ml)。

(四) 诊断

首先确定是否巨幼细胞性贫血,然后确定是否存在维生素 B_{12} 和叶酸缺乏,还可采用诊断性治疗方案,如口服生理剂量的叶酸或肌内注射维生素 B_{12} 治疗 10 天,如果患者出现临床症状改善、网织红细胞升高,巨幼红细胞形态迅速好转以及血红蛋白上升,可达诊断目的。

(五) 治疗方法

(1) 补充治疗。根据"缺啥补啥"的原则,应补充足量直到补足应有的储存量。维生素 B_{12} 缺乏可应用肌内注射维生素 B_{12},叶酸缺乏者可口服叶酸。

(2) 其他辅助治疗。治疗后如贫血不改善,需注意有无合并缺铁,必要时需要及时补充铁剂。

(3) 病因治疗。应积极去除病因,治疗原发疾病。

(六) 上转条件

(1) 婴幼儿、儿童、孕妇如有巨幼红细胞性贫血应转至上级医院,老年人若出现精神症状也应尽快转至上级医院。

(2) 怀疑恶性贫血,应转至上级医院检查明确诊断。

(3) 治疗效果不佳的巨幼贫患者应转至上级医院;合并感染等并发症的巨幼贫患者应转至上级医院。

(七) 下转条件

病情稳定,治疗方案明确,无合并感染的患者可以下转。

第三节   粒细胞疾病

一、中性粒细胞增多症

(一) 定义

成人周围血中性粒细胞绝对数大于 $7.5 \times 10^9/L$ 时,可诊断为中性粒细胞增多症(neutrophilia)。

（二）成因

（1）急性感染。各种急性感染,尤其是细菌感染,可造成中性粒细胞增多,最常见的是化脓性球菌感染。

（2）其他炎症性疾病、创伤和组织坏死。严重烧伤、创伤、挤压伤可导致中性粒细胞升高,心肌梗死、肺梗死、肠梗阻、急性肾小球肾炎、血清病、风湿热等疾病均可引起中性粒细胞升高。

（3）中毒和药物。铅、汞、砷、苯等化学物中毒,药物中毒如氯化钾、洋地黄、奎尼丁等,可引起中性粒细胞升高。而应用肾上腺皮质激素、锂盐、肾上腺素、集落刺激因子等,也可引起中性粒细胞升高。

（4）各种血液病,如慢性粒细胞白血病、真性红细胞增多症、骨髓纤维化,以及生长很快的恶性肿瘤也常常引起中性粒细胞增多。

（三）检查方案

根据外周血中性粒细胞绝对值,可做出诊断。血象的典型表现有中性粒细胞数量增多,杆状核粒细胞增多,出现核左移,中性粒细胞形态也发生变化,如大小不均、中毒性颗粒、空泡变性、核变性以及 Döhle 小体(中性粒细胞浆内球形包涵体)等。

（四）治疗方法

以治疗原发病为主。

（五）上转条件

（1）不明原因的中性粒细胞增多,应转至上级医院。

（2）怀疑重症感染引起的中性粒细胞增多患者,应转至上级医院。

（3）怀疑出现栓塞等并发症的患者,应转至上级医院。

（六）下转条件

（1）经治疗后中性粒细胞恢复正常的患者可下转。

（2）各种血液病或恶性肿瘤引起的中性粒细胞增多患者,如若一般情况良好,治疗方案确定后可下转。

二、白细胞减少和粒细胞缺乏

（一）定义

循环血中的白细胞包括中性粒细胞、单核细胞、嗜酸粒细胞、嗜碱粒细胞和淋巴细胞,它们在白细胞中占有不同的比例,有着各自独特的功能。正常白细胞总数为$(4.0\sim10.0)\times10^9/L$。成人周围血中白细胞计数$<4.0\times10^9/L$时称为白细胞减少(leukopenia)。由于中性粒细胞在白细胞中占绝大部分$(50\%\sim70\%)$,所以白细胞减少在大多数情况下是因为中性粒细胞减少所致,当中性粒细胞$<0.5\times10^9/L$时称为粒细胞缺乏(agranulocytosis),简称粒缺。

(二)成因

1. 骨髓损伤使中性粒细胞生成减少

抗肿瘤药物和免疫抑制剂可直接杀伤增殖细胞群,造成粒细胞减少;放射线可导致骨髓损伤,引起白细胞减少;自身免疫性疾病通过自身抗体或 T 淋巴细胞的作用,抑制骨髓中前期细胞的生长,并加速破坏使中性粒细胞减少;癌肿转移至骨髓,可使骨髓造血功能衰竭,恶性造血系统疾病比如白血病、骨髓增生异常综合征、骨髓纤维化,均能引起骨髓正常血细胞的生成减少,从而使白细胞减少;巨幼细胞性贫血,由于缺乏叶酸或维生素 B_{12},细胞核的 DNA 复制受影响,可常有中性粒细胞减少;某些病毒感染、伤寒、结核杆菌感染可致粒细胞减少。

2. 周围循环粒细胞分布异常

循环池和边缘池的粒细胞可相互转换,临床所测得的白细胞计数,是循环池内的白细胞。如边缘池内粒细胞比例明显增加时,可造成假性粒细胞减少。全身感染可引起急性或亚急性获得性假性粒细胞减少,随着治疗和感染的控制粒细胞计数可恢复正常。

3. 血管外粒细胞需求增加,消耗加速

感染时,受多种细胞因子调节,粒细胞的生成增加,从骨髓释放和进入组织的粒细胞增多。但是在严重感染时,机体对细胞因子缺乏足够的反应,同时中性粒细胞的黏附分子和血管内皮细胞上的黏附分子被炎症介质激活,使粒细胞易于黏附血管壁并迁移至组织,最终仍可产生血液中粒细胞短暂减少。

4. 混合因素

以上 3 种白细胞减少的发生机制在临床上常混合存在。有些粒细胞减少至今仍未能阐明其机制。

(三)检查方案

1. 血象

白细胞计数和中性粒细胞数量减少,由于白细胞计数易受多种因素影响,应重复测定以明确。粒细胞浆内有毒性颗粒和空泡常提示存在细菌感染。

2. 骨髓象

骨髓象因原发病而不同。选择性粒细胞缺乏症骨髓内各期中性粒细胞均极度减少,甚至完全消失,粒细胞有明显的毒性改变或成熟受阻,幼红细胞和巨核细胞

大致正常。

(四) 治疗方法

首先治疗基础疾病。可使用升白药物如利血生、维生素 B$_6$、脱氧核苷酸等,重组人粒细胞集落刺激因子能诱导粒细胞增生,还能促使嗜酸粒细胞和单核细胞等增生。对于骨髓严重衰竭的患者可考虑异基因骨髓移植,脾亢引起的粒细胞减少则可考虑脾切除。

(五) 上转条件

(1) 中性粒细胞<0.5×10^9/L 时,不管什么原因所致,应立即转至上级医院。

(2) 白细胞减少,同时合并感染的患者,应转至上级医院。

(3) 不明原因白细胞减少,经初步治疗后效果不佳,应转至上级医院。

(六) 下转条件

慢性白细胞减少,无感染等并发症,可下转。

三、嗜酸粒细胞增多综合征

(一) 定义

嗜酸性粒细胞增多(eosinophilia)是指外周血液中嗜酸性粒细胞绝对值>0.4×10^9/L(400/mm^3),临床上可见于多种疾病,统称为嗜酸性粒细胞增多综合征(eosinophilic syndrome)。

(二) 成因

(1) 寄生虫感染是最常见的原因,单细胞的原虫感染一般不引起嗜酸粒细胞增多,而多细胞的蠕虫、吸虫感染可引起嗜酸性粒细胞增多,其增多的程度与虫体特别是幼虫侵入组织的数量和范围相平行。在组织内被包裹的或仅限于肠道腔内的感染,如蛔虫、绦虫一般不引起嗜酸性粒细胞增多,但是能破坏肠黏膜的寄生虫如钩虫可使嗜酸粒细胞增多。

(2) 感染性疾病。一些急性细菌和病毒感染可引起嗜酸粒细胞增多,恢复期大多恢复正常,注意猩红热在恢复期嗜酸性粒细胞仍然增高。曲霉、球孢子菌等真菌感染和个别的慢性分歧杆菌感染,也可有嗜酸粒细胞增多。

(3) 变态反应性疾病如过敏性鼻炎、支气管哮喘、荨麻疹、血管神经性水肿和药物过敏反应等变态反应性疾病,均可引起嗜酸粒细胞增多。

(4) 嗜酸性粒细胞本身为恶性克隆的组成部分,许多血液系统肿瘤常伴有嗜酸性粒细胞增高,如嗜酸性粒细胞白血病、骨髓增殖性肿瘤、骨髓增生异常综合征等。

（5）当患者嗜酸性粒细胞增多而不能找到其确切的病因时,称为特发性高嗜酸性粒细胞综合征。

（三）检查方案

嗜酸性粒细胞增多症患者的临床表现缺乏特异性,根据外周血嗜酸性粒细胞绝对值升高即可明确诊断,病因诊断需做进一步的检查。

（四）治疗方法

一般以治疗原发病为主。特发性嗜酸性粒细胞综合征患者的治疗目的在于抑制嗜酸性粒细胞的生成,可应用强的松、羟基脲等药物口服。嗜酸性粒细胞计数＞100×10^9/L 时应考虑白细胞单采术。

（五）上转条件

（1）不明原因的嗜酸粒细胞增多,应转至上级医院进一步检查明确诊断。

（2）嗜酸性粒细胞重度增多＞5.0×10^9/L 时,应转至上级医院。

（3）伴发肺炎、胃肠炎、肌肉疼痛、心律不齐、心力衰竭等并发症的患者,应转至上级医院。

（六）下转条件

慢性嗜酸性粒细胞增多,一般情况良好,无并发症的患者可下转。

第四节　淋巴、组织细胞疾病

一、淋巴瘤

（一）定义

淋巴瘤(lymphoma)起源于淋巴结和淋巴组织,是免疫系统的恶性肿瘤,其发生大多与免疫应答过程中淋巴细胞增殖分化产生的某种免疫细胞恶变有关。按组织病理学改变,可分为霍奇金淋巴瘤(HL)和非霍奇金淋巴瘤(NHL)两大类。在我国,淋巴瘤的发病率有逐年增多的趋势,男性多于女性,城市高于农村。

（二）成因

淋巴瘤的病因和发病机制不完全清楚,但病毒学说颇受重视,比如 EB 病毒感染与 Burkitt 淋巴瘤发生有关,EB 病毒与 HL 的关系也十分密切,EB 病毒还可能是移植后淋巴瘤和 AIDS 相关淋巴瘤的病因。免疫功能低下也与淋巴瘤的发病有关,器官移植后长期使用免疫抑制剂而发生恶性肿瘤的患者有 1/3 是淋巴瘤。

（三）检查方案

进行性、无痛性淋巴结肿大者，应高度怀疑淋巴瘤可能，需做淋巴结印片及病理印片或淋巴结穿刺物涂片检查。怀疑皮肤淋巴瘤时可做皮肤活检及印片，伴有血细胞数量异常、血清碱性磷酸酶增高或有骨骼病变时，可做骨髓活检和涂片了解骨髓受累的情况。根据组织病理学检查结果，做出淋巴瘤的诊断和分类、分型诊断。

部分患者以原因不明的持续发热为起病症状，对于持续发热、经一般检查未明确病因的患者，应考虑淋巴瘤的可能，需要做进一步的检查以排除。

（四）治疗方法

淋巴瘤的基本治疗策略是以化疗为主的化、放疗结合的综合治疗，根据不同的分类采用不同的化疗方案。生物治疗联合化疗，对某些淋巴瘤患者，可能延长生存时间。对于年龄在 55 岁以下，重要脏器功能正常的侵袭性淋巴瘤患者，可考虑全淋巴结放疗及大剂量联合化疗后进行异基因或自身骨髓（或外周干细胞）移植，以期最大限度地杀灭肿瘤细胞，取得较长期缓解和无病存活。

（五）上转条件

（1）合并感染或脏器功能不全的患者应转至上级医院。

（2）怀疑淋巴瘤，尚未能明确诊断的患者，应转至上级医院进一步检查明确诊断。

（3）化疗后出现白细胞减少、感染或脏器功能不全的患者应转至上级医院。

（六）下转条件

一般情况良好，病情稳定，治疗方案确定的患者可下转。

二、多发性骨髓瘤

（一）定义

多发性骨髓瘤（multiple myeloma，MM）主要特征为骨髓内浆细胞恶性增生并浸润髓外软组织及恶性浆细胞（骨髓瘤细胞）分泌大量 M 蛋白而引起一系列表现。MM 在血液系统肿瘤中位居第二，好发于中老年人，男性发病率高于女性。

（二）成因

多发性骨髓瘤的确切病因仍不清楚，电离辐射、接触化学毒物、慢性抗原刺激、自身免疫性肝病、遗传和病毒均有可能与发病有关。

（三）检查方案

MM 患者多数起病隐匿，可有骨质破坏、贫血、感染、肾脏损害、出血倾向等临床表现。诊断主要依靠克隆性浆细胞增生、大量 M 蛋白血症、骨质破坏。对于临床怀疑 MM 的患者需要做骨髓、免疫生化、放射学等检查。

国际骨髓瘤工作组（IMWG）在 2003 年制定了关于 MM 的诊断标准：

1. 症状性 MM

（1）血或尿中存在 M-蛋白。

（2）骨髓中有克隆性浆细胞或浆细胞瘤。

（3）相关的器官或组织损害（终末器官损害，包括高钙血症、肾损害、贫血或骨损害）。

2. 无症状 MM

（1）M 蛋白≥30g/L。

（2）和/或骨髓中克隆性浆细胞≥10％。

（3）无相关的器官或组织损害或无症状。

（四）治疗方法

无症状的 MM，一般不需治疗，症状性骨髓瘤才开始治疗，但高危的无症状 MM，需要早期干预治疗。

一般治疗：对于严重贫血患者，可考虑输注红细胞；高钙血症应补足水分，应用强的松、降钙素、双膦酸盐等药物；有高黏滞血症的患者可考虑进行血浆分离；高尿酸血症患者应用别嘌呤醇治疗；肾功能损害的患者可采用利尿剂保持尿量，必要时血液透析。

化疗：常用药物包括靶向药物（蛋白酶体抑制剂和免疫调节剂）、传统化疗药物和糖皮质激素。常用的化疗方案组合为：蛋白酶体抑制剂/免疫调节剂＋糖皮质激素；或蛋白酶体抑制剂/免疫调节剂＋传统化疗药物＋糖皮质激素；或传统化疗药物＋糖皮质激素。目前认为，含有蛋白酶体抑制剂/免疫调节剂新药的方案的疗效明显优于传统化疗方案。故 MM 患者应尽量采用包含蛋白酶体抑制剂/免疫调节剂新药的方案治疗。

有条件患者可考虑进行自体造血干细胞移植，部分年轻高危的患者可以酌情考虑异体造血干细胞移植。

局限性骨髓瘤、局部骨痛及有脊髓压迫症状者，可采用局部放疗。

（五）上转条件

合并有严重贫血 Hb＜60g/L、高钙血症、高尿酸血症、高黏滞血症、肾功能不全、感染等并发症的患者应转至上级医院。

（六）下转条件

（1）无症状的 MM 患者可下转。

（2）一般情况良好，病情稳定，治疗方案确定，无并发症的患者应下转。

第五节　血小板减少症

（一）定义

血小板减少症（thrombocytopenia）是指外周血血小板计数$<100\times10^9$/L，因血小板减少而导致的出血大约占临床出血性疾病的 30%，一般情况下，血小板计数$<20\times10^9$/L 时，可出现自发性内脏出血，颅内出血是致死的主要原因。在血小板减少症中，以原发免疫性血小板减少症（ITP），既往又称为特发性血小板减少性紫癜，较为常见，成人的年发病率在$(5\sim10)$/10 万，育龄妇女发病率高于同年龄男性，60 岁以上老年人是该病的高发群体。

（二）成因

血小板减少的原因主要有三点：①血小板生成障碍，如白血病、再生障碍性贫血；②血小板破坏或消耗过多，如免疫性血小板减少、弥散性血管内粒血（disseminated intravascular coagulation，DIC）；③血小板分布异常，如脾功能亢进。

（三）检查方案

多次外周血检查提示血小板计数$<100\times10^9$/L，需要考虑血小板减少症。应仔细询问病史并做骨髓检查、血小板相关抗体等进一步检查明确血小板减少的病因。ITP 患者脾脏不肿大或轻度肿大，骨髓中巨核细胞数量正常或增多伴有成熟障碍；药物引起的免疫性血小板减少，多有相关药物服用史，需详细了解服药史，常见药物有肝素、阿司匹林、奎尼丁、呋塞米、磺脲类降糖药等；脾功能亢进者多有中度以上脾大，除血小板减少外，还有白细胞减少及贫血；血涂片中出现红细胞碎片提示血小板减少与微血管病有关；白血病、骨髓瘤、淋巴系统增殖性疾病等均可有血小板减少，这类患者贫血与失血不成比例，常有脾肿大，骨髓检查可明确；重症感染患者也常见血小板减少。

（四）治疗方法

血小板减少症的治疗随其病因和严重程度而多变，需迅速鉴别病因，若有可能应予以纠正（如在肝素有关的血小板减少症应立即停用肝素）。

对于血小板计数$<10\times10^9$/L，有严重出血或出血风险的患者需要紧急输注血小板、大剂量丙种球蛋白。血小板计数在$(10\sim50)\times10^9$/L，有出血风险的患者，可考虑预防性输注血小板，注意预防性输注不可滥用，反复输注可能产生血小

板抗体而造成输注无效或者输注后免疫反应。

其他治疗药物还包括糖皮质激素、促血小板生成药物（rhTPO、艾曲波帕、罗米司亭）、雄激素、免疫抑制剂等。

长期出血或出血危及生命，各种药物治疗无效，需大剂量激素维持的患者，可考虑脾切除。

（五）上转条件

（1）血小板计数<20×10⁹/L 的患者，无论有无出血风险，应转至上级医院。

（2）血小板计数<50×10⁹/L 的患者，有出血高风险的患者，应转至上级医院。

（六）下转条件

血小板计数>50×10⁹/L、无出血风险的患者，可下转。

第六节　血友病

（一）定义

血友病（hemophilia）是一组常见的遗传性出血性疾病，具有 X 性联隐性遗传的特点，其共同的特征是活性凝血活酶生成障碍，凝血时间延长，终身具有轻微创伤后出血倾向，重症患者没有明显外伤也可发生"自发性"出血。根据缺乏的凝血因子不同，分为血友病甲（血友病 A，FⅧ缺乏症）和血友病乙（血友病 B，FⅨ缺乏症）。我国的发病率较欧美为低，80％的患者是血友病甲。

（二）成因

血友病甲与血友病乙均为伴性隐性遗传性疾病，遗传基因位于 X 染色体上，因此女性传递，男性发病。血友病甲即因子Ⅷ促凝成分（Ⅷ:C）缺乏症，也称 AGH缺乏症；血友病乙即因子Ⅸ缺乏症，又称 PTC 缺乏症、凝血活酶成分缺乏症，其发病数量较血友病甲少，但本型中有出血症状的女性传递者比血友病甲多见。

（三）检查方案

根据病史、家族史和实验室检查典型病例诊断并不困难。一些轻型病例或亚临床型病例由于无明显出血病史容易漏诊，常在外伤、拔牙和手术后出现异常出血而得到诊断。患者出血时间正常；凝血时间延长；凝血酶原时间（PT）正常；活化部分凝血活酶时间（APTT）延长，能被正常新鲜血浆或硫酸钡吸附血浆纠正者为血友病甲（A）；能被正常血清纠正，但不被硫酸钡吸附血浆纠正者为血友病乙（B）。

凝血因子活性测定：因子Ⅷ促凝活性（Ⅷ:C）测定明显减少（血友病甲），因子

Ⅸ促凝活性(Ⅸ:C)测定减少(血友病乙)。

（四）治疗方法

预防：避免创伤及较重的体力活动；尽量避免手术，若必须手术，术前做好充分的准备；出血时应及时就医。

局部止血治疗：伤口小者局部加压 5min 以上；伤口大者，用纱布或棉球蘸正常人血浆或凝血酶、肾上腺素等敷于伤口，加压包扎。国外配制止血剂中含冷沉淀、凝血酶、氨基乙酸，用于血友病甲患者的局部止血效果较好。

替代疗法：是治疗血友病的有效方法，目的是将患者血浆因子水平提高到止血水平。可选用的制剂包括：①新鲜血浆和新鲜冰冻血浆；②冷沉淀制剂；③凝血酶原复合物浓缩剂；④因子Ⅷ、Ⅸ浓缩剂；⑤重组 FⅧ及 FⅨ。

血友病患者的外科手术问题：即使是拔牙等小手术也应尽量避免，围手术期应准备充分。随着因子Ⅷ等制剂的应用，如手术过程有充分准备，危险性已大为减少。术前应充分估计凝血因子缺乏程度，手术中补充达到需要止血的浓度，替代疗法必须维持到创口完全愈合。

基因治疗：血友病是单基因疾病，病因明确，适合基因治疗，目前国内外均在积极研究中。

（五）上转条件

（1）血友病患者一旦出现活动性出血，应立即转至上级医院。

（2）需要手术的血友病患者，应转至上级医院进行评估和准备。

（六）下转条件

病情稳定，无活动性出血的血友病患者可下转。

第六章　代谢及内分泌系统疾病

第一节　糖尿病

(一) 定义

糖尿病是胰岛素分泌的缺陷或/和胰岛素作用障碍所导致的一组常见的以葡萄糖和脂肪代谢紊乱、血浆葡萄糖水平增高为特征的代谢疾病。糖尿病主要分为1型糖尿病、2型糖尿病、妊娠糖尿病和其他特异型糖尿病,其中最多见的是2型糖尿病,占整个糖尿病患者群的90%以上,是社区人群最常见的类型。

(二) 成因

糖尿病的基本病理生理为绝对或相对胰岛素分泌不足和胰高血糖素活性增高所引起的代谢紊乱,包括糖、蛋白质、脂肪、水及电解质等,严重时常导致酸碱平衡失调;其特征为高血糖、糖尿、葡萄糖耐量减少及胰岛素释放实验异常。临床早期无症状,症状期才有多食、多饮、多尿、消瘦或肥胖等。久病者可累及眼、肾、神经和心血管系统等。糖尿病急性并发症主要为酮症酸中毒、高渗性昏迷、乳酸性中毒等。常见并发症分为微血管并发症和大血管并发症。微血管并发症主要包括糖尿病视网膜病变、糖尿病肾病和糖尿病神经病变。大血管病变主要包括心脑血管病变和外周血管病变。糖尿病并发症是糖尿病致死、致残的主要原因。

(三) 检查方案

糖尿病诊断是依据空腹血糖、任意时间血糖或餐后血糖试验中2h的血糖值。

1. 血液检查

(1) 血糖。采用WHO(1999年)的糖尿病诊断标准。糖尿病的诊断依据静脉血糖而非毛细血管血糖检测结果。正常血糖:(NGR)空腹血糖<6.1mmol/L,餐后2h血糖<7.8 mmol/L。空腹血糖受损(IFG):空腹血糖6.1~7.0 mmol/L,餐后2h血糖<7.8 mmol/L。糖耐量减低(IGT):空腹血糖<7.0 mmol/L,餐后2h血糖7.8~11.1 mmol/L。糖尿病(DM):空腹血糖≥7.0 mmol/L,餐后2h血糖≥11.1 mmol/L。

(2) 糖化血红蛋白检测。反映糖尿病患者2~3个月血糖控制情况

2. 尿液检查

(1) 尿糖测定。尿糖阳性是诊断糖尿病的重要线索。

（2）尿蛋白。白蛋白尿液排泄率 30～300mg/d 时称微量蛋白尿，＞300mg/d 称临床或大量白蛋白尿，此时病变已非早期。

（3）酮尿。见于重症或饮食失调伴酮症酸中毒。

（四）治疗方法

控制血糖是糖尿病治疗的基本内容。降糖治疗主要采取平衡饮食、合理运动、适时选用各类药物、血糖检测和糖尿病自我管理教育。糖尿病患者多并发高血压、高血脂，故需降压、调脂。

1. 糖尿病教育

使患者充分了解长期坚持正确的治疗措施，能够使病情得到控制，不发生或延缓并发症。

2. 饮食治疗

尤其适用于肥胖或超重者。糖尿病患者坚持科学合理的饮食，而非简单地控制饮食量。每日摄入总热量为：休息时每公斤体重 20～30kcal，轻体力劳动者30～35 kcal，中度体力劳动者 35～40 kcal，重体力劳动者 40 kcal 以上。其中碳水化合物占总热量的 50％～60％，蛋白质每日每公斤体重 0.8～1.2g，其余为碳水化合物。早餐 1/5，中、晚餐各占 2/5，多食含纤维素的食物，戒烟限酒。

3. 运动治疗

根据年龄、体力及病情等条件选择适合自己的运动方式。如散步、快走、骑自行车等。有眼底出血、肾病、冠心病、严重糖尿病并发症等患者应酌情安排。

4. 血糖监测

监测时间：餐前、餐后 2h、睡前。血糖控制良好者 1～2 次/周；不良者，隔日或每日多次，并监测糖化血红蛋白。

5. 药物治疗

（1）磺脲类。可作为非肥胖的 2 型糖尿病患者的一线治疗药物。

（2）双胍类。改善胰岛素抵抗，是肥胖患者有效的一线用药。

（3）α-糖苷酶抑制剂。降低餐后血糖，与第一口饭同时服用。

（4）噻唑烷二酮类。胰岛素增敏剂，可用于糖耐量降低的治疗。

（5）非磺脲类胰岛素促分泌剂。促进胰岛素分泌，进餐时服用。

（6）胰岛素治疗。适用于 1 型糖尿病患者、2 型口服降糖药物无效、糖尿病并发症等患者，并制定胰岛素个体化治疗方案。

（五）上转条件

（1）初次发现血糖异常，病因和分型不明确者。

（2）儿童和年轻人（年龄＜25 岁）糖尿病患者。

（3）妊娠和哺乳期妇女血糖异常者。

（4）糖尿病急性并发症和慢性并发症，导致靶器官损害者。

（5）反复发生低血糖。

（6）血糖、血压、血脂长期治疗（3～6个月）不达标者。

（7）血糖波动较大，基层处理困难或需要制定胰岛素控制方案者。

（8）出现严重降糖药物不良反应难以处理者。

（9）明确诊断、病情平稳的糖尿病患者每年应由专科医师进行一次全面评估，对治疗方案进行评估。

（10）医生判断患者合并需上级医院处理的情况或疾病时。

（六）下转条件

（1）初次发现血糖异常，已明确诊断和确定治疗方案且血糖控制比较稳定。

（2）糖尿病急性并发症治疗后病情稳定。

（3）糖尿病慢性并发症已确诊，制订了治疗方案，进行了疗效评估，病情已得到稳定控制。

（4）血糖波动大或血压、血脂不达标者，经调整治疗方案，血糖、血压和血脂控制达标。

第二节　糖尿病的急性并发症

一、糖尿病酮症酸中毒

（一）定义

糖尿病酮症酸中毒（DKA）由于胰岛素不足和升糖激素不适当升高引起的糖、脂肪和蛋白代谢严重紊乱综合征，临床以高血糖、高血酮和代谢性酸中毒为主要表现。

（二）成因

常见的诱因有急性感染、胰岛素不适当减量或突然中断治疗、饮食不当、胃肠疾病、脑卒中、心肌梗死、创伤、手术、妊娠、分娩、精神刺激等。

（三）临床表现

DKA分为轻度、中度和重度。仅有酮症而无酸中毒称为糖尿病酮症；轻、中度除酮症外，还有轻至中度酸中毒（DKA）；重度是指酸中毒伴意识障碍（DKA昏迷），或虽无意识障碍，但血清碳酸氢根低于浓度10 mmol/L。

DKA主要表现有多尿、烦渴多饮和乏力症状加重。失代偿阶段出现食欲减退、恶心、呕吐,常伴头痛、烦躁、嗜睡等症状,呼吸深快,呼气中有烂苹果味(丙酮气味);病情进一步发展,出现严重失水现象,尿量减少、皮肤黏膜干燥、眼球下陷,脉快而弱,血压下降、四肢厥冷;到晚期,各种反射迟钝甚至消失,终至昏迷。

(四) 检查方案

尿糖、尿酮体阳性或强阳性;血酮体增高,多在 3.0 mmol/L 以上。血糖升高,一般在 16.7～33.3 mmol/L,超过 33.3 mmol/L 时多伴有高血糖高渗综合征或有肾功能障碍。血钾水平在治疗前高低不定,血尿素氮和肌酐轻中度升高,一般为肾前性。

(五) 治疗方法

(1) 每 2h 监测血糖、测定血、尿酮体和尿糖,注意电解质和血气变化,并做肝肾功能、心电图等检查,以便及时调整治疗方案。

(2) 对单有酮症者,需补充液体和胰岛素治疗,持续到酮体消失。

(3) 补液治疗能纠正失水,恢复血容量和肾灌注,有助于降低血糖和清除酮体。补液速度应先快后慢,并根据血压、心率、每小时尿量及周围循环状况决定输液量和输液速度。

(4) 一般采用小剂量胰岛素静脉滴注治疗方案,开始以 0.1 IU/(kg・h),如在第一个小时内血糖下降不明显,且脱水已基本纠正,胰岛素剂量可加倍。每 1～2 h 测血糖,根据血糖下降情况调整胰岛素用量。当血糖降至 13.9 mmol/L 时,胰岛素剂量减至 0.05～0.10IU/(kg・h)。

(5) 纠正电解质紊乱和酸中毒:在开始胰岛素及补液治疗后,患者的尿量正常,血钾浓度低于 5.2 mmol/L 时即可静脉补钾。治疗前已有低钾血症,尿量≥40 ml/h 时,在胰岛素及补液治疗同时必须补钾。严重低钾血症可危及生命,应立即补钾,当血钾浓度升至 3.5 mmol/L 时,再开始胰岛素治疗,以免发生心律失常、心脏停搏和呼吸肌麻痹。血 pH 在 6.9 以下时,应考虑适当补碱,直到 pH 上升至 7.0 以上。

(6) 去除诱因和治疗并发症:如休克、感染、心力衰竭和心律失常、脑水肿和肾衰竭等。

(7) 预防。保持良好的血糖控制,预防和及时治疗感染及其他诱因,加强糖尿病教育,增强糖尿病患者和家属对 DKA 的认识,是预防 DKA 的主要措施,有利于本病的早期诊断和治疗。

(六) 上转条件

(1) 急诊转诊:意识障碍、深大呼吸、呼出气有烂苹果味。

(2) 尿酮阳性,血糖>13.9mmol/L,动脉血 pH<7.35,伴恶心、呕吐者。

（七）下转条件

血糖控制良好，尿酮体持续阴性，电解质紊乱和酸中毒纠正，进行社区检测。

二、高血糖高渗综合征(HHS)

（一）定义

HHS 是糖尿病的严重急性并发症之一，临床以严重高血糖而无明显酮症酸中毒、血浆渗透压显著升高、脱水和意识障碍为特征。HHS 的发生率低于 DKA，且多见于老年 2 型糖尿病患者。

（二）成因

HHS 起病常比较隐匿。典型的 HHS 主要有严重失水和神经系统两组症状体征。

（三）检查方案

尿比重较高。尿糖呈强阳性。尿酮阴性或弱阳性，常伴有蛋白尿和管型尿。血糖明显增高，多在 33.3mmol/L 以上。血钠多升高，可达 155 mmol/L 以上。血浆渗透压显著增高是 HHS 的重要特征和诊断依据，一般在 350 $mOsm/kgH_2O$ 以上。血尿素氮、肌酐和酮体常增高，多为肾前性。血酮正常或略高。

（四）治疗

主要包括积极补液，纠正脱水；小剂量胰岛素静脉输注控制血糖、纠正水、电解质和酸碱失衡以及去除诱因和治疗并发症。

（五）上转条件

意识障碍、脱水、低血压、血浆渗透压升高，血糖浓度＞22.2mmol/L，给予必要的处理后及时转诊。

（六）下转条件

血糖控制良好，血尿素氮、肌酐、酮体等均恢复正常范围

三、糖尿病乳酸性酸中毒

（一）定义

各种原因导致组织缺氧，体内无氧酵解的糖代谢产物乳酸大量堆积，或由于肝的病变导致乳酸利用减少，清除障碍，乳酸浓度明显升高，导致高乳酸血症，进一步出现血 pH 降低，即为乳酸性酸中毒。糖尿病合并乳酸性酸中毒的发生率较低，但病死率很高。多发生于伴有全身性疾病或大量服用双胍类药物的患者。

（二）成因

组织缺氧,丙酮酸堆积转化成乳酸,从而引发乳酸性酸中毒。正常情况下,机体代谢产生的乳酸主要在肝内氧化,少量经肾排出,肝肾疾病使乳酸利用和排出减少,诱发和加重乳酸性酸中毒。乳酸性酸中毒分先天性和获得性。先天性是遗传性酶的缺陷,使乳酸、丙酮酸代谢障碍引起。获得性分:A 型,组织缺氧引起,如休克、贫血、右心衰、低氧血症等;B 型,非组织缺氧如糖尿病、肿瘤、肝衰竭、严重感染、尿毒症等。药物层毒素引起如双胍类、水杨酸类、乙醇等。由于严重高血糖、水电解质紊乱而致休克、昏迷和多器官衰竭。

（三）检查方案

测血糖、电解质、血气和血乳酸浓度。有明显酸中毒,但血、尿酮体可正常或轻度升高,血乳酸水平升高(多超过 5mmol/L,有时高达 35mmol/L)。血白细胞多明显升高。

（四）治疗

（1）以预防为主,严格掌握双胍类药物的适应证,尤其是苯乙双胍,对伴有肝、肾功能不全,慢性缺氧性心肺疾病及一般情况差的患者忌用双胍类降糖药。二甲双胍引起乳酸性酸中毒的发生率大大低于苯乙双胍,因此建议需用双胍类药物治疗的患者尽可能选用二甲双胍。使用双胍类药物患者在遇到危重急症时,应暂停用药,改用胰岛素治疗。

（2）应积极抢救。治疗包括去除诱因、积极治疗原发病、纠正酸中毒、补碱(碳酸氢钠小剂量持续滴注,使 HCO_3^- 维持在 14～16mmol/L,动脉血 pH 高于 7.2)、维持水电解质平衡、补液、扩容、纠正脱水和休克,必要时透析治疗。

（五）上转条件

出现深大呼吸、神志模糊、木僵、昏迷等。血液尿酸明显高于正常。紧急处理后马上转诊。

（六）下转条件

经过治疗后,临床症状明显好转,各类指标基本恢复正常,进行社区康复。

第三节　糖尿病的慢性并发症

一、糖尿病肾病

（一）定义

糖尿病患者中有 20%～50% 的 2 型糖尿病和 30% 的 1 型糖尿病患者发生糖

尿病肾病,是糖尿病患者导致肾功能衰竭的主要原因。适当积极的干预措施能明显减少和延缓糖尿病肾病的发生,尤其是病程早期干预治疗效果更佳。

(二) 成因

早期糖尿病肾病的特征是尿中白蛋白排泄轻度增加(微量白蛋白尿),逐步进展至大量白蛋白尿和血清肌酐水平上升,最终发生肾功能衰竭,因此,微量白蛋白尿与严重的肾脏病变一样,均应视为心血管疾病和肾功能衰竭的危险因素。在糖尿病肾病的早期阶段,通过严格控制血糖和血压,可防止或延缓糖尿病肾病的发展。

(三) 检查方案

2 型糖尿病患者在确诊糖尿病后,每年均应做肾脏病变的筛查。包括尿常规、尿微量蛋白和血清肌酐水平。尿微量蛋白阳性者 3 个月内应复查。确诊糖尿病肾病前必须除外其他肾脏疾病,必要时转上级医院做肾穿病理检查。

所有成年糖尿病患者中,不管尿白蛋白排泄程度如何,至少每年检测血肌酐。血肌酐用来估算肾小球滤过率(eGFR)和评价慢性肾脏病(CKD)的分期情况。

(四) 治疗

(1) 改变生活方式。如合理控制体重、糖尿病饮食、低蛋白饮食、戒烟及适当运动等。

(2) 控制血糖。肾功能不全的患者可优先选择从肾脏排泄较少的降糖药,严重肾功能不全患者应采用胰岛素治疗,宜选用短效胰岛素,以减少低血糖的发生。

(3) 控制血压。目标值 130mmHg/80mmHg。降压药首选血管紧张素转换酶抑制剂(ACEI)和血管紧张素受体拮抗剂(ARB),血压控制不佳者可加用其他降压药物。

(4) 积极控制血糖和其他心血管疾病危险因素,纠正血脂紊乱、控制蛋白尿。

(五) 上转条件

(1) 糖尿病肾病导致的肾功能不全,肾衰竭出现神经系统病变如嗜睡、抑郁、躁狂等。

(2) 严重贫血,出现水电解质紊乱。

(3) 终末期肾衰竭需要做透析治疗者。

(六) 下转条件

经治疗病情稳定,治疗方案确定,定期进行尿微量蛋白及肾功能检查等。

二、糖尿病视网膜病变

（一）定义

糖尿病视网膜病变是糖尿病高度特异性的血管并发症，是导致成年人失明的主要原因。糖尿病视网膜病变的主要危险因素包括糖尿病病程、血糖控制不良、高血压和血脂紊乱，其他相关危险因素还包括妊娠和糖尿病肾病等。

（二）成因

基于预防性治疗的效果，非增殖性糖尿病视网膜病变和黄斑水肿的患者可能无临床症状，糖尿病视网膜病变的筛查尤为重要。2 型糖尿病患者在诊断糖尿病时存在视网膜病变的风险很大，因此，2 型糖尿病患者在其确诊后应尽快进行首次眼底检查和全面的眼科检查。

（三）检查方案

无糖尿病视网膜病变患者 1～2 年行一次检查；轻度病变患者每年 1 次，重度病变患者 3～6 个月 1 次；妊娠妇女需增加检查频率。临床随访期间，主要观察指标包括全身指标和眼部指标，全身指标有糖尿病病程、血糖、HbA1c、血脂、血压、体重、尿蛋白及用药史等。

（四）治疗

糖尿病视网膜病变的治疗主要是积极控制高血糖、高血压和血脂异常。视网膜病变不是使用阿司匹林治疗的禁忌证，该治疗不会增加视网膜出血的风险。非诺贝特可减缓糖尿病视网膜病变进展、减少激光治疗需求。

（五）上转条件

突发失明或视网膜脱离者需立即转诊眼科；伴有任何程度的黄斑水肿，重度非增殖性糖尿病视网膜病变（nonproliferative diabetic retinopathy，NPDR），或任何增殖性糖尿病视网膜病变（proliferative diabetic retinopathy，PDR）的糖尿病患者，应转诊到对糖尿病视网膜病变诊治有丰富经验的眼科医生。

（六）下转条件

经过治疗后病情稳定转社区康复。

三、糖尿病神经病变

（一）定义

糖尿病中枢神经病变是指大脑、小脑、脑干及脊髓的神经元及其神经纤维的损伤。糖尿病周围神经病变（diabetic peripheral neuropathy，DPN）是指在排除其他原因的情况下，糖尿病患者出现周围神经功能障碍相关的症状和（或）体征。

（二）成因

糖尿病神经病变是糖尿病最常见的慢性并发症之一，累及中枢神经及周围神经，以后者为常见。糖尿病病程在 10 年以上，常表现为麻木、蚁走、发热、触电样，有穿袜子手套感。也累及自主神经，为心血管、消化系统、泌尿生殖系统、汗腺、周围血管、瞳孔等自主神经功能紊乱。其发生风险与糖尿病的病程、血糖控制不佳等相关。

（三）检查方案

皮肤情况、出汗情况、血管检查（上臂血压、足背动脉、胫后动脉）搏动情况，腱反射检查，震动感觉检测、位置觉检查及血脂、血糖检测等。

（四）治疗

1. 预防

（1）一般治疗。良好控制血糖，纠正血脂异常，控制高血压。

（2）定期进行筛查及病情评价：全部患者应在诊断为糖尿病后至少每年筛查一次糖尿病周围神经病变；对于糖尿病程较长，或合并有眼底病变、肾病等微血管并发症的患者，应该每隔 3～6 个月进行复查。

（3）加强足部护理。罹患周围神经病变的患者都应接受足部护理的教育，以降低足部溃疡的发生。

2. 治疗

（1）血糖控制。积极严格地控制高血糖并保持血糖稳定是预防和治疗糖尿病周围神经病变的最重要措施。

（2）神经营养治疗。维生素 B_1、B_{12}、甲基 B_{12}、甲钴胺等。

（3）改善微循环、止痛、治疗体位性低血压、尿潴留等其他症状，以缓解症状及预防神经病变的进展和恶化。

（五）上转条件

糖尿病病程长或血糖控制不稳定，出现疼痛，手套、袜子样感麻木等感觉异常，出现溃疡、水疱、胼胝出血、蜂窝织炎、急性出血等，应及时转上级医院，防止这类患者截肢（趾）。

（六）下转条件

血糖控制良好，诊断明确、治疗方案确定，进行必要的社区检测、康复或换药等。

四、糖尿病足

(一) 定义

糖尿病足是糖尿病下肢血管病变、神经病变和感染共同作用的结果,可导致足溃疡,甚至截肢,是糖尿病严重且费用很高的慢性并发症之一。糖尿病足治疗困难,重在预防。

(二) 成因

神经病变与足病发生有关的最重要的神经病变是感觉减退或缺失的末梢神经病,使得糖尿病患者失去了足的自我保护作用,容易受到损伤。糖尿病自主神经病变所造成的皮肤干燥、皲裂和局部的动静脉短路可以促使或加重足病的发生发展。

周围动脉病变是造成足病的另外一个重要因素。严重周围动脉病变可导致足溃疡,或在缺乏感觉的足受到损伤以后,缺血性病变加重了足病变。

糖尿病足溃疡的患者容易合并感染。感染又是加重溃疡甚至是导致患者截肢的因素。

(三) 检查方案

与周围神经病变检查方法相同,可以通过以下检查来了解患者有否由于周围神经病变而造成的感觉缺失:10 g 的尼龙丝检查,128 Hz 的音叉检查震动觉,用针检查两点辨别感觉,用棉花絮检查轻触觉,足跟反射。下肢动脉病变的检查可以通过触诊足背动脉和胫后动脉的搏动,如足背动脉、胫后动脉搏动明显减弱时,则需要检查腘动脉、股动脉搏动。采用多普勒超声检查踝动脉与肱动脉的比值(ABI≤0.9 提示有明显的缺血;ABI>1.3 也属于异常,提示有动脉钙化)。必要时可进行经皮氧分压($TcPO_2$)、血管超声、血管造影或 CT、磁共振血管造影检查。

(四) 治疗

1. 预防和健康教育

糖尿病足治疗困难,但预防有效。应对所有的糖尿病患者足部进行定期检查,包括足有否畸形、胼胝、溃疡、皮肤颜色变化;足背动脉和胫后动脉搏动、皮肤温度以及有否感觉异常等。如果患者足部动脉搏动正常,尼龙丝触觉正常,没有足畸形以及没有明显的糖尿病慢性并发症,这类患者属于无足病危险因素的,可进行一般的糖尿病足病预防教育。

2. 鉴别溃疡的性质

(1) 对于神经性溃疡,主要是制动减压,特别要注意患者的鞋袜是否合适。

(2) 对于缺血性溃疡,则要重视解决下肢缺血,轻、中度缺血的患者可进行内科治疗。病变严重的患者可接受介入或血管外科成形手术。

（3）对于合并感染的足溃疡，定期去除感染和坏死组织。同时选用有效、足量的抗生素治疗。

（五）上转条件

一旦出现以下情况，应该及时转诊：皮肤颜色的急剧变化，局部疼痛加剧并有红肿等炎症表现，新发生的溃疡，原有的浅表溃疡恶化并累及软组织和（或）骨组织，播散性的蜂窝织炎，全身感染征象，骨髓炎，等等。及时转诊或多学科会诊有助于降低截肢率和减少医疗费用。

（六）下转条件

经上级医院治疗，感染症状稳定，进行定期足部护理指导。

五、糖尿病性心脑血管病

（一）定义

糖尿病是心、脑血管疾患的独立危险因素。与非糖尿病患者群相比，糖尿病患者发生心、脑血管疾病的风险增加2～4倍。空腹血糖和餐后血糖水平升高，即使未达到糖尿病诊断标准，也与心、脑血管疾病发生风险增加相关。糖尿病患者经常伴有血脂紊乱、高血压等心脑血管病变的重要危险因素。

（二）成因

糖代谢紊乱导致大血管和微血管变化，主要病变是动脉粥样硬化。动脉粥样硬化斑块破溃或继发血栓形成就会触发大脑中动脉及分支和椎基底动脉既分支、冠状动脉及分支的心脑血管事件发生，并且糖尿病粥样硬化比非糖尿病的冠状动脉被累及范围广。

对多重危险因素的综合控制可显著改善糖尿病患者心脑血管病变和死亡发生的风险。因此，对糖尿病大血管病变的预防，需要全面评估和控制心血管疾病风险因素（高血糖、高血压和血脂紊乱）并进行适当的抗血小板治疗。

（三）检查方案

（1）血液检查。空腹、餐后血糖、糖化血红蛋白等指标；血脂、凝血功能检测、尿酸等。

（2）生化检查。血肌钙蛋白、肌酸激酶等心肌酶标记物。

（3）常规心电图。相应导联 ST 段改变，异常 Q 波等心肌缺血表现。脑电图、CT 检查、核磁共振、血管造影等。

（四）治疗

（1）生活方式干预。戒烟、限酒、限制钠盐、优化饮食结构和适量运动。

（2）血糖的控制。强化控制血糖,使血糖和糖化血红蛋白达标。

（3）血压控制。

糖尿病与高血压的并存使心血管病、脑卒中、肾病及视网膜病变的发生和进展风险明显增加,提高了糖尿病患者的病死率。

糖尿病合并高血压的患者收缩压控制目标应该＜140 mmHg,舒张压应控制在＜80 mmHg。如年轻没有并发症的患者在没有明显增加治疗负担的情况下可将收缩压控制在＜130 mmHg。

（4）调脂。他汀类药物通过降低 TC 和 LDL-C 水平进而显著降低糖尿病患者发生大血管病变和死亡的风险。糖尿病患者每年应至少检查一次血脂。接受调脂药物治疗者,根据评估疗效的需要可增加检测次数。

（5）抗血小板治疗。糖尿病患者的高凝血状态是发生大血管病变的重要原因,阿司匹林可有效预防包括卒中、心肌梗死在内的心脑血管事件。阿司匹林的最佳剂量为 75～150mg/d,在这个剂量范围内,阿司匹林的疗效和安全性达到了较好的平衡。

（五）上转条件

出现急性脑血管病(脑血栓形成,仅有少部分有脑出血),有急性冠脉综合征、心绞痛、心律失常、劳力性呼吸困难者,应及时转上级医院治疗。

（六）下转条件

治疗方案确定,急性并发症治疗后病情稳定并需要进行社区慢性病观察及功能康复者。

第四节　代谢综合征

（一）定义

代谢综合征是一组以肥胖、高血糖(糖尿病或糖调节受损)、血脂异常以及高血压等聚集发病,严重影响机体健康的临床综合征,是一组在代谢上相互关联的危险因素的组合,这些因素直接促进了动脉粥样硬化性心血管疾病的发生,也增加了发生 2 型糖尿病的风险。代谢综合征患者是发生心脑血管疾病的高危人群,与非代谢综合征者相比,其罹患心血管病和 2 型糖尿病的风险均显著增加。

（二）成因

目前认为组织(肌肉、肝、脂肪,甚至 β 细胞)对胰岛素不敏感,即发生胰岛素抵抗使各种代谢异常集结出现。

(三) 检查

体质指数测算 BMI$\geq$25.0kg/m^2。血糖监测:空腹血糖$\geq$6.1mmol/L 及(或)糖负荷后血浆糖$\geq$7.8mmol/L 及(或)已确诊为糖尿病患者。血脂代谢检测:空腹甘油三酯$\geq$1.7mmol/L 及(或)空腹 HDL-C$<$0.9mmol/L(男),$<$1.0mmol/L(女)。

(四) 治疗

目前代谢综合征防治的主要目标是预防临床心血管疾病以及 2 型糖尿病的发生,对已有心血管疾病者则要预防心血管事件再发。积极且持久的生活方式治疗是达到上述目标的重要措施。原则上应先启动生活方式治疗,然后是针对各种危险因素的药物治疗。

1. 生活方式干预

保持理想的体重、适当运动、改变饮食结构以减少热量摄入、戒烟和不过量饮酒等,不仅能减轻胰岛素抵抗和高胰岛素血症,也能改善糖耐量和其他心血管疾病危险因素。

2. 针对各种危险因素的药物治疗

如糖尿病或糖调节受损、高血压、血脂紊乱以及肥胖等的药物治疗,治疗目标如下:

(1) 体重在一年内减轻降低 7%～10%,争取达到正常 BMI 和腰围。

(2) 血压:糖尿病患者$<$130mmHg/80mmHg,非糖尿病患者$<$140mmHg/90mmHg。

(3) LDL-C$<$2.6mmol/L,TG$<$1.7mmol/L,HDL-C$>$1.04mmol/L(男)或$>$1.3mmol/L(女)。

(4) 空腹血糖$<$6.1mmol/L,负荷后 2 h 血糖$<$7.8mmol/L,HbA1c$<$7.0%。

(五) 上转条件

需要加以饮食控制的;体重控制 3～6 月后失败者;出现心脑血管疾病者。

(六) 下转条件

经过上级医院治疗,症状稳定者,进行社区康复及指标监测。

第五节　低血糖症

(一) 定义

低血糖是指血糖的下降而表现为交感神经兴奋(如心悸、焦虑、出汗、饥饿感等)和中枢神经症状(如神志改变、认知障碍、抽搐和昏迷)。对非糖尿病患者来说,低血糖症的诊断标准为血糖<2.8 mmol/L。而接受药物治疗的糖尿病患者只要血糖水平≤3.9 mmol/L 就属低血糖范畴。低血糖可导致不适甚至生命危险,也是血糖达标的主要障碍,应该引起特别注意。

(二)成因

低血糖与血糖水平下降有关,严重的低血糖都与糖尿病治疗药物有关。可引起低血糖的降糖药物有胰岛素、磺脲类和非磺脲类,胰岛素促泌剂也可引起低血糖。

(三)检查

血糖监测:空腹血糖≤2.8mmol/L,接受药物治疗者血糖≤3.9mmol/L。

(四)治疗

1. 低血糖的可能诱因和预防对策

(1)胰岛素或胰岛素促分泌剂:应从小剂量开始,逐渐增加剂量,谨慎地调整剂量。

(2)未按时进食,或进食过少:患者应定时定量进餐,如果进餐量减少,应相应减少降糖药物剂量,有可能误餐时应提前做好准备。

(3)运动前应增加额外的碳水化合物摄入。

(4)酒精摄入,尤其是空腹饮酒:酒精能直接导致低血糖,应避免酗酒和空腹饮酒。

(5)严重低血糖或反复发生低血糖:应调整糖尿病的治疗方案,并适当调整血糖控制目标。

(6)使用胰岛素的患者出现低血糖时,应积极寻找原因,精心调整胰岛素治疗方案和用量。

(7)糖尿病患者应常规随身备用碳水化合物类食品,一旦发生低血糖,立即食用。

2. 低血糖的治疗

糖尿病患者血糖低于≤3.9 mmol/L,即需要补充葡萄糖或含糖食物。严重的低血糖需要根据患者的意识和血糖情况给予相应的治疗和监护。

(五)上转条件

经过处理,血糖不稳定,出现意识障碍、昏迷等神经系统症状患者需及时转上级医院治疗。

(六)下转条件

患者经过药物控制,血糖稳定,可转入社区进行监测、康复。

第六节　血脂异常症

（一）定义

血脂异常症是指血浆脂蛋白紊乱血症，是脂质代谢障碍的表现，属于代谢性疾病，其对健康的危害主要是导致心血管疾病，包括冠心病及其动脉粥样硬化性疾病。

由于脂肪代谢和转运异常导致血浆中一种或多种脂质高于或低于正常范围，称为血脂异常。社区临床血脂的基本检测项目是总胆固醇（TC）、甘油三酯（TG）、高密度脂蛋白胆固醇（HDL-C）、低密度脂蛋白胆固醇（LDL-C）。

（二）成因

血脂异常通常是指血浆中胆固醇和（或）甘油三酯升高，脂质代谢异常有原发性和继发性之分。继发性血脂异常是指由于全身系统性疾病所导致的血脂异常。包括糖尿病、肾病综合征、甲状腺功能减退、肾衰竭、肝脏疾病、多囊卵巢综合征、系统性红斑狼疮等，排除继发性因素者即可诊断为原发性脂质代谢紊乱。

（三）检查方案

血脂异常的诊断主要靠实验室检查。血脂的基本检测项目是 TC、TG、HDL-C、LDL-C。其他项目如 apoAI、apoB、LP（a）等对预测冠心病有一定临床意义。血脂检测结果受多种因素影响，为保证检测结果的稳定，受检者应当在检查前 2 周保持一般饮食习惯和体重的稳定，测定前 24h 避免剧烈运动，采血前一天晚 8 点后开始禁食（可少量饮水），次日上午 8～10 点采血。如血脂检测异常，应在 2 个月内再次复查（间隔需超过一周）。

中国血脂水平分层标准（中国成人血脂异常防治指南，2007）如下：

分　层	TC	LDL-C	HDL-C	TG
合适范围/(mmol/L)	＜5.18	＜3.37	≥1.04	＜1.70
边缘升高/(mmol/L)	5.18～6.19	3.37～4.12		1.70～2.25
升高/(mmol/L)	≥6.22	≥4.14	≥1.55	≥2.26
降低/(mmol/L)			＜1.04	

（四）治疗方法

血脂异常与饮食和生活方式有密切关系，所以饮食治疗和改善生活方式是血脂异常治疗的基础措施。根据血脂异常的类型及其治疗需要达到的目的，选择合适的调脂药物。定期进行调脂疗效和药物不良反应的监测。

1. 治疗性生活方式改变(TCL)

(1) 饮食治疗。血脂异常的饮食治疗是在满足人体生理需要,维持合理体重的基础上,减少饱和脂肪酸和胆固醇的摄入。选择能够降低 LDL-C 的食物(如植物固醇:来自谷类、豆类)以及可溶性纤维和果胶(来自蔬菜、水果)。

(2) 其他生活方式的治疗。超重者减轻体重,增加有规律的体育运动,采取针对其他心血管危险因素的措施如戒烟、戒酒、限盐。纠正久坐不动、过度紧张等不良生活方式以及减低血压。

首诊开始的 TCL 主要是减少饱和脂肪和胆固醇的摄入,鼓励开始中度的体力活动。在 TCL 进行约 6~8 周后,应监测患者的血脂水平,如果已达标或有明显改善,应继续进行 TCL。如果不能达标,需强化饮食治疗,或增加膳食纤维的摄入。再在 6~8 周进行血脂测定。如果检测结果不能仅靠 TCL 达标,应考虑药物治疗。

2. 药物治疗

(1) 他汀类。其是目前临床使用最广泛的调脂药物,降低胆固醇(TC)为主。常用的有:洛伐他汀 20mg、辛伐他汀 20mg、阿托伐他汀钙片 40mg 等,睡前口服一次。如血 LDL-C 或 TC 水平较高,单用他汀类标准剂量达不到治疗效果,可选择他汀与其他降脂药物联合治疗。

他汀类药物可引起肌病,包括肌痛、肌炎和横纹肌溶解,或引起肝损害,因此使用过程中应注意有无肌肉疼痛或无力症状,并监测肌酶(CK)水平和肝酶(AST、ALT)有无异常。胆汁淤积和活动性肝病患者和孕妇禁用。

(2) 贝特类。降低甘油三酯(TG)为主,适用于高甘油三酯血症以及以甘油三酯升高为主的混合型高脂血症患者。目前常用非诺贝特 0.1g,一日三次口服,吉非罗齐 0.6g,一日两次口服。该类药物可引起肝酶升高和肌病,故禁用于严重肾病、严重肝功能障碍的患者、孕妇、哺乳期妇女及有生育可能的妇女。同时使用抗凝药物者,因抗凝作用可能被增强,应注意剂量的调整。

(3) 烟酸类。烟酸属于 B 族维生素,但用量超过维生素作用剂量是有调节血脂作用,降低 TC 和 TG,同时升高 HDL-C,适用于高 TC 血症、低 HDL-C 血症或以 TG 升高为主的混合型高脂血症。烟酸缓释片常用量 1~2g,一日一次口服,一般开始剂量 0.375~0.5g,睡前服用,4 周后增量至 1g/d,逐渐增至最大剂量 2g/d。这类药物绝对禁忌证为慢性肝病和严重痛风;相对禁忌证为溃疡病、肝毒性和高尿酸血症。

(4) 树脂类(胆酸螯合剂)。这类药物的共同特点是阻止胆酸或胆固醇从肠道吸收,促进胆酸或胆固醇随着粪便排出,促进胆固醇降解。考来烯胺 4~16g/d,考来替泊 5~20g/d,均分 3 次口服。其绝对禁忌证为 β 脂蛋白血症和 TG>4.52

mmol/L;相对禁忌证为 TG>2.26mmol。

(5) 胆固醇吸收抑制剂。依折麦布 10mg/d。

(6) 其他。普罗布考,适用于高 TC 血症尤其纯合子型家族性高 TC 血症患者,0.5g/次,一日两次口服。

(五) 上转条件

(1) 因他汀或贝特类等药物可导致肝功能损害和横纹肌溶解,因此全科医师应注意患者治疗前的肝功能和 CK 水平,并在药物治疗开始后 4～8 周复查血脂及 AST、ALT 和 CK 水平,如治疗开始后 3～6 月未达标,则应转诊上级医院进行调整药物剂量或种类,或联合用药。

(2) 不同的个体对药物的疗效和不良反应有很大差异。降脂药物治疗需要个体化,治疗期间需检测安全性。如 AST 或 ALT 超过正常上限 3 倍或 CK 超过正常上限 5 倍应停药,在治疗过程中应询问患者有无肌痛、肌无力、乏力和发热等症状,如出现上述症状或检验异常应立即停药,转上级医院进一步处理。

(六) 下转条件

经过上级医院治疗后或停药后患者情况稳定,肝功能和 CK 经检测恢复到正常范围,复查血脂达标,无肌痛、肌无力、乏力和发热症状,可下转到社区,每 6～12 月复查一次相关血液指标。

第七节 骨质疏松症

(一) 定义

骨质疏松症是一种以骨量低下、骨微结构破坏,导致骨脆性增加,易发生骨折为特征的全身性代谢性骨病。骨质疏松症多见于绝经后女性和老年男性。临床上主要表现为腰背、四肢疼痛、脊柱畸形甚至骨折。骨质疏松症分为原发性和继发性两大类。原发性骨质疏松症分为绝经后骨质疏松症、老年性骨质疏松症和特发性骨质疏松症 3 类。继发性骨质疏松症可由任何影响骨代谢疾病(内分泌疾病、骨髓增生性疾病、肾脏疾病、营养缺乏症等)和(或)药物导致的骨质疏松。

(二) 成因

原发性骨质疏松症病因未明。

1. 不可控因素

(1) 人种:白种人、黄种人发病人数大于黑种人发病人数。

(2) 老龄:65 岁以上。

(3) 绝经妇女:骨吸收增加,骨转换加快,骨量快速丢失。

(4) 母系家族史:发生骨折危险性增加 3～4 倍。

2. 可控因素

(1) 生理因素:低体重、性腺功能低下。

(2) 运动:体力活动缺乏(一周少于 3 次,每次少于 30min)和制动。

(3) 不良嗜好:吸烟、过度饮酒、过量饮用咖啡和碳酸饮料。

(4) 不合理饮食:蛋白质摄入过多或不足、高钠饮食、钙和(或)维生素 D 缺乏(光照少或摄入少)。

(5) 疾病与药物:有影响骨代谢的疾病或应用影响骨代谢药物(如糖皮质激素、巴比妥、肝素、免疫抑制剂等药物)。

(三) 检查方法

1. 早期筛查工具

(1) 国际骨质疏松症基金会(IOF)发布的骨质疏松症风险一分钟测试题。10 个测试题中(略)只要其中有一题回答结果为“是”,即为阳性。

(2) 亚洲人骨质疏松自我筛查工具(OSTA)。① OSTA 指数计算方法是:(体重－年龄)×0.2。② 结果评定标准:OSTA 指数＞ －1 为低风险;OSTA 指数 －1～－4 为中风险;OSTA 指数＜ －4 为高风险。

(3) 骨折风险预测简易工具（FRAX(r)）。FRAX 工具使用注意事项:适用人群为 40～90 岁男女,没有发生过骨折又有低骨量(T 值＞－2.5)。不适用人群:已诊断骨质疏松,即 T 值＜－2.5,或已发生了脆性骨折。

2. 实验室检查

(1) 骨形成指标:血清碱性磷酸酶（ALP）、骨钙素（OC）、骨碱性磷酸酶（BALP）、1 型原胶原 C-端前肽（PICP）、1 型原胶原 N-端前肽（PINP）。

(2) 骨吸收指标:空腹 2h 的尿钙/肌酐比值、血清抗酒石酸酸性磷酸酶（TRACP）、血清 1 型胶原交联 C-末端肽（S-CTX）、尿吡啶啉（Pyr）、尿脱氧吡啶啉（D-Pyr）、尿 1 型胶原交联 C-末端肽（U-CTX）、尿 1 型胶原交联 N-末端肽（U-NTX）。

3. 辅助检查

骨矿含量测定(骨密度测定,BMD),确诊有赖于于骨密度测定。

(1) 双能 X 线吸收法(DXA)。常用评估部位:腰椎,髋关节。优点:精确性、分辨率均较高,尤其是股骨颈和 Ward 三角测量,预测股骨颈骨折危险,射线量少,可以不做特殊防护。

骨质疏松诊断的“金标准”:骨量正常,T 值≥－1.0;骨量减少,－1.0＞T 值＞ －2.5;骨质疏松,T 值≤－2.5;严重骨质疏松,T 值≤－2.5,伴有一处或多处自发性骨折。

（2）定量 CT(QCT)。常用评估部位：椎体(L1～4)。分别测定椎体松质骨、皮质骨、总和骨密度，精确性高，较早反映骨矿含量变化。

（3）X 线测定法。常用评估部位：脊椎侧位片，手正位片。

（4）定量超声测量(QUS)。常用评估部位：脊椎侧位片，手正位片。

（四）治疗

1. 一般治疗

（1）教育与宣传。正确认识骨质疏松；提倡合理的膳食结构及运动；改变不良生活习惯；不滥用药物；积极预防本病的发生和发展；坚持定期体检、早期发现和治疗等。

（2）纠正不良的生活习惯和行为偏差。戒烟，戒酒，避免饮用过多咖啡因，防止过度运动，避免体重过低［BMI(女≤23kg/m^2，男≤24kg/m^2)］，避免长时间制动和卧床，避免摔跤跌倒，补充蛋白质，改善营养状况，避免高钠饮食，适当补钾饮食。含钙多的食物：牛奶、骨、绿色蔬菜、海带、芝麻。

2. 药物治疗

（1）作用于骨矿化的药物：钙和维生素 D(基本药物)。

（2）抑制骨吸收的药物：雌激素、降钙素、二膦酸盐、选择性雌激素受体调节剂、异丙氧黄酮。

（3）促进骨形成的药物：PTH(1-34)、氟化物、雄激素、生长激素。

（4）其他：锶盐和中药制剂等。

继发性骨质疏松应进行病因治疗。

（五）上转条件

（1）需要进行骨转换生化标志物、双能 X 线检查明确诊断者。

（2）社区随访 3～6 个月需监测骨转换生化指标者。

（3）社区随访 1 年需复查骨密度者。

（4）特发性骨质疏松。

（5）继发性骨质疏松。

（六）下转条件

（1）原发性骨质疏松症明确诊断，可社区随访者。

（2）继发性骨质疏松症进行病因治疗后，可社区随访者。

第八节 下丘脑-垂体疾病

一、垂体瘤

（一）定义

垂体瘤是一组起源于腺垂体的肿瘤。广义的垂体瘤还包括起源于神经垂体以及颅咽管残余鳞状上皮细胞的肿瘤。垂体瘤是中枢神经系统和内分泌系统常见的肿瘤，可发生于任何年龄，男性略多于女性。垂体瘤绝大多数为良性肿瘤，垂体癌罕见。

（二）成因

迄今为止，垂体瘤的确切发病机制尚未清楚。一些研究发现，垂体瘤的发生主要与癌基因激活和抑癌基因缺失或失活有关。另外，垂体肿瘤转化基因（PTTG）及局部细胞生长因子异常也对垂体肿瘤的发生、发展起重要作用。

（三）检查方案

1. 临床表现

垂体瘤（尤其微小腺瘤）早期临床表现很少。出现症状时主要有下列三大综合征：①垂体本身受压综合征，有时出现性腺功能低下、继发性甲状腺功能减退、继发性肾上腺皮质功能低下、尿崩症等。②垂体周围组织压迫综合征，此时表现以头痛常见，头痛部位多在前额及双颞侧隐痛或胀痛伴阵发性剧痛为主。除此之外均属晚期表现，如视力减退、视野缺损和眼底改变、下丘脑综合征、海绵窦综合征、眼球运动障碍、突眼、脑脊液鼻漏。③垂体功能亢进综合征，有巨人症与肢端肥大症、皮质醇增多症、溢乳-闭经综合征、垂体性甲状腺功能亢进症、Nelson 综合征、阳痿及不育等。

2. 辅助检查

影像学检查是诊断垂体瘤的重要方法之一，包括头颅平片、蝶鞍分层摄片、磁共振、CT 扫描、正电子发射计算机体层扫描（PET）等检查方法。其中磁共振是首选的诊断手段，CT 可显示肿瘤对骨质的侵犯。PET 可以区别治疗中的肿瘤坏死和复发。

（四）治疗方法

垂体治疗的目的包括解除占位效应，纠正激素的过度分泌，改善垂体功能低下，尽可能保存正常的垂体功能。目前，治疗垂体瘤的手段包括：手术治疗、放射治疗、药物治疗。

（1）手术治疗方法有两种，包括经蝶窦手术和经颅手术。手术指征有：腺瘤向下生长至蝶窦或向上生长导致脑水肿等症状，脑浆液鼻漏，垂体卒中，放射治疗及药物治疗效果差，垂体功能亢进或减退者等。

（2）放射治疗：有外照射和内照射两种，临床以外照射为常用方法。治疗指征为：手术禁忌证者，手术无法完全切除，手术后复发且肿瘤不大不宜手术者，术后存在复发可能的病例。

（3）药物治疗：按垂体功能情况，治疗上可分为两组。其一，腺垂体功能减退者根据腺垂体受损情况给以适当替代补充治疗。其二，腺垂体功能亢进者常用多巴胺激动剂（如溴隐亭、培高利特、喹高利特、卡麦角林）、赛庚啶、生长抑素类似物（如奥曲肽）、生长激素受体拮抗剂（如培维索孟）、其他药物（如罗格列酮）等。

（五）上转条件

当头颅平片提示蝶鞍异常者，或者头颅平片正常但有不明原因头痛、视力减退、溢乳、性腺功能低下等症状时，需转上级医院行头颅磁共振等检查明确病因及相关治疗。此外，垂体瘤诊断明确曾服药、放射或手术等治疗后再次出现典型临床症状时，仍需上级医院行PET、CT、磁共振等检查以明确诊断及治疗。

（六）下转条件

当患者诊断明确并经治疗后病情平稳，可转入社区长期治疗及随访。

二、高泌乳素血症

（一）定义

高泌乳素血症（HPRL）是指各种原因引起血清泌乳素（PRL）水平持续显著高于正常值，并出现以性腺功能减低、泌乳与不育为主要表现的病症，是最常见的下丘脑-垂体轴异常的内分泌系统疾病，育龄期妇女多见。

（二）成因

引起高泌乳素血症的原因可归为生理性、药理性、病理性和特发性4类。

（1）生理性：许多生理因素均可引起PRL短暂升高，如排卵期、妊娠期、哺乳期、强体力运动、低血糖、睡眠后期、婴儿出生后2～3个月等。

（2）药理性：各种药物可通过拮抗抑制因子和增强释放因子或在多巴胺受体水平加强多巴胺类作用而促进PRL分泌，如雌激素（长期使用避孕药）、酚噻嗪类（氯丙嗪、奋乃静）、丁酰苯类（氟哌啶醇）等抗精神病药，三环类与单胺氧化酶抑制剂等抗抑郁药，H2受体阻断药，心血管药（维拉帕米、甲基多巴、利舍平），阿片制剂等药物。

（3）病理性：主要是各种引起下丘脑-垂体轴功能紊乱的疾病，包括下丘脑和垂体疾病如泌乳素瘤、GH 瘤、ATCH 瘤、空泡蝶鞍综合征、垂体柄病变、原发性甲状腺功能减退，以及一些非内分泌疾病如慢性肾衰竭、严重肝病等。

（4）特发性 HRL 与巨 PRL 血症：凡不属于上述 3 类而原因未明者，其中经数年随访并无临床症状和影像学证据有可能为此病。而巨 PRL 血症可通过测定聚乙醇处理血清 PRL 标本后观察 PRL 数值来判断。

（三）检查方案

1. 临床表现

不论病因如何，HPPL 的常见临床表现包括：育龄期女性以闭经、溢乳、不育三联症为代表；男性以性腺功能减退、勃起功能障碍和溢乳三联症为代表。另有骨质疏松、垂体大腺瘤引起占位症群等临床表现。

2. 辅助检查

常见检查方法为血清泌乳素（PRL）测定。PRL 正常值：女性为 $1\sim25\mu g/L$，男性 $1\sim20\mu g/L$。如 PRL$>100\mu g/L$ 者，泌乳素瘤可能性大，瘤越大，PRL 水平越高。如 PRL 轻度升高且$<60\mu g/L$，可进行 PRL 动态实验，则需在排除药物影响等外界因素后反复测验 3 日，每日 3 次观察 PRL 动态变化后方可判断。其他实验室检查有：甲状腺功能测定，促性腺激素与 E2 和睾酮测定，GH 与 ACTH 测定，DHEA 测定等。影像学检查有 MRI、CT 以了解下丘脑或垂体病变。

（四）治疗方案

不同病因制订不同治疗措施。异源 HPRL 应针对原发癌肿；药源性者停用相关药物；有性腺功能减退达 $1\sim2$ 年，而影像学未能做出垂体病变诊断者可应用溴隐亭等治疗。口服避孕药后出现的 HPRL，如停药后仍然有临床症状，可使用促性腺素和氯底酚治疗。产后长期溢乳、闭经且 PRL 增高者，可用 CCP 和维生素 B_6。巨 PRL 血症无需治疗。

（五）上转条件

当出现典型女性闭经、溢乳、不育或男性性腺功能减退、勃起功能障碍和溢乳者，若社区医院无 PRL 测定及影像学检查等时，须转上级医院进一步检查明确诊断。

（六）下转条件

当查清病因并明确诊断制订合理方案病情稳定后，可转至当地社区医院继续治疗和长期随访。

三、泌乳素瘤

(一) 定义

泌乳素瘤是最常见的功能性垂体瘤,也是病理性高泌乳素血症主要原因。PRL 水平越高,则肿瘤越大。本病多见于女性,其中绝经后女性和男性以大腺瘤为主。

(二) 成因

泌乳素瘤的发病机制尚未完全阐明,除了释放因子与抑制因子调节紊乱外,泌乳素分泌细胞本身功能缺陷及其影响因素尚待明确。

(三) 检查方案

实验室检查多为 PRL 测定、PRL 动态实验和其他内分泌功能检查。而影像学检查准确率更高,其中 CT 与 MRI 相较,MRI 能更充分显示垂体腺瘤的影像学特征。

(四) 治疗方法

针对泌乳素瘤的高泌乳素分泌和占位性神经症状与腺垂体功能减退,可酌情使用多巴胺激动剂治疗,并同时或择期进行手术切除或放射治疗,以改善临床症状,缩小乃至消除肿瘤,求得最佳效果。但术后仍有可能存在残余瘤,需药物治疗或放射治疗,或出现感染、脑脊液漏和短暂尿崩症等并发症。与大腺瘤不同,95%微腺瘤不会进行性生长,故抑制肿瘤生长不是治疗指征。在微腺瘤的治疗中对于不育应首选溴隐亭;对于抑制大腺瘤生长,可选用各种多巴胺激动剂,疗效并无多大差异。

(五) 上转条件

发现为大腺瘤者或是 PRL 水平非常高者,需转上级医院经一步检查以明确诊断,如有需要应行手术治疗。

(六) 下转条件

经手术治疗后病情平稳者,或是明确为微腺瘤无需手术者,均可转入社区长期治疗及随访。

第九节　肾上腺疾病

一、慢性肾上腺皮质功能减退症

（一）定义

慢性肾上腺皮质功能减退症是由于双侧肾上腺因自身免疫、结核等严重感染，或肿瘤等导致严重破坏，也可继发于下丘脑分泌促肾上腺皮质激素释放激素（CRH）及垂体分泌促肾上腺皮质激素（ACTH）不足所致。

（二）成因

可分两大类：

1. 原发性

原发性慢性肾上腺皮质功能减退症系肾上腺皮质本身的疾病所致，又称艾迪生病，其病因又可分为以下两类：

（1）慢性肾上腺皮质破坏。原因：①自身免疫，本病由自身免疫性肾上腺炎引起者，约占80%，具有显著的遗传易感性；②肾上腺结核；③肾上腺转移性癌肿；④淀粉样变性等；⑤血管病变；⑥双侧肾上腺次全或全切除后。此外，真菌感染、艾滋病末期、结节病、血色病等也可引起本病。

（2）皮质激素合成代谢酶缺乏。原因：①先天性，缺乏21-羟化酶、11-羟化酶或17-羟化酶等；②后天性，可由于某些药物如酮康唑、氟康唑、氨鲁米特和米托坦等抑制酶的活性所致。

（3）肾上腺脑白质营养不良和肾上腺脊髓神经病：两者均为连锁隐性遗传性疾病，是一种先天性长链脂肪酸异常而引起的肾上腺皮质功能减退。引起本病其他罕见的原因还有先天性肾上腺发育不良、先天性肾上腺皮质不应症和家族性糖皮质激素不足等。

2. 继发性

继发性慢性肾上腺皮质功能减退症系继发于下丘脑分泌 CRH 及垂体分泌 ACTH 不足所致，包括：①内源性，由下丘脑病及垂体病引起；②外源性，由长期大剂量糖皮质激素抑制下丘脑垂体所致，停药后有功能减退综合征。

（三）检查方案

本病轻症早期或属隐性型者，往往症状很轻或无症状，实验室发现亦很少，仅于应激状态或经 ACTH 刺激后才有阳性发现；但完全重症或典型病例常有下列两组化验资料，可助诊断。

1. 生化检查

可发现血钠降低、血钾轻度升高（严重高钾血症提示伴有肾脏或其他疾病）、铝化物减低，空腹血糖大多降低，糖耐量试验呈低平曲线及血钙升高。

2. 肾上腺皮质功能测定

（1）24h 尿 17-羟皮质类固醇及 17-酮类固醇排出量明显低于正常。

（2）24h 尿游离皮质醇常低于正常低限,一般在 55.2mmol/L 以下。

（3）血皮质醇。晨起皮质醇<83nmol/L,一般可以确诊肾上腺皮质功能减退,介于 83nmol/L 及 495nmol/L 者需进一步行兴奋试验明确。

（4）血浆 ACTH 测定。原发性者明显增高;继发性者明显降低,接近于零。

（5）促肾上腺皮质激素试验:快速 ACTH 兴奋试验,连续 ACTH 兴奋试验。

3. 血常规检查

常有正细胞正色素性贫血。

4. 影像学检查

结核所致者在肾上腺区 X 线摄片及 CT 检查时可见肾上腺增大及钙化影。转移性病变者亦示肾上腺增大,而自身免疫引起者肾上腺不增大。部分患者头颅 MRI 示垂体增大。

（四）治疗方法

（1）纠正本病中代谢紊乱。

（2）激素替代补充治疗。①糖皮质激素:可的松（皮质素）,氢化可的松（皮质醇）,泼尼松（强的松）;②盐皮质激素治疗:去氧皮质酮,9α-氟氢可的松。

（3）病因治疗。

（4）避免应激,预防危象。

（五）上转条件

中青年患者,早期出现易于疲乏、衰弱无力、精神萎靡、食欲缺乏、体重减轻,而后逐渐出现色素沉着、头晕、眼花、血压降低,实验室检查发现血钠降低、血钾轻度升高、氯化物减低、空腹血糖低者,正细胞正色素性贫血,应疑为本病,转上级医院进一步诊治。

（六）下转条件

上级医院确诊经治疗症状好转,病情基本稳定者,下转至社区随访。

二、急性肾上腺皮质功能减退症

（一）定义

急性肾上腺皮质功能减退症又称肾上腺危象或艾迪生危象,这是危及生命的急症,如不立即抢救则可致死。

（二）成因

（1）急性肾上腺皮质出血、坏死 最常见的病因是感染。

（2）肾上腺双侧全部切除,或一侧全切、对侧 90% 以上次全切除后,或单侧肿瘤切除而对侧已萎缩者,如术前准备不周、术后治疗不当或激素补给不足、停药过早等均可诱发本症。

（3）慢性肾上腺皮质功能减退者在各种应激状态下如感冒、过劳、大汗、创伤、手术、分娩、呕吐、腹泻、骤停糖皮质激素治疗等均可导致本病。

（4）长期大剂量肾上腺皮质激素治疗过程中骤然停药或减量过速,可引起本症。

（三）检查方案

血皮质醇明显低于正常,血糖下降,血钠减少（但很少低于 120mmol/L）,血钾增高（但很少超过 7mmol/L）,中度酮症,血浆二氧化碳为 15～20mmol/L,外周血嗜酸性粒细胞计数常＞$50×10^6$/L。

（四）治疗方法

本症病情危笃,应积极进行以下抢救:糖皮质激素治疗,补液及纠正电解质紊乱,抗休克,抗感染,对症治疗,抗 DIC 治疗。

（五）上转条件

对于已有慢性肾上腺功能减退的患者在各种应激状态下如感冒、过劳、大汗、创伤、手术、分娩、呕吐、腹泻、骤停糖皮质激素治疗后出现烦躁、头痛、腹痛、腹泻、发热、失水、虚软无力、血压下降等情况,应考虑本病,若生命体征平稳,应转上级医院进一步诊治,若生命体征不稳定,应积极抢救,待生命体征稳定后转上级医院。

（六）下转条件

经上级医院积极诊治后症状好转,病情基本稳定者可转社区。

三、库欣综合征

（一）定义

皮质醇增多症,又称库欣综合征,是肾上腺皮质疾病中最常见的一种,是由多种原因引起肾上腺皮质分泌过多糖皮质激素（主要是皮质醇）所致。主要临床表现有满月脸、多血质、向心性肥胖、紫纹、痤疮、糖尿病倾向、高血压、骨质疏松等。

（二）成因

根据相对发病率的高低分为以下几种:

（1）垂体分泌 ACTH 过多导致双侧肾上腺皮质增生:这是本病最主要的类型,约占 70%。

（2）原发性肾上腺皮质肿瘤。

（3）异位 ACTH 综合征:由于垂体-肾上腺外的肿瘤,产生类似 ACTH 活性的物质或类 CRH 活性物质,刺激肾上腺皮质增生,分泌过量的皮质醇而发病。

(4) 不依赖 ACTH 的双侧小结节增生或小结节性发育不良:是一种罕见的先天性疾病,为常染色体隐性遗传,呈散发或家族性,常见于十几岁的青少年。

(5) ACTH 非依赖性大结节性肾上腺增生:是独立、罕见的病因。

(三) 检查方案

1. 初步检查

对临床高度怀疑皮质醇增多症的患者须进行以下检查中的两项检查:

(1) 血清皮质醇昼夜节律。目前采用的评判标准:睡眠状态午夜血清皮质醇 $>1.8\mu g/dl$(敏感性 100%,特异性 20.2%)或清醒状态下血清皮质醇 $>7.5\mu g/ml$(敏感性大于 96%,特异性 87%),提示皮质醇增多症可能。

(2) 24h 尿游离皮质醇(UFC)。24h UFC 的正常值一般介于 $220\sim330$mmol/24h 之间,本病患者 24h UFC 高于正常上限。但此仅是一项筛查检查。

(3) 午夜唾液皮质醇测定。标本易采集和室温下存放稳定,尤其适用于门诊筛查,但目前国内尚未广泛开展。

2. 进一步检查

当初步检查异常时,行过度 1mg 地塞半松抑制试验或经典小剂量地塞米松抑制试验来确定是否存在皮质醇增多症。

3. 皮质醇增多症病因学检查

(1) 血浆 ACTH 测定:主要用于鉴别 ACTH 依赖性和 ACTH 非依赖性皮质醇增多症。

(2) 大剂量地塞米松抑制试验。

(3) 美替拉酮试验。

(4) CRH 兴奋试验。

(5) 去氨加压素兴奋试验可作为 ACTH 依赖性库欣综合征的诊断与鉴别诊断手段。

(6) 双侧岩下窦插管取血为鉴别垂体 ACTH 腺瘤和异位 ACTH 综合征的金标准。

4. 影像学检查

肾上腺部位检查目前多采用 CT 扫描或磁共振。

(四) 治疗方法

可归纳为手术、放射治疗、药物治疗 3 种方法。

1. 手术治疗

(1) 垂体手术。有蝶鞍扩大及垂体大腺瘤者须作开颅手术,尽可能切除肿瘤。

（2）肾上腺手术。垂体手术开展前，双侧肾上腺完全切除或次全切除（切除90％以上）是治疗本病的经典方法，缺点是造成永久性肾上腺皮质功能减退和进行性垂体肿瘤增大而发生 Nelson 综合征。

2. 垂体放射治疗

垂体放疗后均有可能在短期控制后复发，也可出现全垂体功能减退，须定期随访。

3. 药物治疗

（1）抑制垂体 ACTH 合成的药物。

（2）抑制糖皮质激素合成的药物：氨鲁米特，米托坦，酮康唑，美替拉酮。

（3）糖皮质激素受体拮抗剂：米非司酮。

（五）上转条件

有满月脸、多血质、向心性肥胖、紫纹、痤疮、糖尿病倾向、高血压、骨质疏松者，疑为本病者，应转上级医院进一步诊治。

（六）下转条件

经手术治疗、放疗、药物治疗等患者病情好转，基本情况稳定者可转社区继续随访。

四、原发性醛固酮增多症

（一）定义

原发性醛固酮增多症简称原醛症，系一种由于醛固酮不适当升高、相对自主分泌和不被钠负荷所抑制的疾病。可导致心血管损伤、肾素抑制、继发性高血压、钠潴留、钾离子排泄过多乃至低血钾。

（二）成因

醛固酮瘤，特发性醛固酮增多症，原发性肾上腺增生，家族性醛固酮增多症。

（三）检查方法

（1）血液生化改变：①低血钾一般在 2～3mmol/L；②血钠一般在正常高限或略高于正常；③碱血症，血 pH 可达 7.6；④血氯化物为正常低值或略低于正常。

（2）尿液检查：尿 pH 呈中性或碱性，可示间歇性或持续性蛋白尿，尿量增多，尿比重偏低且较固定，常在 1.010～1.015 之间，尿钾增高，每日尿钾在 25mmol 以上。

（3）醛固酮及其他类类固醇测定：①尿醛固酮增高，血浆醛固酮增高；②醛固酮前体增高；③24h 尿 17-羟皮质类固醇及 17-酮皮质类固醇 一般为正常。

（4）血浆醛固酮/肾素活性比值作为筛查指标。

（5）确诊试验：口服钠负荷试验，钠输注试验，氟氢可的松抑制试验，卡托普利试验。

（6）在确立醛固酮增多的基础上进一步进行病因诊断：①上午立位前后血浆醛固酮浓度变化——立卧位试验；②血浆去氧皮质酮、皮质酮及 18-羟皮质酮测定。

（7）肾功能试验。

（8）放射性碘化胆固醇肾上腺扫描或照相。

（9）B 型超声波。

（10）电子计算机 X 线断层扫描（CT）或磁共振成像（MRI）。

（11）肾上腺静脉取样血管造影。

（四）治疗方法

1. 手术治疗

如确诊为单侧醛固酮瘤或单侧肾上腺增生，则应行腹腔镜单侧肾上腺手术切除术。腺瘤及癌及早切除为本症根治治疗法，增生者手术疗效较差。

2. 药物治疗

如患者不能手术或为双侧肾上腺增生，用盐皮质激素受体拮抗剂治疗，螺内酯作为一线用药，而依普利酮作为选择用药。

（五）上转条件

同时有高血压伴低血钾的患者，要怀疑本病，应转上级医院进一步诊治。

（六）下转条件

醛固酮瘤术后电解质紊乱纠正，血压控制良好者可转社区继续随访；增生者经药物治疗，血电解质纠正、血压控制良好者可转社区继续随访。

五、嗜铬细胞瘤

（一）定义

嗜铬细胞瘤是起源于肾上腺髓质、交感神经节、旁交感神经节或其他部位的嗜铬组织的肿瘤。

（二）成因

由于瘤组织可阵发性或持续性地分泌大量去甲肾上腺素和肾上腺素，以及微量多巴胺，临床上常呈阵发性或持续性高血压、头痛、多汗、心悸及代谢紊乱症群。

（三）检查方法

1. 化学测定

24h 尿儿茶酚胺浓度增高;血儿茶酚胺浓度增高;尿及血甲氧基肾上腺素和甲氧基去甲肾上腺素测定:如升高超过正常参考值 4 倍以上几乎 100% 的患者可以确诊;24h 尿 3-甲氧基-4 羟基苦杏仁酸测定增高;嗜铬粒蛋白 A 和神经肽 Y 升高。

2. 药理实验

假阳性和假阴性概率高,且有一定危险性,故有被生化测定取代的趋势,现较少用。

(1) 激发试验:胰高血糖素试验,磷酸组胺试验,酪胺试验。

(2) 抑制试验:可乐定,酚妥拉明。

3. 定位诊断

CT,B 超,MRI 等。

4. 基因检测

VHL、RET、SDHB、SDHD、SDHC 等基因突变可能与嗜铬细胞瘤相关。

(四) 治疗方法

应用药物长期控制嗜铬细胞瘤高血压是困难的,且其中恶性约占 10%,故手术治疗是首选。要获得满意的手术效果,须内、外科密切配合,术前应用药物控制血压减少心脑血管并发症,术后仍有高血压的患者也需要降压治疗。

1. 内科处理

控制嗜铬细胞瘤高血压的药物有:非选择性 α 肾上腺素能阻断药,选择性 α1 肾上腺素能阻断药,钙拮抗药,血管扩张剂,儿茶酚胺合成抑制剂和血管紧张素转换酶抑制剂。

2. 手术治疗

切除肿瘤为本病的根治措施,如为增生则应做次全切除。

(五) 上转条件

凡阵发性高血压及持续性高血压经常规降压治疗无效,疑为继发性高血压患者,伴有头痛、多汗、心悸等症状,均应转上级医院进一步诊治。

(六) 下转条件

肿瘤切除术后,血压控制稳定,一般生命体征均稳定者可下转社区继续随访。

第十节　甲状腺病

一、单纯性甲状腺肿

（一）定义

单纯性甲状腺肿又称非毒性甲状腺肿,是指非炎症或肿瘤原因导致的甲状腺代偿性肿大,呈弥漫性或结节性肿大,由缺碘、致甲状腺肿物质或相关酶缺陷等原因所致。

（二）成因

（1）缺碘。这是引起甲状腺肿的主要原因。

（2）致甲状腺肿物质。如卷心菜、木薯、工业废水中的化合物、某些药物等。

（3）高碘。长期饮用含高碘的水会使甲状腺代偿性肿大,长期使用含碘药物也可引起甲状腺肿。

（4）激素合成障碍。甲状腺合成过程中的任何一个步骤异常都可引起激素合成障碍,而导致甲状腺肿。

（5）基因突变。有涉及甲状腺激素合成有关的蛋白质的基因异常,如甲状腺球蛋白等。

（三）检查方案

（1）甲状腺功能正常,在缺碘地区可见 T4 稍低,T3 可略高,TSH 正常。

（2）B 超:示甲状腺肿大,必要时可做甲状腺细针穿刺活检。

（3）甲状腺[131]I 摄取率高于正常。Tg 抗体和 TPO 抗体可用于鉴别是否存在自身免疫性甲状腺疾病。

（4）尿碘可作为人体是否缺碘的指标。

（四）治疗

（1）青春期甲状腺肿大多可自行消退,轻度症状的患者可不予处理。

（2）甲状腺激素治疗:常用药包括甲状腺片制剂、左甲状腺素等。

甲状腺片制剂:常用量为每日 20～40mg,剂量调整到 TSH 抑制在正常水平为限。

左甲状腺素:早期阶段的年轻患者,可以每日 25～50μg 起步,第 2 个月酌情增量,血清 TSH 浓度有助于剂量调整。TSH 抑制在正常水平为限。

在给予甲状腺激素治疗之前,需进行血清高敏感性 TSH 浓度测定或施行TRH 兴奋试验。

（3）对缺碘所致的甲状腺肿,可补充适量甲状腺素制剂和碘剂。

（4）同位素治疗。部分腺体过大且内科治疗无效、不能耐受手术治疗的患者可考虑。

（5）手术治疗。腺体过大,有压迫症状或腺体有结节,疑有发展为癌症或甲亢者考虑手术治疗。

（五）上转条件

妊娠期患者、甲状腺肿巨大而出现压迫症状，或发生出血，或出现变异等患者。

（六）下转条件

单纯性甲状腺肿患者，病情稳定无并发症者。

二、毒性弥漫性甲状腺肿

（一）定义

毒性弥漫性甲状腺肿又称 Graves 病，是一种自身免疫性疾病，临床表现为累及包括甲状腺在内的多系统的综合征群，包括高代谢综合征、弥漫性甲状腺肿、突眼症、特征性皮损和甲状腺肢端病。大多数患者同时有高代谢综合征和甲状腺肿大。

（二）成因

毒性弥漫性甲状腺肿是甲状腺自身免疫病，患者的 B 淋巴细胞产生抗体，其中一些可以与甲状腺滤泡细胞上的促甲状腺激素受体结合并使受体活化，刺激甲状腺的增长并产生过多的甲状腺激素。还有一些促甲状素受体抗体（TRAb）存在于 Graves 病和桥本病的血清中，可以使甲状腺增大但无促进甲状腺激素产生的作用，还有 TSH 受体阻断抗体或甲状腺刺激阻断抗体，不能活化腺苷酸环化酶，阻止 TSH 或 TSAb 与 TSH 的结合，使甲状腺萎缩，抑制甲状腺功能。

（三）检查方案

1. 血清 TT4

在患者无甲状腺激素结合球蛋白异常情况下，血清 TT4 增高可提示甲亢。

2. 血清 TT3

患者 TBG 正常时，TT3 增高可提示甲亢。

3. 血清反 T3 的测定

正常值为 $0.5\sim1.0nmol/L$，甲亢时增高。

4. FT3、FT4 的测定

FT4 正常值 $10.3\sim25.7pmol/L$，FT3 正常值为 $2.2\sim6.8pmol/L$，甲亢时明显高于正常值。

5. 血清超敏促甲状腺激素

以超敏的 IRMA 法可测出 Graves 病患者的 TSH 水平低于正常。

6. 甲状腺摄[131]I 率

本病近距离法通常 3h 大于 25％，或 24h 大于 45％。如峰值前移为 3h，测定值不仅高于正常,也高于 24h 值,更符合本病。

7. T3 抑制试验

试验前服用三碘甲腺原氨酸片 20μg,每 8h 一次。一周后,测甲状腺的摄^{131}I率,本病患者 TSH 对甲状腺的刺激已为 TSAB 所取代,且不受 T3 和 T4 所抑制,故服用后不被抑制或下降率小于 50%。

8. 促甲状腺激素释放激素兴奋试验

正常者滴注 TRH 后,血清 TSH 水平升高。如 TSH-IRMA 降低,且不受 TRH 兴奋,则提示甲亢。

9. 甲状腺刺激球蛋白

本病患者阳性率 80%～90%。

10. 甲状腺自身抗体升高

甲状腺球蛋白抗体和甲状腺过氧化物酶抗体升高,甲状腺刺激球蛋白阳性,促甲状腺素(TSH)受体抗体-TRAb 阳性。

11. 超声检查

患者甲状腺腺体呈弥漫性或局灶性回声减低,血流信号明显增加,甲状腺上动脉和腺体内动脉流速明显加快,阻力降低。

(四) 治疗

甲亢治疗有 3 种方法:抗甲状腺药物治疗、放射碘治疗和手术治疗。

1. 药物治疗

对于症状严重的患者,首先应用抗甲状腺药物抑制甲状腺激素的合成和释放,缓解临床表现。

抗甲状腺药物有两种——咪唑类、硫脲类药物和卡比马唑。

抗甲状腺药物的主要作用是抑制甲状腺的过氧化物酶,抑制碘有机化和碘-酪氨酸偶联,从而抑制甲状腺激素的合成。丙硫氧嘧啶还有抑制周围组织 T4 转为T3 的作用,常用于 T3 增高为主的严重甲亢或甲亢危象的患者。

2. 放射性碘治疗

放射性碘治疗适合:甲状腺中度肿大或甲亢复发,ATD 治疗失败或过敏,甲亢手术后复发,甲亢性心脏病或甲亢伴有其他病因的心脏病,甲亢合并白细胞和(或)血小板减少或全血细胞减少,老年甲亢,甲亢合并糖尿病,毒性多结节性甲状腺肿,自主功能性甲状腺结节合并甲亢。相对适应证在某些特殊情况下可应用于:青少年和儿童甲亢,用 ATD 治疗失败、拒绝手术或有手术禁忌证,甲亢合并肝肾等脏器功能损害,浸润性突眼。

禁忌证:孕妇和哺乳妇女。

3.手术治疗

切除部分甲状腺。适应证如下：

（1）甲状腺肿大显著，对邻近器官有压迫症状者。

（2）药物治疗反应不好，或有明显不良反应，或者药物治疗后复发的，甲状腺肿大且不适合放射性碘治疗。

（3）结节性甲状腺肿伴功能亢进者。

（4）胸骨后甲状腺肿伴亢进。

（5）伴有甲状腺结节不能除外恶性病变者。

禁忌证如下：

（1）曾行过甲状腺手术者。

（2）伴有严重的心肺重要器官疾病而不能耐受手术者。

（3）妊娠妇女。

（4）重症突眼者。

（五）上转条件

（1）病情反复、症状不易控制或出现白细胞减少、肝功能损害等明显药物不良反应的患者应建议患者及时转诊。

（2）出现浸润性突眼、甲亢性心脏病等情况时应及时转诊。

（六）下转条件

病情稳定已控制者，长期服药随访者。

三、甲状腺危象

（一）定义

甲状腺危象又称甲亢危象，为甲亢患者可危及生命的严重表现，通常见于严重的甲状腺功能亢进者在合并其他疾病时发生。

（二）成因

大量甲状腺激素释放至循环血中，患者血中的甲状腺激素骤然升高，是引起甲亢的重要机制。甲状腺危象的发生可能是由于全身疾病引起甲状腺结合蛋白减少，使与蛋白质结合的激素过多转化为游离激素的缘故，也可能与合并的疾病引起细胞因子增高有关。还与肾上腺能活力增加，机体对甲状腺激素的适应能力降低而致的失代偿有关。

（三）检查方案

血清 TT4 增高，少数患者 TT3、TT4 下降，心电图示心动过速。

(四) 治疗方法

1. 迅速减少甲状腺激素释放和合成

(1) 大剂量抗甲状腺药物(首选药物为丙硫氧嘧啶)。

(2) 无机碘溶液(于抗甲状腺药物治疗 1h 后开始使用)。

(3) 降低周围组织对甲状腺激素的反应(常用的有 β 肾上腺素能阻断剂)。

2. 去除诱因

有感染者用抗生素,有诱发危象的其他疾病应同时给予治疗。

3. 其他

(1) 降温,可采用物理降温,严重者可用人工冬眠。

(2) 支持和对症处理,如给氧、补充能量等。联合使用抗甲状腺制剂、碘和地塞米松,血清 T3 浓度一般可于 24~48h 内恢复至正常水平,在达到正常代谢状态之前必须继续使用,危象解除后逐渐减停碘剂和糖皮质激素。经上述治疗疗效不显著者,可考虑应用血浆置换及腹膜透析。

(五) 上转条件

甲亢控制不佳或患者出现高热、心动过速、有精神症状时,考虑甲亢危象,给予必要处理后向上级医院转诊。

(六) 下转条件

甲亢已控制,无并发症者,长期服药门诊随访者。

四、内分泌突眼症

(一) 定义

内分泌突眼症又称甲状腺相关性眼病或 Graves 眼病,根据病情的轻重又分为非浸润性突眼和浸润性突眼。

(二) 成因

内分泌突眼症被认为和自身免疫因素有关,是细胞免疫和体液免疫联合作用的结果。

(1) 体液免疫:眶内组织可能与甲状腺有共同的抗原决定簇,TSH 受体本身可能是突眼症的特异抗原,在严重的突眼症患者常有高滴度的 TRAb。

(2) 细胞免疫:此病的发生还有 T 细胞介导的自身免疫参与。约半数患者存有抗体依赖性细胞介导细胞毒作用。

(3) 球后成纤维细胞的作用:在免疫因素的刺激下,局部的 T 淋巴细胞产生细胞因子,刺激成纤维细胞产生糖胺聚糖并在眼球后组织堆积,使眶内的脂肪细胞核肌细胞肿胀,发生纤维化,影响肌细胞功能。

(三) 检查方案

甲状腺分泌的 T3、T4、FT3、FT4 明显升高,由于甲状腺和垂体轴的反馈作用,TSH 常常降低,甲状腺自身抗体升高,甲状腺球蛋白抗体和甲状腺过氧化物酶抗体升高。

超声、CT、MRI 检查示眼外肌的肿胀、血清 TRAb 阳性以及抑制的 TSH 水平有利诊断。

(四) 治疗

非浸润性突眼一般不需特殊处理,随着甲亢的控制会有缓解。浸润性突眼的甲亢治疗的过程中采用小剂量抗甲状腺药物缓解控制甲亢症状,并及时适量地加用甲状腺制剂。突眼严重的不宜行甲状腺手术治疗。

1. 局部治疗

注意眼睛休息,戴深色眼镜。眼睑不能闭合者睡眠时用抗生素眼膏,严重者行眼睑缝合术。经治疗无效时可采用眶内减压手术。

2. 全身治疗

(1) 甲状腺激素。用于甲亢治疗过程中伴有明显突眼者,维持 1~3 年。

(2) 免疫抑制剂。糖皮质激素早期应用较好,一般服用后 1~2 个月开始出现疗效,3~6 个月后达最大疗效,病情严重者服用 6~10 个月后出现最大疗效。

(3) 生长抑素类药物。此类制剂可抑制纤维细胞增生和糖胺聚糖的合成,使部分浸润性突眼患者突眼程度减轻。

(4) 球后放射治疗。应在大剂量皮质激素治疗无效或因有禁忌证不能用糖皮质激素时。

(5) 血浆置换法。可迅速去除血浆中自身抗体,但疗效为一过性,应继续以糖皮质激素治疗。

(6) 外科手术。严重突眼且视力受明显威胁者,可行眶内减压手术治疗。

(五) 上转条件

甲亢伴有浸润性突眼者应立即转诊。

(六) 下转条件

病情已控制并稳定者,需长期服药随访患者。

五、甲状腺功能亢进性心脏病

(一) 定义

甲状腺功能亢进性心脏病是指在甲状腺功能亢进时,甲状腺素对心脏的直接或间接作用所致的心脏扩大、心房纤颤、心肌梗死、心力衰竭、病态窦房结综合征和心肌病等一系列心血管症状和体征的一种内分泌代谢紊乱性心脏病。

(二) 成因

过多的甲状腺激素直接刺激心肌细胞,增强儿茶酚胺的作用,促进蛋白质的合成,增加心肌中酶的活性,使心率增快、脉压增大、心脏收缩功能增强等。过多的甲状腺激素可直接作用于窦房结,改变其节律,导致心脏细胞转导异常,从而发生各种心律失常。

(三) 检查方案

(1) 甲状腺吸^{131}I率检查:^{131}I吸碘高峰前移、升高或曲线上升快。

(2) 甲状腺激素的测定:血清 T3、T4、FT3、FT4 等升高,TSH 下降。

(3) X 线检查:肺动脉弓突出,可见心影增大。

(4) 心电图检查:左室肥大、ST-T 改变、甲亢 P 波、Q-T 间期延长较缩短多见。

(四) 治疗方法

治疗的原则是控制增高的甲状腺激素水平和对心脏病的对症处理。

控制甲亢可采用甲状腺药物治疗或放射碘治疗。在行放射碘治疗时先以抗甲状腺药物治疗,病情控制后也可手术治疗。在严重病例需立即控制病情者可采用放射性碘,也可抗甲状腺药物和碘剂联合治疗。另应采用限制钠盐、利尿剂、洋地黄等。奎尼丁和洋地黄虽可治疗房颤和心力衰竭,但必须同时控制甲亢,否则易发生心肌中毒反应。

(五) 上转条件

出现心律失常、心衰等并发症时应予以转诊。

(六) 下转条件

甲亢已控制,心脏情况明显好转者可下转。

六、甲状腺功能减退

(一) 定义

甲状腺功能减退(简称甲减),是由于组织的甲状腺激素作用不足或缺如的一种病理状态,指甲状腺的合成及分泌或生物效应不足所致的一组内分泌疾病。

(二) 成因

甲减是由于甲状腺激素合成、分泌减少,机体代谢降低。99％以上的甲减为原发性甲减,绝大多数是由自身免疫性甲状腺炎、甲状腺放射性碘治疗或甲状腺手术所致。

（三）检查方案

1. 间接依据

基础代谢率降低,常伴有高胆固醇血症和高 LDL 血症,甘油三酯也可增高。

心电图示低电压、窦性心动过缓、T 波低平或倒置,偶有 PR 间期延长及 QRS 波时限增加。X 线检查时成骨中心骨化不均匀和骨龄延退。脑电图有弥漫性异常,频率偏低。

2. 直接依据

（1）血清 TSH 和 T3、T4 是最有用的检测项目:甲状腺性甲减,TSH 可升高;垂体性或下丘脑性甲减,TSH 偏低。除消耗性甲减及甲状腺激素抵抗外,不管何种类型甲减,血清总 T4 和 FT4 低下。

（2）甲状腺吸^{131}I 率明显低于正常,而尿中^{131}I 排泄量增加。

（3）反 T3(rT3)在甲状腺性及中枢性甲减中降低,在周围性甲减中可能增加。

（4）促甲状腺激素兴奋试验,如 TSH 摄碘率不升高,提示病变原发于甲状腺。

（5）促甲状腺激素释放激素试验:如 TSH 原来正常或偏低者,在 TRH 刺激后引起升高,病呈延迟反应,表明病变在下丘脑;如 TSH 为正常低值至降低,正常或略高而 TRH 刺激后血中 TSH 不升高或呈低反应,表明病变在垂体;如 TSH 原属偏高,TSH 刺激后更明显,表示病变在甲状腺。

（6）抗体测定:可测定甲状腺球蛋白抗体、甲状腺微粒体抗体和甲状腺过氧化物酶抗体。

（四）治疗方法

（1）呆小病:最初口服三碘甲状腺原氨酸及左甲状腺素(LT4),在治疗过程中,LT4 逐渐增至每天 $50\mu g$,而 T3 逐渐减量至停用。治疗应持续终身。

（2）幼年黏液性水肿:治疗与较大的呆小病相同。

（3）成人黏液性水肿:用甲状腺激素替代治疗效果显著。使用药物:左甲状腺素钠,甲状腺片,T3、T3 和 T4 的混合制剂。

黏液性水肿昏迷的治疗:① 甲状腺制剂:应选用快速作用的三碘甲状腺原氨酸;② 给氧;③ 保暖;④ 肾上腺皮质激素;⑤ 控制感染;⑥ 升压药:如经上述处理血压不升者,可少量应用;⑦ 补液葡萄糖及复合维生素 B。

（五）上转条件

诊断不明确者,治疗效果不佳的患者,以及 18 岁以下、妊娠、伴其他内分泌疾病、心血管疾病、甲状腺肿大或结节等情况,出现嗜睡、精神异常、木僵、低体温的患者应及时转诊。

（六）下转条件

诊断明确、病情稳定、无并发症的患者。

七、亚急性甲状腺炎

（一）定义

本病为非化脓性甲状腺炎，是疼痛性甲状腺疾病中发病率最高的疾病。

（二）成因

一般与病毒感染有关。证据：①发病前通常有上呼吸道感染史，发病随季节变动；②患者血中存在病毒抗体如柯萨奇病毒抗体、腮腺炎病毒抗体以及流感病毒抗体等。

（三）检查方案

（1）血甲状腺激素浓度升高，血清 T4 与 T3 比值小于 20，TSH 降低或检测不到，24h 摄碘率低下，抗甲状腺球蛋白抗体等甲状腺自身抗体通常阴性。

（2）血沉增快，C 反应蛋白浓度也相应升高，但白细胞计数正常或轻微升高。

（3）超声波在其活动期时，显示不规则形低回声病灶。

（4）病理学检查。对于临床表现不典型者，可作细针穿刺细胞学检查或组织活检以确诊。

（四）治疗

一般采用阿司匹林等非甾体类药物以控制症状，较严重和迁延病例主张用糖皮质激素，直至甲状腺放射性碘吸取恢复正常。β 受体阻断药可控制甲亢症状，甲状腺激素替代可在甲减时期有症状患者中使用。

（五）上转条件

出现发热、乏力等全身症状，伴甲状腺部位疼痛及放射痛，出现甲减及甲亢症状的患者需及时转诊。

（六）下转条件

无发热等全身症状，无甲亢或甲减的患者，需在社区随访者。

八、慢性淋巴细胞性甲状腺炎

（一）定义

慢性淋巴细胞性甲状腺炎也称为桥本甲状腺炎，是慢性自身免疫性甲状腺炎的一个主要类型，以淋巴浸润为病理特征。

（二）成因

1. 遗传因素与其他因素

本病具有一定的家族聚集现象，约 50% 的患者有家族史。可能与人类白细胞 HLA 系统的 DRW3 和 B8 有关，这是先天性抑制 T 细胞的功能缺陷。富碘地区慢性淋巴细胞性甲状腺炎的发病率明显高于缺碘地区。核辐射可能也是慢性淋巴细胞性甲状腺炎的致病因素。

2. 免疫机制

一般认为，由于先天性甲状腺特异的 $CD4^+$、$CD25^+$ 调节 T 淋巴细胞量或质的异常，引起自身免疫耐受破绽，甲状腺内大量淋巴细胞浸润而产生各种抗甲状腺自身抗体，引起甲状腺功能低下。细胞性免疫也参与桥本甲状腺炎的自身免疫反应。桥本甲状腺炎（HT）甲状腺内浸润的 T 淋巴细胞以与细胞免疫相关的 Th1 细胞为主，被激活的 Th1 细胞产生干扰素（IFN）-γ，刺激甲状腺滤泡细胞分泌白细胞介素 （IL）-1β，诱导桥本甲状腺炎的滤泡细胞 Fas 表达，Fas 与 Th1 细胞的 Fas 配体相互作用引起甲状腺细胞凋亡。

（三）检查方案

（1）90% TPOAb、$20\%\sim50\%$ TgAb 的血清滴度升高。

（2）吸碘率在甲状腺功能低下以及萎缩性甲状腺炎的患者中降低。

（3）同位素甲状腺扫描分布均匀或不均匀，缺乏特异性。

（4）超声波检查显示腺体内部回声减弱，呈弥漫性改变。

（四）治疗

对轻度甲状腺肿大而无症状者可不予治疗，应随访观察。有甲状腺功能减低时，应给予甲状腺激素制剂治疗。年龄大者及伴有心血管疾病的患者应从小剂量开始治疗。甲状腺肿大者，可以短期使用甲状腺素激素制剂予以抑制治疗，但一般不常规或长期使用。甲状腺肿大迅速，或伴有疼痛，或有压迫症状者，使用药物治疗后无效可施以手术治疗。

（五）上转条件

甲状腺肿大迅速，或伴有疼痛，或有压迫症状者，使用药物治疗后无效。

（六）下转条件

轻度甲状腺肿大而无症状者，甲状腺功能正常的患者。

九、甲状腺结节和肿瘤

(一) 定义

甲状腺结节是正常甲状腺组织中出现的局限性肿块,可以是无功能的,也可以是有功能的,不伴或伴有甲状腺激素分泌增多。

良性疾病:单纯性甲状腺肿伴结节、甲状腺炎伴结节、侵袭性纤维性甲状腺炎、甲状腺腺瘤、甲状腺囊肿。

恶性肿瘤:甲状腺腺癌(乳头状瘤、滤泡细胞癌、未分化癌、甲状腺滤泡旁细胞癌);甲状腺淋巴瘤。

(二) 成因

可能与饮食因素(高碘或缺碘饮食)、放射线接触史、雌激素分泌增加、遗传因素相关,或由其他甲状腺良性疾病如结节性甲状腺肿、甲亢、甲状腺腺瘤特别是慢性淋巴细胞性甲状腺炎演变而来。

(三) 检查方案

1. B超检查

绝大多数的恶性肿瘤彩色多谱勒血流显像可探及血流信号,以内部血流为主,三维能量血管成像对甲状腺癌血流分布情况的显示高于二维彩色血流。恶性肿瘤可能由于动静脉短路和血流速度加快,故超声造影检查显影时间早,超声引导下的细针穿刺是诊断甲状腺癌的有用手段,但对滤泡状癌不能做出明确诊断。

2. 核素显像

多表现为冷结节,^{111}In、^{99m}Tc 标记生长抑素类似物奥曲肽显像,对于诊断甲状腺髓样瘤和不摄取^{131}I 的 DTC 有良好的效果。^{131}I 全身显像对甲状腺转移的探测可检查转移病灶有无摄取^{131}I 功能。^{18}FDG 可作为示踪剂进行 PET 显像以判断肿瘤的良、恶性质。

3. CT 和 MRI

CT 和 MRI 可显示甲状腺的解剖形态、病变对邻近器官的影响,明确肿瘤有无邻近淋巴结、血管或胸腔上部侵犯转移等,MRI 对软组织对比度及区分不同来源组织能力强。

(四) 治疗

甲状腺癌一般均需手术治疗。术前用甲状腺激素进行抑制性治疗,术中应行冷冻切片。甲状腺肿瘤患者应进行甲状腺次全切除及其他根治手术。手术治疗后的处理主要是放射性碘和甲状腺激素抑制治疗。对于疑似肿瘤而又不能或不愿做活检者,可使用甲状腺激素抑制肿瘤,如不能缩小,应考虑手术治疗。如结节有功能,虽无恶性证据,应手术治疗。全切除后,血清甲状腺球蛋白仍增高,提示有残余癌组织。如发现甲状腺部位尚有吸碘功能的病变残留,即可使用大量放射性碘以去除残余甲状腺组织。患者每2～3个月检查一次。如无转移灶发现,继续甲状腺激素治疗,如有复发,则需用较前更大剂量的放射性碘治疗。

(五) 上转条件

甲状腺恶性肿瘤均需转诊。

(六) 下转条件

肿瘤术后病情稳定需长期随访者,甲状腺结节随访者。

第十一节　甲状旁腺疾病

一、甲状旁腺功能减退症

(一) 定义

甲状旁腺功能减退症指甲状旁腺素(PTH)分泌过少和(或)PTH效应不足引起的一组临床综合征。

(二) 成因

1. PTH合成减少

(1) 特发性甲状旁腺功能减退症:较少见,可为遗传性或散发性。

(2) 继发性甲状旁腺功能减退症:较为常见,多为甲状腺手术时误将甲状旁腺切除、损伤相关血管所致。

2. PTH分泌减少

PTH释放需要镁离子存在,低镁血症可引起PTH分泌减少或者不适当的"正常",补充镁后PTH释出增加。在慢性胃肠道疾病、营养缺乏或顺铂治疗的患者中可见严重低镁血症所致PTH分泌减少。低镁还可影响PTH在骨骼和肾脏的效应环节,加重低钙。

3. 假性甲状旁腺功能减退症

如假性甲状旁腺功能减退症Ⅰ型和Ⅱ型,以及假-假性甲状旁腺功能减退症。

(三) 检查方案

(1) 血:血清钙常降低至2.0mmol/L(8.0mg/dl)以下。

(2) 尿:当血钙浓度低于1.76mmol/L(7mg/dl)时,尿钙浓度显著降低或消失,草酸铵盐溶液定性试验呈阴性反应。

（3）Elsworth-Howard 试验:静注外源性 PTH 后测定注射前、后尿 cAMP 以及尿磷,可根据不同反应鉴别不同类型。

（四）治疗方法

1. 钙剂

急性低钙血症搐搦发作期须立即处理。应即刻静脉缓慢注射 10％葡萄糖酸钙 10ml,如不能缓解,可在密切监测血钙的同时,继续静脉使用 10％葡萄糖酸钙。间歇期治疗的目的在于维持血钙的正常浓度,降低血磷,防治搐搦及异位钙化。宜进高钙、低磷饮食,不宜多进蛋黄及菜花等食物。钙剂每天补充 1～3g 元素钙。可选择葡萄糖酸钙(含元素钙 400mg/g)等。碳酸钙需要在酸化的环境中吸收,胃酸分泌不足者吸收不佳。

2. 镁剂

少数患者经上述处理后,血钙虽已提高至正常,但仍有搐搦症,则应怀疑伴有血镁过低症,应使用镁剂,治疗过程中须随访血镁以免过量。

3. 维生素 D 及其活性代谢产物

可供使用的药物有骨化醇(维生素 D)、骨化二醇、双氢速甾醇、骨化三醇(罗钙全)。

（五）上转条件

出现手足搐搦,血钙低于 2.0mmol/L,则应及时上转。

（六）下转条件

经上级医院对症处理后,已制定治疗方案,病情稳定,可下转。

二、原发性甲状旁腺功能亢进症

（一）定义

原发性甲状旁腺功能亢进症是由于甲状旁腺腺瘤、增生、肥大或腺癌所引起的甲状旁腺激素分泌过多,而导致骨质吸收及高钙血症引起的具有特殊症状和体征的临床综合征。

（二）成因

由于甲状旁腺激素分泌过多,钙自骨动员至血循环,引起血钙过高,而对无机磷再吸收减少,尿磷排出增多,血磷降低。由于肿瘤的自主性,血钙过高不能抑制甲状旁腺,故血钙持续增高,如肾功能完好,尿钙排泄量随之增加而使血钙稍下降,但持续增多的甲状旁腺激素作用引起广泛的骨质吸收、脱钙等改变,骨基质分解,黏蛋白、羟脯氨酸等代谢产物自尿排泄增多,形成尿结石或肾钙盐沉着症,加以继发性感染等因素,肾功能常遭受严重损害。后期肾功能不全时,磷酸盐不能充分排出,血磷浓度回升,血钙降低,又可刺激甲状旁腺分泌增多(瘤以外组织发生继发性功能亢进)。本病虽以破骨细胞动员为主,但成骨细胞活动亦有代偿性增加,故血清碱性磷酸酶常增高。骨吸收和形成均增加,呈现骨转换增高。

(三) 检查方案

(1) 影像学检查:本病引起的骨病在 X 线片上所见的主要改变为:①骨膜下皮质吸收、脱钙;②骨囊肿样变化,较少见;③骨折和(或)骨畸形。腹部平片尚可见到多发性反复发生的尿路结石及肾钙盐沉着症。

(2) 骨密度测定:骨密度测定可见尺、桡骨远端和股骨骨密度降低。

(3) 血:血钙如反复多次超过 2.7mmol/L(10.8mg/dl),应视为疑似病例,超过 2.8mmol/L(11.2mg/dl)意义更大。血磷多数低于 1.0mmol/L。血清 PTH 增高。血浆 1,25-(OH)2D 含量增高。血清碱性磷酸酶在有骨病表现者中,几乎均有不同程度的增高。

(4) 尿:尿钙、磷排泄量增加;尿羟脯氨酸排泄量增多。

(5) 皮质醇抑制试验:超生理剂量的糖皮质激素可降低由结节病、维生素 D 中毒、多发性骨髓瘤、转移癌或甲状腺功能亢进症引起的血钙过高。

(四) 治疗方法

并非所有的甲状旁腺功能亢进症患者都需要手术治疗,对于有高钙血症症状的患者,手术为首选,而对于没有症状的患者,如果存在以下任何一种情况者,应手术,包括:①年龄在 50 岁以下;②血钙大于参考值上限的 0.4mmol/L;③与同年龄、性别及种族的人群相比,骨密度低于 2 个标准差以上;④24h 钙>10mmol(400mg);⑤与年龄匹配的正常对照相比,肌酐清除率降低 30%以上;⑥不能进行长期的内科监测或患者不愿进行长期监测。

1. 甲状旁腺定位

目前在甲旁亢手术前必须进行无创检查定位,如甲状旁腺 B 超、同位素 99mTc-MIBI 双时相显像和 SPECT 检查等。对初次探查失败者,在再次手术前,定位检查更是必要的。

2. 手术治疗

探查时必须仔细寻找 4 枚腺体,以免手术失败。手术后如有复发,则需再次手术。

3. 内科治疗

对于无手术指征的患者,可定期随访并采用内科治疗。

术后,对骨病及尿路结石仍需进一步处理,以期恢复劳动力:①骨病者于手术后宜进食高蛋白、高钙、高磷饮食,并补充钙盐,每日 3～4g;②尿路结石应积极排石或必要时做手术摘除。

(五) 上转条件

有消化道症状,反复泌尿系统结石,骨密度降低,血钙＞2.7mmol/L,需上转。

(六) 下转条件

经内科治疗或外科治疗后,病情稳定者,可下转。须要求患者多饮水,限制食物中钙的摄入量,忌用噻嗪类利尿剂和碱性药物,鼓励患者适当运动。每 3～6 个月全面复查一次与甲旁亢有关的实验室指标,并详细询问和检查甲旁亢有关的症状和体征。

三、甲状旁腺危象

(一) 定义

甲状旁腺危象是由严重的高血钙(通常＞3.5mmol/L)所致。

(二) 成因

患者一般患有多年的甲状旁腺功能亢进症和高钙血症,往往在脱水(如反复呕吐、腹泻等)、手术、摄入大量钙、囊性甲状旁腺腺瘤出血或破裂等情况下,症状加剧而发生甲状旁腺危象。

(三) 检查方案

血清 PTH 通常大于正常上限的 5～10 倍。

血钙明显增高可超过 3.5mmol/L。

血尿素氮升高。

可出现低钾低氯性碱中毒。

心电图示 Q-T 间期缩短,伴传导阻滞。

(四) 治疗方法

必须立即进行抢救及手术。首先应针对高钙血症紧急处理如下:

(1) 根据失水情况和心肾功能补充生理盐水。

(2) 静脉补充二膦酸盐能有效抑制骨吸收,是治疗严重高血钙的一线用药。

(3) 每日应监测血、尿钾、钠、镁和钙数次,必要时血气分析,以便随时纠正电解质紊乱和维持酸碱平衡。

(4) 利尿剂在充分补充血容量的基础上,如果高血钙不能纠正,可使用呋塞米(速尿)(但不可用噻嗪类药物)。

（5）降钙素。

（6）血液透析可迅速降低血钙。

（7）迅速术前准备后急诊手术。

（五）上转条件

患者出现乏力、厌食、恶心、呕吐、多尿、失水、虚脱以及神志改变,甚至昏迷,伴有 PTH、血钙、尿素氮明显升高者,在补充生理盐水情况下,及时上转。

（六）下转条件

经过上级医院对症处理后,症状已得到缓解,复查各项指标均正常,可下转,定期随访 PTH、血钙、尿素氮。

四、继发性甲状旁腺功能亢进症

（一）定义

继发性甲状旁腺功能亢进症是由于体内存在刺激甲状旁腺的因素,特别是血钙、血镁过低和血磷过高,腺体受刺激后增生、肥大,分泌过多的甲状旁腺激素,代偿性维持血钙、磷正常。

（二）成因

1. 各种原因所致的骨软化症

（1）维生素 D 缺乏症。

（2）胃、肠道、肝胆、胰腺疾病。

（3）慢性肾脏病、肾功能不全。

（4）长期磷盐缺乏和低磷血症。

2. 假性甲状旁腺功能减退症

由于甲状旁腺素的效应器官细胞缺乏反应,血钙过低,血磷过高,刺激甲状旁腺。

3. 降钙素过多

如甲状腺髓样癌,降钙素过多,也可刺激甲状旁腺。

4. 其他

如妊娠、哺乳、皮质醇增多症等。

（三）检查方案

甲状旁腺激素增高,代偿性维持血钙、磷正常。失代偿后出现血钙、镁过低和血磷过高。可有原发性甲旁亢的影像学表现和骨密度变化。

（四）治疗方法

由于病因不同,处理时也有区别,主要是去除刺激因素如血钙过低等。

（1）在单纯维生素 D 缺乏和假性甲状旁腺功能减退症，一般仅需补充适量维生素 D，纠正血钙、血磷异常。

（2）在肾小管病变所致的低磷血症和维生素 D 代谢障碍时，宜补充中性磷酸盐。

（3）慢性肾功能不全或衰竭时：①口服氢氧化铝或碳酸铝能结合大量无机磷，可有效地减少磷吸收，如骨病轻微者，有时可见效。但铝化物与活性维生素 D 合用时，易导致铝过多或慢性铝中毒，因此在应用维生素 D 治疗时应慎用铝盐治疗。②口服钙盐或增加透析液含钙量，以补充缺钙和抑制甲状旁腺分泌。肾性骨营养不良症仅见于所用透析液含钙量低于 1.4mmol/L(5.6mg/dl)的患者。③小心使用维生素 D，可自每日口服 50000～60000IU 开始，3～4 周后，如需要，可逐渐增加剂量，每日 40 万 IU 左右，或使用其活化制剂，可予阿法骨化醇胶丸 D3 或骨化三醇（罗钙全）每日 0.25～0.5μg，在应用维生素 D 同时，应保持每 2～4 周测血钙，若出现高钙血症应停药。④患者如拟作肾移植者则作甲状旁腺次全切除，因甲状旁腺功能亢进症可在肾移植后持续数月甚至数年，血钙过高对移植的肾脏和机体不利。

（五）上转条件

骨密度降低，PTH 增高，血钙血磷正常或过低，需上转。

（六）下转条件

经过上级医院对症处理后，病情稳定，且 PTH、血钙、血磷、血镁正常，可下转随访。

第十二节　卵巢病

一、围绝经期综合征

（一）定义

围绝经期综合征，是指围绕绝经的一段时期，包括从接近绝经出现与绝经有关的内分泌、生物学和临床特征起至最后一次月经后一年，由于性激素减少所致的一系列躯体及精神心理症状。

（二）成因

绝经症状的发生，有人认为系促性腺激素过多所致；亦有人认为是雌激素过少所致；也可因卵巢手术摘除、放射破坏而引起。症状的发生与否，与本人的精神状态有密切关系。

（三）检查方案

1. FSH 值测定

绝经过渡期血 FSH>10IU/L,提示卵巢储备功能下降。FSH>40IU/L,提示卵巢功能衰竭。

2. 氯米芬兴奋试验

月经第 5 天起服用氯米芬,每日 50mg,共 5 日,停药第 1 日测定血 FSH,若 FSH>12IU/L,提升卵巢储备功能下降。

3. 阴道涂片

可见角化细胞减少,多数为基底层或中层以下的细胞,白细胞较多。

（四）治疗方法

1. 绝经期保健

解除患者顾虑,保持健康的生活方式,维持理想体重,补充钙盐。

2. 药物治疗

（1）一般治疗。必要时适当应用镇静药。

（2）激素替代治疗。生理性补充,个体化处理,取最小有效量达到最好效果,联合应用。

（3）非激素制剂的应用。针对不愿意接受 HRT 或存在 HRT 禁忌证的妇女。

（4）局部雌激素的应用。改善泌尿生殖道萎缩的症状。

（五）上转条件

（1）没有相关的实验室检查。

（2）社区基药不能改善症状。

（六）下转条件

服药后症状明显改善,病情稳定,或可停药随访。

二、多囊卵巢综合征

（一）定义

多囊卵巢综合征,又称 Stein-Leventhal 综合征,是育龄妇女最常见的内分泌紊乱综合征,在育龄妇女中发病率大概 5%～10%。本病原因涉及中枢神经系统、崔体-卵巢轴、肾上腺、胰岛及遗传等方面,以雄激素过高的临床或生化表现、持续无排卵、卵巢多囊改变为特征,常伴有胰岛素抵抗和肥胖。

（二）成因

其病因至今尚未定论,一般认为与以下因素有关:

(1) 下丘脑-垂体功能障碍。

(2) 肾上腺皮质功能异常。

(3) 胰岛素抵抗与高胰岛素血症。

(4) 卵巢局部自分泌旁分泌调控机制失常。

(5) 遗传因素。

(6) 环境因素。

(7) 高泌乳素血症。

(三) 检查方案

1. 实验室检查

(1) 血中 LH/FSH 大于正常比。

(2) 血中睾酮和雄烯二酮水平高于正常值。

(3) E1/E2 比例大于月经周期中的比例。

(4) 尿 17-酮类固醇含量正常,提示雄激素来源于卵巢;尿 17-酮类固醇含量升高,提升肾上腺皮质功能亢进。

(5) 高胰岛素血症:约占 75%。

2. 辅助检查

高分辨率阴道超声检查、盆腔充气造影、腹腔镜检查、CT 等。

(四) 治疗方法

1. 调整生活方式

控制体重和增加运动以降低体重和缩小腰围。

2. 不孕的治疗

(1) 药物促排卵。

(2) 手术治疗:腹腔镜下卵巢打孔术。

3. 纠正代谢紊乱

(1) 肥胖治疗。

(2) 抗胰岛素血症的治疗。

(3) 抗高雄激素治疗。

(五) 上转条件

(1) 完善相关实验室检查。

(2) 手术治疗。

(六)下转条件

术后随访。

第七章　免疫性疾病

第一节　食物过敏

(一) 定义

食物过敏是过敏性疾病按过敏原种类进行分类中的一种,指食物摄入引起的异常免疫反应,大多数食物过敏为 IgE 介导的过敏反应,可表现为胃肠道、皮肤、呼吸系统及全身的症状和体征。

(二) 成因

1. 食物过敏原

消化道过敏原主要为食入性过敏原,这些食物中含有大量的抗原物质,不断呈递给机体的黏膜免疫系统而致敏。可以引起过敏症状的食物目前已知有数千种之多,成人常见的食物过敏原为花生、坚果、鱼和贝类食物,儿童常见的食物过敏原为牛奶、鸡蛋、花生、鱼、大豆、小麦和坚果类。

2. 遗传因素

食物变态反应与遗传因素有关,父母中一方有食物过敏史者,其子女的患病率为 30%;双亲均患本病者,则子女患病率高达 60%。

3. 解剖因素

人体胃肠道的非特异性和特异性黏膜屏障系统可以限制完整的蛋白质抗原侵入,而进入肠道的食物抗原与分泌型 IgA(SIgA)结合,形成抗原抗体复合物,限制了肠道对食物抗原的吸收,从而直接或间接地减轻对食物蛋白的免疫反应。当消化、吸收过程及黏膜免疫异常时,均造成各种食物的过敏原易通过肠黏膜入血而发生过敏性肠炎。

4. 其他因素

消化道炎症是肠道过敏症发病率增高的原因之一,这是由于消化道炎症致胃肠道黏膜损伤,增加了胃肠黏膜的通透性,使过多的食物抗原被吸收,而发生变态反应。

(三) 临床表现

食物过敏的临床表现以皮肤、消化道和呼吸系统多见(详见表 7-1),一般 IgE 介导的食物过敏主要累及皮肤和黏膜相关的组织器官,非 IgE 介导的食物过敏可累及其他组织器官。

表 7-1　食物过敏常见症状

受累组织器官	症　　　状
胃肠道	呕吐、腹泻、胃食管反流、便秘(伴或不伴肛周皮疹)、血便、缺铁性贫血严重者可出现生长落后、低蛋白血症、肠病或严重结肠炎
皮　肤	特应性皮炎、面部、口唇、眼睑水肿(血管神经性水肿)、进食后荨麻疹、皮肤瘙痒
呼吸道(非感染性)	鼻痒、流涕、中耳炎、慢性咳嗽、喘息严重者可出现急性喉水肿或气道阻塞
眼　部	眼痒、流泪、瞬目、球结膜充血
全　身	持续的腹痛、儿童期生长发育落后严重者可出现过敏性休克

(四) 检查方案

1. 非特异性试验

对诊断具有提示和参考价值。

(1) IgE。血清总 IgE 水平升高。

(2) 外周血嗜酸性粒细胞比例和绝对计数增高。白细胞总数可正常,当嗜酸性粒细胞占白细胞总数的 5%～15% 时,提示过敏反应;占 16%～40% 时,提示存在过敏反应或其他情况(如:药物超敏反应、肿瘤、自身免疫病、寄生虫感染)。

(3) 分泌物嗜酸性粒细胞检查。眼结膜或鼻黏膜的分泌物(鼻拭子检查)、痰液中存在嗜酸性粒细胞。

2. 特异性试验

特异性试验主要指确定过敏原的种类,需注意的是过敏原检测(皮肤试验、血清特异性 IgE)的阳性结果必须结合临床表现才能确定引起过敏的过敏原种类。

(1) 皮肤试验。皮肤试验对诊断吸入物过敏,如过敏性鼻炎和结膜炎有较高的阳性预测值,对食物过敏的阴性预测值高。有两种皮试方法:皮肤点刺试验或皮内试验,点刺试验可检测大多数过敏原,皮内试验更敏感,但是特异性不高。但是机体曾经对某种过敏原发生过严重过敏反应者(如全身过敏反应、严重哮喘发作)应禁忌使用此种过敏原进行皮肤点刺试验。过敏反应的急性期也应避免进行皮肤试验。

(2) 血清过敏原特异性 IgE(sIgE)测定。过敏原 sIgE 的浓度高低有利于帮助判断过敏原种类与临床表现之间的关系,当过敏原浓度较高时,发生临床症状和体征的可能性增高。但是食物过敏原 sIgE 检测阴性也不能排除过敏的可能,尤其是胃肠道相关的食物过敏症。

(3) 斑贴试验。用于存在迟发型过敏反应的患者,皮肤试验及血清过敏原特异性 IgE 检测不能确定过敏原者可采用,但诊断价值还需要进一步研究证实。

3. 回避试验

食物过敏者无论是否检测到相应的过敏原都可使用,主要是通过短期回避日常食用的可疑食物,观察临床症状和体征变化帮助明确过敏原的种类。一般每次严格回避一种食物 2 周,如果考虑是非 IgE 介导的过敏反应最少 4 周(包括复合成品食品中含有相关食物成分)。观察临床症状和体征的改善情况,如临床表现明显改善,提示过敏可能与此种食物有关。此程序可逐一筛选可疑食物。

4. 食物日记

食物日记是对病史的补充,在怀疑有食物过敏或进行回避试验时应记食物日记,在一段特定的时间里详细地记录患者每天所吃的食物(包括只放在嘴里的东西),并详细记录患者出现的症状和时间,有时会从日记中发现食物与症状的因果关系,发现一些隐藏的食物过敏原。

5. 双盲、对照-安慰剂食物激发试验

因大部分食物过敏可以通过上述方法诊断,虽然是食物过敏诊断的金标准,但由于存在一定的严重过敏反应的风险性及程序复杂、要求严格,一般只应用于少数条件完善的过敏诊断中心。

(五) 治疗方法

1. 饮食管理

食物过敏的治疗主要依赖回避过敏食物。

(1) 存在持续和(或)严重过敏症状者应完全回避含有过敏原的食物,如发生过全身严重过敏反应(如过敏性休克)、血管性水肿等危及生命表现者应持续回避任何含有过敏原的食物,一些患者甚至需要终身回避过敏食物。

(2) 轻症过敏(主要指轻症湿疹)也应回避过敏食物,但一些患者可能自发症状改善或消失,因此经过一段时间可能对过敏食物耐受。

(3) 除了回避过敏食物,也应注意膳食的营养均衡,尤其是对多种食物过敏的患者应定期进行营养评价,避免因食物回避造成的营养不良和失衡。

2. 药物治疗及其他

(1) 抗组胺药物。目前临床上使用的主要是第一代抗组胺药物和第二代抗组胺药物,应尽量避免多种抗组胺药物的联合使用,应注意当抗组胺药物效果不佳时可能存在的非 IgE 介导的过敏反应存在。

(2) 肥大细胞稳定剂。代表药物是色甘酸钠和奈多罗米,主要用于其他药物(如抗组胺药、局部用皮质激素)无效或不耐受,主要是呼吸道和眼过敏症局部用药。

(3) 白三烯受体拮抗剂。主要用于 1 岁以上儿童和成人,婴儿期的用药研究较少。少数国家和地区也用于＞6月龄婴儿,对于＞6月龄婴儿出现呼吸道过敏症者,根据临床表现可酌情短期使用。

（4）激素类药物。对严重湿疹患者、严重喘息发作、血管性水肿及全身过敏反应可短期使用全身糖皮质激素。减轻非 IgE 介导的食物过敏的免疫炎症反应的药物主要为糖皮质激素。

（5）湿疹治疗。

① 局部类皮质醇霜和膏:应每日使用 1～2 次润肤剂,可 3～4 周更换以防止耐受,避免使用过于频繁。

② 1‰氢化可的松霜:可使用 1～3 周,皮质类固醇治疗过程中润肤剂至少使用 10 天。

③ 其他治疗:类固醇软膏每周可使用 2 天;紫外线与微波治疗对于局部使用激素无效的部分严重病例可能减轻症状;γ 亚麻油酸、维生素、微量元素、中药可能对部分患者有效。

（6）1:1000 肾上腺素的应用。IgE 介导的食物过敏引起休克和严重血管性水肿时,应首选肾上腺素,可减少严重过敏的死亡和短期病程,剂量为 0.3～0.5ml 皮下注射。

（六）上转条件

（1）食物过敏反应的过敏原不能够明确者,可转诊至上级医院诊断与治疗。

（2）经过治疗临床症状持续不能够缓解者,需及时转诊至上级医院治疗。

（3）严重过敏反应,如急性喉水肿或气道阻塞、过敏性休克或严重血管性水肿等危及生命情况,不具备诊断治疗条件时,需及时转诊至上级医院抢救。

（七）下转条件

（1）食物过敏反应的原因明确者或经过系统的治疗病情稳定者。

（2）严重过敏反应者经过抢救与治疗,病情缓解,生命体征平稳者,可转至下级医院继续治疗。

第二节　过敏性鼻炎

（一）定义

过敏性鼻炎是一种由 IgE 介导的针对环境过敏原的鼻黏膜非感染性炎症反应,临床上主要表现为流涕、鼻塞、鼻痒、喷嚏等症状。过敏性鼻炎是一个全球性健康问题,在世界各地均很常见,全球发病率在 10％～25％,并且患者人数仍在逐渐增加。

（二）成因

1. 遗传因素

过敏性疾病的内在因素是基因所决定的免疫素质,许多临床调查均显示它的发生与家族过敏史有关,此病较少发生在父母双方均无变态反应性疾病史的家族中。

2. 环境因素

风媒花粉是导致过敏性鼻炎的重要过敏原,许多草类、树木和杂草产生大小约 $10\mu m$ 的花粉,这些花粉可沉积在鼻腔黏膜上,引起具有遗传易感性的患者发生过敏性鼻炎。

3. 食物因素

可以诱发过敏性鼻炎的食物种类很多,而且因人而异。以往的报道有谷类、蛋类、牛奶、肉类、鱼、土豆、西红柿和豆类等,这种由食物诱发的过敏性鼻炎,其症状可发生于食用这些食物后数天或数周内。

4. 职业因素

在工作环境中持续或间断地接触某些过敏原也是导致变态反应性疾病的一个重要因素,尤其在使用空调、暖气的工厂或车间内,空气流通差,容易促成一些具有过敏原特性的微生物如真菌、原虫和昆虫等的生长,容易接触发病。

（三）临床表现

1. 症状和体征

主要表现为流涕、鼻塞、鼻痒、喷嚏等。喷嚏是最具特征性的症状,多于刚睡醒时发作,常为阵发性,通过鼻泪反射可伴随有流泪症状。鼻涕典型呈稀薄的清水样分泌物,发作后期黏稠度可以增加,但出现浓稠分泌物可能继发细菌感染。鼻塞是最常见的临床症状,多呈间隙性,在晚上比较明显,常随体位而改变,由于鼻黏膜的肿胀,患者常有味觉和嗅觉减退现象。鼻痒使得患者反复捏擦鼻部,同时可伴有眼结膜、上颚部甚至外耳道部的奇痒。有时由于咽喉部不适或鼻分泌物流入咽喉部,常伴有干咳或清喉动作。一些患者可有一些全身症状如乏力、纳滞等。

鼻腔检查可见鼻黏膜苍白水肿,分泌物甚多,大都呈水样,咽后壁由于淋巴滤泡增生而呈鹅卵石样改变。

2. 临床分类

根据临床症状是否随季节而变化,可分为季节性过敏性鼻炎和常年性过敏性鼻炎;根据病程可分为间歇性和持续性过敏性鼻炎;根据病情的严重程度过敏性鼻炎,即症状和它对生活质量的影响进一步分为轻度、中度和重度;根据症状可分为喷嚏及流涕型和鼻塞型过敏性鼻炎。其临床分类如表 7-2 所示。

表 7-2　过敏性鼻炎的临床分类

症　状	喷嚏及流涕型	鼻塞型
喷嚏	特别是阵发性	很少或无
流涕	水性,经前鼻或后鼻孔	黏稠,后鼻孔较多
鼻痒	有	无
鼻塞	不定	常严重
昼夜节律	白天重,夜间轻	持续,白天夜间均有,但夜间较重
结膜炎	经常有	较少

(四) 检查方案

1. 鼻腔分泌物

鼻腔分泌物涂片 Hansel 染色可见大量嗜酸性粒细胞。

2. 皮肤试验

过敏原皮肤点刺试验阳性。

3. 血清过敏原特异性 IgE 测定

总 IgE 检测高出正常范围,特异性 IgE 检测有致过敏原的 IgE 升高。

4. 鼻内激发试验

将粉末状抗原通过吸入、吹入或由纸片或棉片做鼻甲敷贴,也可将抗原浸液通过雾化吸入、喷入。患者会在数秒至数分钟内出现鼻痒、打喷嚏、流清水样鼻涕,继而出现鼻塞。

(五) 治疗方法

1. 避免接触过敏原

如果患者仅对一种过敏原过敏,那么完全避免这一过敏原可以使疾病痊愈,尽管一些过敏原不可能完全避免,但尽可能减少接触已致敏的过敏原的治疗不可缺少的一个环节。例如对花粉过敏者在发病季节宜避免去园林或野外,有条件的家庭在发病季节卧室内使用空气滤清器并紧闭窗门等;屋尘螨过敏者扫地时应戴口罩,应清除室内地毯、绒线织品及绒毛玩具,床上用品应 50℃ 以上的热水清洗;对某些食物或药物过敏者,应完全避免进食或服用。

2. 药物治疗

(1) 抗组胺药物。主要用于缓解过敏性鼻炎患者流涕、鼻痒、喷嚏症状,然而对鼻塞和眼部症状效果不佳。第 1 代抗组胺药物如苯海拉明、异丙嗪、去氧羟嗪、赛庚啶、苯噻啶等,有一定的镇静和抗胆碱能作用,易出现黏膜干燥、嗜睡等不良反应,因此临床应用受到一定限制。新 1 代抗组胺药物如西替利嗪、氯雷他定、氮䓬斯汀、左卡巴斯汀、咪唑斯汀等有更强的效用,且无抑制中枢神经的不良反应。

（2）减充血药物。为减轻发病时鼻黏膜肿胀和阻塞,常需应用拟交感神经兴奋药局部滴入以收缩血管,如0.5％呋喃西林麻黄碱、0.1％赛洛唑啉、0.1％羟甲唑啉等。最常用的为1％麻黄碱,每个鼻孔2～4滴/次,每日1～4次,本类药物只能用3～5天,不能长期使用,以免造成药物性鼻炎。

（3）抗炎症药物。

① 色甘酸钠和酮替芬:色甘酸钠能够阻止鼻黏膜表面的肥大细胞脱颗粒而达到防治效果,2％滴鼻剂,每个鼻孔3～4滴/次,每6h1次。酮替芬具有抗组胺H1受体作用和抗变态反应效果,每次1mg口服,每日2次。

② 白三烯受体拮抗剂:如孟鲁司特钠和扎鲁司特,能够特异性抑制半胱氨酸白三烯受体,阻断白三烯引起的鼻部炎症,鼻腔局部用糖皮质激素不能够抑制白三烯的释放,因此白三烯受体拮抗剂与糖皮质激素有协调作用,可减少激素的用量。

③糖皮质激素:泼尼松每日10～20mg口服可控制大多数症状,由于其不良反应仅适用于少数重症患者。局部应用的糖皮质激素有二丙酸倍氯米松、布地奈德、氟替卡松及糠酸莫米松等,对于大多数患者有良好效果而无全身性激素不良反应。

3. 免疫疗法

免疫疗法又称脱敏治疗。和过敏性哮喘一样,对找到明确吸入过敏原的患者,可以进行特异性免疫疗法,以减轻症状,防止哮喘发作。

4. 手术治疗

手术切除不是本病的根治方法,但对于机械原因如鼻中隔弯曲引起鼻堵,严重影响患者生活质量时,可考虑下鼻甲切除术。切断翼管神经手术,虽然可使鼻腔分泌物减少,但是疗效不巩固。

（六）上转条件

（1）过敏性鼻炎的过敏原不能够明确者,可转诊至上级医院诊断与治疗。

（2）经过治疗临床症状持续不能够缓解者,需及时转诊至上级医院治疗。

（3）严重过敏反应或出现并发症的患者,需及时转诊至上级医院抢救。

（4）对于病因明确,需手术治疗者,可转诊至上级医院手术治疗。

（七）下转条件

（1）过敏性鼻炎的原因明确者或经过系统的治疗病情稳定者。

（2）严重过敏反应或出现并发症的患者,经过抢救与治疗,病情缓解,生命体征平稳者,可转至下级医院继续治疗。

第三节 荨麻疹和血管性水肿

(一) 定义

荨麻疹和血管性水肿是以全身性、瘙痒性隆起的红斑为主要表现的皮肤病,皮损可能短暂存在,在数分钟或数小时内出现并消失,也可在同一部位持续12~24h,类似荨麻疹样血管炎的表现。荨麻疹俗称"风疹块",指发生于皮肤浅层的非凹陷型水肿性隆起(风团);血管性水肿指发生于皮肤深层的局限性水肿性隆起。两者具有相同的病理生理变化,可分别发生,亦可同时出现,除皮肤表现外少数患者还可累及上呼吸道或胃肠道黏膜。荨麻疹根据病程长短又可分为急性荨麻疹(病程<6周)和慢性荨麻疹(病程>6周)。

(二) 成因

本病的病因复杂,不同患者可完全不同,即使同一患者在每次发病中也不尽相同。通常情况下,在急性荨麻疹患者中常可发现一些致病诱因,而在慢性荨麻疹患者中则几乎很难找到。常见的致病因素有:

(1) 食品类:如鱼、虾、蟹、蛋、奶制品、食品添加剂等。

(2) 药物类:如青霉素、疫苗、病毒、血清制品等(因药物引起的常称药疹)。

(3) 感染:如细菌、病毒、寄生虫等。

(4) 吸入物:如花粉、尘螨、动物皮屑、羽毛、空气中废气、化学污染物等。

(5) 物理因素:如光线照射、气温变化、摩擦、压力等。

(6) 心理因素:如情绪紧张、兴奋等。

(7) 遗传因素:如家族性寒冷性荨麻疹、遗传性血管性水肿。

(三) 临床表现

急性荨麻疹多突然起病,立即出现大小不等形态各异的风团,风团可泛发全身或局限于某些部位,呈淡红色、鲜红色或苍白色,常有匍行边缘,伴剧痒或灼热感。单个风团在皮面上存在时间通常不超过24h,消退后不留痕迹,但是常此起彼伏。如累及胃肠道,可有恶心、呕吐、腹痛及腹泻等;累及上呼吸道,可有胸闷、气急、呼吸困难等;少数患者可伴有低热。如反复发作历时6周以上则属于慢性荨麻疹,这些患者的病因往往难以发现,因此常称之为特发性荨麻疹,病程可迁延达数月或数年之久,期间或可呈间歇性发作。

血管性水肿主要表现为突发性局限性水肿,常单发,隆起的水肿呈微红色或正常肤色,边界不清,可伴轻微胀紧或瘙痒感。皮损常在1~3天内消退,可在同一部位反复发作。常好于眼睑、口唇、外生殖器等皮下组织疏松部位,亦可发生于舌、咽喉黏膜,后者可能引起呼吸困难甚至窒息,危及生命。

除上述两种常见的类型外,还有几种特殊类型。

1. 皮肤划痕症

皮肤划痕症又称人工性荨麻疹,因搔抓等机械性刺激诱发的条件水肿性隆起,历时几分钟即可消退。

2. 寒冷性荨麻疹

寒冷性荨麻疹常于接触冷水、冷风或进冷食后发生,常始于青少年,好发与暴露部位,极少数可有家族史,可持续终生。

3. 胆碱能性荨麻疹

由于运动、情绪波动以及摄热的饮食等能使胆碱能性神经释放乙酰胆碱,使肥大细胞内的 cGMP 增高致组胺释放,皮疹常为 1～2mm 大小风团,伴刺痒,历时 1～2h 可消退,少数可伴有头晕、腹痛等。

4. 光线性荨麻疹

光线性荨麻疹发生于遭日光或紫外线照射后,以对 UVB 敏感性最高,风团主要发生于外露部位。

5. 遗传性血管性水肿

遗传性血管性水肿又称 C1 酯酶抑制物缺乏症,临床上较少见,约 80% 的患者有家族史,皮损常反复发作,终生难愈,其临床表现与普通变应性血管性水肿相同。

(四)检查方案

在部分病例中可有嗜酸性粒细胞计数、血清 IgE、CRP 测定增高。寒冷性荨麻疹如伴发于冷球蛋白血症、冷纤维蛋白原血症、冷凝集素血症等,则可在血清中显示这些相应的异常血液组分。胆碱能性荨麻疹做醋甲胆碱皮内试验常呈阳性反应,运动或热激发试验可诱发皮疹。光线性荨麻疹做皮肤光照试验常显示 MED-UVB、MED-UVA 降低。遗传性血管性水肿做补体测定显示除 C1-INH 水平降低外,C1Q、C2、C4 水平亦均下降。另外皮肤活检可能对慢性荨麻疹的治疗有一定的帮助,尤其是对皮损在同一部位持续超过 24h 的患者,皮肤活检可明确血管炎的诊断。

(五)治疗方法

本病的病因在大多数病例中均难以判定,故在一般情况下除了尽可能去除一切可疑致病因素外,仍然以对症治疗为主,及时的治疗常能使病情得到控制或治愈。

1. 抗组胺类药属于本病的一线治疗药物

(1)第 1 代抗组胺药物:常选用赛庚啶(2mg/片)、马来酸氯苯那敏(扑尔敏,

4mg/片)、盐酸苯海拉明(可他敏,25mg/片)、盐酸羟嗪(安太乐,25mg/片)、酮替芬(1mg/片)等,每日服用1～3次。因这类药物均易透过血-脑屏障,常引起头昏、嗜睡等不良反应,宜晚间睡前服用。

(2)第2代抗组胺药物:常选用氯雷他定(开瑞坦,10 mg/片)、西替利嗪(仙特明,10 mg/片)、地氯雷他定(恩理思,5mg/片)、左西替利嗪(优泽,5 mg/片)、依巴斯汀(开思亭,10 mg/片)、咪唑斯汀(皿治林,10 mg/片)等,每日服用1次。由于这类药物对组胺H1受体具有高度选择性,极少透过血脑屏障,因此很少引起中枢神经系统不良反应。

对于一些慢性复发性久治未效的病例,有时可以第一代及第二代抗组胺药物联合应用,必要时还可选用一些组胺H2受体拮抗剂如西咪替丁、雷尼替丁、法莫替丁等同时服用。为防止抗组胺药长期应用可能产生耐药性,当发现某药疗效不佳时,可更换不同种类的药物。对病情已控制的患者宜采取逐步减量以至停药的用法,以减少复发机会。

2. 降低血管通透性药物

降低血管通透性药物如维生素C、维生素P(芦丁)、葡萄糖酸钙等,常作为辅助药物与抗组胺药同用。

3. 糖皮质激素

糖皮质激素常用于比较严重的急性荨麻疹、血管性水肿、伴有胃肠道或上呼吸道症状者,一般采用静脉滴注,待症状控制后即停用或改口服再维持数天。

4. 免疫调节剂

对一些久治不愈的慢性病例或存在自身免疫反应的患者,可酌情选用羟氯喹、组胺球蛋白、卡介菌多糖核酸、复方甘草酸苷等。

5. 中草药

可按病情进行辨证施治或选用中成药防风通圣丸(颗粒)、玉屏风丸(颗粒、口服液)、乌蛇止痒丸等。

6. 急救与特殊疗法

(1)如果出现明显的呼吸道阻塞症状,应立即注射肾上腺素(1∶1000)0.3～0.5ml,吸氧,有喉部水肿者可同时局部放置冰袋,出现窒息危及生命时,需作气管切开。

(2)存在感染因素诱发的患者可同时加用适当抗生素。

(3)遗传性血管性水肿可选用6-氨基乙酸、达那唑、可坦唑醇、大剂量维生素C,必要时还可试用环磷酰胺、输血及骨髓移植等。

7. 局部治疗

目的在于控制瘙痒,常用樟脑(薄荷)炉甘石悬垂剂或薄荷醋酸铝搽剂等。

（六）上转条件

（1）对于过敏原不能够明确者，可转诊至上级医院诊断与治疗。

（2）经过治疗临床症状持续不能够缓解者，需及时转诊至上级医院治疗。

（3）严重过敏反应或出现并发症的患者，需及时转诊至上级医院抢救。

（七）下转条件

（1）对于原因明确者或经过系统的治疗病情稳定者。

（2）严重过敏反应或出现并发症的患者，经过抢救与治疗，病情缓解，生命体征平稳者，可转至下级医院继续治疗。

第四节　药物不良反应与药疹

（一）定义

药物不良反应是指在疾病的预防、诊断、治疗或患者身体功能恢复期，所用药物在正常用量情况下引起的一种有害且非预期的反应。若这种药物不良反应主要表现为皮肤和（或）黏膜上的急性炎症反应，称为药疹或药物性皮炎。

（二）成因

1. 遗传及体质因素

个人有过敏性疾患史者，其药物过敏发生率较无过敏史者高4～10倍；亲代有过敏史者，药物过敏发生率较亲代无过敏史者高1倍；有特应性体质家族史者，其青霉素过敏性休克发生率比无特应性体质家族史人群高2～3倍。

2. 药物化学特性

药物的化学结构不同，其致敏性不同。一般而论，高分子量生物制品较低分子量化学药物容易致敏；有机性化学药物较无机性化学药物容易致敏；人工合成药物较天然药物容易致敏；重金属盐类药物较轻金属盐类药物容易致敏；在卤素化学药物中，碘化物较溴化物容易致敏，而氯化物极少致敏。此外，一种药物导致过敏，并非决定于该药物的全部组成部分，而往往只决定于该药中某一特定的化学结构，即抗原决定簇。因此，在一些不同药物之间由于具有相同的抗原决定簇，即可发生交叉敏感。

3. 制剂

油剂青霉素较水剂青霉素容易致敏，非结晶型胰岛素较结晶型容易致敏。据分析，这种情况可能与其赋形剂有关。事实上，几乎所有药物制剂都含有多种不同的赋形剂或添加剂，其中诸如某些高分子油脂、溶剂等都有可能成为致敏因素。

4. 给药途径

一般而论,药物外用比内服比较容易引起不良反应,如磺胺类、抗组胺类药物即有此情况;注射比口服较易引起不良反应,如抗生素类。皮肤试验(划痕、皮内)、眼结膜滴药偶可引起过敏性休克等严重不良反应。

5. 用量与疗程

用药剂量过大可能引起药物不良反应,甚至致死;一些药物即使毒性较低,但若需长期用药,而引起各种药物不良反应亦相当多见;对于有过敏体质的人,同一种药物的反复频繁应用或几种药物的联合应用,引发药物不良反应的可能性势必增加,出现交叉过敏或多元性过敏。

6. 药物的错用、滥用、误用

这些当属意外的不正常情况。

7. 外界环境

病毒感染可导致患者对氨苄西林发生过敏反应;部分药物用后经日光、紫外线照射后可诱发光毒性或光敏性药疹。

(三) 临床表现

药物不良反应的复杂性在于一种药物可以引起多种不同类型的临床表现,反之,不同药物可以引起相同或相似的不良反应。几种比较常见类型的临床表现介绍如下:

1. 固定性红斑

固定性红斑又称固定疹,是药疹中常见且最易诊断的一种。致病药物较多,常见者主要为磺胺类药、解热镇痛药和镇静安眠药。典型的皮疹常为圆形或椭圆形水肿性紫色红斑,严重的斑上有大疱,边缘鲜明,直径一般为 1~2cm,常为一个或数个,分布不对称。可发生于任何部位,亦可局限于黏膜、唇黏膜和外生殖器,可单独发生或同时累及。复发时常在原发疹处复发,但损害可扩大,并可增发新疹。除瘙痒外,可伴或高或低的发热。愈后留下黑褐色色素沉着斑,可经久不退。

2. 麻疹样疹、猩红热样疹

麻疹样疹、猩红热样疹在药疹中是最常见的类型,几乎任何药物均可引起,最常见的致敏药物有青霉素类、非甾体类抗炎药、磺胺类药、抗惊厥药及别嘌醇等。常于用药后 1~2 周内发生,偶于停药后几天发疹。发病突然,常伴以畏寒、发热、头痛、全身不适等。皮疹开始为小片红斑及斑丘疹,从面、颈、上肢、躯干向下发展,快的 24h,慢的 3~4 天可以遍布全身,呈水肿性鲜红色,广泛而对称。以后皮疹增多扩大,相互融合,在达到高潮时可以从面部到足部,酷似猩红热或麻疹的皮疹。此后,病情开始好转,体温逐渐下降,皮疹从鲜红色变为淡红色,继而大片脱屑,重者头发亦可脱落。鳞屑逐渐变小变细,皮肤缓慢恢复正常,全程一般不超过 1 个月。

3. 荨麻疹、血管性水肿

荨麻疹、血管性水肿是药疹中常见的一种类型。本型药疹的发生机制有变应性及非变应性两种，以青霉素、β-内酰胺类抗生素及呋喃唑酮诱发的为最常见的变应性荨麻疹；阿司匹林及非甾体类抗炎药是诱发非变应性荨麻疹最常见的原因。其他如放射显影剂、阿片制剂、筒箭毒碱及多黏菌素 B 等亦可诱发非变应性荨麻疹。血管紧张素转换酶抑制剂可诱发血管性水肿。皮疹以突发瘙痒性红斑性风团样损害为特征，常呈泛发性分布，大小、形状不一，可持续几小时，少数可存在 24h以上，但常此起彼伏。血管性水肿，常局限于眼睑、上唇、咽喉黏膜处，持续时间常达一至数日，局部痒感不明显。

4. 多形红斑、重症多形红斑

致病药物中常见的为磺胺类、青霉素类、非甾体类抗炎药、抗惊厥药及别嘌醇等。多形红斑以常具有多形性损害为特点，可有水肿性斑疹、丘疹及疱疹，出现虹膜样损害为其典型表现。皮疹好发于四肢远端，较重者可累及面颈及躯干部，常对称分布。如有大疱、坏死，并有眼、口腔及外生殖器累及，伴发热等全身症状，则属重症多形红斑。重症多形红斑的表现与多形红斑近似，病情更严重，可出现紫癜、成片表皮剥脱，露出鲜红糜烂面，但少有典型虹膜样损害。

5. 大疱性表皮坏死松解型

常见致敏药物为青霉素、头孢菌素、SMZ＋TMP、别嘌醇、苯巴比妥、解热镇痛药等。起病急，皮疹多于起病后 1～4 天累及全身，皮疹开始为弥漫性鲜红色或紫红色斑片，迅即出现松弛性大疱，Nikolsky 征阳性，表皮剥脱范围超过体表面30％，重者几乎全身表皮似腐肉外观，稍擦之即破，眼、口腔、鼻及外生殖器等黏膜常受累。均伴发热，常在 39～40℃，肝、肾、心、脑、胃肠等脏器常有不同程度损害。如无并发症，历时 4 周左右可痊愈，如未及时抢救，多于 10～14 天死亡，病死率为25.6％。

6. 剥脱性皮炎

常见致敏药物有青霉素、链霉素、头孢菌素、别嘌醇、氯丙嗪、苯巴比妥、氨苯枫、保泰松、对氨基水杨酸等。潜伏期长，常在 1 个月以上；病程长，常达 1～3 个月；病程中常伴发热、淋巴结肿大及内脏损害（以肝炎为多见），外周血常见嗜酸性粒细胞增高及非典型性淋巴细胞出现，预后严重。全病程可分为：①前驱期，出现皮肤红斑、痛痒或畏寒、发热等；②发疹期，皮疹多从面颈部开始，逐渐向下发展，于1～2 天遍布全身，皮疹表现为大片水肿性红斑，面颈部肿胀显著，常伴渗液、结痂；③恢复期，皮肤红色消退，脱屑逐渐减少，并呈糠秕样，最后恢复正常。

7. 血清病型反应

这是血液循环中抗原-抗体复合物引起的Ⅲ型变态反应,它的临床特点是发热、荨麻疹、关节痛和淋巴结肿大,一般在注射异种血清6～12天后发病。非蛋白质药物如青霉素、呋喃唑酮亦为致病的常见原因。不过本病的发生取决于血液中抗原过多的程度,如注射异种血清100ml的患者90%发病,而注射10ml的患者只有10%发病。开始时可能在注射部位发生瘙痒、红斑和水肿,以荨麻疹和血管性水肿最多见,偶有发生猩红热样红斑、麻疹样红斑、多形红斑和紫癜的。发热可轻可重,可伴头痛和不适,约有50%的患者发生关节炎,多累及膝、踝、腕等大关节。血清注射处的局部淋巴结肿大,有压痛。

8. 光敏性药疹

常见的药物有非甾体类抗炎药、SMZ＋TMP及其他磺胺类、噻嗪类、四环素类、氯丙嗪、胺碘酮、萘普生及奎尼丁等。因药物诱发的光敏疹多数由光毒作用所致,一般情况下于首次用药后即可发生,其反应的严重度与皮肤组织内药物含量有关,皮损以面颈及手背等曝光部位为主。光毒性反应以边缘清楚的水肿性红斑为主,伴灼热感;光变应性反应以湿疹样表现为主,伴瘙痒感。

9. 细胞因子反应

在应用细胞因子治疗中常引起皮肤反应,包括在注射部位引起局部炎症和(或)皮肤溃疡,在全身引起泛发性红斑、丘疹性皮疹。如粒细胞集落刺激因子(G-CSF)可诱发Sweet综合征或大疱性坏疽性脓皮病;G-CSF及粒-巨噬细胞集落刺激因子(GM-CSF)可致白细胞破碎性血管炎的病情加重;IFN-α、IFN-γ及G-CSF可致银屑病加重;IL-2常可引起弥漫性红斑性皮疹,多数为轻至中度,少数可发展成TEN样重度反应,还可有瘙痒、面部潮红、阿弗他口炎及舌炎等;IL-2皮下注射还可引起注射部位的结节性或坏死性反应。

10. 药物超敏综合征

本症又称药物反应伴嗜酸性粒细胞增多和系统症状,是重症药物不良反应之一。常见致敏药物有抗惊厥药(苯妥英钠、卡马西平、拉莫三嗪)、磺胺类药、氨苯砜、别嘌醇、米诺环素及金制剂等。起病急骤,常先有发热、肌痛、关节痛、咽炎等;潜伏期较长,常为2～6周,平均3周;皮疹大多表现为麻疹样、猩红热样或紫癜,重者可发展为全身剥脱性皮炎等;内脏损害多,尤以肝炎最常见,亦可有肾炎、肺炎、心肌炎,多伴淋巴结肿大;血液嗜酸性粒细胞增高、淋巴细胞增高伴不典型细胞,肝酶增高;病程迁延,易反复,病死率高。

11. 药物诱发的系统性红斑狼疮样症候群

多种药物可以诱发本病,如普鲁卡因胺、异烟肼、苯妥英钠、呋喃妥因、青霉素、D-青霉胺、链霉素、四环素、灰黄霉素、磺胺类、硫氧嘧啶、甲基多巴、对氨基水杨酸、保泰松、羟基保泰松、普拉洛尔、氯丙嗪、扑米酮(去氧苯巴比妥)、三甲双酮、利舍平、奎尼丁、胰岛素、卡马西平等。药物引起的 SLE 临床表现主要为多关节痛、肌痛、心包炎、胸膜和肺部症状、发热、失重、肝、脾和淋巴结肿大、腹痛、肢端发绀和皮疹。狼疮细胞、抗核抗体、抗 RNP 抗体可阳胜,但抗 dsDNA 抗体则很少发现。

(四) 检查方案

药物不良反应的范围如此之广,发生的机制如此复杂,在临床上缺少特异的反映模式。目前用于药物不良反应的实验室诊断方法很多,有些试验可能对某一种变应性类型的药物不良反应具有一定的敏感性和特异性。

1. 皮肤划痕、点刺或皮内试验

阳性反应提示皮肤对该药过敏,但是口服或注射给药不通过皮肤,可不引起反应。另一方面,皮试阴性后给药发生不良反应的亦非少见。再者,由于皮内试验的危险性与再暴露试验基本一样,进行前要采取预防措施。对某些药物反应的患者,常不一定对该药本身而是对它的代谢产物过敏;还有的药疹也不是对药物本身反应,而是对药物制剂所含的其他辅料过敏。

2. 特异性淋巴细胞转化试验

本试验可帮助观察疾病的疗效和预后。

3. 放射性变应原吸附试验(RAST)或酶联免疫吸附试验(ELISA)

检测血清内针对致敏药物的 IgE 类抗体。

(五) 治疗方法

1. 治疗原则

(1)停用一切可疑的致病药物。这是药物不良反应发生后应当立即采取的措施,如同时在用几种药,则应根据药物的致敏特性、潜伏期及临床反应加以分析,区别对待。

(2)加强支持疗法。目的是让患者尽可能避免各种次生的有害因素,使患者顺利度过危险期以利于康复,具体措施包括卧床休息、适宜的室温和光线、富于营养的饮食、严格消毒隔离、防止继发感染、加强排泄和延缓药物的吸收等。

2. 对症治疗

根据病情表现和严重程度不同采取相应措施。

(1)轻型药疹。酌情选用 1~2 种抗组胺药物、维生素 C、硫代硫酸钠、葡萄糖酸钙等非特异性抗过敏药物。如皮疹较多、瘙痒明显或伴低热者,除用上述药物外,可加用泼尼松 $0.5\sim1mg/(kg \cdot d)$分 3~4 次口服,直至皮疹停止发展时再逐渐减量。

(2)中、重型药疹。中、重型药疹是指皮疹广泛、明显,伴 38~39℃ 或更高热度,毒性症状明显和(或)伴内脏损害者,包括重症多形红斑、大疱性表皮坏死松解型、剥脱性皮炎、药物超敏综合征以及其他类型中症状严重患者。

① 糖皮质激素:应及早、足量使用,常用氢化可的松(或琥珀氢化可的松)200～500mg 或甲泼尼龙 40～120mg 加入至 5％～10％葡萄糖液 1000～2000ml,静脉滴注,每日 1 次或 2 次给予,在以上给药中常同时加用氯化钾 1～2g,维生素 C 2～3g。

② 抗生素:及时有效地控制伴发感染对重型药疹至关重要,原则上宜选用一些相对而言较少致敏且抗菌谱较广的抗生素。需要注意的是药疹患者已处于敏感状态,即使采用与敏感药物在结构上完全不同的药物,也有可能诱发新的过敏反应,因此如果患者一般情况较好,且无任何伴发感染的迹象,可不必加用抗生素。

③ 调整好血容量及电解质平衡:根据皮损渗液情况、尿量、进食情况及时调整补液量,成人一般为 2000～3000ml/d,定期测定血钾、钠、钙、磷、氯化物,如有异常及时纠正。可酌情输新鲜全血、血浆或白蛋白,即可维持一定的胶体液渗压,又可提高机体抗病能力。

④ 免疫球蛋白:免疫球蛋白静脉滴注(IVIG)疗法主要用于重型药物不良反应,尤其是大疱性药疹患者。常与激素联合应用,用量按 200～800 mg/(kg·d)计算,连用 2～5 日。

⑤ 血浆置换疗法:主要用于重症患者,常可控制病情发展。

⑥ 局部外用治疗:

• 皮肤损害。如无渗液糜烂,可外扑含 5％硼酸的扑粉,每日 3～4 次,不单扑在皮疹上,床单上也应该撒满扑粉,以利皮疹的保护、散热、干燥、消炎和止痒。根据渗液程度,采用间断性或连续性湿敷,待急性炎性反应减退,渗出减少,可改用 0.5％新霉素软膏油纱布敷贴,每日更换 1 次;如皮损完全干燥、脱屑,可搽单纯霜,直至痊愈为止。

• 眼损害。用 3％硼酸水或生理盐水清洗,清除炎性渗出物,每日早晚各 1 次;用醋酸氢化可的松眼膏,对眼黏膜损害的治疗与护理必须重视,否则有可能引起视力减退、眼睑粘连,甚至有失明的危险。

• 口腔及外生殖器黏膜损害。用硼酸液清洗,每日 2～4 次。口腔还可用复方硼砂液或碳酸氢钠液漱口,每日数次,外搽口腔溃疡涂膜或撒青黛散、珠黄散;如有念珠菌感染,外搽制霉菌素涂剂。外生殖器黏膜损害还可以搽黏膜溃疡膏等。

(六) 上转条件

(1) 对于过敏原不能够明确者,可转诊至上级医院诊断与治疗。

(2) 经过治疗临床症状持续不能够缓解者,需及时转诊至上级医院治疗。

(3) 对于中、重型药疹患者病情较重,易出现并发症,需及时转诊至上级医院治疗。

（4）对于严重过敏反应的危重患者,需组织力量进行抢救,并及时转诊至上级医院。

（七）下转条件

（1）对于原因明确者或经过系统的治疗病情稳定者。

（2）对于中、重型药疹及严重过敏反应的危重患者,经过抢救与治疗,病情缓解,生命体征平稳者,可转至下级医院继续治疗。

第五节　风湿热

（一）定义

风湿热(rheumatic fever)是一种 A 组溶血性链球菌感染后发生的自身免疫性疾病,可引起全身结缔组织病变,主要累及心脏、关节、中枢神经系统、皮肤及皮下组织。临床多表现为心脏炎和关节炎,较少表现为舞蹈症、环形红斑、皮下结节等。急性发作后常遗留不同程度的心脏损害,可形成慢性风湿性心脏病或风湿性瓣膜病。急性风湿热可发生在任何年龄,最常见于 5～15 岁的儿童和青少年。慢性风湿性心脏病以 20～40 岁最常见,女性略多于男性。

（二）成因

临床、流行病学及免疫学的研究均显示 A 组链球菌感染与风湿热存在密切关系。链球菌咽部感染是引起风湿热发病的必需条件。其发病机制并未明确。

（三）检查方案

风湿热无特异性的诊断方法,临床上目前沿用美国心脏协会 1992 年修订的 Jones 诊断标准(见表 7-3),如具有两项主要表现,或一项主要表现加两项次要表现,并有先前链球菌感染的证据,可诊断为风湿热。

表 7-3　修订 Jones 诊断标准(美国心脏协会,1992)

主要表现	次要表现	链球菌感染证据
1. 心脏炎	1. 临床表现	1. 近期患过猩红热
(1) 杂音	(1) 既往风湿热史	2. 咽培养溶血性链球菌阳性
(2) 心脏增大	(2) 关节痛※	3. ASO 或其他抗链球菌抗体增高
(3) 心包炎	(3)发热	
(4) 充血性心力衰竭		

（续表）

主要表现	次要表现	链球菌感染证据
2. 多发性关节炎	2. 实验室检查	
3. 舞蹈症	（1）血沉增快，C反应蛋白阳性，白细胞增多，贫血	
4. 环形红斑	（2）心电图#：PR间期延长，QT间期延长	
5. 皮下结节		

※ 如关节炎已列为主要表现，则关节痛不能作为一项次要表现；

如心脏炎已列为主要表现，则心电图不能作为一项次要表现。

在临床上对于早期病例和不典型轻型病例很容易漏诊和误诊。因此需要全面考虑患者病情，综合分析，做好鉴别诊断。

（四）治疗方法

1. 一般治疗

注意保暖，避免受寒和潮湿。饮食注意营养并容易消化。风湿热活动期卧床休息。病情好转后控制活动量直至症状消失血沉正常。如出现心脏扩大、心包炎、持续性心动过速和明显心电图异常者，在症状消失血沉正常后仍需卧床休息3～4周。恢复期亦应适当控制活动量。

2. 抗生素治疗

目的是消除链球菌感染。青霉素是最有效的杀菌剂。一般应用普鲁卡因青霉素（40～80）万单位，每天一次，肌内注射，疗程10～14天；或长效青霉素（苄唑西林）120万单位，肌内注射一次。青霉素过敏的患者，可予口服红霉素，每天4次，每次0.5g，共10天。

3. 抗风湿治疗

有水杨酸制剂和糖皮质激素两类。

（1）水杨酸制剂。是急性关节炎的首选药物，对风湿热的退热、消除关节炎症和恢复血沉均有较好效果，但对防止心脏瓣膜病变无明显预防作用。常见药物有乙酰水杨酸（阿司匹林）和水杨酸钠。阿司匹林效果最好，起始剂量为：儿童每日80～100mg/kg；成人每天4～6g，分4～6次口服。水杨酸钠每日6～8g，分4次口服。治疗过程中注意逐渐增加剂量，直至获得满意的疗效，症状控制后剂量减半，维持6～12周。

（2）糖皮质激素。急性风湿热患者出现心脏受累表现时，应及时加用糖皮质激素。激素治疗的起始剂量要足量。常用泼尼松，成人每天60～80mg，儿童每天2mg/kg，分3～4次口服。到炎症控制、血沉正常后逐渐减量，维持量为每天5～10mg；总疗程为2～3个月。对于严重病例，可用氢化可的松每天300～500mg或地塞米松每天 0.25～0.3mg/kg,静脉滴注。

（3）中医药治疗。急性风湿热多属热痹,宜祛风清热化湿治疗;慢性风湿热多属寒痹,宜祛风散寒化湿治疗。针刺疗法还可缓解关节症状。

（4）舞蹈症的治疗。避免强光及噪声刺激,将舞蹈症患者安置在安静的环境中。加用镇静药,如地西泮、苯巴比妥等,还可用睡眠疗法。

（五）上转条件

限于社区基层卫生服务机构的技术能力,家庭医生要根据患者病情情况协助患者转诊。

（1）疑似病例不能确诊者。

（2）有环形红斑、皮下结节者。

（3）有心脏炎、舞蹈症表现者。

（4）系统治疗后效果不显著者。

（5）病情控制后,疑有并发症出现者。

（6）需要确定治疗方案的患者。

（7）病情出现变化,需要调整治疗方案的患者。

（8）在病程中出现危重情况的,需要马上转诊。

（六）下转条件

上级医院可将符合下列情况的患者下转到社区医院,由社区医生对患者进行日常的随访、监测和管理,以减轻患者就医的各种花费和负担。

（1）诊断明确,治疗方案确定。

（2）临床症状明显缓解,血沉正常者。

第六节　系统性红斑狼疮

（一）定义

系统性红斑狼疮(SLE)是一种好发于生育期妇女的自身免疫性的炎症性结缔组织病,可以表现为皮肤损害,也可以表现为全身多系统损害。SLE 的患病率为 70.41/10 万人,其中女性明显好发于男性,女:男为(7～9):1。

（二）成因

本病的病因至今尚未明确,目前研究认为本病的发病与遗传、内分泌、感染、免疫异常及环境因素有关。

1. **遗传因素**

目前认为 SLE 是一种多基因遗传性疾病,HLA Ⅱ 类基因较 Ⅰ 类基因与 SLE

的相关性更明显。SLE 的遗传需要 4 个以上的基因参与,不同的基因缺陷的综合作用会导致不同的特异反应,从而产生不同的病理过程和临床表现。

2. 内分泌因素

性激素及其代谢异常、雌激素受体、催乳素和生长激素的异常与本病的发生有关。

3. 感染

EB 病毒感染被认为与 SLE 的发病可能有关。

4. 环境因素

紫外线照射和吸烟是 SLE 的危险因素,紫外线照射能诱发并加重皮损。吸烟者发生 SLE 的危险性是不吸烟者的 7 倍。

5. 药物

药物能诱发狼疮的发生。引起药物性狼疮的药物包括芳香胺类、肼类、巯基化合物、苯类。

6. 免疫异常

在以上各种外因的作用下,具有 SLE 遗传基因的人的正常免疫耐受机制被破坏,会产生多种免疫异常。

(三) 检查方案

诊断有时困难,目前普遍采用美国风湿病学会(ACR)在 1997 年提出的 SLE 分类标准,共含 11 项。

(1) 颊部红斑:在两颧突出部位的固定红斑。

(2) 盘状红斑:片状高起于皮肤的红斑。

(3) 光过敏:对日光有明显反应,引起皮疹。

(4) 口腔溃疡:一般为无痛性口腔或鼻咽部溃疡。

(5) 关节炎:累及 2 个或更多外周关节的非侵蚀性关节炎。

(6) 浆膜炎:胸膜炎或心包炎。

(7) 肾脏病变:尿蛋白$>0.5g/24h$ 或(+++),或管型。

(8) 神经病变:癫痫发作或精神病。

(9) 血液学疾病:溶血性贫血或白细胞减少,淋巴细胞减少,血小板减少。

(10) 免疫学异常:抗 dsDNA 抗体阳性,或抗 Sm 抗体阳性,或抗磷脂抗体阳性。

(11) 抗核抗体:抗核抗体滴度异常。

在除外感染,肿瘤和其他结缔组织病后,符合 11 项中的 4 项或 4 项以上者,可以诊断为 SLE。

（四）治疗方法

1. 一般治疗

因为吸烟能增加患者的患病风险并影响某些药物疗效,应劝患者戒烟。患者要注意避免日光暴晒或紫外线照射,外出采用防晒措施,使用防晒霜和遮光衣物等。避免使用可能诱发药物性狼疮的药物。活动期或伴严重脏器损害的女性患者应注意避孕。

2. 药物治疗

（1）轻型病例。患者如仅有皮疹、发热、关节症状等,无明显内脏损害者可选用非甾体类抗炎药、抗疟药氯喹 $250\sim500$ mg/d、沙利度胺 $50\sim100$mg/d、小剂量泼尼松≤10mg/d、雷公藤制剂等。

（2）中型病例。泼尼松的剂量为 $0.5\sim1$mg/(kg·d)。起始剂量必须充足,初量足够可以控制病情,待病情基本控制后可开始减量至维持量;若激素效果不好,可考虑联用免疫抑制剂如甲氨蝶呤（MTX）$7.5\sim15$mg,每周 1 次或硫唑嘌呤（AZA）$1\sim2.5$mg/(kg·d)。

（3）重型病例。糖皮质激素是首选药物,泼尼松的剂量为 $1\sim1.5$mg/(kg·d);糖皮质激素联合免疫抑制剂治疗的效果优于单用激素者。环磷酰胺（CTX）对重症 SLE,特别是狼疮性肾炎和血管炎有效。目前采用大剂量 CTX 冲击疗法: $0.5\sim1.0$g/m² 体表面积;环孢素 A（CSA）常用剂量为 $3\sim5$mg/(kg·d)对狼疮性肾炎有较好疗效;吗替麦考酚酯（MMF）常用剂量为 $1\sim2$g/d,其优点是对肝肾毒性小,对卵巢功能抑制作用小,不增加恶性肿瘤发生率;大剂量静脉输注免疫球蛋白（IVIG）适用于狼疮危象、激素或免疫抑制剂无效,合并全身严重感染等情况, 400mg/(kg·d)静脉滴注,连续 $3\sim5$ 天为一个疗程,本法对重症 SLE 有抢救作用;其他治疗措施包括来氟米特（LFM）作为一种新型免疫抑制剂对增生性狼疮性肾炎有效、生物制剂抗 CD-20 单抗、免疫增强剂如左旋咪唑、胸腺素等、血液置换疗法、自体干细胞移植、透析疗法与肾移植、中医药治疗如雷公藤制剂等,可根据不同的病情需要选择不同的治疗方案。

（五）上转条件

限于社区基层卫生服务机构的技术能力,家庭医生要根据患者病情情况协助患者转诊。

（1）对于基层医院诊断困难的皮肤型红斑狼疮,可上转至上级医院明确诊断及确定治疗方案。

（2）重型 SLE:①出现心脏、肺脏、消化系统、血液系统、肾脏、神经系统明显受累的症状及实验室证据;②弥漫性的严重皮损,出现溃疡、大疱;③非感染性高热有衰竭表现;④狼疮危象指急性的危及生命的重症 SLE,包括急进性狼疮性肾炎、严重的中枢神经系统损害、严重的溶血性贫血、血小板减少性紫癜、粒细胞缺乏症、严重心脏损害、严重狼疮性肺炎、严重狼疮性肝炎、严重的血管炎等。或 SLEDAI评分≥5 分(5~9 分为轻度活动,10~14 分为中度活动,≥15 分为重度活动)。

(3) SLE 合并妊娠出现病情活跃者。

（六）下转条件

上级医院可将符合下列情况的患者下转到社区医院,由社区家庭医生对患者进行日常的随访、监测和管理,以减轻患者就医的各种花费和负担。

(1) 仅有皮肤损害的皮肤型红斑狼疮,该类患者可出现 ANA 阳性、血沉加快、白细胞减少等,但系统损害轻微,具体包括:①亚急性皮肤型红斑狼疮:可有光过敏、低热、肌痛或关节痛,但无明显的浆膜炎及血液系统、肾脏、中枢神经系统损害;②慢性皮肤型红斑狼疮(包括盘状红斑狼疮、肥厚性狼疮、狼疮性脂膜炎、肿胀性狼疮、冻疮样狼疮),少数患者出血滴度 ANA,并有低热、关节痛及乏力等全身症状,但通常无系统损害,该类患者在上级医院诊断明确及确定治疗方案后可下转至基层医院继续治疗。

(2) 轻型 SLE,即是诊断明确或高度怀疑者,但临床稳定,所累及的靶器官(包括肾脏、血液系统、肺脏、心脏、消化系统、中枢神经系统、皮肤、关节)功能正常或稳定,呈非致命性。

(3) 重型 SLE(除轻型以外者为重型)在上级医院治疗后病情趋于稳定后可下转至基层医院治疗。如患者体温恢复正常、口腔溃疡愈合、面部红斑颜色变淡或消退、脱发症状缓解、关节肌肉疼痛消失、浆膜炎缓解、血液系统三系回升、血沉下降、补体 C3、C4 水平上升、ANA 滴度下降、肾脏检查指标好转等,或以 SLEDAI(systemic lupus erythematosus disease activity index)评分为标准,得分≤4 分的患者。

第七节　类风湿关节炎

（一）定义

类风湿关节炎(rheumatoid arthritis,RA)是一种以关节慢性炎症为特征的全身性自身免疫性疾病。主要表现为双手、腕和足关节的对称性多关节炎,也可累及膝、髋等大关节。其他器官如肺、心、神经系统、血液等关节外器官亦可累及。主要病理变化为滑膜细胞增生、炎症细胞浸润、形成血管翳,软骨和骨组织受到破坏,持续炎症导致关节结构破坏及功能丧失。类风湿关节炎的患病率在我国约为

$0.32\%\sim0.36\%$,女性易患本病,女:男为3:1。

(二)成因

本病的病因尚未明确,遗传因素、感染因素、激素及其他一些环境因素与本病的发病有关。

1. 遗传因素

通过家系调查发现,类风湿关节炎发病有家族聚集趋向。全基因组扫描研究发现,HLA-DR 和 HLA-DQ 与类风湿关节炎有关。

2. 感染因素

微生物感染被怀疑可能是类风湿关节炎的病原体。近年来研究认为某些微生物通过改变细胞表面抗原成分或激活 B 淋巴细胞等途径参与致病。

3. 性激素

类风湿关节炎患病率有着显著的性别差异,绝经期前妇女的发病率显著高于同龄期男性;妊娠及口服避孕药可以缓解病情。

(三)检查方案

目前采用美国风湿病学院(ACR)在 1987 年提出的类风湿关节炎的修订标准,7 项中符合 4 项可诊断为类风湿关节炎。

(1) 晨僵至少 1h(≥6 周)。

(2) 3 个或 3 个以上关节肿(≥6 周)。

(3) 腕、掌指关节或近段指间关节肿(≥6 周)。

(4) 对称性关节肿(≥6 周)。

(5) 类风湿皮下结节。

(6) 手 X 线片改变(至少有骨质疏松和关节间隙的狭窄)。

(7) 类风湿因子阳性(滴度>1:32)。

类风湿关节炎功能分级标准:

Ⅰ级:胜任日常生活中各项活动(包括生活自理、职业和非职业活动)。

Ⅱ级:生活自理和工作,非职业活动受限。

Ⅲ级:生活自理和工作,职业和非职业活动受限。

Ⅳ级:生活不能自理,丧失工作能力。

注:生活自理能力包括穿衣、进食、沐浴、整理和上厕所。非职业指娱乐和(或)休闲,职业指工作、上学、持家。

(四)治疗方法

1. 一般治疗

急性期关节肿痛明显,全身症状严重,尽量卧床休息,使关节保持在功能位。

关节肿痛缓解后应尽早开始关节功能锻炼。注意补充营养,增加优质蛋白和高膳食纤维食物。

2. 药物治疗

(1) 非甾体抗炎药(NSAIDs)。NSAIDs 起效快,是治疗类风湿关节炎的首选药物。NSAIDs 品种很多,包括:①水杨酸类:阿司匹林 0.6～1.0g,3～4 次/天;②吲哚衍生物:吲哚美辛(消炎痛)75mg,2～3 次/天;舒林酸 200mg,1～2 次/天;③丙酸衍生物:布洛芬 0.3～0.6g,3～4 次/天;萘普生 0.2～0.4g,2～3 次/天;④灭酸类:双氯芬酸 75mg,2 次/天;奥湿克 1～2 片,2 次/天;⑤吡唑酮类:安乃近、保泰松;⑥昔康类:吡罗昔康 20mg,每晚 1 次;美洛昔康 7.5mg,1～2 次/天;⑦昔布类:塞来昔布 100～200mg,1～2 次/天。

(2) 糖皮质激素。能迅速减轻关节炎的临床症状,但长时间使用会产生用药依赖,不仅对病情无改善,还会引起水盐代谢和糖、脂肪、蛋白质代谢紊乱等不良反应。使用前需要充分考虑,其用量可根据病情的严重程度及病程而定。病情严重者可短时间给予中等或大剂量,获得疗效后调整至最小剂量。对于关节慢性炎症,药物难以控制的类风湿关节炎激素宜用小剂量维持,用量为泼尼松 5～10mg/d。全身症状已控制,仅留 1～2 个关节症状较重者,可行关节腔内注射治疗,可用醋酸确炎松-A 2.5～10mg/次或乙酸倍他米松 1.5～6.0mg/次。一年关节内用药一般不超过 3～5 次。

(3) 改变病情药物。改变病情药物(DMARDs)为二线药物,起效时间较晚,亦称慢作用药,可减缓或阻止关节的侵蚀和破坏。常见药物包括:①抗疟药:常用药包括磷酸氯喹 4mg/(kg·d),羟氯喹 6mg/(kg·d),每周服用 5 天,停用 2 天,反复如此;②柳氮磺胺吡啶(SSZ):常用剂量为 1.5～3.0g/d;③青霉胺(DP):从小剂量开始用药,逐渐加量至 0.25～0.5g/d;④金制剂:分口服金和注射金两种。口服金制剂金诺芬的常用剂量为每日口服 6mg。注射金常用的有硫代苹果酸金、硫代葡萄糖金和放射性胶体 198 金;⑤甲氨蝶呤(MTX):常用剂量为 7.5～25mg,每周一次,口服或注射。目前小剂量治疗作为首选的 DMARDs;⑥来氟米特:作为新型免疫抑制剂,其疗效接近于 MTX;⑦硫唑嘌呤(AZA):每天的口服剂量为 1.0～2.0mg/kg,不良反应较多,非首选用药;⑧环磷酰胺(CTX):每日口服的常见剂量为 1.0～2.0mg/kg,静脉注射为 200mg,每两周一次;⑨环孢素 A(CsA):肾毒性较大,还有肝功能损害、胃肠道反应、皮疹等;⑩雷公藤:治疗剂量为 10～20mg,3 次/天,对男女的生殖系统有影响,对未婚及有生育需求的男女慎用;11其他药物:植物药包括青藤碱、白芍总苷等。

(4) 生物制剂。包括肿瘤坏死因子(TNF)、白细胞介素-1 受体拮抗剂(IL-1Ra)、去 B 细胞治疗、抑制 T 细胞活化生物制剂 CTLA4。目前此类药物逐渐用于临床,其长期的疗效、安全性等需要进一步的观察。

（5）干细胞移植。可改善关节症状,下降 RF 滴度,疗效通常可持续 24 个月,但易于复发。

3. 外科治疗

对于严重关节功能障碍的患者,可根据不同的病期施行不同的手术,包括滑膜切除术、关节置换术、关节清理术、骨矫正术等。

4. 辅助治疗

可行理疗、按摩等放松肌肉,改善血液循环,促进关节肌肉功能恢复。

5. 联合用药

常用的方案包括金字塔方案、下台阶方案、上台阶方案等。常用的联合治疗方案包括甲氨蝶呤与羟氯喹、甲氨蝶呤与柳氮磺胺吡啶、甲氨蝶呤与青霉胺等。临床应根据患者病情制定个体化的综合治疗方案。

（五）上转条件

限于社区基层卫生服务机构的技术能力,家庭医生要根据患者病情情况协助患者转诊。

（1）诊断不明确,需要确诊的患者。

（2）需要确定治疗方案的患者。

（3）病情出现变化,需要调整治疗方案的患者。

（4）有严重关节功能障碍,需要外科手术治疗的患者。

（六）下转条件

符合下列情况的患者可以由上级医院下转到社区医院,由社区医生对患者进行日常的随访、监测和管理。

（1）诊断明确,治疗方案明确,处于临床缓解期的患者。

（2）可应用美国风湿病协会（ACR）1999 年提出的临床缓解标准来判断治疗结果。6 项中符合 5 项及以上并持续至少 2 个月为类风湿关节炎缓解。

① 晨僵时间小于 15min。

② 无乏力。

③ 无关节痛（通过问病史得知）。

④ 活动时无关节压痛或疼痛。

⑤ 软组织或腱鞘无肿胀。

⑥ 红细胞沉降率（魏氏法）:女性<30mm/h,男性<20 mm/h。

第八节 成人 Still 病

(一) 定义

成人 Still 病(adult onset Still's disease,AOSD)是一组病因及发病机制不明,以发热、一过性皮疹、关节炎(痛)、咽痛为主要临床表现,伴有周围白细胞总数及粒细胞增高和肝功能损害、淋巴结肿大等多系统受累的临床综合征。男女均可发病,成人中以 20~40 岁发病率最高,约占 70%。

(二) 成因

目前本病的病因和发病机制尚不清楚,一般认为与感染、免疫异常等有关。多数人发病前有上呼吸道感染。从临床免疫反应来看,AOSD 的发病是对某种致病抗原的过度应激状态或免疫激惹状态。

(三) 检查方案

本病诊断目前主要依据美国的 Cush 标准和日本标准(见表 7-4 和表 7-5)。

表 7-4 成人 Still 病诊断的 Cush 标准

必备条件	另需具备下列任何 2 项
发热≥39℃	血白细胞≥$15×10^9$/L
关节痛或关节炎	皮疹
类风湿因子<1:80	胸膜炎或心包炎
抗核抗体<1:100	肝大或脾大或淋巴结肿大

表 7-5 成人 Still 病诊断的日本标准(1992 年 Yamaguchi 标准)

主要标准	次要标准	排 除
1. 发热≥39℃,并持续 1 周以上 2. 关节痛持续两周以上 3. 典型皮疹 4. 白细胞增高≥$10×10^9$/L,包括中性粒细胞分类≥0.80	1. 咽痛 2. 淋巴结和(或)脾肿大 3. 肝功能异常 4. 类风湿因子和抗核抗体阴性	1. 感染性疾病(尤其是败血症和传染性单核细胞增多症) 2. 恶性肿瘤(尤其恶性淋巴瘤、白血病) 3. 风湿病(尤其是多发性动脉炎,有关节外征象的风湿性血管炎)

以上诊断指标中符合 5 项或以上(其中主要指标需 2 项或以上)者即可诊断成人 Still 病。

（四）治疗方法

1. 糖皮质激素

糖皮质激素是治疗本病最有效的药物,常用剂量:泼尼松 0.5～1.0mg/(kg·d)。待症状完全缓解,血沉、血清铁蛋白和 C 反应蛋白等恢复正常后才开始递减剂量,按照最小维持量使用 3～6 个月。

2. 非甾体抗炎药

可使用双氯酚酸类、塞来昔布等药物能抗炎退热、减轻关节症状,减少糖皮质激素用量。

3. 免疫抑制剂

对于严重病例,尤其是应用糖皮质激素治疗效果不佳或有效而减量后复发者,可加用其他免疫抑制剂如甲氨蝶呤(MTX),剂量为每周口服一次,每次 10～15mg。环孢素 A(CsA):3～5mg/(kg·d)口服,维持量为 2～3mg/(kg·d)。其他一些免疫抑制剂包括:来氟米特、羟氯喹、硫唑嘌呤、环磷酰胺。

4. 中医中药治疗

常以养阴清热、活血解毒为治则,药物包括清骨散合青蒿鳖甲散或雷公藤制剂、昆明山海棠片等

5. 生物制剂及免疫治疗

此类药物包括 TNF-α 拮抗剂、IL-1 拮抗剂 anakinra,大剂量丙种球蛋白输注治疗等也可产生一定的疗效。

（五）上转条件

限于社区基层卫生服务机构的技术能力,医生要根据患者病情情况协助患者转诊。

（1）出现发热、皮疹、关节症状等疑似病例需要确诊的患者。

（2）确诊的病例需要确定治疗方案的患者。

（3）病情出现加重,需要调整治疗方案的患者。

（六）下转条件

上级医院可将符合下列情况的患者下转到社区医院,由社区医生对患者进行日常的随访、监测和管理。

（1）诊断明确,治疗方案确定。

（2）临床情况稳定及实验室检查指标如血沉、C 反应蛋白等恢复正常。

第九节　血清阴性脊柱关节病

（一）定义

血清阴性脊柱关节病（spondylarthropathy,SpA）是一组以关节病为主,多系统受累的免疫性疾病。将血清类风湿因子阴性的关节炎统称为血清阴性关节炎,因该组疾病易并发脊柱炎,又称血清阴性脊柱关节病。该组疾病包括:强直性脊柱炎(AS)、赖特综合征(RS)、银屑病关节炎(PsA)、反应性关节炎(ReA)、炎症性肠病关节炎,幼年发病的脊柱关节病和一组分类未定的"未分化脊柱关节病"。该组疾病有以下共同特点:①有家族聚集倾向;②与 HLA-B27 基因有不同程度的相关;③在临床表现上有很多共同之处和重叠;④外周关节炎常为病程中突出表现;⑤类风湿因子阴性;⑥无类风湿皮下结节;⑦有不同程度的骶髂关节炎;⑧病理变化以肌腱端周围和韧带附着于骨的部位为主(附着端炎),也可发生在眼、主动脉瓣、肺实质和皮肤,不同于以滑膜病变为主的类风湿关节炎。

（二）成因

目前本病的病因尚不明确。研究认为,环境因素与遗传因素(易感性)是导致发病的两个重要因素。研究发现,血清阴性脊柱关节病与 HLA-B27 有密切关系,AS 患者中 HLA-B27 阳性率高达 90%～95%,赖特综合征或反应性关节炎为60%～80%,银屑病关节炎为 50%,正常人群中 HLA-B27 阳性率为 4%～8%。

（三）检查方案

脊柱关节病诊断采用 1992 年欧洲脊柱关节病研究小组(ESSG)发布的标准,强制性脊柱炎的诊断采用 1966 年发布、1984 年修订的纽约标准。

ESSG(European Spondylarthropathy Study Group)脊柱关节病分类标准(1992 年)如下:

（1）炎性脊柱疼痛。曾经有,或正患有脊柱疼痛,具有下列 5 项特征之 4 项。

特征:45 岁以前发病;隐匿起病;伴有晨僵;活动后好转;至少持续 3 个月。

（2）滑膜炎。曾有或现在有非对称性下肢为主的关节炎。

次要标准如下:

（1）家族史。一级亲属或二级亲属有下列任何一种疾病:强制性脊柱炎;银屑病 反应性关节炎;急性眼葡萄膜炎;炎性肠病。

（2）银屑病。过去或现在由医生诊断为银屑病。

（3）炎性肠病。过去或现在由医生诊断为 Crohns 病、溃疡性结肠炎,并被 X线或内窥镜检查证实。

（4）交替性臀部疼痛。过去或现在出现左右两侧臀部交替性疼痛。

（5）附着点病变。有或曾有跟腱和足底筋膜自发性疼痛或压痛。

（6）急性腹泻。关节炎发生前一个月内急性腹泻。

（7）尿道炎。关节炎发生前一个月内出现的非淋球菌尿道炎或宫颈炎。

（8）骶髂关节炎。双侧 2～4 级或单侧 3～4 级 X 线改变。

（X 线分级：0—正常，1—可疑，2—轻度，3—中度，4—强制性改变。1 条主要标准＋1 条次要标准 即可考虑诊断。）

强直性脊柱炎的修订纽约标准：

1. 诊断

（1）临床标准：①腰痛、僵硬 3 个月以上，活动后改善，休息无改善；②腰椎额状面和矢状面活动受限；③胸廓活动度低于相应年龄、性别的正常人。

（2）放射学标准：双侧骶髂关节炎≥2 级或单侧骶髂关节炎 3～4 级。

2. 分级

（1）肯定强直性脊柱炎：符合放射学标准和 1 项以上临床标准。

（2）可能强直性脊柱炎：①符合 3 项临床标准；②符合放射学标准而不具备任何临床标准。

（3）应除外其他原因所致骶髂关节炎。

（四）治疗方法

1. 一般治疗

对患者进行宣教非常重要，使患者认识该疾病。急性发作期注意休息，稳定期需加强脊柱、关节功能锻炼，多做扩胸运动，休息时睡硬板床。还可做理疗来改善关节功能。

2. 非甾体抗炎药（NSAIDs）

非甾体抗炎药可抑制炎症反应，减轻关节症状。常用药物有双氯芬酸类、昔布类、奈普生、舒林酸等，目前多选择 COX-2 抑制剂，该类药物对胃肠道、肾脏的不良反应少。

3. 糖皮质激素

糖皮质激素主要用于关节腔内注射，很少需要全身使用糖皮质激素。少数患者需要小剂量糖皮质激素治疗，一般 10mg/d 以下。

4. 改变病程药物（DMARDs）

对慢性患者或 NSAIDs 治疗无效者可使用 DMARDs。常用制剂为柳氮磺吡啶（SASP），一般每次 0.25g，每日 3 次口服开始，以后每周递增 0.25g/d，直至每次 1.0g，每日 2 次，部分患者可增加至每日 3 次。甲氨蝶呤（MTX）每周 7～15mg，但要在 2～6 个月后才能见效。沙利度胺（反应停）用于难治性强直性脊柱炎的治疗，初始剂量为 50mg/d,口服,每 10 天递增 50mg,至 200mg/d 维持,禁用于育龄期妇女。

5. 中医药

目前临床上雷公藤制剂应用于 SLE、类风湿关节炎已取得良好的疗效。常用剂量 20mg tid,症状改善后减量为 10mg tid 的维持量。

6. 生物制剂

肿瘤坏死因子 TNF-α 拮抗剂是目前治疗强直性脊柱炎有效的药物之一。该类药物价格昂贵,疗效确切。

7. 抗生素

抗生素可以消除引起前驱感染的致病菌。

8. 外科手术治疗

在疾病晚期可行外科矫形手术,如髋关节成形、全髋、全膝关节置换、脊柱矫形等。

(五) 上转条件

限于社区基层卫生服务机构的技术能力,家庭医生要根据患者病情情况协助患者转诊。

(1) 诊断不明确,需要确诊的患者。

(2) 需要确定治疗方案的患者。

(3) 出现血沉增快、C 反应蛋白增高、贫血等疾病活动时需要调整治疗方案的患者。

(4) 出现临床并发症如心肺等重要脏器受累者。

(5) 在疾病晚期出现关节畸形、强直、关节功能障碍需要行外科矫形手术的患者。

(六) 下转条件

上级医院可将符合下列情况的患者下转到社区医院,由社区医生对患者进行日常的随访、监测和管理,以减轻患者就医的各种花费和负担

(1) 诊断明确,治疗方案确定。

(2) 处于稳定期患者,包括临床情况及实验室检查指标均稳定。

第十节 干燥综合征

(一) 定义

干燥综合征(sjogren syndrome,SS)是一种以外分泌腺体受累的慢性炎症性

自身免疫病。通常累及涎腺和泪腺,主要表现为口、眼干燥症。尚可累及其他外分泌腺及器官。本病可分为原发性和继发性两类,前者称为原发性 SS;后者称为继发性 SS,多伴发另一诊断明确的结缔组织病如系统性红斑狼疮(SLE)、类风湿关节炎等。目前该病被认为是仅次于类风湿关节炎的第 2 位常见自身免疫病,在我国人群的患病率为 0.29%~0.77%。

(二) 成因

目前本病的病因尚未完全清楚。可能与多因素有关,其发病可能与多种自身抗原(如 Ro/SS-A、La/SS-B)和外来抗原(如 EB 病毒、丙肝病毒等),性激素(雌激素)等有关。

(三) 检查方案

本病的诊断目前采用 2002 年干燥综合征国际分类(诊断)标准。

1. 干燥综合征分类标准的项目

(1) 口腔症状。以下 3 项中有 1 项或 1 项以上:①每日口干持续 3 个月以上;②成年后腮腺反复或持续肿大;③吞咽干性食物时需用水帮助。

(2) 眼部症状。以下 3 项中有 1 项或 1 项以上:①每日感到不能忍受的眼干燥持续 3 个月以上;②有反复沙子进眼或砂磨感觉;③每日需用人工泪液 3 次或 3 次以上。

(3) 眼部体征。下述检查任 1 项或 1 项以上阳性:①Schirmer 试验(+)(≤5mm/5min);②角膜染色(+)(≥4 Van Bijsterveld 积分法)。

(4) 组织学检查。下唇腺病理活检示淋巴细胞灶≥1(指 4mm² 组织内至少有 50 个淋巴细胞聚集于唇腺间质者为 1 个灶)。

(5) 涎腺受损。下述检查任 1 项或 1 项以上阳性:①唾液流率(+)(≤1.5/15min);②腮腺造影(+);③涎腺同位素检查(+)。

(6) 自身抗体。抗 SSA 或抗 SSB(+)(双扩散法)。

2. 干燥综合征分类标准项目的具体分类

(1) 原发性干燥综合征。无任何潜在疾病的情况下,符合下述任 1 条则可诊断:①符合上述中 4 条或 4 条以上,但必须含有条目(4)(组织学检查)和(或)条目(6)(自身抗体);②条目(3)(4)(5)(6) 4 条中任 3 条阳性。

(2) 继发性干燥综合征。患者有潜在的疾病(如任一结缔组织病)而符合上述的(1)和(2)中任 1 条,同时符合条目(3)(4)(5)中任 2 条。

(3) 必须除外,颈头面部放疗史、丙型肝炎病毒感染、艾滋病(AIDS)、淋巴瘤、结节病、移植物抗宿主(GVH)病,抗乙酰胆碱药的应用(如阿托品、莨菪碱、溴丙胺太林、颠茄等)。

（四）治疗方法

目前尚无肯定的药物可以根治本病,其治疗主要采取对症,改善症状。对口干燥的患者,应少进干食,保持口腔卫生、勤漱口。可用无糖柠檬水刺激唾液分泌。避免服用减少唾液分泌的药物如第一代抗组胺药和阿托品等。对于干燥性角结膜炎可予0.5%羟甲基纤维素液等人工泪液滴眼。溴己新和茴三硫口服可改善口干、眼干、皮肤和阴道黏膜的干燥症状。糖皮质激素可用于合并有肾小球肾炎、肺间质性病变、肝脏损害、神经系统、血细胞低下等患者。非甾体抗炎药可用于肌肉和关节痛患者,也可口服雷公藤制剂、羟基氯喹等。病情进展迅速者可合用免疫抑制剂如环磷酰胺、硫唑嘌呤等。出现淋巴瘤时,应及时采取化疗或放疗。

（五）上转条件

限于社区基层卫生服务机构的技术能力,家庭医生要根据患者病情情况协助患者转诊。

（1）出现口干、眼干等疑似病例需要确诊的患者。

（2）需要确定治疗方案的患者。

（3）出现临床合并症,合并有神经系统、肾小球肾炎、肺间质性病变、肝脏损害、血细胞低下特别是血小板低、肌炎等患者。

（4）病情进展迅速者,需要马上转诊的患者。

（5）临床上出现恶性淋巴瘤的患者。

（六）下转条件

上级医院可将符合下列情况的患者下转到社区医院,由社区家庭医生对患者进行日常的随访、监测和管理,以减轻患者就医的各种花费和负担。

（1）诊断明确,治疗方案确定。

（2）病情稳定的患者,临床情况及实验室检查指标均已控制稳定。

（3）无临床并发症及合并症患者。

第十一节　骨关节炎

（一）定义

骨关节炎(osteoarthritis,OA)又称退行性关节炎、老年性关节炎、肥大性关节炎等,是一种关节的退行性病变。是由于增龄、劳损、肥胖、创伤、关节畸形、关节软骨退化等因素引起关节软骨损伤、关节边缘和软骨下骨反应性增生,可累及手指关节、膝、脊柱、髋等。可表现为关节疼痛、僵硬、肿胀、活动受限及关节畸形等。可分为症状性OA和X线OA(无症状,但有X线表现)。常见于女性及中老年人。

（二）成因

OA 是由多种病因引起的，根据有无局部和全身致病因素，OA 分为原发性和继发性两大类。原发性 OA 的病因尚不清楚，可能与年龄、肥胖、关节损伤和过度使用及性别等有关。继发性 OA 的病因包括：机械性或解剖学异常、炎症性关节疾患、代谢异常、内分泌异常、神经性缺陷。

（三）检查方案

OA 多累及负重关节或活动频繁的关节，主要表现为关节疼痛，常于晨间发生，活动后疼痛减轻，活动过多可加重疼痛。夜间疼痛提示病情严重。还可表现为关节僵硬，出现于晨起后或关节长时间保持在固定体位，经过一段时间活动后症状可缓解。严重者可导致关节活动障碍。气候变化可诱发炎症加重，可同时累及多个关节，但不同于类风湿性关节炎的全身对称性多关节炎。体格检查可见关节肿胀压痛，活动时有摩擦感或"咔嗒"声。病情严重者可见肌肉萎缩及关节畸形。OA 早期 X 线检查可正常，随着关节软骨逐渐破坏，X 线可有典型表现，主要为关节间隙变窄；软骨下骨硬化，边缘唇样变及骨赘形成，关节周围骨囊状改变等。CT、MRI 可清晰显示关节病变、椎间盘突出。MRI 还可发现软骨破坏、韧带病变、滑膜病变等。

（四）治疗方法

骨关节炎的治疗是综合性治疗，包括非药物治疗、药物治疗和外科治疗等。

1. 患者教育

首先让患者保持乐观情绪，对本病有一定的认知，患有负重关节骨关节炎的超重及肥胖者要减肥，知道如何保护关节，避免过分劳累。在进行体育锻炼时要量力而行，注意保护关节。

2. 物理治疗

理疗在骨关节炎的治疗中占重要地位。急性期理疗以止痛、消肿和改善功能为主；慢性期理疗以增强局部血液循环、改善关节功能为主。热疗、红外线、超短波等均可增强关节局部血液循环、缓解肌肉紧张、减轻疼痛。牵引疗法适用于神经根型颈椎病患者。

3. 中医药和推拿

中药及中药帖剂可活血化瘀止痛，推拿、针灸治疗也可减轻 OA 症状。

4. 药物治疗

目前将治疗骨关节炎的药物分为 3 类：快作用缓解症状药、慢作用缓解症状药和软骨保护剂。

（1）镇痛药。对乙酰氨基酚（扑热息痛）有良好的镇痛和解热作用，是早期轻症骨关节炎治疗的首选药物。对乙酰氨基酚是一种安全的止痛药物,它对胃肠黏膜、肝肾均相对安全。阿片类镇痛药,包括曲马多用于严重疼痛的患者,由于其可能出现依赖性,应该严格掌握用药指征。

(2) 非甾体抗炎药。非甾体抗炎药(NSAIDs)对改善骨关节炎的炎性表现如关节疼痛、肿胀、积液及活动受限有较好的治疗作用。常选用双氯芬酸 25mg,每日 3 次,舒林酸 0.2g,每日 2 次等。COX-2 特异性抑制剂如罗非昔布和塞来昔布等可用于消化性溃疡或对传统 NSAIDs 胃肠道不耐受的患者。

(3) 糖皮质激素。骨关节炎患者不宜全身应用糖皮质激素,对关节有急性炎症表现及关节周围滑囊炎、肌腱炎等可给予关节腔内或病变部位局部注射。也可使用利美达松(limethason)或醋酸氢化可的松 1ml(25mg)加利多卡因关节腔内注射。由于此类制剂掩盖疼痛导致关节使用过度,或因药物对软骨的直接损害作用而加重关节的破坏,故慎用于负重关节。注射本身也可损伤软骨,因此同一部位两次注射间隔至少 3 个月以上。

(4) 透明质酸钠(玻璃酸钠,HA)。透明质酸是关节液的主要成分,也见于关节软骨。关节腔内注射透明质酸具有恢复关节组织黏弹性,减轻滑膜炎症和改善关节功能的作用。其用法为玻璃酸钠注射液 2ml 关节腔内注射,每周 1 次,3～5次为一个疗程,间隔 6～12 个月可重复。

(5) 硫酸葡萄糖胺(glucosamine sulfate,GS)。硫酸葡萄糖胺是人体内合成氨基葡萄糖和蛋白聚糖的基本物质,可刺激关节软骨细胞合成蛋白聚糖和透明质酸,补充软骨基质的丢失,促进软骨的修复。硫酸葡萄糖胺口服容易吸收,安全性好,无明显不良反应,常用剂量为硫酸氨基葡萄糖 0.25～0.5g,每日 3 次,连用 4～12周,必要时可重复用药。

(6) IL-1 抑制剂双醋瑞英(diacerein)。主要成分是二乙酰大黄酸,在肠道吸收后去乙酰化成为大黄酸。双醋瑞英及其代谢产物大黄酸具有止痛、抗炎及退热作用,还可刺激软骨基质物质的形成,促进软骨修复。本药主要用于治疗骨关节炎,是一种改变骨关节炎症状和病情的慢作用药物。常用剂量为双醋瑞英 50mg,每日 2 次,饭后服用,每个疗程不少于 3 个月。

(7) 维生素类。维生素 A、C、D、E 可用于预防及改善 OA 疼痛及残疾。维生素 C 作为强大的抗氧化剂还参与胶原的产生及葡糖胺聚糖的合成。维生素 A、D参与骨发育,是细胞成熟和分化的基本成分。

(8) 治疗骨质疏松。OA 与骨质疏松常同时存在。对骨质疏松的治疗可缓解关节症状。

5. 外科治疗

对内科治疗无效,并出现严重关节功能障碍时,可考虑手术治疗,包括髋关节置换术、膝关节成形术、截骨矫形术等。关节镜治疗：常用关节镜下关节清理术、关节镜下刨削术、关节镜下钻孔术和关节镜下软骨下骨微骨折术。

6. 其他治疗方法

用同种软骨或骨髓干细胞移植术来治疗骨关节炎。基因治疗 OA 也是研究的方向。

（五）上转条件

限于社区基层卫生服务机构的技术能力，家庭医生要根据患者病情情况协助患者转诊。

（1）诊断不明确，需要确诊的患者。

（2）需要确定治疗方案的患者。

（3）病情出现变化，需要调整治疗方案的患者。

（4）对骨关节炎顽固性疼痛，关节不稳定或关节功能丧失者需要外科手术或关节镜治疗的患者。

（六）下转条件

上级医院可将符合下列情况的患者下转到社区医院，由社区家庭医生对患者进行日常的随访、监测和管理，以减轻患者就医的各种花费和负担。

（1）诊断明确，治疗方案确定。

（2）临床情况稳定的患者。

第十二节　痛风与高尿酸血症

（一）定义

痛风（gout）是嘌呤代谢紊乱所致的一组慢性疾病，长期嘌呤代谢活跃可导致高尿酸血症（hyperuricemia）及其引起的反复发作性痛风性急性关节炎、痛风石形成、痛风性慢性关节炎，累及肾脏引起尿酸盐肾病及尿酸肾结石，严重者可出现关节畸形、肾功能不全。

（二）成因

高尿酸血症是导致痛风发作最重要的原因。正常人每天产生的尿酸与排泄的尿酸量维持在平衡状态。如果尿酸产生增加或尿酸排泄减少可产生高尿酸血症（见表 7-6）。

表 7-6　导致血尿酸增高的原因

尿酸盐生成过多	尿酸盐排出减少	混合因素
1. 原发性	1. 原发性	葡萄糖-6-磷酸酶
2. HGPRT 缺陷	2. 肾功能不全	果糖-1 磷酸醛缩酶缺陷
(Lesch-Nyhan, Kelly-	3. 多囊肾	酒精
Seegmiller 综合征)	4. 尿崩症	休克
3. PRPP 合成酶活性过度	5. 高血压	
(X 伴性遗传性疾病)	6. 酸中毒;乳酸性、糖尿病酮症、	
4. 溶血	饥饿性酮症	
5. 骨髓增生性疾病	7. 铍中毒	
6. 红细胞增多症	8. 结节病	
7. 银屑病	9. 铅中毒	
8. Paget's 病	10. 甲状旁腺功能亢进症	
9. 糖原累积症Ⅲ、Ⅴ和Ⅶ型	11. 甲状腺功能减退症	
10. 横纹肌溶解	12. 妊娠中毒症	
11. 剧烈运动	13. Batter 综合征	
12. 饮酒	14. Down 综合征	
13. 肥胖	15. 药物	
14. 富有嘌呤食物	阿司匹林($>2g/d$)、利尿剂、吡嗪酰	
	胺、烟酰胺、环孢素 A、酒精、左旋多	
	巴、乙胺丁醇	

(三) 检查方案

1. 临床表现

痛风的病程可分为 4 期:无症状高尿酸血症期;急性痛风性关节发作期;痛风发作间隙期;慢性痛风石性关节期。

(1) 无症状高尿酸血症期。不少高尿酸血症持续终生不发生症状,称为无症状高尿酸血症。只有约 5％～12％的高尿酸血症患者最终表现为痛风发作。血清尿酸盐浓度越高,持续时间越长,发生痛风和尿路结石的机会越多。

(2) 急性痛风性关节炎。关节局部损伤、穿鞋紧、走路多、饱餐饮酒、过度疲劳、受湿冷和感染均可诱发急性发作。常于夜间发作。主要表现为关节及周围软组织的红肿热痛。可伴有头痛、发热、白细胞增高等全身症状。好发于跖趾关节、踝、膝、指、腕、肘关节。首次发病多为单个关节,反复发作可累积多个关节。发作可持续数天至数周自然缓解,仅遗留炎症皮肤区色泽变暗。以后进入无任何症状的间歇期,历时数月、数年至十余年。

(3) 痛风石及慢性关节炎。未经治疗的患者首发症状后 20 年 70％的患者出现痛风石,典型的痛风石位于耳轮,还常见于拇指、指、腕、肘、膝等处。尿酸盐在关节内及关节附近肌腱、腱鞘及皮肤结缔组织中沉积,形成黄白色、大小不一的隆起赘生物即痛风结节,形状小的像芝麻、大的如鸡蛋。一般文献报告血尿酸 9.0mg/dl 以上者,50% 有痛风结节,病程愈长,发生痛风结节的机会愈多。

(4) 肾脏病变。慢性痛风患者约 1/3 有肾脏损害,有 3 种表现形式:①痛风性肾病:尿酸盐结晶沉积于肾组织引起间质性肾炎,表现为轻度肾区酸痛,早期表现为间歇出现的蛋白尿和镜下血尿,病程进展为持续性,肾浓缩功能受损,出现夜尿增多,尿比重偏低,最终由慢性氮质血症发展到尿毒症。约 17%～25% 的痛风患者死于肾衰竭。②急性肾功能衰竭:大量尿酸结晶广泛阻塞肾小管腔导致尿流梗阻而产生急性肾功能衰竭。③尿路结石:原发性痛风患者约 20%～25% 并发尿酸性尿路结石。继发性高尿酸血症者尿路结石的发生率更高,细小泥沙样结石可随尿液排出,常没有感觉,较大者常引起肾绞痛、血尿及尿路感染症状。

2. 检查方法

(1) 血尿酸测定。男性正常值尿酸氧化酶法一般为 7mg/dl,女性比男性低 1mg/dl 左右。痛风患者大多伴有血尿酸的增高,但由于其他因素的影响有时可表现为症状,须反复检查。

(2) 尿液尿酸测定。通过尿液检查可了解尿酸排泄情况,对选择药物及鉴别尿路结石是否是由于尿酸增高引起有帮助,正常饮食情况下 24h 尿酸排出在 600mg 以下。

(3) 滑囊液检查。急性期时对肿大的踝、膝关节抽取滑囊液进行常规显微镜及偏振光显微镜检查,可见在白细胞内有双折光的针形尿酸结晶,有诊断意义。滑囊液分析主要为分叶核粒细胞,一般在 1000～7000 之间。

(4) X 线检查。早期急性关节炎仅表现为软组织肿胀,反复发作后表现为关节软骨缘破坏,关节间隙变狭窄,随着病变发展在软骨下骨质和骨髓内可见痛风石沉积,骨质呈凿孔样缺损,骨质边缘可出现增生反应。

3. 诊断

中老年男性,突然发生跖趾、踝、膝等关节的红肿热痛,可自行缓解及间歇期无症状者,伴或不伴血尿酸升高,应首先考虑到痛风性关节炎;对秋水仙碱治疗有效可诊断为痛风;如在滑囊液检查找到尿酸盐结晶即可确立诊断。

(四) 治疗方法

1. 一般治疗

避免诱因,如酗酒、暴食、受凉受潮、精神紧张、过度疲劳、穿鞋要舒适,慎用影响尿酸排泄的药物,如利尿剂、小剂量阿司匹林等;饮食控制,避免高嘌呤饮食,鼓励低嘌呤饮食。含嘌呤较多的食物包括动物内脏、海鲜、浓肉汤;其次为鱼虾类、肉类、豌豆、菠菜等。各种谷类食物、水果、蔬菜、牛奶、鸡蛋等含少量嘌呤。严格戒酒,宜多饮水,每日饮水应在 2000ml 以上。需同时治疗伴发的高脂血症、糖尿病、冠心病、脑血管病等。

2. 急性发作期治疗

患者应卧床休息,抬高患肢,至疼痛缓解 72h 后方可恢复活动。应尽早治疗,使症状迅速缓解,防止病情迁延不愈。治疗药物有以下几种:

(1) 秋水仙碱。用药剂量:开始每小时 0.5mg 或每 2 小时 1mg,至出现恶心、呕吐等胃肠道反应或症状缓解时停药,一般约 4~6mg/d。为减少胃肠道反应,可将秋水仙碱 1~2mg 溶于 200ml 生理盐水中于 5~10min 内缓慢静脉注射,注意药液切勿外漏,6~8h 后根据病情需要可再注射,有肾功能减退者 24h 内不宜超过 3mg。由于治疗剂量与中毒剂量接近,应注意白细胞降低及秃发等不良反应。

(2) 非甾体抗炎药(NSAIDS)。此类药物对消除红肿热痛,改善肌肉关节功能的作用明显。由于抑制了胃黏膜的前列腺素的合成,服用后会出现胃肠道反应,甚至引起胃穿孔、出血。常用药物:①吲哚美辛:每日用量为 25~50mg tid。②布洛芬:每日剂量为 1.2~3.2mg,分 3~4 次服用。布洛芬缓释剂(芬必得)服法为 300mg,每日两次。③双氯芬酸:每日总量 75~150mg,分 3 次服用。④选择性环氧化酶异构体 COX-2:塞来昔布 200mg qd。对胃肠道不良反应少,对磺胺过敏者禁用。⑤美洛昔康:每日 7.5~15mg,能达到治疗效果,降低不良反应。⑥糖皮质激素:通常用于秋水仙碱和 NSAIDS 无效或不能耐受者,或存在肾功能不全或需急救等情况,可短期使用糖皮质激素,不可长期使用,以防发生不良反应。

3. 间歇期和慢性期的治疗

(1) 预防急性发作。小剂量秋水仙碱维持,每日 0.5~1mg 能预防急性发作。注意秋水仙碱对骨髓的抑制和对肝肾功能的损害。

(2) 降低血尿酸药物的应用。应用降血尿酸药物的指征:经饮食控制后血尿酸浓度仍在 7~8mg/dl 以上者;每年急性发作在两次以上者;有痛风石或尿酸盐沉积的 X 线证据者;有肾结石或肾功能损害者。用药后使血尿酸低于 6mg/dl,常可防止痛风急性发作;消解痛风石形成需降低血尿酸小于 5mg/dl 水平,减轻肾脏损害。

降血尿酸药物包括两类:排尿酸药及抑制尿酸合成的药物。这两类药物会导致尿酸进入血液循环,诱发急性关节炎发作的可能。因此不宜在急性期应用,需等待急性发作后 1~2 周后开始降尿酸治疗。

排尿酸药物包括以下:①羧苯磺酸(probenicid,丙磺舒):其作用机制为抑制肾小管对尿酸的再吸收而致利尿酸作用。从小剂量开始用药,开始剂量为 0.25g,每日 2 次,2 周后增至 0.5g 每日 3 次,最大剂量不超过每日 2g。②苯磺唑酮(sulfinpyrazone):排尿酸作用较丙磺舒强,开始剂量 50mg,每日 2 次,渐增至

100mg 每日 3 次,每日最大剂量为 600mg。与丙磺舒合用有协同作用。溃疡病患者慎用。③苯溴马隆(benzbromarone,痛风利仙):较前二者有更强的促尿酸排泄作用。开始剂量为每日 25mg,逐渐增至 100mg。毒性作用较小。在排尿酸药物过程中,须口服碳酸氢钠每日 3～6g,以碱化尿液,并多饮水,保持每日尿量在 2000ml 以上,以利尿酸排出。

抑制尿酸合成药物有别嘌呤醇(allopurinol),能迅速降低血尿酸浓度,抑制痛风石溶解,剂量 100mg 每日 3 次,最大剂量 600mg。其不良反应有过敏性皮疹、药热、胃肠道反应、白细胞及血小板减少,甚至肝功能损害等。因此用药过程中应定期复查血象及肝功能。

(3)无症状高尿酸血症的治疗。一般认为血尿酸水平在 8～9mg/dl 以下者不需药物治疗,避免高嘌呤、高热量饮食、避免过度疲劳、酗酒、创伤及精神紧张等诱发因素。血尿酸过高者需应用降低尿酸的药物。

(4)治疗继发性痛风。治疗原发疾病,首选别嘌呤醇来降低血尿酸。

(五)上转条件

限于社区基层卫生服务机构的技术能力,家庭医生要根据患者病情情况协助患者转诊。

(1)出现肾脏病变的患者,如痛风性肾病、急性肾功能衰竭的患者需马上转诊。

(2)继发性痛风患者,继发于骨髓增生性疾病如急慢性白血病、红细胞增多症、多发性骨髓瘤、溶血性贫血、淋巴瘤及多种癌症化疗时。

(3)痛风石破溃成瘘管者需要手术刮除的患者。

(六)下转条件

上级医院可将符合下列情况的患者下转到社区医院,由社区医生对患者进行日常的随访、监测和管理,以减轻患者就医的各种花费和负担

(1)诊断明确,治疗方案确定。

(2)无症状高尿酸血症患者。

第八章 运动系统疾病

第一节 骨折与脱位

一、肱骨骨折

(一) 定义

肱骨骨折常发生于肱骨外科颈、肱骨干、肱骨髁上、肱骨髁间、肱骨外髁、肱骨内上髁。其中,尤以前三者为多,可发生于任何年龄。多由直接暴力和间接暴力所引起,如重物撞击、挤压、打击及扑倒时手或肘部着地,暴力经前臂或肘部传至各部位。

(二) 成因

肱骨骨折可由暴力或间接暴力引起,直接暴力常由外侧击打肱骨干中段,致横形或粉碎形骨折。间接暴力常由于手部着地或肘部着地,力向上传导,加上身体倾倒所产生的剪式应力,导致中下 1/3 骨折,有时因投掷运动或"掰腕"也可导致中上 1/3 骨折。

(三) 诊断

根据临床表现和相关检查,结合 X 线片检查不难做出诊断。

1. 肱骨外科颈骨折

局部常出现淤斑,左上臂纵轴叩击时骨折处有锐角,患肢较健侧略短,可出现畸形及骨擦音。肱骨外科颈骨折诊断容易。根据肩部正位 X 线片可显示外展骨折或内收骨折类型。还必须有侧位片(穿胸位)了解肱骨头有无旋转、嵌插、前后重叠移位畸形,以便明确有无骨折端向前成角。可分为内收或外展型、伸展型和屈曲型 3 个类型。

2. 肱骨干骨折

患臂肿痛较剧烈,有明显的压痛,上臂功能丧失,患者常将前臂依附于胸壁。

3. 肱骨髁上骨折

肘部肿胀疼痛,甚至出现张力性水疱,肘部压痛甚剧,肘关节功能丧失,骨折部位有异常活动和骨擦音。

（四）治疗方法

肱骨外科颈接近盂肱关节，骨折又多发生在中老年人，特别是老年患者，极易引起冻结肩，因此仔细了解病情，选择治疗方法，保持肩关节一定的活动度，是治疗所必须考虑的。

（1）无移位骨折：用三角巾悬吊患肢 2～3 周，当疼痛减轻后尽早开始肩关节功能活动。

（2）外展型骨折：骨折有嵌插且畸形角度不大者无需复位，以三角巾悬吊患肢 2～3 周，并逐步开始肩关节功能活动；无嵌插的骨折应行手法整复，随后以石膏或小夹板固定 3～4 周。

（3）内收型骨折：有移位者皆应复位，复位方法有手法及切开两种，并给以适当的外固定或内固定。

1. 手法复位外固定

一般需在骨折血肿内麻醉下进行。常用者有：

（1）超肩关节夹板外固定。

（2）石膏绷带固定。患肢取屈肘位，用石膏绷带条环绕肩、肘固定；或者用肩人字石膏固定于上举位 2～3 周，以后改为其他固定。此法只适用于骨折向前成角难矫正者。

（3）外展支架固定。如骨折断端不稳定，复位后不易维持对位时，可用外展支架固定，并沿肱骨纵轴加用皮肤牵引以控制骨折近端向外成角畸形。此法现已少用。

无论用哪种方法固定，皆需早期开始功能活动，一般 4～6 周就可酌情去除固定。

2. 切开复位和内固定

（1）适应证。多数肱骨外科颈骨折可用非手术疗法。以下几种情况考虑手术：①外科颈骨折移位严重，复位后不稳定；手法整复外固定失败者；②50 岁以下患者合并肱骨头粉碎骨折；③合并肱骨大结节撕脱骨折有移位并与肩峰下部抵触；④不能复位的髋板骨折分离（肱二头肌长头嵌入）；⑤治疗较晚，已不能复位的骨折。

（2）术后当天可起床。臂部固定 2～4 天后，三角巾悬吊患肢 3 周，逐渐练习活动。

（五）上转条件

患者有以下几种情况需转上级医院进一步诊治、手术：

（1）手法复位失败，骨折端对位对线不良，估计愈合影响功能。

（2）骨折有分离移位，或骨折端有软组织嵌入。

（3）合并血管、神经损伤。

（4）开放性骨折、同一肢体有多发性骨折。

（5）伴有其他疾病或创伤，基层无法处理的肱骨骨折患者。

（六）下转条件

（1）病情稳定符合非手术治疗指证的肱骨骨折患者。

（2）手术后病情稳定需要继续康复治疗的患者。

（3）手术后病情稳定，仅存在轻度功能障碍，主要关节活动度和肌力能够基本满足日常生活活动的需要，无须住院康复治疗，可进行基层康复（社区康复或居家康复）。

二、桡骨远端骨折

（一）定义

桡骨远端骨折是指距桡骨远端关节面 3cm 以内的骨折，常见于成年人和老年人，多为间接暴力引起。根据骨折发生原因其可分为伸直型桡骨远端骨折和屈曲型桡骨远端骨折。其中以伸直型常见。

（二）成因

（1）伸直型骨折（Colles 骨折）：最常见，多为间接暴力致伤。跌倒时腕关节处于背伸及前臂旋前位、手掌着地，暴力集中于桡骨远端松质骨处而引起骨折。骨折远端向背侧及桡侧移位。儿童可为骨骺分离；老年人由于骨质疏松，轻微外力即可造成骨折且常为粉碎骨折，骨折端因嵌压而短缩。粉碎骨折可累及关节面或合并尺骨茎突撕脱骨折及下尺桡关节脱位。

（2）屈曲型骨折（Smith 骨折）：较少见，骨折发生原因与伸直型骨折相反，故又称反 Colles 骨折。跌倒时手背着地，骨折远端向掌侧及尺侧移位。

（3）巴尔通骨折（Barton 骨折）：指桡骨远端关节面纵斜型骨折，伴有腕关节脱位者。跌倒时手掌或手背着地，暴力向上传递，通过近排腕骨的撞击引起桡骨关节面骨折，在桡骨下端掌侧或背侧形成一带关节面软骨的骨折块，骨块常向近侧移位，合并腕关节脱位或半脱位。

（三）诊断

X 线检查可清楚显示骨折及其类型。伸直型者桡骨骨折远端向背桡侧移位，关节面掌侧及尺侧倾斜角度变小、消失，甚至反向倾斜。桡骨骨折远端与近侧相嵌插，有的合并尺骨茎突骨折及下尺桡关节分离。屈曲型骨折桡骨远端向掌侧移位。对轻微外力致伤的老年患者应做骨密度检查，以了解骨质疏松情况。在一般情况下应摄双侧腕关节片,以便于进行对比。腕部肿胀、压痛明显,手和腕部活动受限。伸直型骨折有典型的餐叉状和枪刺样畸形,尺桡骨茎突在同一平面,直尺试验阳性。屈曲型骨折畸形与伸直型相反。注意正中神经有无损伤。

(四) 治疗方法

1. 无移位的骨折

用石膏四头带或小夹板固定腕关节于功能位 3～4 周。

2. 有移位的伸直型骨折或屈曲型骨折

有移位的伸直型骨折或屈曲型骨折多可用手法复位成功。伸直型骨折,非粉碎性未累及关节面者,常采用牵抖复位法;老年患者、粉碎骨折、累及关节面者,常采用提按复位法。复位后,保持腕关节掌屈及尺偏位,石膏或外固定架固定 4 周。屈曲型骨折纵向牵引后复位方向相反,复位后,腕关节背屈和旋前位固定 4 周。固定后即拍 X 线片检查对位情况外,1 周左右消肿后需拍片复查,如发生再移位应及时处理。

3. 粉碎性骨折

复位困难或复位后不易维持者(如巴尔通骨折),常需手术复位,用克氏针、螺丝钉或 T 型钢板内固定。术后石膏固定 6 周。

4. 并发症的处理

凡导致功能障碍者,应手术纠正畸形及内固定。下尺桡关节脱位影响前臂旋转者,可切除尺骨小头。合并正中神经损伤,观察 3 个月不恢复者,应探查松解神经,并修平突出的骨端。迟发性伸拇肌腱断裂者,应去除骨赘、修复肌腱。骨质疏松者应给予相应治疗,以防止其他严重骨折(如股骨颈骨折)合并症的发生。

5. 功能锻炼

骨折固定期间要注意肩、肘及手指的活动锻炼。尤其老年人,要防止关节僵硬。

(五) 上转条件

(1) 骨折移位明显需要手术治疗的患者。

(2) 合并血管、神经损伤、开放性骨折。

(六) 下转条件

(1) 病情稳定符合非手术治疗指征的桡骨骨折患者。

(2) 手术后病情稳定需要继续康复治疗的患者。

(3) 手术后病情稳定,仅存在轻度功能障碍,主要关节活动度和肌力能够基本满足日常生活活动的需要,无须住院康复治疗,可进行基层康复(社区康复或居家康复)。

三、股骨颈骨折

(一) 定义

股骨颈骨折是指由于骨质疏松、老年人髋周肌肉群退变、反应迟钝或遭受严重外伤所致的股骨颈断裂。股骨颈骨折为中、老年人常见骨折,与骨质疏松导致的骨质量下降有关。多由跌倒时下肢突然扭转,间接暴力作用于股骨颈所致。

(二) 成因

股骨颈骨折多发生于老年人,女性发生率高于男性。由以 50～70 岁者为最多。因老年人骨质疏松 ,股骨颈脆弱,轻微跌倒即可发生骨折。该部位血运较差,若骨折处理不及时、不适当,都会导致骨折不愈合或并发股骨头缺血性坏死,创伤性关节炎,严重地影响老年人的生活。老年人发生骨折有两个基本因素:一是骨强度下降,二是老年人髋周肌群退变,不能有效地抵消髋部有害应力。而青壮年股骨颈骨折,往往由于严重损伤所致。

(三) 诊断

根据临床表现和相关检查,结合 X 线片检查不难做出诊断。

1. 症状

老年人跌倒后诉髋部疼痛,不敢站立和走路,应想到股骨颈骨折的可能。

2. 体征

(1) 畸形。患肢多有轻度屈髋屈膝及外旋畸形。

(2) 疼痛。髋部除有自发疼痛外,移动患肢时疼痛更为明显。在患肢足跟部或大粗隆部叩打时,髋部也感疼痛,在腹股沟韧带中点下方常有压痛。

(3) 肿胀。股骨颈骨折多系囊内骨折,骨折后出血不多,又有关节外丰厚肌群的包围,因此,外观上局部不易看到肿胀。

(4) 功能障碍。移位骨折患者在伤后不能坐起或站立,但也有一些无移位的线状骨折或嵌插骨折病例,在伤后仍能走路或骑自行车。对这些患者要特别注意,不要因遗漏诊断使无移位稳定骨折变成移位的不稳定骨折。在移位骨折,远端受肌群牵引而向上移位,因而患肢变短。

(5) 患侧大粗隆升高。表现在:①大粗隆在髂-坐骨结节联线之上;②大粗隆与髂前上棘间的水平距离缩短,短于健侧。

最后确诊需要髋关节正侧位 X 线检查,尤其对线状骨折或嵌插骨折更为重要。X 线检查作为骨折的分类和治疗上的参考。有些无移位的骨折在伤后立即拍摄的 X 线片上可以看不见骨折线,可行 CT、磁共振检查,或者等 2～3 周后,因骨折处部分骨质发生吸收现象,骨折线才清楚地显示出来。因此,凡在临床上怀疑股骨颈骨折的,虽 X 线片上暂时未见骨折线,仍应按嵌插骨折处理,2～3 周后再拍片复查。另一种易漏诊的情况是多发损伤,常发生于青年人,由于股骨干骨折等一些明显损伤掩盖了股骨颈骨折,因此对于这种患者一定要注意髋部检查。

（四）治疗方法

股骨颈骨折,多见于老年人,尤以 50～70 岁者最多。因老年人骨质疏松,股骨颈脆弱,轻微跌倒即可发生骨折。

（1）治疗时机:早期治疗有利于尽快恢复骨折后血管受压或痉挛。股骨颈骨折手术原则上不超过 2 周。

（2）骨折复位:准确良好的复位是骨愈合重要的条件。牵引患肢,同时在大腿根部加反牵引,待肢体原长度恢复后,行内旋外展复位。

（3）治疗方法:选择新鲜股骨颈骨折主要依据骨折部位考虑其治疗方法。

① 股骨颈基底骨折:不完全骨折及外展嵌插骨折,可采用皮肤牵引或骨牵引。

② 股骨颈中段骨折:可行单钉、多针或加压内固定。

③ 股骨颈头下型骨折:此类愈合困难,常发生坏死,对 65 岁以上老年人多施行人工关节置换。对此年龄以下者,宜选择多枚针或加压钉内固定。

④ 儿童股骨颈骨折:儿童股骨颈的主要血供来自髓内动脉。用 4 枚 2mm 克氏针,经皮穿针内固定,损伤较少,术后髋人字石膏固定 12 周。并密切观察有无股骨头坏死发生。

⑤ 股方肌蒂骨瓣移植术:术前先行胫骨结节骨牵引 1 周,以松解挛缩的髋周肌肉和矫正骨折移位。手术暴露股骨颈和股骨头,将骨折复位,沿股骨颈长轴凿一骨槽,将带股方肌蒂的骨瓣嵌插在股骨颈的骨槽内,在股骨大粗隆以下的股骨外侧,直视下插入加压钉或多枚针固定。

⑥ 人工股骨头置换术:对年龄超过 65～70 岁以上新鲜股骨颈头下或粉碎性骨折有移位者,陈旧性骨折不愈合或股骨头已坏死而髋臼无骨关节炎者,可行人工股骨头置换手术。

（五）上转条件

（1）高龄、高危股骨颈骨折。

（2）骨折有分离移位或骨折端有软组织嵌入。

（3）开放性骨折,或合并血管神经损伤。

（4）有其他疾病或创伤,基层医院无法处理的股骨颈骨折患者。

（六）下转条件

（1）病情稳定符合非手术治疗指征的股骨颈骨折患者。

（2）手术后病情稳定需要继续康复治疗的患者。

(3) 手术后病情稳定,仅存在轻度功能障碍,主要关节活动度和肌力能够基本满足日常生活活动的需要,无须住院康复治疗,可进行基层康复(社区康复或居家康复)。

四、股骨粗隆间骨折

(一) 定义

股骨粗隆间骨折常见于老年人。由于粗隆部血运丰富,骨折后极少不愈合,但较易发生髋内翻。高龄患者长期卧床引起的并发症较多。

(二) 成因

骨折多为间接外力引起。下肢突然扭转、跌倒时强力内收或外展,或受直接外力撞击均可发生,骨折多为粉碎性。老年人骨质疏松,当下肢突然扭转、跌倒时,较易造成骨折。

(三) 诊断

(1) 有外伤史。

(2) 根据临床症状和体征:外伤后局部疼痛、肿胀、压痛和功能障碍均较明显,有时髋外侧可见皮下淤血斑,伤后患肢活动受限,不能站立、行走。大粗隆部肿胀、压痛、伤肢有短缩,远侧骨折段处于极度外旋位,严重者可达 90°外旋。还可伴有内收畸形。

(3) X 线摄片可见骨折。

(四) 治疗方法

1. 保守治疗

保守治疗根据患者治疗后有无可能下地行走可以归为 2 类方法。对于根本无法行走的患者穿"丁"字鞋或短期皮牵引,行止痛对症治疗,鼓励尽早坐起。对于有希望下地行走的患者,一般可采取股骨髁上或胫骨结节牵引,定期拍 X 线片,对复位和牵引重量酌情进行调整。如 X 线检查显示骨痂形成,改行皮牵引或穿"丁"字鞋固定 4~8 周。粗隆间骨折行骨牵引的适应证为:

(1) 有严重伴随疾病或早期并发症,经系统治疗 2 周无效,不能耐受手术。

(2) 系统治疗后病情好转,骨折时间超过 3 周,患者不愿手术。

(3) 3 个月内有急性心肌梗死、脑梗死和脑出血者,手术治疗有诱发再次发病可能。

(4) 6 个月内有急性心肌梗死、脑梗死和脑出血者,手术风险较大,为相对适应证。

2. 手术治疗

粗隆间骨折的手术治疗方法有以下几类：

（1）外固定支架。单臂外固定支架是一种介于手术和非手术的半侵入式穿针外固定方法，适用于合并多种疾病，不能耐受手术的高龄患者。

（2）多枚钉。多枚斯氏针固定最符合髋部生物力学要求，但由于其结构上的缺陷，有松动、脱针、对骨折断端无加压作用等缺点。为了克服以上弊端，现多用多枚空心螺钉替代。

（3）髓内钉系统。①Gamma 钉；②股骨近端髓内钉（PFN）；③PFN-A。

（4）人工假体置换术。对高龄股骨粗隆间骨折预计其寿命在 10 年以内的病例，只要其身体情况可以耐受时，可以将骨水泥型人工假体置换手术作为一种治疗方式进行选择。

（五）上转条件

（1）高龄、高危股骨粗隆间骨折患者。

（2）合并有骨盆、髋臼、股骨颈骨折者。

（3）髋关节原有严重病变者。

（4）初次内固定失败出现严重并发症者。

（5）无法处理的疑难功能障碍者。

（六）下转条件

（1）病情稳定符合非手术治疗指证的股骨粗隆间骨折患者。

（2）手术后病情稳定需要继续康复治疗的患者。

（3）手术后病情稳定，仅存在轻度功能障碍，主要关节活动度和肌力能够基本满足日常生活活动的需要，无需住院康复治疗，可进行基层康复（社区康复或居家康复）。

五、髋关节脱位

（一）定义

髋关节为杵臼关节，周围有坚韧的韧带以及强大的肌肉瓣保护，因而十分稳定。只有在间接暴力的作用下，才会通过韧带之间的薄弱区脱位。患者多为青壮年，在劳动中或车祸时遭受强大暴力冲击而致伤。股骨头脱位出位于 Nelaton 线之后者为后脱位，位于其前者为前脱位。扭转、杠杆或传导暴力均可引起。而传导暴力使股骨头撞击髋臼底部，向骨盆内脱出则属于中心脱位。

（二）成因

多因遭受强大暴力的冲击而致伤。

1. 髋关节后脱位

股骨头多有髂股韧带与坐股韧带之间的薄弱区穿出脱位,造成后关节囊及圆韧带撕裂。

2. 髋关节前脱位

多因髋关节极度外展外旋时,大转子顶于髋臼缘形成的杠杆作用,使股骨头至髂股韧带与耻股韧带之间的薄弱区穿破关节而脱出。

3. 中心脱位

当传导暴力时股骨头撞击髋臼底部,向骨盆脱出则属于中心脱位。

(三) 诊断

有明显外伤史,患处疼痛活动受限。患肢缩短,髋关节呈屈曲、内收、内旋畸形。可在臀部摸到脱出的股骨头,大粗隆上移明显。X线检查、CT 检查均可确诊。

1. 髋关节后脱位

股骨头多由髂骨韧带与坐骨韧带之间的薄弱区穿出脱位,造成后关节囊及圆韧带撕裂。如髋关节略呈外展位遭受传导暴力时,则髋臼后缘易因股骨头之撞击而发骨折,或股骨头之前下方骨折。无论何方骨折,均会影响关节的稳定性,因此分类也主要依据合并骨折的情况而定。

(1) Ⅰ型脱位不合并或者合并髋臼小片骨折。

(2) Ⅱ型脱位合并髋臼后唇大块骨折。

(3) Ⅲ型脱位合并髋臼广泛粉碎骨折。

(4) Ⅳ型脱位合并股骨头骨折。

外伤后患髋肿痛,活动受限;后脱位患髋屈曲,内收、内旋、短缩畸形等。

2. 髋关节前脱位

髋关节前脱位远较后脱位少见,由于前方主要为韧带维护,因而不易合并骨折。前脱位时患髋伸直外展旋畸形。

3. 中心脱位

患肢短缩畸形,髋活动受限。

检查:

(1) X线检查。X线平片是诊断髋部脱位、骨折的最基本方法,大部分的髋关节脱位 X线片都能正确显示。

(2) CT 检查。对大多数的髋关节脱位均能做出正确的诊断,较 X线片而言,其优势在于能清楚地显示脱位的方向与程度,更重要的是它能清晰准确地显示髋关节内是否有碎骨片的存在。

（四）治疗方法

1. 单纯性脱位治疗

（1）髋关节后脱位一般均可手法复位，很少有困难。复位方法以屈髋屈膝位顺股骨轴线牵引较为稳妥可靠，Allis 法为仰卧位牵引，Stimson 法为俯卧位牵引。复位时手法应徐缓，持续使用牵引力，严禁暴力或突然转向，遇有阻力时更不可强行扭转。如牵引手法无效，可再试一次，两次未成功应考虑手术切开复位。

（2）髋关节前脱位顺患肢轴线牵引时，术者自前而后推动股骨头，使其向髋臼方位移动，内收下肢使之还纳。

（3）中心脱位宜用骨牵引复位，牵引 4~6 周。如晚期发生严重的创伤性关节炎，可考虑人工关节置换术或关节融合术。

2. 髋关节陈旧性脱位

因髋臼内充满纤维瘢痕，周围软组织挛缩，手法复位不易成功。可根据脱位时间、局部病变和伤员情况，决定处理方法。对关节面破坏严重者，可根据患者职业决定做髋关节融合术或人工关节置换术。

（五）上转条件

（1）合并有关节内骨折者，手法复位后骨折复位不满意、不稳定者。

（2）软组织嵌入关节腔，手法复位失败者。

（3）陈旧性脱位，手法复位失败者。

（4）合并血管、神经损伤者。

（六）下转条件

（1）手术后病情稳定需要继续康复治疗的患者。

（2）手术后病情稳定，仅存在轻度功能障碍，主要关节活动度和肌力能够基本满足日常生活活动的需要，无须住院康复治疗，可进行基层康复（社区康复或居家康复）。

六、肩关节脱位

（一）定义

肩关节脱位好发于男性、青壮年，约占全身关节脱位的 50%，这与肩关节的解剖和生理特点有关，根据脱位方向不同可分为前脱位、后脱位、上脱位、下脱位，以前下脱位最多见。

（二）成因

肩关节脱位按肱骨头的位置分为前脱位和后脱位。肩关节前脱位者较多见，常因间接暴力所致,如跌倒时上肢外展外旋,手掌或肘部着地,外力沿肱骨纵轴向上冲击,肱骨头自肩胛下肌和大圆肌之间薄弱部撕脱关节囊,向前下脱出,形成前脱位。肱骨头被推至肩胛骨喙突下,形成喙突下脱位,如暴力较大,肱骨头再向前移至锁骨下,形成锁骨下脱位。后脱位较少见,多由于肩关节受到由前向后的暴力作用或在肩关节内收内旋位跌倒时手部着地引起。后脱位可分为肩胛冈下和肩峰下脱位,肩关节脱位如在初期治疗不当,可发生习惯性脱位。

(三) 诊断

根据肩部或上肢外伤史,结合以下临床表现,结合 X 片检查比较容易明确诊断:

(1) 伤肩肿胀,疼痛,主动和被动活动受限。

(2) 患肢弹性固定于轻度外展位,常以健手托患臂,头和躯干向患侧倾斜。

(3) 肩三角肌塌陷,呈方肩畸形,在腋窝,喙突下或锁骨下可触及移位的肱骨头,关节盂空虚。

(4) 搭肩试验阳性,患侧手靠胸时,手掌不能搭在对侧肩部。

(四) 治疗方法

1. 手法复位

脱位后应尽快复位,选择适当麻醉(臂丛麻醉或全麻),使肌肉松弛并使复位在无痛下进行。老年人或肌力弱者也可在止痛剂下进行。习惯性脱位可不用麻醉。复位手法要轻柔,禁用粗暴手法以免发生骨折或损伤神经等附加损伤。常用复位手法有 3 种。

(1) 足蹬法:患者仰卧,术者位于患侧,双手握住患肢腕部,足跟置于患侧腋窝,两手用稳定持续的力量牵引,牵引中足跟向外推挤肱骨头,同时旋转,内收上臂即可复位。复位时可听到响声。

(2) 科氏法:此法在肌肉松弛下进行容易成功,切勿用力过猛,防止肱骨颈受到过大的扭转力而发生骨折。手法步骤:患者仰卧,术者位于患侧,一手握腕部,屈肘到 90°,使肱二头肌松弛,另一手握肘部,持续牵引,轻度外展,逐渐将上臂外旋,然后内收使肘部沿胸壁近中线,再内旋上臂,此时即可复位,并可听到响声。

(3) 牵引推拿法:患者仰卧,第一助手用布单套住胸廓向健侧牵拉,第二助手用布单通过腋下套住患肢向外上方牵拉,第三助手握住患肢手腕向下牵引并外旋内收,三方面同时徐徐持续牵引。术者用手在腋下将肱骨头向外推送还纳复位。二人也可做牵引复位。

2. 手术复位

有少数肩关节脱位需要手术复位,其适应证为:肩关节前脱位并发肱二头肌长头肌腱向后滑脱阻碍手法复位者；肱骨大结节撕脱骨折，骨折片卡在肱骨头与关节盂之间影响复位者；合并肱骨外科颈骨折，手法不能整复者；合并喙突、肩峰或肩关节盂骨折，移位明显者；合并腋部大血管损伤者。

3. 陈旧性肩关节脱位的治疗

陈旧性肩关节脱位的处理：脱位在 3 个月以内，年轻体壮，脱位的关节仍有一定的活动范围，X 线片无骨质疏松和关节内、外骨化者可试行手法复位。复位前，可先行患侧尺骨鹰嘴牵引 1～2 周；如脱位时间短，关节活动障碍轻亦可不作牵引。复位在全麻下进行，先行肩部按摩并作轻轻的摇摆活动，以解除粘连，缓解肌肉痉挛，便于复位。复位操作采用牵引推拿法或足蹬法，复位后处理与新鲜脱位者相同。

4. 习惯性肩关节前脱位的治疗

习惯性肩关节前脱位多见于青壮年，究其原因，一般认为首次外伤脱位后造成损伤，虽经复位，但未得到适当有效的固定和休息。由于关节囊撕裂或撕脱和软骨盂唇及盂缘损伤没有得到良好修复，肱骨头后外侧凹陷骨折变平等病理改变，关节变得松弛。以后在轻微外力下或某些动作，如上肢外展外旋和后伸动作时可反复发生脱位。

（五）上转条件

（1）合并有关节内骨折者，手法复位后骨折复位不满意、不稳定者。

（2）软组织嵌入关节腔，手法复位失败者。

（3）陈旧性脱位，手法复位失败者。

（4）合并血管、神经损伤者。

（六）下转条件

手术后病情稳定，肩关节粘连功能障碍等需要继续康复治疗的患者。

第二节　颈椎病

（一）定义

颈椎病又称颈椎综合征，是颈椎骨关节炎，增生性颈椎炎、颈神经根综合征、颈椎间盘脱出症的总称，是一种以退行性病理改变为基础的疾患，主要由于颈椎长期劳损、骨质增生，或椎间盘脱出，韧带增厚，致使颈椎脊髓、神经根或椎动脉受压，出现一系列功能障碍的临床综合征。

颈椎病可分为：颈型颈椎病、神经根型颈椎病、脊髓型颈椎病、椎动脉型颈椎病、交感神经型颈椎病、食管压迫型颈椎病。

(二) 成因

在颈椎病的发生发展中,慢性劳损是首要原因,长期的局部肌肉、韧带、关节囊的损伤,可以引起局部出血水肿,发生炎症改变,在病变的部位逐渐出现炎症机化,并形成骨质增生,影响局部的神经及血管。

外伤是颈椎病发生的直接因素。但在外伤前已经存在不同程度的病变,使颈椎处于高度危险状态,外伤直接诱发症状发生。

不良的姿势是颈椎损伤的另一大原因。长时间低头工作,躺在床上看电视、看书,喜欢高枕,长时间操作电脑,剧烈的旋转颈部或头部,在行驶的车上睡觉,这些不良的姿势均会使颈部肌肉处于长期的疲劳状态,容易发生损伤。

颈椎的发育不良或缺陷也是颈椎病发生不可忽视的原因之一,亚洲人种相对于欧美人来说椎管容积更小,更容易发生脊髓受压,产生症状。在单侧椎动脉缺如的患者,椎动脉型颈椎病的发生率几乎是100%,差别的只是时间早晚的问题。

另外,颅底凹陷、先天性融椎、根管狭窄、小椎管等均是先天发育异常,也是本病发生的重要原因。

(三) 检查

(1) 颈椎 X 线片:常表现为颈椎正常生理曲度消失或反张,椎间隙狭窄,椎管狭窄,椎体后缘骨赘形成,在颈椎的过伸过屈位片上还可以观察到颈椎节段性不稳定。

(2) 颈椎 CT:可更清晰地观察到颈椎的增生钙化情况,对于椎管狭窄、椎体后缘骨赘形成具有明确的诊断价值。

(3) 颈椎 MRI:可以清晰地观察到椎间盘突出压迫脊髓,常规作为术前影像学检查的证据用以明确手术的节段及切除范围。

(4) 椎-基底动脉多普勒:用于检测椎动脉血流的情况,也可以观察椎动脉的走行,对于眩晕以主要症状的患者来说鉴别价值较高。

(5) 肌电图:适用于以肌肉无力为主要表现的患者,主要用途为明确病变神经的定位,与侧索硬化、神经变性等神经内科疾病相鉴别,但对检查条件要求较苛刻,常常会出现假阳性结果

(四) 治疗

(1) 口服药物治疗:主要用于缓解疼痛、局部消炎、放松肌肉治疗,对于颈椎不稳等继发的局部软组织劳损等疗效较明确,但不能从根本上治疗颈椎病。对于伴有四肢无力或麻木的患者来说,还可以使用神经营养药物辅助康复,促进受压神经的恢复。

(2) 颈椎牵引:通过牵引力和反牵引力之间的相互平衡,使头颈部相对固定于

生理曲线状态,从而使颈椎曲线不正的现象逐渐改变,但其疗效有限,仅适于轻症神经根型颈椎病患者;且在急性期禁止做牵引,防止局部炎症、水肿加重。

(3)物理因子治疗:应用自然界和人工的各种物理因子,如声、光、电、热、磁等作用于人体,以达到治疗和预防疾病的目的。但其作用以短期缓解症状为主,不能从根本上治疗。

(4)中医疗法:中医针灸、手法、针力等治疗。

(5)手术治疗。对于椎动脉和交感神经兴奋型的患者,手术效果相对来说就不太确切。

(五)上转条件

对颈椎病诊断明确,神经根压迫症状严重,保守治疗后症状无明显好转者应采取手术治疗;而对于脊髓型颈椎病患者,即主要表现为双下肢走路无力、步态不稳等症状的患者,则应尽早实行手术治疗,以获得良好的恢复效果,需上转。

其他需进一步检查明确诊断者。

(六)下转条件

术后症状缓解,病情稳定。

第三节 肩周炎

(一)定义

肩周炎又称肩关节周围炎,俗称冻结肩、五十肩。以肩部逐渐产生疼痛,夜间为甚,逐渐加重,肩关节活动功能受限而且日益加重,达到某种程度后逐渐缓解,直至最后完全复原为主要表现的肩关节囊及其周围韧带、肌腱和滑囊的慢性特异性炎症。肩周炎的主要症状是肩关节疼痛和活动不便。本病的好发年龄在 50 岁左右,女性发病率略高于男性,多见于体力劳动者。如得不到有效的治疗,有可能严重影响肩关节的功能活动。肩关节可有广泛压痛,并向颈部及肘部放射,还可出现不同程度的三角肌的萎缩。

(二)成因

1. 肩部原因

(1)本病大多发生在 40 岁以上中老年人,软组织退行病变,对各种外力的承受能力减弱。

(2)长期过度活动、姿势不良等所产生的慢性致伤力。

(3)上肢外伤后肩部固定过久,肩周组织继发萎缩、粘连。

(4)肩部急性挫伤、牵拉伤后因治疗不当等。

2. 肩外因素

颈椎病,心、肺、胆道疾病发生的肩部牵涉痛,因原发病长期不愈使肩部肌肉持续性痉挛、缺血而形成炎性病灶,转变为真正的肩周炎。

(三) 检查

本病主要采用 X 线检查和肩关节 MRI 检查。

1. X 线检查

(1) 早期的特征性改变主要是显示肩峰下脂肪线模糊变形乃至消失。所谓肩峰下脂肪线是指三角肌下筋膜上的一薄层脂肪组织在 X 线片上的线状投影。当肩关节过度内旋位时,该脂肪组织恰好处于切线位,而显示线状。肩周炎早期,当肩部软组织充血水肿时,X 线片上软组织对比度下降,肩峰下脂肪线模糊变形乃至消失。

(2) 中晚期,肩部软组织钙化,X 线片可见关节囊、滑液囊、冈上肌腱、肱二头肌长头腱等处有密度淡而不均的钙化斑影。在病程晚期,X 线片可见钙化影致密锐利,部分病例可见大结节骨质增生和骨赘形成等。此外,在肩锁关节可见骨质疏松、关节端增生或形成骨赘或关节间隙变窄等。

2. 肩关节 MRI 检查

肩关节 MRI 检查可以确定肩关节周围结构信号是否正常,是否存在炎症,可以作为确定病变部位和鉴别诊断的有效方法。

(四) 治疗

目前,对肩周炎主要是保守治疗。口服消炎镇痛药,物理治疗,痛点局部封闭、按摩推拿、自我按摩等综合疗法。同时进行关节功能练习,包括主动与被动外展、旋转、伸屈及环转运动。当肩痛明显减轻而关节仍然僵硬时,可在全麻下手法松解,以恢复关节活动范围。

(五) 上转条件

肩周炎经 3～6 个月保守治疗,如治疗效果不明显,需转诊行进一步检查明确诊断。如肩关节 MRI 检查发现中重度肩袖损伤或肩袖完全撕裂者必须进行手术修复。

(六) 下转条件

术后病情稳定,症状缓解。需要进一步社区康复的患者。

第四节　腰椎病

一、腰椎间盘突出症

(一) 定义

腰椎间盘突出症是较为常见的疾患之一,主要是因为腰椎间盘各部分(髓核、纤维环及软骨板),尤其是髓核,有不同程度的退行性改变后,在外力因素的作用下,椎间盘的纤维环破裂,髓核组织从破裂之处突出(或脱出)于后方或椎管内,导致相邻脊神经根遭受刺激或压迫,从而产生腰部疼痛,一侧下肢或双下肢麻木、疼痛等一系列临床症状。腰椎间盘突出症以腰 4~5、腰 5~骶 1 发病率最高,约占 95%。

(二) 成因

1. 腰椎间盘的退行性改变是基本因素

髓核的退变主要表现为含水量的降低,并可因失水引起椎节失稳、松动等小范围的病理改变;纤维环的退变主要表现为坚韧程度的降低。

2. 损伤

长期反复的外力造成轻微损害,加重了退变的程度。

3. 椎间盘自身解剖因素的弱点

椎间盘在成年之后逐渐缺乏血液循环,修复能力差。在上述因素作用的基础上,某种可导致椎间盘所承受压力突然升高的诱发因素,即可能使弹性较差的髓核穿过已变得不太坚韧的纤维环,造成髓核突出。

4. 遗传因素

腰椎间盘突出症有家族性发病的报道。

5. 腰骶先天异常

腰骶先天异常包括腰椎骶化、骶椎腰化、半椎体畸形、小关节畸形和关节突不对称等。上述因素可使下腰椎承受的应力发生改变,从而构成椎间盘内压升高,易发生退变和损伤。

6. 诱发因素

在椎间盘退行性变的基础上,某种可诱发椎间隙压力突然升高的因素可致髓核突出。常见的诱发因素有增加腹压、腰姿不正、突然负重、妊娠、受寒和受潮等。

(三) 检查

1. 腰椎 X 线平片

单纯 X 线平片不能直接反映是否存在椎间盘突出,但 X 线片上有时可见椎间隙变窄、椎体边缘增生等退行性改变,是一种间接的提示,部分患者可以有脊柱偏斜、脊柱侧凸。此外,X 线平片可以发现有无结核、肿瘤等骨病,有重要的鉴别诊断意义。

2. CT 检查

CT 可较清楚地显示椎间盘突出的部位、大小、形态和神经根、硬脊膜囊受压移位的情况,同时可显示椎板及黄韧带肥厚、小关节增生肥大、椎管及侧隐窝狭窄等情况,对本病有较大的诊断价值,目前已普遍采用。

3. 磁共振(MRI)检查

MRI 无放射性损害,对腰椎间盘突出症的诊断具有重要意义。MRI 可以全面地观察腰椎间盘是否病变,并通过不同层面的矢状面影像及所累及椎间盘的横切位影像,清晰地显示椎间盘突出的形态及其与硬膜囊、神经根等周围组织的关系,另外可鉴别是否存在椎管内其他占位性病变。但对于突出的椎间盘是否钙化的显示不如 CT 检查。

4. 其他检查

电生理检查(肌电图、神经传导速度与诱发电位)可协助确定神经损害的范围及程度,观察治疗效果。实验室检查主要用于排除一些疾病,起到鉴别诊断作用。

(四) 治疗

1. 非手术疗法

大多数腰椎间盘突出症患者可以经非手术治疗缓解或治愈。其治疗原理并非将退变突出的椎间盘组织回复原位,而是改变椎间盘组织与受压神经根的相对位置或部分回纳,减轻对神经根的压迫,松解神经根的粘连,消除神经根的炎症,从而缓解症状。非手术治疗主要适用于:①年轻、初次发作或病程较短者;②症状较轻,休息后症状可自行缓解者;③影像学检查无明显椎管狭窄。

(1) 绝对卧床休息。初次发作时,应严格卧床休息,强调大、小便均不应下床或坐起,这样才能有比较好的效果。卧床休息 3 周后可以佩戴腰围保护下起床活动,3 个月内不做弯腰持物动作。此方法简单有效,但较难坚持。缓解后,应加强腰背肌锻炼,以减少复发的概率。

(2) 牵引治疗。采用骨盆牵引,可以增加椎间隙宽度,减少椎间盘内压,椎间盘突出部分回纳,减轻对神经根的刺激和压迫,需要在专业医生指导下进行。

(3) 理疗、推拿和按摩。可缓解肌肉痉挛,减轻椎间盘内压力,但注意暴力推拿按摩可以导致病情加重,应慎重。

(4) 支持治疗。可尝试使用硫酸氨基葡萄糖和硫酸软骨素进行支持治疗。硫酸氨基葡萄糖与硫酸软骨素在临床上用于治疗全身各部位的骨关节炎,这些软骨保护剂具有一定程度的抗炎、抗软骨分解作用。基础研究显示氨基葡萄糖能抑制脊柱髓核细胞产生炎性因子,并促进椎间盘软骨基质成分糖胺聚糖的合成。临床研究发现,向椎间盘内注射氨基葡萄糖可以显著减轻椎间盘退行性疾病导致的下腰痛,同时改善脊柱功能。有病例报告提示口服硫酸氨基葡萄糖和硫酸软骨素能在一定程度上逆转椎间盘退行性改变。

(5)皮质激素硬膜外注射。皮质激素是一种长效抗炎剂,可以减轻神经根周围炎症和粘连。一般采用长效皮质类固醇制剂+2%利多卡因行硬膜外注射,每周一次,3次为一个疗程,2~4周后可再用一个疗程。

(6)髓核化学溶解法。利用胶原蛋白酶或木瓜蛋白酶,注入椎间盘内或硬脊膜与突出的髓核之间,选择性溶解髓核和纤维环,而不损害神经根,以降低椎间盘内压力或使突出的髓核变小从而缓解症状。但该方法有产生过敏反应的风险。

2. 经皮髓核切吸术/髓核激光气化术

通过特殊器械在X线监视下进入椎间隙,将部分髓核绞碎吸出或激光气化,从而减轻椎间盘内压力,达到缓解症状目的,适合于膨出或轻度突出的患者,不适合于合并侧隐窝狭窄或者已有明显突出的患者及髓核已脱入椎管内者。

3. 手术治疗

(1)手术适应证:①病史超过三个月,严格保守治疗无效或保守治疗有效,但经常复发且疼痛较重者;②首次发作,但疼痛剧烈,尤以下肢症状明显,患者难以行动和入眠,处于强迫体位者;③合并马尾神经受压表现;④出现单根神经根麻痹,伴有肌肉萎缩、肌力下降;⑤合并椎管狭窄者。

(2)手术方法。经后路腰背部切口,部分椎板和关节突切除,或经椎板间隙行椎间盘切除。中央型椎间盘突出,行椎板切除后,经硬脊膜外或硬脊膜内椎间盘切除。合并腰椎不稳、腰椎管狭窄者,需要同时行脊柱融合术。

近年来,显微椎间盘摘除、显微内镜下椎间盘摘除、经皮椎间孔镜下椎间盘摘除等微创外科技术使手术损伤减小,取得了良好的效果。

(五)上转条件

经保守治疗,如治疗效果不明显,需转诊行进一步检查明确诊断:

(1)病史超过3个月,严格保守治疗无效或保守治疗有效,但经常复发且疼痛较重者。

(2)首次发作,但疼痛剧烈,尤以下肢症状明显,患者难以行动和入眠,处于强迫体位者。

(3)合并马尾神经受压表现。

(4)出现单根神经根麻痹,伴有肌肉萎缩、肌力下降。

(5) 合并椎管狭窄者。

(六) 下转条件

术后病情稳定,症状缓解,需要进一步社区康复的患者。

二、腰椎椎管狭窄症

(一) 定义

腰椎椎管狭窄症,是指各种原因引起椎管各径线缩短,压迫硬膜囊、脊髓或神经根,从而导致相应神经功能障碍的一类疾病。它是导致腰痛及腰腿痛等常见腰椎病的病因之一,又称腰椎椎管狭窄综合征,多发于 40 岁以上的中年人。静或休息时常无症状,行走一段距离后出现下肢痛、麻木、无力等症状,需蹲下或坐下休息一段时间后缓解,方能继续行走。随病情加重,行走的距离越来越短,需休息的时间越来越长。

(二) 成因

腰椎椎管狭窄症是骨科的常见病,其发病原因十分复杂,有先天性的腰椎管狭窄,也有由于脊柱发生退变性疾病引起的,还有由于外伤引起脊柱骨折或脱位或腰手术后引起椎管狭窄。其中最为多见的是退变性腰椎管狭窄症。原发性腰椎椎管狭窄:单纯由先天性骨发育异常引起的,临床较少见;继发性腰椎椎管狭窄:由椎间盘椎体、关节退化变性或脊椎滑脱、外伤性骨折脱位、畸形性骨炎等。其中最常见的是退行性椎管狭窄症。

(三) 检查

(1) 腰部正侧位 X 线片。

(2) 腰穿及椎管造影。

(3) CT 及 CTM 检查。

(4) MRI 检查。

(5) 其他,如肌电图检查等(可帮助判断受压神经部位及鉴别诊断)。

(四) 治疗

轻型及早期病例以非手术疗法为主,无效者则需行手术椎管减压和(或)固定融合术。

1. 非手术疗法

(1) 传统的非手术疗法。主要包括:①腹肌锻炼;②腰部保护;③对症处理,理疗推拿按摩、药物外敷等。

(2) 药物治疗。主要应用中医药进行治疗。

（3）硬膜外封闭术。对一部分患者效果明显,可明显减轻间歇性跛行症状。

2. 手术治疗

手术治疗主要适用于:经非手术治疗无效者;出现明显的神经根症状;对于继发性腰椎椎管狭窄,进行性加重的腰椎滑脱及伴有腰椎侧凸或后凸者,已伴有相应的临床症状和体征。

（1）减压的病例。可以采用传统常规治疗方式包括椎板开窗、半椎板切除、全椎板切除等,也可以采用微创技术治疗。

（2）对于需要"减压＋固定"病例。可以采用传统常规治疗方式,也可以采用微创技术治疗。而融合技术可以选用横突间后外侧融合技术、椎板间后侧融合技术、椎间融合技术等。

（五）上转条件

经非手术治疗无效者;出现明显的神经根症状;对于继发性腰椎椎管狭窄,进行性加重的腰椎滑脱及伴有腰椎侧凸或后凸者,已伴有相应的临床症状和体征。

（六）下转条件

术后病情稳定,症状缓解。需要进一步社区康复的患者。

第五节　骨关节炎

（一）定义

骨关节炎（Osteoarthritis，OA）指由多种因素引起关节软骨纤维化、皲裂、溃疡、脱失而导致的关节疾病。病因尚不明确,其发生与年龄、肥胖、炎症、创伤及遗传因素等有关。其病理特点为关节软骨变性破坏、软骨下骨硬化或囊性变、关节边缘骨质增生、滑膜增生、关节囊挛缩、韧带松弛或挛缩、肌肉萎缩无力等。

（二）成因

根据有无局部和全身致病因素,将骨关节炎分为原发性和继发性两大类。

1. 继发性骨关节炎

（1）机械性或解剖学异常:髋关节发育异常、股骨头骨骺滑脱、股骨颈异常、多发性骨骺发育不良、陈旧性骨折、半月板切除术后、关节置换术后、急慢性损伤。

（2）炎症性关节疾病:化脓性关节炎、骨髓炎、结核性关节炎、类风湿关节炎、血清阴性脊柱关节病、贝赫切特综合征、Paget 病。

（3）代谢异常:痛风、Gaucher 病、糖尿病、进行性肝豆状核变性、软骨钙质沉着症、羟磷灰石结晶。

（4）内分泌异常:肢端肥大症、性激素异常、甲状旁腺功能亢进、甲状腺功能减退伴黏液性水肿、肾上腺皮质功能亢进。

(5) 神经性缺陷:周围神经炎、脊髓空洞症、Charcot 关节病。

2. 原发性骨关节炎

其病因尚不清楚,可能与高龄、女性、肥胖、职业性过度使用等因素有关。

(三) 检查

实验室检查:血常规、蛋白电泳、免疫复合物及血清补体等指标通常位于正常范围。伴有滑膜炎的患者可出现 C 反应蛋白(CRP)和血细胞沉降率(ESR)轻度升高。继发性骨关节炎患者可出现原发疾病相关实验室检查指标异常。

影像学检查:X 线检查表现以增生为主,可见非对称性关节间隙变窄,软骨下骨硬化和(或)囊性变,关节边缘增生及骨赘形成,伴或不伴关节积液,部分关节内可见游离体,严重者关节变形。若 X 线表现不典型,可行 MRI 检查,MRI 能清晰显示关节软骨、滑膜、半月板、关节内和关节周围韧带和骨髓水肿,能直接反映软骨厚度,甚至软骨基质损害状态,有利于早期诊断。但 X 线片仍是骨关节炎的常规检查及追踪病情变化的金标准。

(四) 治疗

OA 的治疗目的是减轻或消除疼痛,矫正畸形,改善或恢复关节功能,改善生活质量。

OA 的总体治疗原则是非药物与药物治疗相结合,必要时手术治疗,治疗应个体化。结合患者自身情况,如年龄、性别、体重、自身危险因素、病变部位及程度等选择合适的治疗方案。

1. 非药物治疗

它是药物治疗及手术治疗等的基础。对于初次就诊且症状不重的 OA 患者,非药物治疗是首选的治疗方式,目的是减轻疼痛、改善功能,使患者能够很好地认识疾病的性质和预后。

(1) 患者教育:自我行为疗法(减少不合理的运动,适量活动,避免不良姿势,避免长时间跑、跳、蹲,减少或避免爬楼梯),减肥,有氧锻炼(如游泳、自行车等),关节功能训练(如膝关节在非负重位下屈伸活动,以保持关节最大活动度),肌力训练(如髋关节 OA 应注意外展肌群的训练),等等。

(2) 物理治疗:主要增加局部血液循环、减轻炎症反应,包括热疗、水疗、超声波、针灸、按摩、牵引、经皮神经电刺激(TENS)等。

(3) 行动支持:主要减少受累关节负重,可采用手杖、拐杖、助行器等。

(4) 改变负重力线:根据 OA 所伴发的内翻或外翻畸形情况,采用相应的矫形支具或矫形鞋,以平衡各关节面的负荷。

2. 药物治疗

如非药物治疗无效,可根据关节疼痛情况选择药物治疗。

(1) 局部药物治疗。对于手和膝关节 OA,在采用口服药前,建议首先选择局部药物治疗。局部药物治疗可使用非甾体抗炎药(NSAIDs)的乳胶剂、膏剂、贴剂和非 NSAIDs 擦剂(辣椒碱等)。局部外用药可以有效缓解关节轻中度疼痛,且不良反应轻微。对于中重度疼痛可联合使用局部药物与口服 NSAIDs。

(2) 全身镇痛药物。依据给药途径,分为口服药物、针剂以及栓剂。

① 用药原则:

· 用药前进行风险评估,关注潜在内科疾病风险。

· 根据患者个体情况,剂量个体化。

· 尽量使用最低有效剂量,避免过量用药及同类药物重复或叠加使用。

· 用药 3 个月,根据病情选择检查血、大便常规、大便潜血及肝肾功能。

② 用药方法:

· OA 患者一般选用对乙酰氨基酚,每日最大剂量不超过 4000mg。

· 对乙酰氨基酚治疗效果不佳的 OA 患者,权衡患者胃肠道、肝、肾、心血管疾病风险后,根据具体情况使用 NSAIDs。口服 NSAIDs 的疗效与不良反应在个体患者中不完全相同,应参阅药物说明书并评估 NSAIDs 的危险因素后选择性用药。如果患者胃肠道不良反应的危险性较高,可选用非选择性 NSAIDs 加用 H_2 受体拮抗剂、质子泵抑制剂或米索前列醇等胃黏膜保护剂,或选择性 COX-2 抑制剂。

· 其他镇痛药物。NSAIDs 治疗无效或不耐受的 OA 患者,可使用曲马多、阿片类镇痛剂,或对乙酰氨基酚与阿片类的复方制剂。

(五) 上转条件

对内科保守治疗无效的严重骨关节炎患者,转入上级医院行外科治疗。

(六) 下转条件

术后病情稳定,症状缓解。需要进一步社区康复的患者。

第六节　股骨头缺血性坏死

(一) 定义

股骨头缺血性坏死(AVN)又称股骨头坏死(ONFH),是股骨头血供中断或受损,引起骨细胞及骨髓成分死亡及随后的修复,继而导致股骨头结构改变、股骨头塌陷、关节功能障碍的疾病,是骨科领域常见的难治性疾病。

（二）成因

本病可分为创伤性和非创伤性两大类，前者主要是由股骨颈骨折、髋关节脱位等髋部外伤引起，后者在我国的主要原因为皮质类固醇的应用及酗酒。

（三）诊断

可通过询问病史、临床查体、X线摄片、磁共振成像（MRI）、核素扫描、计算机体层成像（CT）等方法对股骨头坏死进行诊断。诊断标准如下：

（1）临床症状、体征和病史：以腹股沟和臀部、大腿部位为主关节痛，髋关节内旋活动受限，有髋部外伤史、皮质类固醇应用史、酗酒史。

（2）X线片改变股骨头塌陷，不伴关节间隙变窄；股骨头内有分界的硬化带；软骨下骨有透X线带（新月征，软骨下骨折）。

（3）核素扫描示股骨头内热区中有冷区。

（4）股骨头 MRI 的 T1 加权像呈带状低信号（带状类型）或 T2 加权像有双线征。

（5）骨活检显示骨小梁的骨细胞空陷窝多于 50%，且累及邻近多根骨小梁，有骨髓坏死。

（四）治疗方法

目前尚无一种方法能治愈不同类型、不同分期及不同坏死体积的 AVN。制订合理的治疗方案应综合考虑分期、坏死体积、关节功能以及患者年龄、职业等。

股骨头坏死的非手术治疗要注意非手术治疗本病的疗效尚难预料。

（1）保护性负重：学术界对于该方法能否减少股骨头塌陷仍有争论。使用双拐可有效减少疼痛，但不提倡使用轮椅。

（2）药物治疗：适用于早期（0、Ⅰ、Ⅱ期）AVN，可采用非类固醇消炎止痛剂，针对高凝低纤溶状态可用低分子肝素及相应中药治疗，阿仑膦酸钠等可防止股骨头塌陷，扩血管药物也有一定疗效。

（3）物理治疗：包括体外震波、高频电场、高压氧、磁疗等，对缓解疼痛、促进骨修复有益。

（4）手术治疗：多数患者会面临手术治疗，手术包括保留患者自身股骨头手术和人工髋关节置换术两大类。保留股骨头手术包括髓芯减压术、植骨术、截骨术等，适用于 ARCO Ⅰ、Ⅱ期和Ⅲ期早期，坏死体积在 15% 以上的患者。如果方法适当，可避免或推迟行人工关节置换术。

① 股骨头髓芯减压术。建议采用直径约 3mm 左右的细针，在透视引导下多处钻孔。可配合进行自体骨髓细胞移植、骨形态蛋白（BMP）植入等。此疗法不应在晚期（Ⅲ、Ⅳ期）使用。

② 带血管自体骨移植。应用较多的有带血管腓骨移植、带血管髂骨移植等，适用于Ⅱ、Ⅲ期 AVN，如应用恰当，疗效较好。但此类手术可能导致供区并发症，并且手术创伤大、手术时间长、疗效差别大。

③ 人工关节置换术。股骨头一旦塌陷较重（Ⅲ期晚、Ⅳ期、Ⅴ期），出现关节功能或疼痛较重，应选择人工关节置换术。对 50 岁以下患者，可选用表面置换，此类手术能为日后翻修术保留更多的骨质，但各有其适应证、技术要求和并发症，应慎重选择。

（5）不同分期股骨头坏死的治疗选择。对于 0 期非创伤性 AVN，如果一侧确诊，对侧高度怀疑 0 期，宜严密观察，建议每 6 个月进行 MRI 随访。Ⅰ、Ⅱ期 AVN 如果属于无症状、非负重区、病灶面积 15% 者，应积极进行保留关节手术或药物等治疗。ⅢA、ⅢB 期 AVN 可采用各种植骨术、截骨术、有限表面置换术治疗，症状轻者也可保守治疗。ⅢC、Ⅳ期 AVN 患者中，如果症状轻、年龄小，可选择保留关节手术，其他患者可选择表面置换、全髋关节置换术。

（五）上转条件

经非手术保守治疗、物理治疗、药物治疗等对症治疗疼痛不缓解，功能障碍明显。

（六）下转条件

（1）病情稳定符合非手术治疗指征的股骨头缺血性坏死患者。

（2）手术后病情稳定需要继续康复治疗的患者。

第七节　骨肿瘤

（一）定义

骨肿瘤是发生于骨骼或其附属组织的肿瘤。有良性、恶性之分，良性骨肿瘤易根治，预后良好，恶性骨肿瘤发展迅速，预后不佳，病死率高。恶性骨肿瘤分为原发性和继发性。从体内其他组织或器官的恶性肿瘤经血液循环、淋巴系统转移至骨骼为继发性恶性骨肿瘤。还有一类病损称瘤样病变，肿瘤样病变的组织不具有肿瘤细胞形态的特点，但其生态和行为都具有肿瘤的破坏性，一般较局限，易根治。

（二）成因

骨肿瘤的发病因素很复杂，目前还没有确切的病因。内因有素质学说、基因学说、内分泌学说等；外因有化学元素物质和内外照射慢性刺激学说、病毒感染学说等。部分多发性骨软骨瘤和纤维样增殖症与家族遗传有关。骨的良性肿瘤可以恶性变：如多发骨软骨瘤可恶变为软骨肉瘤。

（三）诊断

多数骨肿瘤的诊断较为复杂,有时存在一定的困难,因为不同骨肿瘤可有相近似的表现,良性骨肿瘤可发生恶变;有些骨肿瘤组织学检查显示分化良性,但临床上表现为高度恶性,常常早期出现肺转移。因此,应结合上述各项检查进行综合分析,最后确诊依靠组织病理检查。

1. 临床表现

（1）疼痛。疼痛为骨肿瘤早期出现的主要症状,病初较轻,呈间歇性,随病情的进展,疼痛可逐渐加重,发展为持续性。多数患者在夜间疼痛加剧以致影响睡眠。其疼痛可向远处放射。

（2）肿胀或肿块。位于骨膜下或表浅的肿瘤出现较早,可触及骨膨胀变形。如肿瘤穿破到骨外,可产生固定的软组织肿块,表面光滑或者凹凸不平。

（3）功能障碍。骨肿瘤后期,因疼痛肿胀而患部功能将受到障碍,可伴有相应部位肌肉萎缩。

（4）压迫症状。向颅腔和鼻腔内生长的肿瘤,可压迫脑和鼻的组织,因而出现颅脑受压和呼吸不畅的症状;盆腔肿瘤可压迫直肠与膀胱,产生排便及排尿困难;脊椎肿瘤可压迫脊髓而产生瘫痪。

（5）畸形。因肿瘤影响肢体骨骼的发育及坚固性而合并畸形,以下肢为明显。

（6）病理性骨折。肿瘤部位只要有轻微外力就易引起骨折,骨折部位肿胀疼痛剧烈,脊椎病理性骨折常合并截瘫。

（7）全身症状。骨肿瘤后期由于肿瘤的消耗、毒素的刺激和痛苦的折磨,可出现一系列全身症状,如失眠、烦躁、食欲不振、精神萎靡、面色苍白,进行性消瘦、贫血、恶病质等。

2. 实验室诊断

（1）放射学检查。对明确骨肿瘤性质、种类、范围及决定治疗方针都能提供有价值的资料,是骨肿瘤重要的检查方法。良性骨肿瘤形态规则,与周围正常骨组织界限清楚,以硬化边为界,骨皮质因膨胀而变薄,但仍保持完整,无骨膜反应,恶性肿瘤的影像不规则,边缘模糊不清,溶骨现象较明显,骨质破坏,变薄,断裂,缺失,原发性恶性肿瘤常出现骨膜反应,其形状可呈阳光放射状、葱皮样及 Codman 三角。

（2）病理检查。病理组织学检查被认为是一种准确率最高的诊断方法,但如取材部位不当,也能造成诊断上的失误,所以病理检查尚须结合临床及 X 线检查。常用取材及检查方法有针吸活检、切开活检、冰冻切片、石蜡切片等。

（3）放射性核素检查。可用于骨转移瘤的早期诊断。

（4）CT 与磁共振。能较早发现病变组织,准确率高。

(5) 其他。骨肉瘤时血沉加快,成骨性转移性骨肿瘤碱性磷酸酶水平可增高。

(四) 治疗方法

1. 良性肿瘤

多以局部刮除植骨或切除为主,如能彻底去除,一般不复发,愈后良好。

2. 恶性肿瘤

(1) 手术切除:是治疗的主要手段。截肢、关节离断是最常用的方法。但是,由于化疗方法的进步,近年来一些学者开始作瘤段切除或全股骨切除,用人工假体置换。采取保留肢体的"局部广泛切除加功能重建"辅以化疗等措施。

(2) 化学治疗:全身化疗常用的药物有阿霉素及大剂量氨甲蝶呤,但药物的作用选择性不强,肿瘤细胞在分裂周期中不同步,都影响化疗的效果。

(3) 局部化疗:包括动脉内持续化疗及区域灌注,其中以区域灌注效果较好。

(4) 免疫疗法:由于干扰素来源有限,还不能广为应用。

(5) 放疗方法:对骨肿瘤只能作为一种辅助治疗。

(五) 上转条件

所有怀疑骨肿瘤的患者均需转上级医院进一步确诊,以进行手术、放疗、化疗等处理。

(六) 下转条件

手术后病情稳定需要继续康复治疗的患者。

第九章　神经系统疾病

第一节　脑血管疾病

一、脑梗死

（一）定义

脑梗死指脑动脉等管腔狭窄、闭塞或血栓形成，造成相应血供区域脑组织缺血缺氧性软化坏死，并引起相应的神经功能障碍，症状持续 24h 以上，或症状消失但影像学遗留与病变相关的急性脑损害。

（二）病因

脑梗死的病因大体可分为：血管壁病变、血液成分改变和血流动力学改变三大类。

血管壁的改变主要由于高血压、糖尿病和高脂血症等慢性疾病造成，也可由动脉炎、特殊感染等导致。

原发或口服药物后继发导致血液成分易于血栓形成。

血液动力学改变主要由血管的先天异常、狭窄等原因所致的栓子形成。

众多血管、血液和心脏异常可以导致脑血栓形成，血管的异常是主要的病变基础，其中动脉粥样硬化仍是最常见的原因。

（三）诊断流程

中老年发病，既往有卒中的危险因素如高血压、糖尿病等，安静状态下突发起病，无头痛、呕吐，意识多清楚，数小时达到高峰，表现为符合颈内动脉或椎基底动脉血管分布的脑区支配的肢体功能障碍。头颅 CT 检查早期正常，后呈现低密度影；头颅 MRI 出现 T1 低信号，T2、DWI 高信号；血管造影提示相应的病变区域动脉闭塞即可诊断。

（四）治疗原则

根据病因、临床类型、发病时间确定针对性的治疗，包括支持治疗、改善脑循环、脑保护、减少脑水肿等措施。重点为急性期的分型治疗，腔隙性梗死以改善循环为主，中、重度梗死以脱水降颅压为主。时间窗内可考虑溶栓治疗。

支持对症治疗：预防肺部感染（吞咽功能障碍）、压疮、深静脉血栓和消化道出血,对症处理血压、血糖、高颅压、癫痫和感染。

溶栓治疗:rtPA,尿激酶(根据时间窗,纳入、排除按标准进行)。

抗栓治疗:抗血小板治疗、抗凝治疗(心源性栓塞)、降纤治疗。

脑保护治疗:胞二磷胆碱等。

减轻脑水肿:甘露醇、甘油果糖。

中成药物:改善循环治疗。

扩容治疗:仅在特殊情况下使用(如分水岭梗死),注意心功能。

康复治疗:积极进行相应的康复理疗。

预防:根据发现的危险因素进行相应的二级预防。

(五) 上转条件

(1)症状较重,生命体征不稳定或出现意识障碍的。

(2)一般情况差,病情危重者。

(3)瘫痪严重,需要进行系统性康复指导的。

(4)并发症较多,基层医院不易控制的。

(六) 下转条件

(1)经过治疗病情稳定,需要进一步康复训练的。

(2)急性期过后,需要进一步内科治疗的。

二、脑出血

(一) 定义

原发性非外伤所致的脑实质出血,亦称自发性脑出血。

(二) 病因

可能与血压、血管、血液等方面的因素相关。

血压因素:高血压合并小动脉硬化、微动脉瘤或者微血管瘤。

血管因素:脑血管畸形、脑动静脉畸形、淀粉样脑血管病、囊性血管瘤、颅内静脉血栓形成、特异性动脉炎、真菌性动脉炎、烟雾病、动脉解剖变异、血管炎、瘤卒中等。

血液因素:有抗凝、抗血小板或溶栓治疗,嗜血杆菌感染,白血病,血栓性血小板减少症。

其他因素:颅内肿瘤、酒精中毒及交感神经兴奋药物等。

(三) 诊断流程

根据病史、症状体征和辅助检查综合诊断:大多为中老年起病,既往有高血压动脉硬化病史,体力活动或情绪激动时发病,伴头痛、呕吐,严重的有意识障碍,在几分钟或几小时内出现肢体功能障碍及颅内压增高的症状;有明确的神经系统定位体征;脑 CT 扫描检查可见脑内病变区域呈高密度影,如行腰穿可见血性脑脊液,行 DSA 可能会发现血管的病变。

(四) 治疗原则

支持对症;脱水(减轻脑水肿、降低颅压);控制血压;防治继续出血;减轻水肿导致的继发损害;防治并发症。

支持对症治疗:避免搬动,卧床为主,保持呼吸道畅通,保障营养支持,预防压疮、感染。

脱水治疗:高渗脱水剂、皂苷脱水剂、利尿脱水剂、激素(根据病情和患者对治疗的反应选定)。

控制血压:个体化降压,避免过度降压,必要时升压,缓慢回复目标血压。

止血治疗:脑出血不主张止血治疗,在消化道出血时可酌情使用。

减轻水肿损害:亚低温治疗等。

对症处理并发症:感染、应激性溃疡、电解质紊乱、中枢高热、癫痫、高血糖、深静脉血栓等。

外科治疗:符合条件的患者可给予外科相应治疗,如血肿清除、去骨瓣减压等。

(五) 上转条件

(1) 症状较重,一般情况较差,基层医院治疗后无改善者。

(2) 急性期治疗稳定后需要系统性康复指导者。

(六) 下转条件

(1) 急性期治疗后,需要长期康复训练者。

(2) 急性期治疗后生命体征稳定,但仍需要支持治疗者。

三、蛛网膜下腔出血

(一) 定义

多种病因导致的脑底部或脑、脊髓表面血管破裂,血液直接流入蛛网膜下腔导致的急性出血性脑血管病。

(二) 病因

血管原因:动脉瘤,好发于脑底动脉环的大动脉分支处;脑血管畸形,主要是动静脉畸形;脑底异常血管网病(Moyamoya 病)。

其他原因:夹层动脉瘤、血管炎、颅内静脉系统血栓形成、结缔组织病、血液病、颅内肿瘤、凝血障碍性疾病、抗凝治疗并发症等。

不明原因：如原发性中脑周围出血。

（三）诊断流程

根据临床表现、查体、辅助检查综合诊断。

患者突发起病，剧烈头痛，恶心呕吐，可出现意识障碍。

查体可见脑膜刺激征阳性，视网膜或玻璃体下可见出血，局灶性神经功能损伤。

脑脊液呈血性，CT 检查见脑沟脑池高密度影，行 DSA 检查可见血管畸形。

（四）治疗原则

支持对症治疗，防止继续出血，降低颅内压，缓解血管痉挛，减少并发症，治疗原发病。

支持对症：绝对卧床，严密监护，避免用力，维持呼吸畅通，对症处理头痛、继发性癫痫，维持营养，保证水、电解质平衡。

防止继续出血：适当应用抗纤溶药物。

降低颅内压：常规使用脱水剂，必要时外科引流或减压。

缓解血管痉挛：应用钙离子通道拮抗剂。

减少并发症：对症处理肺部感染、上消化道出血、脑心综合征。

治疗原发病：主要是后期针对血管畸形的外科介入治疗。

（五）上转条件

由于本病危重，建议怀疑蛛网膜下腔出血或蛛网膜下腔出血病因不除外颅内动脉瘤或血管畸形，需进一步明确诊断行血管造影，并进一步介入或手术治疗，且患者和/或家属有进一步诊治意向者；直接转上级医院治疗，并充分告知家属搬运的风险。

（六）下转条件

（1）急性期治疗后病情稳定，需要进一步内科维持治疗的。

（2）急性期治疗后，需要进一步中长期康复治疗的。

第二节　癫　痫

（一）定义

癫痫（epilepsy）是大脑神经元突发性异常放电，导致短暂的脑功能障碍的一种慢性发作性疾病。据中国最新流行病学资料显示，国内癫痫的总体患病率为

7.0‰。

(二) 病因

癫痫病因复杂多样,包括遗传因素、中枢神经系统疾病等。

1. 遗传因素

遗传因素是导致癫痫尤其是特发性癫痫的重要原因。分子遗传学研究发现,一部分遗传性癫痫的分子机制为离子通道或相关分子的结构或功能改变。

2. 中枢神经系统疾病

先天性脑发育异常:大脑灰质异位症、脑穿通畸形、结节性硬化、脑面血管瘤病等。

颅脑肿瘤:原发性或转移性肿瘤。

颅内感染:各种脑炎、脑膜炎、脑脓肿、脑孢子病、脑弓形体病等。

颅脑外伤:产伤、颅内血肿、脑挫裂伤及各种颅脑复合伤等。

脑血管病:脑出血、蛛网膜下腺出血、脑梗死和脑动脉瘤、脑动静脉畸形等。

(三) 诊断流程

(1) 详细询问患者本人及其亲属或同事等目击者,尽可能获取详细而完整的发作史,是准确诊断癫痫的关键。

(2) 脑电图检查是诊断癫痫的重要手段,并且有助于癫痫发作和癫痫的分类。临床怀疑癫痫的病例均应进行脑电图检查。

(3) 脑电图阴性者,适当延长描图时间,加上诱发试验,必要时加作蝶骨电极描记,可使癫痫放电的检出率明显提高。

(四) 治疗原则

目前癫痫的治疗包括药物治疗、手术治疗、神经调控治疗等。

1. 药物治疗

目前国内外对于癫痫的治疗主要以药物治疗为主。癫痫患者经过正规的抗癫痫药物治疗,约70%的患者其发作是可以得到控制的,其中50%～60%的患者经过2～5年的治疗是可以痊愈的。因此,合理、正规的抗癫痫药物治疗是关键。

(1) 抗癫痫药物使用指征:癫痫的诊断一旦确立,应及时应用抗癫痫药物控制发作。但是对首次发作、发作有诱发因素、发作频率低或再发风险低者,可酌情考虑。

(2) 选择抗癫痫药物时总的原则:对癫痫发作及癫痫综合征进行正确分类是合理选药的基础。

(3) 抗癫痫药物治疗应该尽可能采用单药治疗,直到达到有效或最大耐受量。单药治疗失败后,可联合用药。

（4）抗癫痫治疗需持续用药，不应轻易停药。

2. 手术治疗

经过正规抗癫痫药物治疗，仍有 20%～30% 的患者为药物难治性癫痫。癫痫的外科手术治疗为这一部分患者提供了一种新的治疗手段，估计约有 50% 的药物难治性癫痫患者可通过手术使发作得到控制或治愈，从一定程度上改善了难治性癫痫的预后。

手术适应证：药物难治性癫痫，影响日常工作和生活者；对于部分性癫痫，癫痫源区定位明确，病灶单一而局限；手术治疗不会引起重要功能缺失。

（五）上转条件

（1）临床考虑癫痫诊断，尚未制订药物治疗方案者。

（2）出现癫痫持续状态发作不能控制者。

（3）正规抗癫痫药物治疗后癫痫发作未控制或发作频率无减少。

（4）抗癫痫药物治疗过程中出现药物相关性不良反应，需调整药物治疗方案。

（5）癫痫控制无发作 2 年以上考虑撤停药者。

（6）育龄期女性患者备孕或已怀孕。

（六）下转条件

（1）癫痫发作得到控制。

（2）癫痫无发作患者已拟定撤药方案者。

第三节　中枢神经系统感染性疾病

一、病毒性脑炎

（一）定义

病毒性脑炎是常见的中枢神经系统感染性疾病，可表现为头痛、恶心、呕吐，重者有抽搐、肢体瘫痪、昏迷、呼吸困难等，主要与病毒感染相关。

（二）病因

主要由病毒感染所导致，包括脊髓灰质炎病毒、柯萨奇病毒 A 和 B、埃可病毒、流行性腮腺炎病毒、疱疹病毒、腺病毒感染、单纯疱疹病毒、EB 病毒、巨细胞病毒及水痘-带状疱疹病毒等。

（三）诊断流程

急性期脑实质受损的临床表现；脑脊液检查的依据；脑电图弥漫或局灶性的异

常；CT 和 MRI 无占位表现；脑脊液/血液病毒抗体滴度前后变化在 4 倍以上；脑脊液检测发现抗原；脑组织检测发现病毒。

（四）治疗原则

需要早诊断、早治疗，包括病因治疗和对症治疗。

支持对症治疗：维持水电解质平衡，保持呼吸畅通，保持营养，预防肺部感染，压疮。

病因治疗：抗病毒药物治疗，免疫治疗（干扰素）。

对症治疗：高热、惊厥治疗，缓解水肿治疗，抗炎治疗。

中成药物辅助治疗和康复治疗。

（五）上转条件

（1）病情危重，需要呼吸等生命支持，且已告知家属病情，家属理解并愿意承担转运途中可能风险者。

（2）出现严重的并发症，需要多学科配合治疗。

（六）下转条件

（1）急性期治疗后病情稳定，需要进一步康复训练。

（2）病情稳定，但恢复不理想，需要继续支持治疗者。

第四节 认知功能障碍疾病

一、阿尔茨海默病

（一）定义

阿尔茨海默病是老年人常见的退行性疾病，以记忆障碍、认知功能障碍、人格障碍和精神障碍为特点，病理可见老年斑，以神经元纤维缠结、海马锥体细胞颗粒空泡变性和神经元缺失为主要特点。

（二）病因

本病可在多种因素（包括生物和社会心理因素）的作用下发病，包括以下几个方面：

家族史：绝大部分流行病学研究都提示，家族史是该病的危险因素。遗传学研究证实，该病可能是常染色体显性遗传所致。

某些躯体疾病：如甲状腺疾病、免疫系统疾病、癫痫等。

头部外伤：头部外伤指伴有意识障碍的头部外伤，临床和流行病学研究提示严重脑外伤可能是某些该病的病因之一。

免疫系统的进行性衰竭、机体解毒功能削弱及慢病毒感染等，以及丧偶、独居、经济困难、生活不如意等社会心理因素都可成为发病诱因。

（三）诊断流程

根据 NINCDS-ADRDA2011 诊断标准，很可能的 AD 痴呆：

（1）当患者有以下情况时，即可诊断很可能的 AD 痴呆包括以下情形：

① 符合上述痴呆标准。

② 起病隐匿。症状在数月至数年中逐渐出现，而不是数小时或数天内突然发生。

③ 通过报告或观察得到明确的认知损害的病史。

④ 在病史和检查中，起始的和最突出的认知障碍在以下某一范畴中表现明显：

· 遗忘表现：最常见的 AD 痴呆的综合性表现。障碍应包括学习及回忆最近了解的信息受损。如前所述，至少还有 1 个其他认知领域中有认知功能障碍的证据。

· 非遗忘性表现：语言表现最突出的是找词困难，但其他认知领域也应该存在障碍。视功能障碍表现最突出的是空间认知障碍。包括物体失认、面部识别受损、物像组合失认和失读。其他认知领域也应该存在障碍。执行功能障碍最突出的是推理、判断和解决问题能力受损。其他认知领域也应该存在障碍。

⑤ 当有下列证据之一时不应该诊断很可能的 AD 痴呆：

· 伴确凿的脑血管病。有与认知障碍起病或恶化暂时相关的卒中病史；存在多发或广泛脑梗死，或严重的白质高信号病灶。

· 有路易体痴呆的核心特征。与痴呆本身不同。

· 行为变异性额颞叶痴呆的显著特征。

· 语义变异性原发性进行性失语或非流利变异性原发性进行性失语的显著特征。

有同时发生的、活动期的神经系统疾病，或非神经系统的医学共病，或有对认知功能造成重大影响的药物应用的证据。

（2）确定性较高的很可能的 AD 痴呆：

① 已确证认知功能下降的很可能的 AD 痴呆：在符合很可能的 AD 痴呆的核心临床标准的人群中，确凿的认知功能下降证据增加了活动性和进展性的病理学过程的确定性，但并不特别增加 AD 病理生理过程的确定性。已确证认知下降的很可能 AD 痴呆的定义为：在以知情人提供的信息和正式神经心理测验或标准化精神状态检查得到的信息为基础的评估中，发现了进行性认知下降的证据。

② AD 致病基因突变携带者中的很可能的 AD 痴呆：在符合很可能的 AD 痴呆核心临床标准的人群中，找到致病的基因突变证据（APP、PS1 或 PS2），有助于进一步确定患者的临床表现源于 AD 病理改变。

可能的 AD 痴呆的核心临床标准。有以下任一情况时，即可诊断可能的 AD 痴呆：

① 非典型过程：非典型过程符合（上述）AD 痴呆核心临床标准的①和④。但认知障碍可呈突然发作，或病史不够详细，或客观认知进行性下降的证据不足。

② 病因混合的表现：满足 AD 痴呆的所有核心临床标准，但具有下列证据：

· 伴脑血管病，其定义是有与认知障碍起病或恶化短暂相关的卒中病史；存在多发或广泛腑梗死，或严重的白质高信号病灶。

· 有路易体痴呆特征，但与痴呆本身不同。

· 有其他神经系统疾病的证据，或非神经系统的医学共病，或有对认知造成重大影响的药物应用证据。

（四）治疗原则

本病无特异性治疗方法，主要包括阻滞痴呆发展，维持脑功能，防治并发症。治疗包括以下几个方面：

（1）改善认知功能和记忆障碍：乙酰胆碱酯酶抑制剂，改善脑代谢药物。

（2）改善精神症状：抗精神病药物，抗焦虑、抑郁药物。

（3）护理和康复：疾病晚期的照料和看护。

（五）上转条件

（1）慢性认知功能障碍，进行性发展，但病情诊断不明确，需要进一步诊断。

（2）明确阿兹海默病诊断，但治疗效果不理想，需要系统的治疗。

（3）疾病晚期，患者一般情况差，需要多学科联合处理。

（六）下转条件

（1）诊断明确，治疗方案制定完成，需要继续临床康复。

（2）诊断治疗效果不理想，需要继续支持治疗。

第五节　运动障碍疾病

一、帕金森病

（一）定义

帕金森病（Parkinson's disease，PD）是中老年常见的神经系统退行性疾病，目前为止,帕金森病的发病机制尚不明确,主要是由于各种原因导致中脑黑质中的细胞发生病理性改变后,多巴胺的合成减少,抑制乙酰胆碱的功能降低,从而使乙酰胆碱的兴奋作用相对增强。两者失衡的结果便出现了帕金森病的临床症状。临床上帕金森病主要表现为静止性震颤、肌强直、运动迟缓、姿势步态不稳等运动症状,以及焦虑、抑郁、认知障碍、幻觉、淡漠、睡眠障碍、便秘、排尿困难、体位性低血压、感觉障碍等非运动症状。

(二)病因

帕金森病的病因未明。遗传因素、环境因素、年龄老化等可能参与发病。

遗传因素:至少有十多个致病基因与帕金森病发病相关。

环境因素:环境中一些类似 MPTP、百草枯等化学物质有可能是 PD 的致病因。

年龄老化:帕金森病的发病率和患病率均随年龄的增高而增加。

(三)诊断流程

2016 版中国帕金森病的诊断标准:首先确定患者是否具有帕金森综合征,其中帕金森综合征诊断的确立是诊断帕金森病的先决条件。诊断帕金森综合征基于 3 个核心运动症状,即必备运动迟缓和至少存在静止性震颤或肌强直 2 项症状的 1 项,上述症状必须是显而易见的,且与其他干扰因素无关。

一旦患者被明确诊断存在帕金森综合征表现,可按照以下标准进行临床诊断:

1. 临床确诊的帕金森病

(1)不存在绝对排除标准。

(2)至少存在 2 条支持标准。

(3)没有警示征象。

2. 临床很可能的帕金森病

(1)不符合绝对排除标准。

(2)如果出现警示征象则需要通过支持标准来抵消:如果出现 1 条警示征象,必须需要至少 1 条支持标准抵消;如果出现 2 条警示征象,必须需要至少 2 条支持标准抵消;如果出现 2 条以上警示征象,则诊断不能成立。

(四)治疗原则

目前为止帕金森病尚缺乏疾病根治或阻止疾病进展的有效手段。现阶段的治疗目标是:以最小治疗药物,达到有效改善症状,提高工作能力和生活质量。其中早期帕金森病一旦诊断,即应尽早开始治疗,争取掌握疾病的修饰时机,这对今后帕金森病的整个治疗成败起关键性作用。早期治疗可以分为非药物治疗(包括认识和了解疾病、补充营养、加强锻炼、坚定战胜疾病的信心以及社会和家人对患者的理解、关心与支持)和药物治疗。一般疾病初期多予单药治疗,但也可采用优化的小剂量多种药物(体现多靶点)的联合应用,力求达到疗效最佳、维持时间更长而运动并发症发生率最低的目标。中晚期帕金森病患者的治疗,一方面要继续力求改善患者的运动症状;另一方面要妥善处理一些运动并发症和非运动症状。失代偿期治疗:按病情给予综合治疗,包括药物治疗、康复治疗、心理治疗和手术治疗。

(五) 上转条件

(1) 出现帕金森病综合征临床症状,怀疑帕金森病,需要进一步明确诊断的。

帕金森病主要以震颤、肌强直、行动迟缓、姿势步态不稳为特点,对于出现上述症状患者需要上转进一步明确前,需先完善相关评估。对于震颤症状,应区分震颤与异动症等症状,评估是否伴有寒战高热、甲状腺功能亢进、肝脏疾病及合并疾病,是否紧张或进食咖啡等兴奋性食物,是否有抗精神病等药物服用史,排除药物不良反应。对于僵直症状,应区分僵直与无力、抽搐等症状,评估是否伴有脑梗后遗症,骨科疾病等并发症。是否有抗精神病等药物服用史,排除药物不良反应。对于行动迟缓症状,应评估是否伴有发热、抑郁、甲状腺功能减退等并发症,是否有抗精神病等药物服用史,排除药物不良反应。对于步态不稳症状,应评估是否伴有肢体乏力、共济失调,警惕脑梗死等急性病变疾病,评估是否伴有感觉异常等症状排除其他伴发疾病可能,是否有特殊药物服用史,排除药物不良反应。

(2) 出现帕金森病急症表现、运动并发症或需要外科手术者。

尽管帕金森病为隐袭起病、慢性病程,但也有部分患者起病急、症状重,需要紧急上转,帕金森病急症主要为帕金森病恶性综合征。帕金森病恶性综合征表现为高热、自主神经功能障碍、意识改变、严重肌强直以及血清肌酶升高,是最为常见、最严重的帕金森病急症。可由感染、炎热天气、脱水以及药物减量或停药所致,其中减药或者停药是最常见因素。多巴胺能药物(如左旋多巴、多巴胺受体激动剂等)的骤减、骤停或药物间快速更换,甚至无直接多巴胺能活性的药物如金刚烷胺和托卡朋等减量均可引起该综合征。可能的致命并发症包括静脉血栓栓塞、肺栓塞、吸入性肺炎以及肾衰竭。处理措施包括支持治疗以及再次启动合适的帕金森病药物治疗,必要时给予急救措施后及时联系救护车就诊附近医院。其他急症包括:帕金森病运动波动、异动症-高热综合征、帕金森病精神症状急性加重等。

除帕金森病急症外,如出现运动并发症或需接受手术治疗者也可上转,进一步治疗。

(六) 下转条件

(1) 经过诊疗后后诊断明确、症状稳定者;需制订详细的随访安排。

(2) 治疗后病情稳定,需要长期康复者。

第六节　中枢神经系统脱髓鞘疾病

一、多发性硬化

（一）定义

一种以中枢神经系统白质脱髓鞘为主要病理特点的自身免疫性疾病，多累及脑室周围白质、视神经、脊髓、脑干、小脑。反复发作引起神经功能障碍，多次缓解复发，逐次加重。发病似与纬度和气温有关。

（二）病因

病毒感染：毒感染后体内 T 细胞激活并生成病毒抗体，可与神经髓鞘多肽片段发生交叉反应，导致脱髓鞘病变。

自身免疫：针对自身髓鞘碱性蛋白（meyelin basic protein，MBP）产生的免疫攻击，导致中枢神经系统白质髓鞘的脱失，出现各种神经功能障碍。

遗传因素：多发性硬化患者约 10% 有家族史，患者第 1 代亲属中多发性硬化发病概率较普通人群增高 5～15 倍；单卵双胞胎中，患病概率可达 50%。

地理因素：接近地球两极地带，特别是北半球北部高纬度地带的国家，本病发病率较高。

其他因素：感染、过度劳累、外伤、情绪激动，以及激素治疗中停药等，均可促发疾病或促使本病复发或加重。

（三）诊断流程

2010 版 MS 诊断标准如下：

临床表现	诊断 MS 需要的附加证据
≥2 次临床发作； ≥2 个病灶的客观临床证据或 1 个病灶的客观临床证据并有 1 次先前发作的合理证据	无
≥2 次临床发作； 1 个病灶的客观临床证据	空间的多发性需具备下列 2 项中的任何一项： MS 4 个 CNS 典型病灶区域（脑室旁、近皮层、幕下和脊髓）中至少 2 个区域有 ≥1 个 T2 病灶； 等待累及 CNS 不同部位的再次临床发作

（续表）

临床表现	诊断 MS 需要的附加证据
1 次临床发作；≥2 个病灶的客观临床证据	时间的多发性需具备下列 3 项中的任何一项： 任何时间 MRI 检查同时存在无症状的钆增强和非增强病灶； 随访 MRI 检查有新发 T2 病灶和/或钆增强病灶，不管与基线 MRI 扫描的间隔时间长短； 等待再次临床发作
1 次临床发作；1 个病灶的客观临床证据（临床孤立综合征）	空间的多发性需具备下列 2 项中的任何一项： MS 4 个 CNS 典型病灶区域（脑室旁、近皮质、幕下和脊髓）中至少 2 个区域有≥1 个 T2 病灶； 等待累及 CNS 不同部位的再次临床发作； 时间的多发性需具备以下 3 项中的任何一项： 任何时间 MRI 检查同时存在无症状的钆增强和非增强病灶； 随访 MRI 检查有新发 T2 病灶和（或）钆增强病灶，不管与基线 MRI 扫描的间隔时间长短； 等待再次临床发作
提示 MS 的隐袭进展性神经功能障碍（PPMS）	回顾或前瞻研究证明疾病进展 1 年并具备下列 3 项中的 2 项： MS 典型病灶区域（脑室旁、近皮层或幕下）有≥1 个 T2 病灶以证明脑内病灶的空间多发性； 脊髓内有≥2 个 T2 病灶以证明脊髓病灶的空间多发性；CSF 阳性结果（等电聚焦电泳证据有寡克隆区带和/或 IgG 指数增高）

临床表现符合上述诊断标准且无其他更合理的解释时，可明确诊断为 MS；疑似 MS，但不完全符合上述诊断标准时，诊断为"可能的 MS"；用其他诊断能更合理地解释临床表现时，诊断为"非 MS"。

（1）一次发作（复发、恶化）定义为：由患者主观叙述或客观检查发现的具有 CNS 急性炎性脱髓鞘病变特征的当前或既往事件，持续至少 24h，无发热或感染征象。临床发作需由同期的神经系统检查证实，在缺乏神经系统检查证据时，某些具有 MS 典型症状和进展特点的既往事件亦可为先前的脱髓鞘事件提供合理证据。患者主观叙述的发作性症状（既往或当前）应是持续至少 24 h 的多次发作。确诊 MS 前需确定：①至少有 1 次发作必须由神经系统检查证实；②既往有视觉障碍的患者视觉诱发电位阳性；③MRI 检查发现与既往神经系统症状相符的 CNS 区域有脱髓鞘改变。

（2）根据 2 次发作的客观证据所做出的临床诊断最为可靠。在缺乏神经系统检查证实的客观证据时，对 1 次既往发作的合理证据包括：①具有炎性脱髓鞘病变典型症状和进展特点的既往事件;②至少有 1 次被客观证据支持的临床发作。

(3)不需要附加证据。但做出 MS 相关诊断仍需满足诊断标准的影像学要求。当影像学或其他检查(如 CSF)结果为阴性时,应慎下 MS 诊断,需考虑其他诊断。诊断 MS 前必须满足:临床表现无其他更合理的解释,且必须有支持 MS 的客观证据。

(4)不需要钆增强病灶。对有脑干或脊髓综合征的患者,其责任病灶不在 MS 病灶数统计之列。

(四) 治疗原则

采用免疫抑制剂、免疫调节剂,控制和缓解自身免疫炎症;支持对症治疗,控制神经症状,减少致残,降低并发症,提高生活质量;减少和避免诱发和危害因素。

发作期治疗:免疫抑制,激素治疗,β 干扰素治疗,大剂量免疫抑制球蛋白,血浆置换。

缓解期治疗:免疫抑制剂、转移因子和免疫球蛋白、干扰素治疗、合成髓鞘碱性蛋白类似物;自体外周造血肝细胞移植。

对症治疗:肌强直、排尿困难、疲劳、震颤等。

(五) 上转条件

(1)怀疑多发性硬化,且症状较重,但病情不明,需要进一步确诊的。

(2)怀疑多发性硬化,并累及呼吸和吞咽功能的。

(3)明确诊断为多发性硬化,但一般情况差,需要上级医院多学科联合治疗的。

(六) 下转条件

(1)经过治疗,病情稳定,需要进一步康复的。

(2)经过急性期治疗,病情稳定,需要进一步内科随访的。

二、视神经脊髓炎谱系病

(一) 定义

视神经脊髓炎(NMO)谱系病又称 Devic 病,是一种主要累及视神经和脊髓的炎症性脱髓鞘性疾病,曾被认为是多发性硬化的一种亚型。

(二) 病因

病因仍不明确,估计与免疫(AQP4)、遗传等相关。

免疫因素:AQP4 抗体通过血-脑屏障进入中枢神经系统,立即遇到星形胶质细胞并导致细胞依赖的细胞毒性反应,星形胶质细胞足突被 NMO-IgG 和补体降解,继而活化的巨噬细胞、嗜酸性粒细胞及中性粒细胞一起产生细胞因子、氧自由基等,造成血管和实质损伤,最终导致包括轴索和少突胶质细胞在内的白质和灰质的损伤。

遗传因素:家族性 NMO 病例虽然少见,遗产因素在 NMO 发病中有一定作用。

(三) 诊断流程

根据 2015 年 MNOSD 诊断标准:

AQP4-IgG 阳性时,至少有一个核心临床特征,可采用最佳检测方法明确 AQP4-IgG 阳性(强烈推荐细胞学的方法),除外其他诊断。

AQP4-IgG 阴性(确实没检测到)或无检测条件时,至少两个核心临床特征(可以一次出现,也可以多次发作时出现)并且符合下列所有条件:至少一个核心临床特征为视神经炎、长节段横贯性急性脊髓炎或极后区综合征;空间播散(至少两个核心临床特征);符合 MRI 的相应要求。

采用最佳检测方法明确 AQP4-IgG 阴性或无法检测;除外其他诊断。

核心临床特征包括:视神经炎,急性脊髓炎,极后区综合征,急性脑干综合征,发作性睡病或其他急性间脑综合征,大脑综合征。

(四) 治疗原则

急性期使用免疫抑制、免疫调节;同时给予支持对症治疗。

免疫抑制治疗:激素治疗、免疫调节治疗(干扰素)、血浆置换。

支持对症治疗:肌肉强制治疗、预防肢体畸形、自主神经功能恢复、预防肺炎、压疮。

(五) 上转条件

(1) 怀疑 NMO,限于检查条件不足,需要进一步明确诊断。

(2) 明确 NMO,且症状较重,基层医院诊疗调节不足。

(3) 明确 NMO,且一般情况较差,需要多学科联合诊疗。

(六) 下转条件

(1) 急性期治疗后病情好转,需要进一步内科治疗和康复。

(2) 急性期治疗后生命体征平稳,需要进一步支持治疗。

第七节　脊髓疾病

一、急性脊髓炎

（一）定义

原因不明的急性横贯性脊髓损害，可能与各种感染后免疫异常相关，胸段常见，多出现病变平面以下瘫痪、感觉和自主神经功能丧失，病变如累及颈髓、延髓并上升称上升性脊髓炎。

（二）病因

病因尚不明确，多发生在病毒感染或免疫接种后，故推测可能与感染或免疫接种导致的自身免疫反应相关，而不是感染直接所致。

（三）诊断流程

根据病史、症状体征和辅助检查综合诊断。

病前有急性感染史或疫苗接种病史，急性的双下肢软瘫，逐渐变为硬瘫，严重的累及呼吸和吞咽，病变平面以下深浅感觉消失，自主神经功能障碍；病变平面以下肌力下降，肌张力、反射等先弱后亢，病理反射后期可出现感觉和自主神经功能障碍。

脊髓 MRI 出现 T1 短、T2 长，急性期有强化，电生理提示诱发电位异常。

（四）治疗原则

主要包括抑制免疫反应、对症治疗、预防并发症和康复护理。

抑制免疫反应：糖皮质激素、免疫球蛋白。

对症治疗和预防并发症：根据感染形式给予抗病毒或抗菌治疗，甘露醇减轻水肿、抗自由基，巴氯芬减轻痉挛。

康复护理：被动运动、功能位摆放、针灸、理疗，呼吸、饮食、压疮护理。

（五）上转条件

（1）怀疑脊髓炎，且症状严重，如影响呼吸吞咽功能的上升性脊髓炎。

（2）明确脊髓炎诊断，但一般情况差，并发症较多，或治疗效果不理想。

（六）下转条件

（1）急性期治疗完成，仍需进一步康复治疗。

（2）急性期治疗后恢复不理想，需要长期护理和对症支持治疗的。

二、亚急性联合变性

（一）定义

由于缺乏维生素 B_{12} 导致的脊髓后索、侧索和周围神经引起的脊髓变性疾病，临床表现为周围神经受损、锥体束征和深感觉障碍，出现感觉性共济失调和痉挛性截瘫。

（二）病因

本病发生主要与维生素 B_{12} 缺乏有关，维生素 B_{12} 是神经代谢和造血中的重要元素。主要同维生素 B_{12} 吸收障碍相关。

先天性内因子分泌缺陷、萎缩性胃炎、胃大部分切除术等因素导致内因子缺乏或不足；回肠切除术、局限性肠炎影响维生素 B_{12} 的吸收；血液中运钴胺蛋白缺乏等均可导致维生素 B_{12} 代谢障碍；也可由罕见的甲基丙二酰辅酶 A 变位脱辅基酶遗传缺陷所致。

（三）诊断流程

结合症状体征和实验室检查综合诊断。

中年后亚急性起病，逐渐进展，主要累及侧索、后索和周围神经，可有贫血、胃酸缺乏等伴随症状。

可见贫血貌，深感觉障碍和感觉性共济失调，肌力可减退，肌张力可增高，反射可增强，病理征可阳性，可出现原发性视神经萎缩。

血常规见贫血，血液中维生素 B_{12} 缺乏，胃液检查提示胃酸分泌不足，血清中丙二酸和半胱氨酸含量增加，骨穿提示巨细胞贫血。

（四）治疗原则

（1）尽早治疗，纠正贫血，避免不可逆神经损害。

（2）大量补充维生素 B_{12}。

（3）口服胃蛋白酶合剂或稀盐酸合剂。

（4）贫血严重者可辅以铁剂和叶酸联合治疗。

（5）康复治疗和加强护理。

（五）上转条件

（1）明确亚急性联合变性诊断，但病情较重，或治疗后恢复不理想。

（2）怀疑亚急性联合变性，患者基础情况差，需要上级医院系统性治疗。

（六）下转条件

（1）治疗后症状改善，需要长期服药继续治疗。

（2）治疗后症状好转，需要进一步康复训练。

三、运动神经元病

（一）定义

运动神经元病是一组病因不明的，选择性侵犯脊髓前脚细胞、脑干后组运动神经元、皮质锥体束细胞及锥体束的慢性进行性变性疾病。临床可以同时看到上下运动神经元的症状和体征。

（二）病因

运动神经元病的病因尚不清楚，可能与遗传因素和环境因素相关。

遗传因素：已经发现了十多种与 ALS 发病相关的突变基因，主要包括：SOD1、Alsin 基因、TARDNA 结合蛋白基因、肉瘤融合基因（FUS/TLS）等。

环境因素：包括重金属、杀虫剂、除草剂、外伤、饮食以及运动等。

（三）诊断流程

1. ALS 诊断的基本条件

（1）病情进行性发展：通过病史、体检或电生理检查，证实临床症状或体征在一个区域内进行性发展，或从一个区域发展到其他区域。

（2）临床、神经电生理或病理检查证实有下运动神经元受累的证据。

（3）临床体检证实有上运动神经元受累的证据。

（4）排除其他疾病。

2. ALS 的诊断分级

（1）临床确诊 ALS：通过临床或神经电生理检查，证实在 4 个区域中至少有 3 个区域存在上、下运动神经元同时受累的证据。

（2）临床拟诊 ALS：通过临床或神经电生理检查，证实在 4 个区域中至少有 2 个区域存在上、下运动神经元同时受累的证据。

（3）临床可能 ALS：通过临床或神经电生理检查，证实仅有 1 个区域存在上、下运动神经元同时受累的证据，或者在 2 或以上区域仅有上运动神经元受累的证据。已经行影像学和实验室检查排除了其他疾病。

（四）治疗原则

尽管 ALS 仍是一种无法治愈的疾病，但有许多方法可以改善患者的生活质量，应早期诊断，早期治疗，尽可能延长生存期。治疗中除了使用延缓病情发展的药物外，还包括营养管理、呼吸支持和心理治疗等综合治疗。

（1）延缓病情发展的药物：利鲁唑、肌酸、大剂量维生素 E、辅酶 Q10、碳酸锂、睫状神经营养因子、胰岛素样生长因子、拉莫三嗪等。

（2）营养管理：高蛋白、高热量饮食以保证营养摄入，对于咀嚼和吞咽困难的患者应改变食谱，当患者吞咽明显困难、体重下降、脱水或存在呛咳误吸风险时，应尽早行胃造瘘术。

（3）呼吸支持：建议定期检查肺功能，注意患者呼吸肌无力的早期表现，尽早使用双水平正压通气（Bi-level positive airwa-y pressure，BiPAP），当患者咳嗽无力时(咳嗽呼气气流峰值低于 270L/min),应使用吸痰器或人工辅助咳嗽,排除呼吸道分泌物,当 ALS 病情进展,无创通气不能维持血氧饱和度>90%,二氧化碳分压<50mmHg(1mmHg=0.133kPa)。

(4) 综合治疗:在 ALS 病程的不同阶段,患者所面临的问题有所不同,应根据患者具体情况,给予针对性的指导和治疗,选择适当的药物和辅助设施,提高生活质量,加强护理,预防各种并发症。

(五) 上转条件

(1) 同时出现上下运动神经元的病变,怀疑本病,但缺乏进一步检查的条件,需要进一步确诊断的。

(2) 患者运动神经元的诊断明确,但患者一般情况差,需要多学科联合治疗处理。

(3) 运动神经元病,病情危重,需要呼吸支持。

(六) 下转条件

(1) 诊断明确后,病情稳定,长期服用药物治疗。

(2) 病情后期,呼吸、消化支持完毕,需要进一步康复者。

第八节 脑神经和周围神经病

一、三叉神经痛

(一) 定义

三叉神经痛指三叉神经分布区域内反复发作的剧烈疼痛,分为原发性三叉神经痛和继发性三叉神经痛,女性发病多于男性,多 40 岁以后起病。

(二) 病因

原发性三叉神经痛病因不明。

继发性三叉神经痛以占位、压迫为主。

(三) 诊断流程

根据疼痛的特点(三叉神经分布区域内;闪电样、刀割样、针刺样痛;可被日常面部活动诱发等)、神经系统无阳性体征,排除其他引起面部疼痛的疾患,可确诊为原发性三叉神经痛。

继发性三叉神经痛需要通过询问病史,查体以及完善的影像学检查来进一步明确。

（四）治疗原则

主要为减轻疼痛和减少发作。

继发性三叉神经痛主要是针对原发病的对因治疗；

原发性三叉神经痛包括：抗癫痫类药物治疗：卡马西平、奥卡西平、苯妥英钠；抗痉挛治疗：巴氯芬；神经营养治疗：大剂量维生素 B_{12}；外周神经阻滞、半月神经节射频热凝术、三叉神经感觉部分切断术、微血管减压术。

（五）上转条件

（1）原发性三叉神经痛长期药物治疗无效，症状难以忍受，希望通过神经阻滞、射频、减压手术治疗。

（2）继发性三叉神经痛发现明病因，希望通过外科方法治疗。

（六）下转条件

（1）通过神经阻滞、射频、减压手术治疗，症状没有完全好转，需要继续内科治疗的。

（2）外科治疗后无明显效果。

二、面神经麻痹

（一）定义

面神经麻痹指茎乳孔内面神经的非特异性炎症所致的面神经麻痹，面神经发生水肿，脱髓鞘甚至变性。

（二）病因

（1）感染性病变，多由潜伏在面神经感觉神经节病毒在机体免疫力下降时被激活引起。

（2）耳源性疾病，如中耳炎。

（3）自身免疫反应。

（4）肿瘤。

（5）神经源性：神经供血的血管受凉后痉挛收缩，神经缺血水肿，相对受压后发生麻痹。

（6）创伤性。

（7）中毒，如酒精中毒、长期接触有毒物。

（8）代谢障碍，如糖尿病、维生素缺乏。

（三）诊断流程

主要根据患者的病史和相应的辅助检查综合诊断。

突发起病、一侧面部活动不利,闭眼困难,口角歪斜,可能有耳后疼痛,听力异常,味觉异常,饮水呛咳,甚至肢体活动不利。查体表现为口角偏向健侧,患侧眼球不能闭合。

神经电生理检查提示周围神经损害,影像学排除继发性原因引起的面神经麻痹。

(四)治疗原则

促进炎症和水肿消退,减少局部受压,改善局部血液循环,营养神经,恢复神经功能,必要时可手术处理后遗症。

激素治疗:减轻水肿和炎症。

抗病毒治疗:尤其在 Hunt 综合征出现,提示病毒感染时。

营养神经治疗:B 族维生素如 B_1、B_{12} 等;

改善血液循环:药物治疗。

理疗:热敷、红外线、超短波、针灸等。

康复:面部肌肉的提拉运动。

预防结膜炎:眼药水、药膏、眼罩等。

手术治疗:对于有明显后遗症的患者必要时给予手术治疗。

(五)上转条件

(1)有急性的面瘫表现,但无法排除中枢性的可能,需要进一步完善检查,明确诊断的。

(2)面神经炎经过治疗后,遗留严重的后遗症,希望通过手术治疗矫正的。

(3)明确诊断周围性面瘫的患者,既往有较严重的基础疾病,应用激素等药物存在安全性隐患的。

(六)下转条件

急性期治疗好转或稳定,需要继续口服药物治疗。

三、急性炎症性脱髓鞘性多发性神经根神经病

(一)定义

以急性累及脊神经根和周围神经以及部分脑神经为主的疾病,病变主要引起周围神经组织中、小血管淋巴细胞和巨噬细胞浸润,神经纤维脱髓鞘甚至轴索变性。

(二)病因

本病目前认为是一种自身免疫性疾病,由于病原体(细菌、病毒)的某一成分与

周围神经髓鞘的某一成分相似,机体免疫系统发生了错误识别,产生了免疫 T 细胞和自身抗体,针对周围神经发生了免疫应答,导致了髓鞘脱失。

(三) 诊断流程

诊断主要通过病史、查体和辅助检查确定。

起病较快,通常为数天到 1 周,有前驱的感染病史,四肢对称乏力,严重的可出现吞咽和呼吸困难,感觉障碍不明显,晚期可有肌肉萎缩以及自主神经功能异常。

肌力下降,感觉正常、腓肠肌可有压痛,反射减弱或消失,病理征阴性。

脑脊液检查(发病 2～3 周后)出现但白细胞分离现象,肌电图提示传导速度减慢、潜伏期延长。

(四) 治疗原则

主要包括支持对症治疗(呼吸等)、预防并发症(肺部感染)和对因治疗。

支持对症治疗:呼吸支持、营养支持,对症处理心率、血压和疼痛等问题。

预防并发症:预防皮肤溃疡、深静脉血栓、肠胃道功能异常。

对因治疗(抑制免疫反应、消除致病因子损害、促进神经恢复):静脉用丙种球蛋白、血浆置换、激素冲击(存在争议)、脑脊液置换、神经营养。

(五) 上转条件

格林-巴利综合征急性期,且症状较重,影响到呼吸吞咽等功能。

明确诊断格林-巴利综合征,出现心脏呼吸等严重并发症的。

明确诊断格林-巴利综合征,但患者基础情况较差,基层医院没有相应救治设备的。

(六) 下转条件

(1) 病情稳定,但仍需要进一步内科治疗的。

(2) 病情稳定,但恢复不理想,需要较长时间康复治疗的。

第九节　神经肌肉接头病

一、重症肌无力

(一) 定义

重症肌无力是一种 T 细胞依赖的,抗乙酰胆碱受体抗体介导的,补体参与的神经系统自身免疫性疾病。表现为波动性的肌肉乏力和易疲劳。重者可累及呼吸和吞咽。

（二）病因

本病是神经肌肉接头传递障碍的获得性自身免疫性疾病,主要累及突触后膜上的乙酰胆碱受体,常合并其他免疫系统疾病,与多个基因的突变有明确关系。

（三）诊断流程

结合症状、体征和辅助检查综合诊断:发病前有感染病史,症状有波动性,可累及多处肌肉如眼外肌、四肢肌肉、呼吸和吞咽肌肉等,疲劳试验阳性;胸部 CT 可见胸腺瘤,重复电刺激提示低频递减,抗胆碱酯酶药物实验阳性,致病抗体滴度增高,肌肉活检发现突触病变。

（四）治疗原则

（1）抑制抗胆碱酯酶抗体产生,减少胆碱酯酶受体破坏,减少免疫复合物沉积。

（2）轻症注意休息,避免感染,忌用影响神经肌肉传递的药物,抗胆碱酯酶药物首选。

（3）治疗不理想的可以单用或合用激素。

（4）应用免疫抑制剂。

（5）必要时胸腺摘除。

（6）有条件者可以行血浆置换。

（五）上转条件

（1）出现波动性肌无力症状,但缺乏进一步检查的条件,拟进一步检查明确的。

（2）重症肌无力诊断明确,经过治疗后效果不理想。

（3）重症肌无力诊断明确,且患者症状较重,累及呼吸或吞咽,或一般情况较差。

（4）需要进一步调整药物使用或需行胸腺瘤手术者。

（六）下转条件

（1）经过治疗病情好转,需要进一步临床康复者。

（2）经过治疗效果不理想,但生命体征稳定,需要支持治疗的。

第十章　精神疾病

第一节　器质性精神障碍

一、痴呆综合征及有关疾病

（一）定义

痴呆（dementia）是由脑部疾病所致的综合征，它通常具有慢性或进行性的性质，出现多种高级皮层功能的紊乱，其中包括记忆、思维、定向、理解、计算、学习能力、语言和判断功能。意识是清晰的。常伴有认知功能的损害，偶尔以情绪控制和社会行为或动机的衰退为前驱症状。

（二）成因

引起痴呆的病因很多，如中枢神经系统变性疾病、脑血管病变、占位病变、感染和创伤、代谢障碍或中毒等，但能有效治疗的病因并不多见。如能及时发现、及早治疗，部分痴呆患者预后相对较好，10%～15%的患者在针对病因的治疗后可以获得部分程度的改善，包括由内分泌障碍、神经梅毒以及部分颅内占位性病变等所致的痴呆。

（三）临床表现

痴呆多缓慢隐匿。记忆减退是必备且早发的症状。早期出现近记忆障碍，学习新事物的能力明显减退，严重者甚至找不到回家的路。随着病情的进一步发展，远记忆也受损，思维缓慢、贫乏，抽象思维丧失，对一般事物的理解力和判断力越来越差，注意力日渐受损，可出现计算困难或者不能，时间、地点和人物定向障碍。

患者可出现人格改变。通常表现兴趣减少、主动性差、社会性退缩，但亦可表现为脱抑制行为，如冲动、幼稚行为等。情绪症状包括焦虑、易激惹、抑郁和情绪不稳等，有时表现为情感淡漠，或出现"灾难反应（catastrophic reactions）"，即当患者对问题不能做出响应或不能完成相应工作时，可能出现突然放声大哭或愤怒的反应。有些患者会出现坐立不安、漫游、尖叫和不恰当的甚至是攻击性行为，也可出现妄想和幻觉。

患者的社会功能受损，对自己熟悉的工作不能完成。晚期生活不能自理，运动功能逐渐丧失，甚至穿衣、洗澡、进食以及大小便均需他人协助。

（四）治疗方法

首先应及早治疗可治疗的病因；其次，需评估患者认知功能和社会功能损害的程度，以及精神症状、行为问题和患者的家庭与社区资源等。

治疗的原则是提高患者的生活质量，减轻患者给家庭带来的负担。重要环节是维持患者躯体健康，提供安全、舒适的生活环境，以及药物对症治疗。包括提供充足的营养、适当运动、改善听力和视力及躯体疾病的治疗等。尽量使患者处于熟悉的环境，最好是在家里。中重度患者外出时，身上应佩戴附有患者基本信息（如姓名、患有何种疾病、家庭地址、联系电话等）的标识牌。房间地板不宜太光滑，室内光线要适当。厕所要安装扶手。最好有让患者安全活动的空间。另一方面需教育家庭成员，向他们提供切实可行的帮助。痴呆患者实际上仍具有一定的学习能力，因此，可通过非药物治疗使患者生活能力、情绪和行为问题得以改善。

目前尚缺乏治疗认知功能障碍的特效药物。虽然部分益智药短期内能改善患者接受新事物的能力，延缓痴呆的进一步加重，但其长期疗效仍有待观察。

抗精神病药物可用于控制精神病性症状、激越行为或攻击行为。由于老年人对抗精神病药物的不良反应更为敏感，故应从低剂量开始，缓慢加量，症状改善后需逐渐减量或停止用药。与安慰剂相比，抗精神病药物增加痴呆伴发精神行为障碍的死亡风险，故应慎重使用。

抗抑郁药可用于痴呆伴抑郁的患者，有助于改善痴呆综合征。但必须注意，三环类药物的抗胆碱不良反应可加重认知功能的损害。可考虑选择性 5-羟色胺再摄取抑制剂，如氟西汀、帕罗西汀、西酞普兰、舍曲林以及其他抗抑郁剂如文拉法辛，伴神经疼痛者可选用度洛西汀。苯二氮䓬类虽可控制痴呆者的行为问题，但因可引起意识混浊、跌倒、呼吸抑制和药物依赖等，使用时应特别谨慎。

（五）上转条件

（1）急性发作期，如严重的幻觉、妄想、兴奋、躁动、思维紊乱的患者。

（2）有暴力攻击或明显自伤、自杀行为的患者。

（3）治疗过程中出现与药物相关的急性不良反应。

（4）在家维持治疗效果不好、病情加重的患者。

（六）下转条件

（1）诊断明确，仅需门诊治疗不需住院或病情较稳定者。

（2）住院治疗精神症状控制出院后，需进行社区跟踪随访者。

二、谵妄综合征及有关疾病

(一) 定义

谵妄(delirium)是一组表现为急性、一过性的意识、注意力、思维、行为及广泛性的认知障碍,尤以意识障碍为主要特征。因急性起病、病程短暂、病情发展迅速,故又称为急性脑综合征(acute brain syndrome)。

(二) 成因

导致谵妄的原因很多,常见的病因有感染、中枢神经系统疾病、代谢性障碍、水电解质平衡紊乱、药物过量或中毒等。有关谵妄的发病机制迄今尚不十分清楚。目前有胆碱能假说认为血浆乙酰胆碱等神经递质合成减少与谵妄的发生密切相关。除了颅内病变外,其他原因引起的谵妄一般只造成脑组织的非特异性改变如充血、水肿,因而病变是可逆的,预后较好。

(三) 临床表现

谵妄通常急性起病,症状变化大,通常持续数小时或数天,老年患者中持续数月者也并非罕见。典型的谵妄通常10～12天可完全恢复,但有时可达30天以上。

谵妄的特征包括:意识障碍,神志恍惚,注意力不能集中,以及对周围环境与事物的觉察清晰度降低等。意识障碍有明显的昼夜节律变化,表现为昼轻夜重。患者白天交谈时可对答如流,晚上却出现意识混浊。定向障碍包括时间和地点的定向障碍,严重者会出现人物定向障碍。记忆障碍以即刻记忆和近记忆障碍最明显,患者尤对新近事件难以识记。睡眠-觉醒周期不规律,可表现为白天嗜睡而晚上活跃。好转后患者对谵妄时的表现或发生的事大多遗忘。

感知障碍尤其常见,包括感觉过敏、错觉和幻觉。患者对声光特别敏感。错觉和幻觉则以视错觉和视幻觉较常见,患者可因错觉和幻觉产生继发性的片段妄想和冲动行为。情绪紊乱非常突出,包括恐怖、焦虑、抑郁、愤怒或者欣喜等。

(四) 治疗方法

对于谵妄的治疗主要包括病因治疗、支持治疗和对症治疗。

病因治疗是指针对原发脑部器质性疾病或躯体疾病的治疗。

支持治疗一般包括维持水电解质平衡,适当补充营养。在整个患者精神状态改变期间,建议适当的环境控制以给患者充分的支持。应当给予患者强烈的白天或黑夜的线索提示。在白天,应当保持灯亮着,并营造一个活动的环境;在晚上,灯光应暗淡一些,居室应安静柔和。家属及医务人员亦应加强对谵妄患者的看护,预防伤人及自伤行为的发生。

对症治疗是指针对患者的精神症状给予精神药物治疗。为避免药物加深意识障碍,应尽量给予小剂量的短期治疗。抗精神病药如氟哌啶醇,因其嗜睡、低血压等不良反应较轻,可首先考虑。其他新型抗精神病药物如利培酮、奥氮平、喹硫平也可以考虑使用。除非谵妄是由于酒精或镇静催眠药物的戒断引起(震颤谵妄),否则最好不要使用苯二氮䓬类药物,因为这类药物会加重意识障碍,甚至抑制呼吸并加重认知损害。

(五) 上转条件

(1) 急性发作期,如严重的幻觉、妄想、兴奋、躁动、思维紊乱的患者。

(2) 有暴力攻击或明显自伤、自杀行为的患者。

(3) 疑似谵妄患者或谵妄诊断不明确者。

(六) 下转条件

(1) 诊断明确,治疗好转,治疗方案明确或病情较稳定者。

(2) 住院治疗出院后,需进行社区跟踪随访、教育康复者。

三、遗忘综合征及有关疾病

(一) 定义

遗忘综合征(amnestic syndrome)又称柯萨可夫综合征(Korsakoff's syndrome),是由脑器质性病理改变所导致的一种选择性或局灶性认知功能障碍,以近事记忆障碍为主要特征,无意识障碍,智能相对完好。

(二) 成因

多因下丘脑后部和近中线结构的大脑损伤所致,双侧海马结构受损也可导致遗忘障碍。酒精滥用导致硫胺(维生素 B_1)缺乏是遗忘障碍最常见的病因。其他如心脏停搏所致的缺氧、一氧化碳中毒、心脑血管性疾病、脑炎、第三脑室的肿瘤等也可导致遗忘障碍。

(三) 临床表现

遗忘障碍的主要临床表现是严重的记忆障碍,特别是近记忆障碍,注意力和即刻回忆正常。患者学习新事物很困难,记不住新近发生的事情。在智能检查时,当要求患者立即回忆才告知的地址或 3 件物品时问题不大,但 10min 后却难以回忆。另外常有虚构,患者因为近记忆缺损,常编造生动和详细的情节来弥补。其他认知功能和技能则相对保持完好。因此,患者可进行正常对话,显得较理智。

(四) 治疗方法

治疗主要是针对病因治疗,如酒精依赖所致者需戒酒,并补充维生素 B_1;如系血管病变或颅内肿瘤所致,则分别治疗原发病。其次,也要制定一些康复训练计划,如强调每天坚持读报、看新闻,训练记忆电话号码等数字,帮助患者康复。

(五) 上转条件

(1) 急性发作期,如严重的幻觉、妄想、兴奋、躁动、思维紊乱的患者。

(2) 有暴力攻击或明显自伤、自杀行为的患者。

(3) 疑似或诊断不明确者。

(4) 在家维持治疗效果不好,病情复发或加重的患者。

(5) 家庭监管无力需住院治疗的患者。

(六) 下转条件

(1) 诊断明确,仅需门诊治疗不需住院或病情较稳定者。

(2) 住院治疗出院后,需进行社区跟踪随访、教育康复者。

(3) 主要精神症状控制,愿意参加社区康复活动及职业康复训练的康复者。

第二节 使用精神活性物质所致精神和行为障碍

一、使用酒精所致精神和行为障碍

(一) 定义

使用酒精所致精神障碍和行为障碍指饮酒后出现的急性及慢性的一系列精神和躯体障碍。根据病程的长短主要表现为急性酒中毒、戒断反应、酒精依赖等。

(二) 成因

人对酒的反应个体差异很大,敏感性不一样。一般来说,饮酒量或血液内酒精浓度的不同,其抑制的程度及范围也不同。酒精抑制大脑皮质,而皮层得到释放,出现松弛感,情绪释放;随着饮酒量增加,抑制也进一步加深,出现所谓醉酒状态,精神活动、语言及运动功能抑制加深,表现为对周围事物反应性降低,感觉迟钝,判断记忆受损,自控力下降,动作不稳,构音含糊等;其后,大脑处于高度抑制状态,醉倒不起,呕吐、便溺全然不知。当血液浓度超过 0.40% 时,则可能出现昏迷、呼吸心跳抑制,死亡的可能性很大。酒精对身体的作用可分为急性及慢性作用。其急性作用主要表现为急性胃、食道出血等,慢性作用指长年累月大量饮酒,引起各脏器的损害,表现在中枢及周围神经系统、肌肉、心脏、肝脏、胰脏、消化道等。

(三) 临床表现

1. 急性酒中毒

有大量饮酒史,使得血液中酒精浓度增高而出现醉酒,主要表现为冲动性行为、易激惹、判断力及社交功能受损,并有诸如口齿不清、共济失调、步态不稳、眼球震颤、面色发红、呕吐等表现,严重者会危及生命。

2. 戒断反应

(1) 单纯性戒断反应(uncomplicated alcohol withdrawal)。长期大量饮酒后停止或减少饮酒量,在数小时后出现手、舌或眼睑震颤,并有恶心或呕吐、失眠、头痛、焦虑、情绪不稳和自主神经功能亢进,如心跳加快、出汗、血压增高等,少数患者可有短暂性幻觉或错觉。

(2) 震颤谵妄(alcohol withdrawal delirium)。长期大量饮酒者如果突然断酒,大约在48h后出现震颤谵妄,表现为意识模糊,分不清东西南北,不识亲人,不知时间,有大量的知觉异常,如常见形象歪曲而恐怖的毒蛇猛兽、妖魔鬼怪,患者极不安宁、情绪激越、大喊大叫。另一重要特征是全身肌肉粗大震颤,伴有发热、大汗淋漓、心跳加快,部分患者因高热、衰竭、感染、外伤而死亡。

(3) 癫痫样发作(epileptic attack)。多在停饮12~48h后出现,多为大发作。

3. 记忆及智力障碍

长期大量饮酒者,由于饮食结构发生变化,食欲不振,不能摄入足够量的维生素、蛋白质、矿物质等身体必需物质,常还伴有肝功能不良、慢性胃炎等躯体疾病,所以酒依赖者身体状况较差,贫血、营养不良者并不少见。长期的营养不良状态势必影响神经系统的功能及结构。酒精依赖者神经系统的特有症状之一是记忆障碍,称之为 Korsakoff 综合征,主要表现为记忆障碍、虚构、定向障碍三大特征,患者还可能有幻觉、夜间谵妄等表现。

Wernicke 脑病是由于维生素 B_1 缺乏所致,表现为眼球震颤、眼球不能外展和明显的意识障碍,伴定向障碍、记忆障碍、震颤谵妄等,大量补充维生素 B_1 可使眼球的症状很快消失,但记忆障碍的恢复较为困难,一部分患者转为 Korsakoff 综合征,成为不可逆的疾病。

酒精性痴呆(alcohol dementia)指在长期、大量饮酒后出现的持续性智力减退,表现为短期、长期记忆障碍,抽象思维及理解判断障碍,人格改变,部分患者有皮质功能受损表现,如失语、失认、失用等。酒精性痴呆一般不可逆。

4. 其他精神障碍

(1) 酒精性幻觉症(alcohol hallucinosis)。为慢性酒依赖患者所出现的持久的精神病性障碍,也可能是酒依赖者突然停饮后(一般在48h后)出现器质性幻觉,表现在意识清晰状态下出现生动、持续性的视听幻觉。

(2) 酒精性妄想症(alcohol delusional disorder)。主要表现为在意识清晰的情况下的妄想状态,特别是嫉妒妄想。

(3) 人格改变(personality change)。患者只对饮酒有兴趣,变得以自我为中心,不关心他人,责任心下降,说谎等。

(四) 治疗方法

首先,要克服来自患者的"否认",取得患者的合作。其次,要积极治疗原发病和并发症。注意加强患者营养,补充机体所需的蛋白质、维生素、矿物质、脂肪酸等物质。

1. 戒断症状的处理

(1) 单纯戒断症状。由于酒精与苯二氮䓬类药理作用相似,在临床上常用此类药物来缓解酒精的戒断症状。首次要足量,不要缓慢加药,这样不仅可抑制戒断症状,而且还能预防可能发生的震颤谵妄、戒断性癫痫发作。以地西泮为例,剂量一般为 10mg/次,3 次/日,首次剂量可更大些,口服即可,2～3 日后逐渐减量,不必加用抗精神病药物。由于酒依赖者有依赖素质,所以应特别注意用药时间不宜太长,以免发生对苯二氮䓬类药物的依赖。如果在戒断后期有焦虑、睡眠障碍,可试用三环类抗抑郁药物。

(2) 震颤谵妄。在断酒后 48h 后出现,72～96h 达到极期,其他脑、代谢、内分泌问题也可出现谵妄,应予鉴别。

一般注意事项:发生谵妄者,多有兴奋不安,需要有安静的环境,光线不宜太强。如有明显的意识障碍、行为紊乱、恐怖性幻觉、错觉,需要有人看护,以免发生意外。如有大汗淋漓、震颤,可能有体温调节问题,应注意保温。同时,由于机体处于应激状态、免疫功能受损,易致感染,应注意预防各种感染特别是肺部感染。

镇静:苯二氮䓬类应为首选,地西泮一次 10mg,2～3 次/日,如果口服困难,应选择注射途径。根据患者的兴奋程度、自主神经症状调整剂量,必要时可静脉滴注,一般持续一周,直到谵妄消失为止。

控制精神症状:可选用氟哌啶醇,5mg/次,1～3 次/日,肌肉注射,根据患者的反应增减剂量。

其他:包括纠正水、电解质和酸碱平衡紊乱、补充大剂量维生素等。

(3) 酒精性幻觉症、妄想症。大部分的戒断性幻觉、妄想症状持续时间不长,用抗精神病药物治疗有效,可选用氟哌啶醇或奋乃静口服或注射,也可以使用新型抗精神病药物,如利培酮、喹硫平等,剂量不宜太大,在幻觉、妄想控制后可考虑逐渐减药,不需像治疗精神分裂症那样长期维持用药。

(4) 酒精性癫痫。不常见,可选用丙戊酸类或苯巴比妥类药物,原有癫痫史的患者,在戒断初期就应使用大剂量的苯二氮䓬类或预防性使用抗癫痫药物。

2. 酒增敏药

戒酒硫(tetraethylthiuram disulfide,TETD)能抑制肝细胞乙醛脱氢酶。

TETD 本身是一种无毒物质,但预先给予 TETD,能使酒精代谢停留在乙醛阶段,出现显著的体征或症状,饮酒后约 5～10min 之后即出现面部发热,不久出现潮红、血管扩张,头、颈部感到强烈的搏动,出现搏动性头痛;呼吸困难、恶心、呕吐、出汗、口渴、低血压、直立性晕厥、极度的不适、软弱无力等,严重者可出现精神错乱和休克。在每天早上服用,最好在医疗监护下使用,一次用量 250mg,可持续应用一月至数月。少数人在应用 TETD 治疗中即使饮少量的酒亦可出现严重不良反应,甚至有死亡的危险,因此,患有心血管疾病和年老体弱者应禁用或慎用。在应用期间,除必要的监护措施外,应特别警告患者不要在服药期间饮酒。

3. 抗酒渴求药

阿片受体阻滞剂纳屈酮能减少酒依赖患者饮酒量和复发率,特别是当与心理治疗联合起来使用时。纳屈酮每天剂量为 25～50mg。另外,GABA 受体激动剂乙酰高牛磺酸钙(阿坎酸钙,acamprosate)也有一定的抗渴求作用,能减少戒酒后复发。

4. 治疗精神障碍共病

许多酒依赖患者同时也患有其他精神障碍,常见的有抑郁症、焦虑症、强迫症等,这些精神障碍可能是导致酒依赖的原因,也可能是酒依赖的结果。改善精神症状将有助于酒依赖的治疗。

(五) 上转条件

(1) 急性酒中毒,如严重的幻觉、妄想、兴奋、躁动、思维紊乱的患者。

(2) 严重的戒断症状反应。

(3) 家庭监管无力,存在酒精依赖且伴有暴力攻击或自伤行为,需住院治疗的患者。

(六) 下转条件

(1) 诊断明确,仅需门诊治疗不需住院或病情较稳定者。

(2) 住院治疗出院后,需进行社区跟踪随访、教育康复者。

(3) 主要精神症状控制,愿意参加社区康复活动及职业康复训练的康复者。

二、使用阿片类药物所致精神和行为障碍

(一) 定义

阿片类物质(opiates)是指任何天然的或合成的、对机体产生类似吗啡效应的一类药物。使用阿片类药物出现急性或戒断后的精神和行为障碍为使用阿片类药物所致精神障碍。

（二）成因

脑内和脊髓内存在阿片受体。这些受体分布在痛觉传导区以及与情绪和行为相关的区域，集中分布在脑室周围灰质、中脑边缘系统和脊髓罗氏胶质区（substantia gelatinosa）等区域。阿片受体已知有 μ、δ、κ 等多型，其中以 μ 受体与阿片类的镇痛与欣快作用关系最密切，在中枢神经系统分布也最广。另外，β-内啡肽（β-endorphin）、脑啡肽（enkaphalin）、强啡肽（dynorphin）等这些肽类均能作用于阿片受体。每种阿片受体都与百日咳毒素敏感的 G 蛋白偶联，3 种受体与 G 蛋白的偶联方式相似。阿片受体的急性效应包括抑制腺苷酸环化酶、激活 K^+ 传导，抑制 Ca^{2+} 传导和递质释放。

（三）临床表现

由于所使用阿片类物质的剂量、对中枢神经系统作用的程度、使用时间的长短、使用途径、停药的速度等不同，戒断症状强烈程度也不一致。短效药物，如吗啡、海洛因一般在停药后 $8\sim12h$ 出现，极期在 $48\sim72h$，持续 $7\sim10$ 天。长效药物，如美沙酮戒断症状出现在 $1\sim3$ 天，性质与短效药物相似，极期在 $3\sim8$ 天，症状持续数周。

典型的戒断症状可分为两大类：客观体征，如血压升高、脉搏增加、体温升高、鸡皮疙瘩、瞳孔扩大、流涕、震颤、腹泻、呕吐、打喷嚏、失眠等；主观症状，如恶心、肌肉疼痛、骨头疼痛、腹痛、不安、食欲差、无力、疲乏、发冷、发热、渴求药物等。

（四）治疗方法

治疗一般分两步走，即急性期的脱毒治疗和脱毒后防止复吸及社会心理康复治疗。

1. 脱毒治疗

（1）替代治疗。替代治疗的理论基础是利用与毒品有相似作用的药物来替代毒品，以减轻戒断症状的严重程度，使患者能较好的耐受。然后在一定的时间（如 $14\sim21$ 天）内将替代药物逐渐减少，最后停用。目前常用的替代药物有美沙酮（methadone）和丁丙诺啡（buprenorphine），使用剂量视患者的情况而定，美沙酮首日剂量为 $30\sim60mg$，丁丙诺啡为 $0.9\sim2.1mg$，然后根据患者的躯体反应逐渐减量，原则是只减不加，先快后慢、限时减完。

（2）非替代治疗。①可乐定（clonidine）：为 α_2 受体激动剂，开始剂量为 $0.1\sim0.3mg$，每天 3 次，不良反应为低血压、口干和思睡，剂量必须个体化。可乐定对于渴求、肌肉疼痛等效果较差。主要用于脱毒治疗的辅助治疗。②中草药、针灸：与替代治疗相比，中药在缓解戒药后的前 3 天的戒断症状方面较差，但能有效促进机体的康复、促进食欲，重要的是不存在撤药困难问题。针灸治疗也有一定的疗效。

③其他:如镇静催眠药、莨菪碱类药物。

3. 防止复吸、社会心理干预

(1) 阿片类阻滞剂。理论上,通过阻滞阿片类的欣快作用,条件反射就会消退。此类药物主要为纳洛酮和纳屈酮,后者口服有效。由于这些药物是 μ 受体阻滞剂,能阻滞阿片类的效应,而且毒性较低,自从 1960 年以来,被广泛应用于临床,但仅有 30% 的戒毒者能坚持使用此类药物。

(2) 社会心理治疗。多数研究表明,心理社会干预能针对某些问题如复发等起到良好的治疗效果。

① 认知行为治疗:主要目的在于改变导致适应不良行为的认知方式,改变导致吸毒的行为方式,帮助患者应付急性或慢性渴求,促进患者社会技能、强化患者不吸毒行为。

② 复吸预防:基于认知行为治疗方法,帮助患者增加自控能力以避免复吸。基本的方法为:讨论对吸毒、戒毒的矛盾心理,找出诱发渴求、复吸的情绪及环境因素,找出应付内外不良刺激的方法,打破重新吸毒的恶性循环。

③ 群体治疗:群体治疗使患者有机会发现他们之间共同的问题,制订出切实可行的治疗方案;能促进他们相互理解,让他们学会如何正确表达自己的情感、意愿,使他们有机会共同交流戒毒成功的经验和失败的教训;也可以在治疗期间相互监督、相互支持,促进他们与医师保持接触,有助于预防复吸、促进康复。

④ 家庭治疗:家庭治疗强调人际间、家庭成员间的不良关系是导致吸毒成瘾、治疗后复吸的主要原因。有效的家庭治疗技术能打破对治疗的阻抗,促进家庭成员间的感情交流。

(3) 美沙酮维持治疗。美沙酮维持治疗是使用美沙酮补充海洛因依赖者体内内源性阿片肽量的不足,使海洛因依赖者恢复其正常的生理及心理功能,像正常人一样的生活。它不同于"脱毒治疗",也不是通常所说的"戒毒",而是一种治疗方法,如同高血压和糖尿病等的治疗需要长期或终生使用药物控制症状和维持治疗一样。

(五) 上转条件

(1) 急性重度,出现明显的幻觉、妄想、兴奋、躁动、思维紊乱的患者。

(2) 家庭监管无力,且须要急性期脱毒治疗,需住院治疗的患者。

(六) 下转条件

(1) 诊断明确,仅需门诊治疗不需住院或病情较稳定者。

(2) 住院治疗出院后,需进行社区维持美沙酮治疗、教育康复者。

(3) 愿意参加社区康复活动及职业康复训练的康复者。

第三节 精神分裂症和妄想性障碍

一、精神分裂症

(一)定义

精神分裂症是一组病因未明的精神病,多起病于青壮年,常有感知、思维、情感、行为等多方面的障碍和精神活动的不协调。一般情况下,无意识障碍和明显的智能障碍的病程多迁延。

(二)成因

1. 遗传

精神分裂症是一个遗传学模式复杂、具有多种表现型的疾病,确切的遗传模式不清。近年来,分子遗传学的连锁与关联分析的大量研究提示,有以下染色体位点与精神分裂症的发生密切相关,即 6p24-p22, 6q13-q26, 10p15-p11, 13q32, 22q12-q13, 1q32-q41, 5q31, 6q25.2, 8p21, 8p23.3, 10q22 和 10q25.3-q26.3 等。对这些染色体位点的进一步分析提示,目前最可能成为精神分裂症致病候选基因的是:精神分裂症 1 断裂基因(DISC1),代谢型谷氨酸受体 3 基因(GRM3),Dysbindin 基因(DTNBP1),儿茶酚氧位甲基转移酶(COMT)基因,神经调节蛋白基因(NRG1, neuregulin-1), G 蛋白信号调节基因(RGS4)及 D-氨基酸氧化酶激动子基因 DAOA(G72/G30)等。研究还显示,这些基因对精神分裂症的易感性起了部分作用。然而,究竟还有那些基因参与了精神分裂症的发生、这些基因之间是如何相互作用的,以及这些基因所产生的蛋白质是如何影响精神分症的病理生理过程的,对于这类问题,至今尚无一致性结论。

2. 神经发育

精神分裂症的发生可能与神经发育异常有关。精神分裂的神经发育假说认为:由于遗传因素(易感性)和某些神经发育危险因素(妊娠期与出生时的并发症、怀孕期间暴露于流感病毒或母爱剥夺、Rhesus(Rh)因子不相容、冬季出生等)的相互作用,在胚胎期大脑发育过程就出现了某种神经病理改变,主要是新皮质形成期神经细胞从大脑深部向皮质迁移过程中出现了紊乱,导致心理整合功能异常。其即刻效应并不显著,但随着进入青春期或成年早期,在外界环境因素的不良刺激下,导致了精神分裂症状的出现。精神分裂症神经发育异常的证据可概括如下:

(1)脑解剖和神经病理学研究发现。精神分裂症患者有边缘系统和颞叶结构的缩小,脑半球不对称;精神分裂症患者的海马、额叶皮质、扣带回和内嗅脑皮质有细胞结构的紊乱,推测是在脑发育阶段神经元移行异位或分化障碍造成,破坏了皮质联络的正常模式,这些脑结构改变的同时不伴有神经系统退行性改变的特征,故其组织学改变更倾向于神经发育源性。

(2) 脑影像学研究发现。部分患者有脑室(尤其是侧脑室和第三脑室)扩大和脑皮质萎缩,脑结构的变化在病前就明显存在,与神经发育损害一致。部分患者有额叶功能低下,表现为:与正常人群比,在认知刺激作用下,额叶代谢低下、血流不足、激活较差,且与病前的神经心理缺陷(执行功能)有关。不少研究者发现,脑部的上述影像学改变也见于患者的一级亲属,与病程及药物治疗无关;在单卵双生子的研究中,发病的个体脑室扩大较未发病者明显。以上这些发现提示:遗传因素可能是构成精神分裂症脑结构发育异常的基础。

(3) 临床研究发现。神经发育异常的外部表现体现在以下几方面:①病前轻度躯体异常:常见的有腭部升高,上眶凹陷或突出,内眦赘皮,眼裂下斜,鼻翼不对称,唇耳距离增加,嘴的宽度减小,耳郭突出,耳叶小,手掌长,小指内屈,通贯掌等。②社会适应与个性特征异常:体现在童年期表现出发育延缓,并有认知障碍,语言智商和操作智商的成绩较差,尤其是有语言发育迟缓和面部异常运动者,预示有可能发生精神分裂症;部分患者病前(儿童期)表现体育、品行成绩较差,而且常缺课,朋友少,孤独倾向增加,社交自信感较低及社交焦虑感增强等。③神经功能异常:神经系统软体征主要表现在运动协调、感觉统合和神经反射的形成等方面,如大多研究发现精神分裂症患者的眨眼频率增快;平稳眼跟踪(smooth pursuit tracking)异常;视觉或听觉诱发电位测验提示患者一般有脑的警觉水平下降,但有妄想的患者则处于过度警觉状态,如 P300 波幅减低和两侧不对称以及对视觉和听觉刺激的反应延迟。④神经心理异常:大量研究显示,精神分裂症患者的神经心理测验结果类似于脑器质性精神障碍患者的结果,只是程度较轻。患者在注意、记忆、智能、概念的形成与抽象等方面均有或轻或重的损害。其中以语义记忆(semantic memory)、执行功能和注意受损更为明显。

3. 神经生化

精神分裂症神经生化基础方面的研究,主要有 3 个方面的假说。

(1) 多巴胺(dopamine,DA)假说。认为精神分裂症是中枢 DA 功能亢进,或由于 DA 受体增加导致对 DA 的敏感性增加所致。该假说支持的证据主要包括:长期使用促进多巴胺释放剂如苯丙胺,会使正常人产生幻觉和妄想;抗精神病药物因拮抗多巴胺 D2 受体对精神分裂症的阳性症状有效;大量研究提示精神分裂症患者血清 DA 主要代谢产物高香草酸(HVA)增高,尸体脑组织中 DA 或 HVA 高于对照组;PET 研究发现未经抗精神病药物治疗的患者纹状体 D2 受体数量增加等。然而,DA 亢进假说不能解释精神分裂症其他方面的表现(如阴性症状和认知缺陷等),新近的研究提示,前额叶 DA 功能低下可能与患者的阴性症状和认知缺陷有关。

(2) 谷氨酸假说。谷氨酸假说涉及 3 个方面:其一是中枢谷氨酸功能不足可能是精神分裂症的病因之一。因为谷氨酸受体拮抗剂如苯环己哌啶(phencyclidine,PCP)可在受试者身上引起幻觉、妄想及情感淡漠、退缩等症状。谷氨酸是皮质神经元重要的兴奋性递质,脑发育早期突触的形成、突触的维持及突触的可塑性均受到谷氨酸系统的影响。相当多的证据表明,与正常人群相比,精神分裂症患者大脑某些区域(如中颞叶)谷氨酸受体亚型减少,抗精神病药物的作用机制之一就是增加中枢谷氨酸功能。其二,不少研究认为精神分裂症的多巴胺功能异常是继发于谷氨酸神经元调节功能紊乱这一基础之上。其三,目前已经发现的精神分裂症易感基因都与谷氨酸传递有关。

(3) 5-羟色胺假说。该假说源于 5-HT 激动剂麦角胺二乙酰胺(LSD)能导致幻觉。近年来,由于非典型(新型)抗精神病药,如利培酮、奥氮平等在临床上的应用,而使 5-HT 在精神分裂症病理生理机制中的作用再次受到重视。这类药物除了对中枢 DA 受体有拮抗作用外,还对 5-HT2A 受体有很强的拮抗作用。5-HT2A 受体可能与情感、行为控制及 DA 调节释放有关。5-HT2A 受体激动剂可促进 DA 的合成和释放,而 5-HT2A 受体拮抗剂可使 DA 神经元放电减少,并能减少中脑皮质及中脑边缘系统 DA 的释放,这与非典型抗精神病药物的抗精神病作用及锥体外系反应的减少均有关系。尸体检查和脑功能影像学研究发现,精神分裂症患者额叶皮质 5-HT2 受体表达下降,进一步支持 5-HT 在精神分裂症发病中的病理生理作用。

(4) γ-氨基丁酸(GABA)假说。GABA 是脑内主要的抑制性神经递质。GABA 与精神分裂症有关的理由如下:首先,患者大脑皮质 GABA 合成酶(谷氨酸脱羧酶)水平下降;其次,一种特殊类型的 GABA 能神经元(其中包含微清蛋白)的密度及其突触末梢均减少。再次,GABA 受体表达异常。此外,NMDA 受体拮抗剂的致精神病效应可能与 GABA 的释放增加有关。

除了上述 4 种主要的神经递质外,精神分裂症可能还与其他系统如神经肽、肾上腺素、乙酰胆碱、第二信使等的改变和/或这些系统间的相互作用有关。不过,以上所述的神经递质的变化是疾病的原因还是结果,是相关因素还是伴随状态,他们之间是单独致病还是相互作用致病,至今尚无定论。

4. 心理社会因素

尽管不少研究表明精神分裂症的发生与心理社会因素有关,但至今为止,尚未发现任何能决定是否发生精神分裂症的心理社会因素。某些应激事件确实使健康人导致了精神异常,但这种异常更多的是应激所致精神障碍。目前的观点认为,心理、社会因素可以诱发精神分裂症,但最终的病程演变常不受先前的心理因素所左右。可能与精神分裂症发生有关的常见社会心理因素包括文化、职业和社会阶层、移民、孕期饥饿、社会隔离与心理社会应激事件等。

(三)临床表现

精神分裂症的临床症状复杂多样。可以这样说,各种精神症状均可能见于不同的精神分裂症患者中,只是出现的频率不一。不同个体、不同疾病类型、处于疾病的不同阶段其临床表现可有很大差异。不过,这类患者均具有感知、思维、情感、意志及行为的不协调和脱离现实环境的特点。

1. 前驱期症状

前驱期症状是指在明显的精神症状出现前,患者所出现的一些非特异性的症状。这些症状不具有特异性,在青少年中并不少见,但更多见于发病前。最常见的前驱期症状可以概括为以下几方面:①情绪改变,包括抑郁、焦虑、情绪波动、易激惹等;②认知改变,如出现一些古怪或异常观念、学习或工作能力下降等;③对自我和外界的感知改变;④行为改变,如社会活动退缩或丧失兴趣、多疑敏感、社会功能水平下降等;⑤躯体改变,如睡眠和食欲改变、乏力、活动和动机下降等。由于此时的患者在其他方面基本保持正常,且常常对这些症状有较为合理化的解释,故处于疾病前驱期的这些表现常不为家人重视。

2. 显症期症状

精神分裂症患者存在以下5个症状维度(亚综合征):幻觉、妄想综合征,阴性综合征,瓦解综合征(disorganization symptoms),焦虑抑郁综合征,以及激越综合征。其中,前3类症状对诊断精神分裂症特异性较高。

(1)阳性症状。阳性症状是指异常心理过程的出现,普遍公认的阳性症状包括幻觉、妄想及紊乱的言语和行为(瓦解症状)。

① 幻觉:幻听、幻视、幻嗅、幻味、幻触在精神分裂症患者中均可出现,然而听幻觉最常见。幻听可以是非言语性的,也可以是言语性的。一般来说,在意识清晰状态下出现评论性幻听、争论性幻听或命令性幻听常指向精神分裂症。幻听还可以以思维鸣响的方式表现出来,即患者所进行的思考,都被自己的声音读出来。

幻视亦较常见,而幻嗅、幻味和幻触则不常见。这类幻觉一旦出现,则要首先考虑是否由于躯体疾病、中毒、物质滥用或脑器质性疾病所致。有的患者可能出现内脏幻觉如大脑烧灼感、血管的冲动感或骨髓切割感等。

精神分裂症的幻觉体验不管是清晰具体还是朦胧模糊,多会给患者的思维、情绪和行动带来不同程度的影响。在幻觉的支配下,患者可能做出违背本性、不合常理的举动。

② 妄想:属于思维内容障碍。绝大多数时候,妄想的荒谬性显而易见,但患者

却坚信不疑。在疾病的初期,部分患者对自己的某些明显不合常理的想法也许还会持将信将疑的态度,但随着疾病的进展,患者逐渐与病态的信念融为一体,并受妄想的影响而做出某些反常的言行。另外,妄想的内容可与患者的生活经历、教育程度与文化背景有一定的联系。

妄想是精神分裂症患者出现频率最高的精神症状之一,表现方式多种多样。各种妄想在精神分裂症中出现的频率以及对疾病的诊断价值也各有不同,临床上以被害、关系、嫉妒、钟情、非血统、宗教和躯体妄想等多见。一个患者可表现一种或几种妄想。一般来讲,在意识清晰的基础上出现的原发性妄想,妄想心境、妄想知觉、妄想回忆以及某些离奇古怪的妄想(如坚信某人在自己脑内植入了芯片来监视自己的思想),常提示精神分裂症的诊断。

③ 瓦解症状群:包括思维形式障碍(formal thought disorders)、怪异行为(bizarre behaviors)、紧张症行为(catatonic behaviors)以及不适当的情感。

语言形式的思维障碍定义为言语表达中明显的思维形式或思维活动量的紊乱。思维形式障碍按由轻到重的严重程度可表现为病理性赘述、思维散漫、思维破裂及词的杂拌。其他常见的思维形式障碍有语词新作、模仿语言、重复语言、刻板言语、内向性思维(autism)、缄默症、思维中断(插入)、思维云集、思维被夺走、持续语言、逻辑倒错性思维、病理性象征性思维等。

行为症状可以表现为单调重复、杂乱无章或缺乏目的性的行为,可以是单个肢体的细微运动或涉及躯体和四肢的粗大动作,也可以表现为仪式化的行为(作态),但旁人无法理喻。有的患者表现扮鬼脸,幼稚愚蠢的傻笑或声调,脱衣、脱裤、当众手淫等;有的患者表现违拗、被动服从、模仿动作;有的患者表现意向倒错,吃一些不能吃的东西或伤害自己的身体;有的患者可表现为紧张性木僵和紧张性兴奋。发病年龄早且以行为紊乱症状为主要表现者常与明显的思维障碍有关,也常预示较大的社会功能损害和恶化性的病程。

不适当的情感是指患者的情感表达与外界环境和内心体验不协调。表现为一点小事极端暴怒、高兴或焦虑,或表现情感倒错(高兴的事情出现悲伤体验,悲伤的事情出现愉快体验),或表现持续的独自发笑,或表现幻想性质的狂喜狂悲、宗教性的极乐状态等。

(2)阴性症状。阴性症状是指正常心理功能的缺失,涉及情感、社交及认知方面的缺陷。精神分裂症的阴性症状主要包括以下 5 个条目,其中意志减退和快感缺乏是最常见的阴性症状。

① 意志减退(avolition):患者从事有目的性的活动的意愿和动机减退或丧失。轻者表现为安于现状,无所事事,对前途无打算、无追求、不关心、个人卫生懒于料理。重者终日卧床少动,孤僻离群,行为被动,甚至个人生活不能自理,甚至本能欲

望也缺乏。

② 快感缺乏(anhedonia)：表现为持续存在的、不能从日常活动中发现和获得愉快感，尤其是对即将参与的活动缺乏期待快感(anticipatory pleasure)。期待快感的缺乏会降低患者参与活动的动机。约半数精神分裂症患者有此症状。

③ 情感迟钝(affective blunting)：表现为不能理解和识别别人的情感表露和/或不能正确地表达自己的情感。患者在情感的反应性、面部表情、眼神接触、体态语言、语音语调、亲情交流等方面均存在缺陷。此症状是社会功能不良、生活治疗差的重要预测因子。男性患者、起病年龄早、病前功能不良者多见。

④ 社交退缩(social withdrawal)：包括对社会关系的冷淡和对社交兴趣的减退或缺乏。表现为少与家人与亲友交往，性兴趣下降，难以体会到亲情与友爱，不主动参与社交活动。

⑤ 言语贫乏(alogia)。属于阴性的思维障碍，即言语的产生减少或缺乏。表现为言语交流减少，回答问题内容空洞、简单，严重者几乎没有自发言语。如果患者的语量不少但内容空洞、单调、缺乏意义则属于瓦解症状，多见于精神分裂症青春型。

(3) 焦虑、抑郁症状。大多数精神分裂症患者在其疾病过程中会体验到明显的抑郁和焦虑情绪，尤以疾病的早期和缓解后期多见，不过，临床医生和家庭成员常常被患者外显的精神病性症状所吸引而对此类症状重视不够。精神分裂症患者的抑郁、焦虑症状可能属于疾病的一部分，也可能是继发于疾病的影响、药物不良反应和患者对精神病态的认识和担心。以阴性症状为主要表现的患者较少出现焦虑抑郁情绪另一方面也提示患者发生自杀行为和物质滥用的可能性增加，需要特别注意。

(4) 激越症状。主要表现为以下两种情况：

① 攻击暴力(violence)：部分患者可表现激越、冲动控制能力减退及社交敏感性降低，严重者可出现冲动攻击与暴力行为。一般认为，精神分裂症患者发生攻击暴力行为的可能性比常人大 4 倍，但精神分裂症患者成为攻击暴力受害者的可能性远比常人更大。研究还发现，精神分裂症患者发生严重凶杀行为的可能性并不比常人高。暴力攻击行为的高危因素包括：男性患者，病前存在品行障碍、反社会型人格特征，共患物质滥用以及幻觉妄想的支配等。而预测攻击暴力行为的最佳因子是既往的攻击、暴力行为史。

② 自杀：20%～40%的精神分裂症患者在其疾病过程中会出现自杀企图。以往认为，约 10%的患者最终死于自杀，而荟萃分析表明，最终死于自杀者约为 5%。引起自杀最可能的原因是抑郁症状，而虚无妄想、命令性幻听、逃避精神痛苦等则是常见的促发因素。自杀行为多在疾病早期，或在患者刚入院或出院不久时发生。

（5）定向、记忆和智能。精神分裂症患者对时间、空间和人物一般能进行正确的定向，意识通常是清晰的，一般的记忆和智能没有明显障碍。慢性衰退患者，由于缺乏社会交流和接受新知识，可有智能减退。近年来的一个重要进展就是再次发现精神分裂症认知缺陷的重要性。作为一个群体，精神分裂症患者表现出一系列较高级的认知功能缺陷，包括注意、执行功能、工作记忆、情节记忆（episodic memory）、抽象概括和创造力等方面。也有不少研究认为，认知缺陷是一种素质特征而非疾病的状态特征，是精神分裂症的核心症状或内表型。因此，改善认知成为目前治疗干预的重要目标之一。

（6）自知力。自知力缺乏是影响治疗依从性的重要原因。临床医生应仔细评估患者自知力的各个方面，包括对精神症状认识、对疾病的认识以及对用药认识。自知力评估有利于治疗策略的制订。

（四）治疗方法

首次发作或复发的精神分裂症患者，抗精神病药物治疗应作为首选的治疗措施。而健康教育、工娱治疗、心理社会干预等措施应该贯穿治疗的全过程，即目前倡导的全病程治疗。对部分药物治疗效果不佳和/或有木僵违拗、频繁自杀、攻击冲动的患者，急性治疗期可以单用或合用电抽搐治疗。

1. 药物治疗

（1）一般原则。药物治疗应系统而规范，强调早期、足量（个体化的最低有效剂量）、足疗程、单一用药、个体化用药的原则。治疗应从小剂量开始逐渐加到有效推荐剂量，药物剂量增加速度视药物特性及患者特质而定，维持剂量可酌情减少，通常为巩固治疗期间剂量的 $1/2\sim2/3$（要个体化）。高剂量时应密切评估药物的治疗反应和不良反应并给予合理的调整。一般情况下不能突然停药。

（2）选药原则。药物的选择应根据患者对药物的依从性、个体对药物的疗效、不良反应的大小、长期治疗计划、年龄、性别及经济状况等而定。指南建议：在药物治疗时要尊重患者的选择；由于不同个体对相同的抗精神病药物的治疗反应会存在差异，因此，很难推荐适合于全部患者的一线抗精神病药物；对于两种不同作用机制的抗精神病药物治疗不佳者，建议选用氯氮平治疗；对于治疗依从性不佳者，可以选择长效制剂治疗。

（3）药物治疗。程序与时间治疗程序包括急性治疗期（至少 $4\sim6$ 周）、巩固治疗期（至少 6 个月）和维持治疗期。一般来说，维持期治疗时间要根据不同情况而定，对于首发的、缓慢起病的患者，维持治疗时间至少 5 年；急性发作、缓解迅速彻底的患者，维持治疗时间可以相应较短。最终，只有不足 1/5 的患者有可能停药。如果决定停药，一定要告知患者和家属复发的先兆症状和应对措施。

（4）合并用药。如患者持续出现焦虑、抑郁和敌意等症状，即使抗精神病药物对阳性症状控制较好,仍应合用辅助药物。如患者已接受合适的抗精神病药物治疗,甚至包括了氯氮平,但仍表现持续的阳性精神病性症状,应合用辅助药物(增效药物),或电抽搐(ECT)治疗,或经颅磁刺激治疗,或联合使用不同种类的抗精神病药物,亦可单独应用 ECT 治疗。辅助药物包括苯二氮䓬类、情绪稳定剂、抗抑郁药等。联合用药以化学结构不同、药理作用不尽相同的药物联用比较合适,达到预期治疗目标后仍以单一用药为宜,作用机制相似的药物原则上不宜合用。如果合并用药未出现明显疗效,则要恢复到单一用药或换用其他药物。

(5) 安全原则。在开始抗精神病药物治疗前均应常规检查血压、心率、血象、肝、肾、心功能、血糖和血脂,并在服药期间要定期复查对比,发现问题及时分析处理。

2. 心理与社会干预

仅仅让患者消除精神症状是不够的。临床症状消失,自知力恢复,仅达到临床痊愈的标准。理想状态是,患者恢复了由于疾病所致的精力与体力下降,达到并保持良好的健康状态,恢复原有的工作或学习能力,重建恰当稳定的人际关系,这样才算达到全面的社会康复。而心理社会干预措施有助于这一理想目标的获得。常用于精神分裂症患者康复的心理社会干预措施简述如下:

(1) 行为治疗(社会技能训练)。基于学习理论,运用各种方式训练患者的各种技能,如正确决策和解决问题,处理好人际关系,正确应对应激和不良情绪,进行一些生活技能训练等。大多数研究认为,本法对减少精神病理症状和再住院无明显作用,但能使患者获得某些有目的技能,能改进个体的社会适应能力。

(2) 家庭干预。家庭干预的要素是心理教育、行为问题的解决方法、家庭支持及危机处理措施等的有机结合。

心理教育:目的在于提高患者和监护人对疾病的理解,对高情感表达的家庭成员进行指导。具体内容包括向家庭成员讲解:①疾病的性质特征;②精神疾病和药物治疗的基本知识;③正确对待患者的态度;④如何为患者提供某些支持(如督促服药);⑤如何分析与解决家庭矛盾与冲突等。

家庭危机干预:目的是指导患者及其家庭成员应付应激的方法,减轻患者压力。要求家庭做到:①能接受患者精神症状的存在;②能确认可能诱发精神病的应激源;③能预防可能导致下次急性发作的应激源;④能提供避免或降低疾病发作的对策,包括复发先兆症状的识别等。

家庭为基础的行为治疗:指导家庭成员如何同患者相处,如何解决日常生活中所遇到的问题,如何强化与保持患者所取得的进步等。

3. 社区服务精神分裂症

患者最终都需要生活在社区,因此如何在社区中管理精神分裂症患者,如何在社区中为他们提供方便、合理和高效的服务一直为世界各国所重视。20世纪70年代西方国家所倡导的非住院化运动,经过几十年的临床应用而发展出了针对精神病患者(尤其是精神分裂症患者)的一种新的社区服务模式——个案管理(case management,CM)。在该模式中,治疗者首先将各种不同的服务措施进行调整后综合成一个最适合于某一患者需要的个体化治疗方案,每一个患者都有一个负责联络的个案管理者,然后由个案管理者负责督促与协调治疗小组对个体化治疗方案的执行,整个治疗过程均在社区中完成。其最终目的是提高患者在社区中的适应和生存能力,促进患者心身的全面康复。以个案管理为基础的社区服务模式包括多种形式,而其中以主动性社区治疗(assertive community treatment,ACT)和职业康复(occupation rehabilitation)为多数国家所推崇。

(五) 上转条件

(1) 急性发作期,如严重的幻觉、妄想、兴奋、躁动、思维紊乱的患者。

(2) 有暴力攻击或明显自伤、自杀行为的患者。

(3) 疑似精神分裂症患者或精神分裂症诊断不明确者。

(4) 治疗过程中出现与抗精神病药相关的急性不良反应。

(5) 在家维持治疗效果不好,病情复发或加重的患者。

(6) 家庭监管无力需住院治疗的患者。

(六) 下转条件

(1) 诊断明确,仅需门诊治疗不需住院或病情较稳定者。

(2) 住院治疗出院后,需进行社区跟踪随访、教育康复者。

(3) 主要精神症状控制,愿意参加社区康复活动及职业康复训练的康复者。

二、妄想性障碍

(一) 定义

妄想性障碍又称偏执性精神障碍(paranoid disorders),是指一组病因未明、以系统妄想为主要症状的精神病,若有幻觉则历时短暂且不突出,在不涉及妄想的情况下,不表现明显的精神异常。

(二) 成因

本病病因不详。可能与精神分裂症的病因相似,参照精神分裂症一节。

(三) 临床表现

妄想是最突出的或唯一的临床特征,妄想必须存在至少3个月,必须明确地为患者的个人观念,而非亚文化观念。可间断性地出现抑郁症状甚至完全的抑郁发作,但没有心境障碍时妄想仍持续存在。不应存在脑疾病的证据;没有或偶然才有听幻觉;无精神分裂症性症状(被控制妄想、思维被广播等)的病史。

以被害妄想为表现者坚信被人用一种或一些恶意的方式陷害,包括躯体、名誉和权力方面的受害。患者搜集证据、罗列事实或反复诉讼(诉讼狂),不屈不挠。以夸大妄想为表现者夸大自身价值、权力、知识、身份和地位,或坚信与神仙或名人有某些特殊关系。自命不凡、才华出众,自称有惊人才能和某些独到的发明创造,或是家财万贯,或能预测未来等。以嫉妒妄想为表现者又称 Othello 综合征,主要怀疑配偶不贞,而常对配偶采取跟踪、检查、限制等方式而防止配偶出现"外遇"。以钟情妄想为表现者又称 Clerambanlt 综合征,女性多见,表现为坚信某一异性对自己钟情,但又不敢公开表示。如有人劝阻,则可能会被认为是破坏者,一旦遭到对方拒绝,则有可能由迷恋转为怨恨而采取报复行为。此外,有的患者表现为坚信自己有某一躯体缺陷或疾病状态的妄想,因而反复求医,反复检查,客观事实无法纠正其信念。

(四)治疗方法

此病治疗比较棘手,大多患者不愿求医,即使住院也难以建立良好的医患关系,治疗依从性差。一般来讲,对有敌意、攻击、自杀隐患的患者有必要进行适当的监管和住院治疗。抗精神病药物可改善妄想性障碍的症状并防止恶化或复发。伴有焦虑和抑郁的患者可予抗焦虑和抗抑郁药物治疗。对服药依从性很差的患者,长效抗精神病药制剂不失为一种较好的选择。精神病药物和剂量和疗程可参照精神分裂症的治疗常规。

心理干预常配合药物治病进行,有效的心理干预有助于良好医患关系的建立,提高治疗的依从性。在治疗过程中,治疗者不要支持或反对患者的妄想观念,也不要试图让患者马上改变他的想法,不要质问,治疗方式应该围绕患者对于妄想信念产生的主观痛苦来进行,这样才有可能取得患者的配合。心理治疗者还要指导家属如何对待患者。此外,消除引起患者不安、多疑的环境,提供一个患者认为安全的环境,对部分患者可能有效。

(五)上转条件

(1)急性发作期,存在严重妄想的患者。

(2)有暴力攻击行为的患者。

(3)疑似精神疾病患者或精神疾病诊断不明确者。

(4)治疗过程中出现与抗精神病药相关的急性不良反应。

(5)在家维持治疗效果不好,病情复发或加重的患者。

（六）下转条件

（1）诊断明确，仅需门诊治疗不需住院或病情较稳定者。

（2）住院治疗出院后，需进行社区跟踪随访、教育康复者。

（3）主要精神症状控制，愿意参加社区康复活动及职业康复训练的康复者。

第四节　情感障碍

一、抑郁障碍

（一）定义

抑郁障碍（major depressive disorder，MDD）以显著而持久的心境低落为主要临床特征，临床表现可从闷闷不乐到悲痛欲绝，多数病例有反复发作的倾向，每次发作大多数可以缓解，部分可有残留症状或转为慢性。抑郁症是最常见的抑郁障碍，表现为单次发作或反复发作，病程迁延。约四分之三的患者有终生复发的风险，发作间歇期有不同程度的残留症状。

（二）成因

本病病因和发病机制尚不清楚，大量研究资料提示遗传因素、神经生化因素和心理社会因素等对本病的发生有明显影响。

1. 遗传因素

（1）家系研究。心境障碍患者的生物学亲属的患病风险明显增加，血缘关系越近，患病概率也越高。

（2）双生子与寄养子研究。研究发现心境障碍的单卵双生子（MZ）的同病率明显高于异卵双生子，单相抑郁患者的单卵双生子同病一致率（46%）也明显高于双卵双生子（20%）。寄养子研究也显示，患有心境障碍的亲生父母所生寄养子的患病率高于正常亲生父母所生寄养子的患病率。这些研究充分说明了遗传因素在心境障碍发病中占有重要地位，其影响远甚于环境因素。关于本病的遗传方式，有单基因常染色体显性遗传、性连锁显性遗传、多基因遗传和异质性遗传等假说，但均未获得证实。目前多倾向于多基因遗传模式。

（3）分子遗传学研究。心境障碍的疾病基因或易感基因尚需深入研究。分子遗传学研究涉及多条染色体和基因，虽然有不少阳性发现，但目前尚缺乏肯定的研究证据。候选基因研究也未能证实酪氨酸羟化酶基因、DA 受体基因、多巴胺转运体基因、多巴胺 β 羟化酶基因、5-HT 受体基因、MAO 基因等与本病的明确相关性。

2. 神经生化因素

一些研究初步证实了中枢神经递质代谢异常及相应受体功能改变,可能与心境障碍的发生有关,证据主要来源于精神药理学研究资料和神经递质代谢研究。

(1) 5-羟色胺(5-HT)假说。该假说认为5-HT功能活动降低可能与抑郁发作有关。阻滞5-HT回收的药物(如选择性5-HT再摄取抑制剂)、抑制5-HT降解的药物(如单胺氧化酶抑制剂)、5-HT的前体色氨酸和5-羟色氨酸均具有抗抑郁作用;而选择性或非选择性5-HT耗竭剂(对氯苯丙氨酸与利血平)可导致抑郁。一些抑郁发作患者脑脊液中5-HT的代谢产物5-羟吲哚乙酸(5-HIAA)含量降低,浓度越低,抑郁程度越重,伴自杀行为者比无自杀企图者更低;抑郁发作患者和自杀患者的尸脑研究也发现5-HT或5-HIAA的含量降低。

(2) 去甲肾上腺素(NE)假说。该假说认为,NE功能活动降低可能与抑郁发作有关,阻滞NE回收的药物(如选择性NE再摄取抑制剂等)具有抗抑郁作用;酪胺酸羟化酶(NE生物合成的限速酶)抑制剂α-甲基酪胺酸可导致轻度抑郁或抑郁障碍状恶化;利血平可以耗竭突触间隙的NE而导致抑郁。抑郁发作患者中枢NE浓度降低,NE代谢产物3-甲氧基-4-羟基-苯乙二醇(MHPG)浓度增加;尿中MHPG明显降低,转为躁狂发作时则升高。

(3) 多巴胺(DA)假说。该假说认为,DA功能活动降低可能与抑郁发作有关。阻滞DA回收的药物(安非他酮)、多巴胺受体激动剂(溴隐亭)、多巴胺前体(L-多巴)具有抗抑郁作用;抑郁发作患者尿中DA主要降解产物高香草酸(HVA)水平降低。有研究显示上述神经递质相应受体功能的改变以及受体后信号传导系统(如第二信使cAMP和PI)的改变也参与心境障碍的发病。

3. 神经内分泌功能异常

许多研究发现,心境障碍患者有下丘脑-垂体-肾上腺轴(HPA)、下丘脑-垂体-甲状腺轴(HPT)、下丘脑-垂体-生长素轴(HPGH)的功能异常,尤其是HPA功能异常。研究发现,部分抑郁发作患者血浆皮质醇分泌过多,分泌昼夜节律改变,无晚间自发性皮质醇分泌抑制,地塞米松不能抑制皮质醇分泌;重度抑郁发作患者脑脊液中促皮质激素释放激素(CRH)含量增加。提示抑郁发作HPA功能异常的基础是CRH分泌过多。

4. 脑电生理变化

脑电图研究发现:抑郁发作时多倾向于低α频率。睡眠脑电图研究发现:抑郁发作患者总睡眠时间减少,觉醒次数增多,快眼动睡眠(REM)潜伏期缩短(与抑郁严重程度正相关)。

5. 神经影像改变

CT研究发现心境障碍患者脑室较正常对照组为大。MRI发现抑郁发作患者海马、额叶皮质、杏仁核、腹侧纹状体等脑区萎缩。功能影像学研究发现抑郁发作患者左额叶及左前扣带回局部脑血流量（rCBF）降低。应激所致抑郁模型动物神经病理研究显示海马神经元萎缩以及海马神经再生受损，并且抗抑郁药可以激活促进神经可塑性的胞内信号转导途径，逆转该种病理改变。

6. 心理社会因素

应激性生活事件与心境障碍尤其与抑郁发作的关系较为密切。抑郁发作前92%有促发生活事件；女性抑郁发作患者在发病前1年所经历的生活事件频度是正常人的3倍；个体经历一些可能危及生命的生活事件后6个月内，抑郁发作危险系数增加6倍。常见负性生活事件，如丧偶、离婚、婚姻不和谐、失业、严重躯体疾病、家庭成员患重病或突然病故，均可导致抑郁发作。另外经济状况差、社会阶层低下者易患本病。

（三）临床表现

抑郁发作（depressive episode），概括为情绪低落、思维迟缓、意志活动减退"三低"症状，但这些重度抑郁发作时典型症状不一定出现在所有的抑郁障碍患者中。目前认为，抑郁发作的表现可分为核心症状、心理症状群和躯体症状群。发作应至少持续2周，并且不同程度地损害社会功能，或给本人造成痛苦或不良后果。

1. 情绪低落

患者自觉情绪低沉、苦恼忧伤，情绪的基调是低沉、灰暗的。抑郁障碍患者常自觉兴趣索然、痛苦难熬、忧心忡忡、郁郁寡欢，有度日如年、生不如死之感，自称"高兴不起来""活着没意思"等，愁眉苦脸、唉声叹气。典型病例常有晨重夜轻节律改变的特点，即情绪低落在早晨较为严重，而傍晚时可有所减轻，如出现则有助于诊断。

2. 抑郁性认知

常有"三无"症状，即无望、无助和无用。

无望（hopelessness）：想到将来，感到前途渺茫，悲观失望，预见自己的将来要出现不幸，包括工作、财政、家庭、健康等，认为自己无出路。

无助（helplessness）：在悲观失望的基础上，常产生孤立无援的感觉，对自己的现状缺乏改变的信心和决心，认为治疗是无用的。

无用（worthlessness）：认为自己生活的毫无价值，充满了失败，一无是处。觉得自己连累了家庭和社会，给别人带来的只有麻烦，不会对任何人有用。患者还可能出现自责自罪，患者对自己既往的一切轻微过失或错误痛加责备，或夸大自己的过失与错误，认为给家庭、社会带来了巨大负担，甚至坚信自己犯了某种罪，应该受到惩罚，严重者达到罪恶妄想。

自杀观念和行为：患者感到生活中的一切，甚至生活本身都没意义，以为死是最好的归宿,但同时又想到自己的家庭离不开自己,或自己的离开会使亲人感到伤心、难受或觉得世上还有值得留恋的东西,下不了死的决心,这种症状称为自杀观念(idea of suicide)。部分严重的抑郁障碍患者会认为"结束自己的生命是一种解脱"或"活在世上是多余的人",可有自杀计划和行动,反复寻求自杀。自杀行为是严重抑郁的一个标志,抑郁发作中至少有 25% 的人有自杀企图或自杀行为。有的患者会出现"扩大性自杀",患者会认为活着的亲人也非常痛苦,可在杀死亲人后再自杀,导致极其严重的后果。

3. 兴趣缺乏

凡事缺乏兴趣,任何事都提不起劲。患者对以前喜爱的各种活动兴趣显著减退甚至丧失。

4. 快感缺失

患者丧失了体验快乐的能力,不能从平日从事的活动中获得乐趣。部分患者也能参与一些看书、看电视等活动,但其目的主要是为了消磨时间,或希望能从悲观失望中摆脱来,但进一步询问可发现,患者无法在这些活动中获得乐趣,毫无快乐而言。以上症状可以在一个患者身上同时出现,但也有不少患者只以其中一或两种突出。

5. 思维迟缓

患者思维联想速度缓慢,反应迟钝,思路闭塞,自觉愚笨,思考问题困难。表现为主动言语减少,语速慢,语音低,严重者应答及交流困难。自觉"脑子好像是生了锈的机器"。

6. 意志活动减退

患者意志活动呈显著持久的抑制。表现为行动缓慢,生活被动、懒散,不想做事,不愿与周围人交往,常独坐一旁或整日卧床,少出门或不出门,回避社交。严重时不修边幅,甚至发展为不语、不动、不食,可达木僵状态,即"抑郁性木僵"。

7. 精神运动性改变

(1)焦虑。焦虑与抑郁常常伴发,表现为莫名其妙地紧张、担心、坐立不安,甚至恐惧。可伴发一些躯体症状,如心跳加快、尿频、出汗等。

(2)运动性迟滞或激越。迟滞表现为活动减少,动作缓慢,工作效率下降,严重者可表现为木僵或亚木僵状态。激越患者则与之相反,脑中反复思考一些没有目的的事情,思维内容无条理,大脑持续处于紧张状态。由于无法集中注意力来思考一个问题,实际上,思维效率下降,表现为紧张,烦躁不安,难以控制自己,甚至出现攻击行为。

8. 生物学症状

(1)睡眠障碍。睡眠障碍主要表现为早醒,一般比平时早醒 2~3h,早醒后不能再入睡,并发愁一天怎么熬过去,想许多不愉快的事;有的表现为入睡困难,辗转反侧,即使睡着了也感到睡眠不深;少数患者表现为睡眠过多。

(2)食欲下降、性欲减退。抑郁障碍对食欲的影响尤为明显。许多抑郁障碍患者进食很少,自己过去爱吃的饭菜也不吃或只吃几口,食之无味,严重者甚至不愿听到"吃饭"这些词语,完全丧失进食欲望,体重明显下降。也有的抑郁障碍患者可出现食欲异常增加等情况,过度饮食而导致体重增加;也有两者兼有的情况。相当一部分抑郁障碍患者性欲减退、阳痿、闭经等,有些患者勉强维持性行为,但无法从中体验到乐趣。

(3)精力缺失。抑郁障碍患者反复感觉疲劳,精力不足,体力耗竭,能力下降。

(4)其他躯体不适。在抑郁发作时很常见。可有非特异性的疼痛、头痛或全身疼痛,这些疼痛可以是固定的,也可以是游走的,有的疼痛较轻,有的难以忍受,相当一部分患者因疼痛而就诊于综合医院。躯体不适的主诉可涉及各脏器,如恶心、呕吐、心慌、胸闷、出汗、尿频、尿急、便秘、性欲减退、阳痿、闭经等。这类非特异性症状常在综合医院被诊为各种自主神经功能紊乱。一般认为躯体不适主诉可能与文化背景、受教育程度和经济状况等有关,主诉较多的患者,社会阶层、受教育程度及经济状况均较低。有的抑郁障碍患者其抑郁障碍状为躯体症状所掩盖,而使用抗抑郁药物治疗有效,有人称之为"隐匿性抑郁障碍"。这类患者长期在综合医院各科就诊,虽然大多无阳性发现,但容易造成误诊。

9. 精神病性症状

患者可以在一段时期出现幻觉和妄想。内容可与抑郁心境相协调,如罪恶妄想,伴嘲弄性或谴责性的幻听;也可与抑郁心境不协调,如关系、贫穷、被害妄想,没有情感色彩的幻听等。

(四)治疗方法

1. 治疗目标

抑郁障碍的治疗要达到 3 个目标:①提高临床治愈率,最大限度减少病残率和自杀率,关键在于尽早消除临床症状;②提高生存质量,恢复社会功能;③预防复发。抑郁为高复发性疾病(>50%)。

2. 治疗原则

抗抑郁药是当前治疗各种抑郁障碍的主要药物,能有效解除抑郁心境及伴随的焦虑、紧张和躯体症状,有效率 60%～80%。抗抑郁药的治疗原则是:①全面考虑患者症状特点、年龄、躯体状况、药物的耐受性、有无并发症,因人而异的个体化合理用药。②剂量逐步递增,尽可能采用最小有效剂量,使不良反应减至最少,以提高服药依从性。停药时应逐渐减量,不要骤停,避免出现撤药综合征。③小剂量疗效不佳时,根据不良反应和耐受情况,增至足量(有效药物上限)和足够长的疗程

（＞4～6周）。④如仍无效，可考虑换药，换用同类另一种药物或作用机制不同的另一类药。应注意氟西汀需停药5周才能换用单胺氧化酶抑制药（MAOIs），其他选择性5羟色胺再摄取抑制药（SSRIs）需2周；MAOIs停用2周后才能换用SSRIs。⑤尽可能单一用药，足量、足疗程治疗。当换药治疗无效时，可考虑两种作用机制不同的抗抑郁药联合使用。一般不主张联用两种以上的抗抑郁药。⑥治疗前向患者及家人阐明药物性质、作用和可能发生的不良反应及对策，争取他们的主动配合，能遵医嘱按时按量服药。⑦治疗期间密切观察病情变化和不良反应，并及时处理。⑧抗抑郁药治疗过程中应密切关注诱发躁狂或快速循环发作的可能。⑨在药物治疗基础上辅以心理治疗，可望取得更佳效果。⑩积极治疗与抑郁共病的其他躯体疾病、物质依赖、焦虑障碍等。

3. 治疗策略

抑郁障碍为高复发性疾病，目前倡导全病程治疗策略。抑郁障碍的全程治疗分为：急性期治疗、巩固期治疗和维持期治疗。首次发作的抑郁障碍，50％～85％会有第2次发作，因此常需维持治疗以防止复发。

（1）急性期治疗控制症状，尽量达到临床痊愈（通常以HAMD-17总分≤7，或MADRS总分≤12作为评判标准）。治疗严重抑郁障碍时，一般药物治疗2～4周开始起效。如果患者用药治疗6～8周无效，改换用作用机制不同的另一类药物可能有效，或者加一种作用机制不同的抗抑郁药物，但要注意不良反应。

（2）巩固期治疗目的是防止症状复燃。巩固治疗至少4～6个月，在此期间患者病情不稳，复燃风险较大。

（3）维持期的治疗目的是防止症状复发。维持治疗结束后，病情稳定，可缓慢减药直至终止治疗，但应密切监测复发的早期征象，一旦发现有复发的早期征象，应迅速恢复原有治疗。有关维持治疗的时间意见不一：多数意见认为首次抑郁发作维持治疗为3～4个月；若有2次以上的复发，特别是起病于青少年、伴有精神病性症状、病情严重、自杀风险大并有家族遗传史的患者，应维持治疗至少2～3年；多次复发者主张长期维持治疗。抑郁障碍的治疗以药物治疗为主，特殊情况下可使用电抽搐或改良电抽搐治疗，并且心理治疗应贯穿治疗的始终。

4. 抗抑郁药物的选择

各种抗抑郁药物的疗效大体相当，又各有特点，药物选择主要取决于以下因素：①考虑抑郁障碍状特点：伴有明显激越的抑郁发作可优先选用有镇静作用的抗抑郁剂；伴有强迫症状的抑郁发作可优先选用SSRIs或氯米帕明；非典型抑郁可选用SSRIs；伴有精神病性症状的抑郁发作不宜选用安非他酮。②既往用药史：如既往治疗药物有效则继续使用，除非有禁忌证。③药理学特征：如镇静作用较强的药物对明显焦虑激越的患者可能较好。④药物间相互作用：有无药效学或药动学配伍禁忌。⑤患者躯体状况和耐受性。⑥治疗获益及药物价格。目前一般推荐SSRIs、SNRIs、NaSSAs 作为一线药物选用。但由于价格因素,在我国不少地区阿米替林、氯米帕明、马普替林等仍作为治疗抑郁发作的首选药物。

5. 电抽搐治疗或改良电抽搐治疗

对于有严重消极自杀言行或抑郁性木僵的患者,应首选电抽搐或改良电抽搐治疗;对使用抗抑郁药治疗无效的患者也可采用电抽搐治疗。电抽搐治疗见效快,疗效好,6～12 次为一疗程。电抽搐治疗后仍需用药物维持治疗。

6. 重复经颅磁刺激治疗

重复经颅磁刺激治疗(repetitive transcranial magnetic stimulation,rTMS)是20 世纪 90 年代初应用于精神科临床研究的物理治疗方法,其基本原理是磁场穿过皮肤、软组织和颅骨,在大脑神经中产生电流和引起神经元的去极化,从而产生生理效应。一些临床研究证实 rTMS 对抑郁障碍(包括难治性抑郁障碍)有明确疗效,甚至与 ECT 疗效相当,但亦有研究结论对此提出质疑。影响其疗效因素包括年龄、是否伴精神病性症状、既往对 rTMS 的反应、脑部基础生理学、rTMS 刺激频率等技术参数,常见不良反应有头痛、癫痫发作和认知功能损害。

7. 脑深部电刺激

脑深部电刺激(deep brain stimulation,DBS)是一种神经外科手术疗法,刺激器是如同起搏器样的装置,或者将刺激电极植入基底神经核区或背侧丘脑或底丘脑核区,以高频电刺激打断神经、精神疾病的异常神经活动。DBS 的治疗机制仍需进一步阐明,其疗效和安全性有待循证医学证据支持。电刺激靶点是影响 DBS疗效的重要因素,以往临床研究集中在丘脑底核,最近有研究者提出外侧缰核为新靶点。缰核是直接控制体内 5-HT、NE 神经元活动的关键部位,而抑郁发作时缰核活动过度而对中缝核的抑制作用加强,导致 5-HT 等递质释放减少,高频刺激外侧缰核可以抑制缰核的过度活动水平而达到治疗抑郁障碍的目的。

8. 心理治疗

在药物治疗的同时常合并心理治疗,尤其是有明显心理社会因素作用的抑郁发作患者及轻度抑郁或恢复期患者。支持性心理治疗,通过倾听、解释、指导、鼓励和安慰等帮助患者正确认识和对待自身疾病,主动配合治疗。认知治疗、行为治疗、人际心理治疗、婚姻及家庭治疗等一系列的治疗技术,能帮助患者识别和改变认知歪曲,矫正患者适应不良行为,改善患者人际交往能力和心理适应功能,提高患者家庭和婚姻生活的满意度,从而减轻或缓解患者的抑郁障碍状,调动患者的积极性,纠正其不良人格,提高患者解决问题的能力和应对应激的能力,节省患者的医疗费用,促进康复,预防复发。

（五）上转条件

（1）急性发作期,有明显自伤、自杀行为的患者。

（2）疑似抑郁症患者或抑郁症诊断不明确者。

（3）治疗过程中出现与抗抑郁药相关的急性不良反应。

（4）在家维持治疗效果不好,病情复发或加重的患者。

（5）家庭监管无力需住院治疗的患者。

（六）下转条件

（1）诊断明确,仅需门诊治疗不需住院或病情较稳定者。

（2）住院治疗出院后,需进行社区跟踪随访、教育康复者。

（3）主要精神症状控制,愿意参加社区康复活动及职业康复训练的康复者。

二、双相障碍

（一）定义

双相障碍既有躁狂或轻躁狂发作,又有抑郁发作的一类心境障碍,称为双相障碍(bipolar disorder,BP)。双相障碍临床特点是反复(至少两次)出现心境和活动水平的明显改变,有时表现为心境高涨、精力充沛和活动增加,有时表现为心境低落、精力减退和活动减少。发作间期通常完全缓解。最典型的形式是躁狂和抑郁交替发作。

（二）成因

本病病因和发病机制尚不清楚,大量研究资料提示遗传因素、神经生化因素和心理社会因素等对本病的发生有明显影响。

1. 遗传因素

（1）家系研究。心境障碍患者的生物学亲属的患病风险明显增加,患病率为一般人群的 10～30 倍,血缘关系越近,患病概率也越高。在双相障碍中,这种趋势尤为明显。

（2）双生子与寄养子研究。研究发现,心境障碍的 MZ 的同病率明显高于异卵双生子,双相障碍的 MZ 同病一致率为 60%～70%,而双卵双生子为 20%。寄养子研究也显示,患有心境障碍的亲生父母所生寄养子的患病率高于正常亲生父母所生寄养子的患病率。这些研究充分说明了遗传因素在心境障碍发病中占有重要地位,其影响远甚于环境因素。关于本病的遗传方式,有单基因常染色体显性遗传、性连锁显性遗传、多基因遗传和异质性遗传等假说,但均未获得证实。目前多倾向于多基因遗传模式。

（3）分子遗传学研究。心境障碍的疾病基因或易感基因尚需深入研究。分子遗传学研究涉及多条染色体和基因,虽然有不少阳性发现,但目前尚缺乏肯定的研究证据。候选基因研究也未能证实酪氨酸羟化酶基因、DA 受体基因、多巴胺转运体基因、多巴胺 β 羟化酶基因、5-HT 受体基因、MAO 基因等与本病的明确相关性。

2. 神经生化因素

一些研究初步证实了中枢神经递质代谢异常及相应受体的功能改变可能与心境障碍的发生有关,证据主要来源于精神药理学研究资料和神经递质代谢研究。

(1) 5-羟色胺(5-HT)假说:该假说认为,5-HT 功能活动降低可能与抑郁发作有关。5-HT 抑郁发作中机制参照抑郁障碍一节。

(2) 去甲肾上腺素(NE)假说:该假说认为,NE 功能活动降低可能与抑郁发作有关,NE 功能活动增高可能与躁狂发作有关。酪胺酸羟化酶(NE 生物合成的限速酶)抑制剂 α-甲基酪胺酸可以控制躁狂发作,并可导致轻度抑郁或抑郁障碍状恶化;NE 代谢产物 3-甲氧基-4-羟基-苯乙二醇(MHPG)在躁狂发作患者中升高,NE 在抑郁发作时作用参照抑郁障碍一节。

(3) 多巴胺(DA)假说:该假说认为,DA 功能活动增高可能与躁狂发作有关。能阻断 DA 受体的抗精神病药物可以治疗躁狂发作。有研究显示,上述神经递质相应受体功能的改变以及受体后信号传导系统(如第二信使 cAMP 和 PI)的改变也参与心境障碍的发病。当然 DA 也在抑郁发作中存在关系可参照前一节。

3. 脑电生理变化

脑电图研究发现:躁狂发作时多为高 α 频率或出现高幅慢波。

4. 神经影像改变

CT 研究发现:心境障碍患者脑室较正常对照组为大。

(三) 临床表现

躁狂发作(manic episode)的典型临床表现是情感高涨、思维奔逸、活动增多的"三高"症状,可伴有夸大观念或妄想、冲动行为等。发作应至少持续 1 周,并有不同程度的社会功能损害,可给自己或他人造成危险或不良后果。躁狂可一生仅发作一次,也可反复发作。

1. 情感高涨

情感高涨是躁狂发作的主要原发症状。典型表现为患者自我感觉良好,主观体验特别愉快,生活快乐、幸福;整日兴高采烈,得意扬扬,笑逐颜开。其高涨的情感具有一定的感染力,言语诙谐风趣,常搏得周围人的共鸣,引起阵阵欢笑。症状轻时可能不被视为异常,但了解他(她)的人可以看出这种表现的异常性。有的患者尽管心境高涨,但情绪不稳,时而欢乐愉悦,时而激动易怒。部分患者可表现为易激惹、愤怒、敌意为特征,尤其当有人指责其不切实际的想法时,动辄暴跳如雷、怒不可遏,甚至可出现破坏及攻击行为,但持续时间较短,易转怒为喜或赔礼道歉。

2. 思维奔逸

患者联想速度明显加快,思维内容丰富多变,自觉脑子聪明,反应敏捷。语量大、语速快,口若悬河,有些自感语言表达跟不上思维速度。联想丰富,概念一个接一个地产生,或引经据典,或高谈阔论、信口开河,由于患者注意力随境转移,思维活动常受周围环境变化的影响致使话题突然改变,讲话的内容常从一个主题很快转到另一个主题,即意念飘忽(flight of ideas),严重时可出现"音联"和"意联"。患者讲话时眉飞色舞或手舞足蹈,常因说话过多口干舌燥,甚至声音嘶哑。

3. 活动增多、意志行为增强

多为协调性精神运动性兴奋,即内心体验、行为方式与外界环境相协调。患者自觉精力旺盛,能力强,兴趣范围广,想多做事,做大事,想有所作为,因而活动明显增多,整日忙碌不停,但多虎头蛇尾,有始无终。有的表现为喜交往,爱凑热闹,与人一见如故,爱管闲事,爱打抱不平,爱与人开玩笑,爱接近异性;注重打扮装饰,但并不得体,行为轻率或鲁莽(如挥霍、不负责任或不计后果等),自控能力差。患者无疲倦感,声称"全身有使不完的劲"。病情严重时,自我控制能力下降,举止粗鲁,可出现攻击和破坏行为。

4. 夸大观念及夸大妄想

患者的思维内容多与心境高涨一致。在心境高涨的背景上,常出现夸大观念(常涉及健康、容貌、能力、地位和财富等),自我评价过高,言语内容夸大,说话漫无边际,认为自己才华出众、出身名门、腰缠万贯、神通广大等,自命不凡,盛气凌人。严重时可达到妄想的程度。有时也可出现关系妄想、被害妄想等,但内容多与现实接近,持续时间也较短。

5. 睡眠需求减少

睡眠明显减少,患者常诉"我的睡眠质量非常高,不愿把有限的时间浪费在睡眠上",终日奔波但无困倦感,是躁狂发作的特征之一。

6. 其他症状

可有食欲增加、性欲亢进,有时则可在不适当的场合出现与人过分亲热而不顾别人的感受。体格检查可发现瞳孔轻度扩大,心率加快,且有交感神经兴奋症状等。多数患者在疾病的早期即丧失自知力。

躁狂发作可以有不同的严重程度,临床表现较轻的称为轻躁狂(hypomania),患者可存在持续数天的心境高涨、精力充沛、活动增多,有显著的自我感觉良好,注意力不集中、不持久,轻度挥霍,社交活动增多。有时表现为易激惹,行为较鲁莽,但不伴有幻觉妄想等精神病性症状。部分患者有时达不到影响社会功能的程度,一般人常不易觉察。若躁狂发作较重,可伴有精神病性症状(多与心境协调,但也可不协调),明显影响社会功能者称为伴精神病性症状的躁狂。

当然,患者在抑郁相时则表现为抑郁症状,可以具有抑郁症的任何表现。具体临床表现请参照抑郁症的临床表现。

(四) 治疗方法

双相障碍的治疗应遵循以下原则:①综合治疗原则:应采取精神药物治疗、物理治疗、心理治疗(包括家庭治疗)和危机干预等措施治疗,其目的在于提高疗效、改善依从性、预防复发和自杀、改善社会功能及更好地提高患者生活质量。②个体化治疗原则:个体对精神药物治疗的反应存在很大差异,制定治疗方案时需要考虑患者性别、年龄、主要症状、躯体情况、是否合并使用药物、首发或复发、既往治疗史等多方面因素,选择合适的药物。同时,治疗过程中需要密切观察治疗反应、不良反应以及可能出现的药物相互作用等,并及时调整,提高患者的耐受性和依从性。③长期治疗原则:双相障碍几乎终生以循环方式反复发作,应坚持长期治疗原则。治疗可分为 3 个阶段,即急性治疗期、巩固治疗期和维持治疗期。④心境稳定剂为基础治疗原则:不论双相障碍为何种临床类型,都必须以心境稳定剂为主要治疗药物。双相障碍抑郁发作时,在使用心境稳定剂的基础上可谨慎使用抗抑郁药物,特别是具有同时作用于 5-HT 和 NE 的药物。⑤联合用药治疗原则:根据病情需要可及时联合用药。药物联用方式有两种或多种心境稳定剂联合使用,心境稳定剂与苯二氮䓬药物、抗精神病药物、抗抑郁药物联合使用。在联合用药时,应密切观察药物不良反应、药物相互作用,并进行血药浓度监测。⑥定期检测血药浓度原则:锂盐的治疗剂量和中毒剂量接近,应定期对血锂浓度进行动态监测。卡马西平或丙戊酸盐治疗躁狂的剂量也应达到抗癫痫的血药浓度水平。

1. 双相躁狂发作的治疗

各类躁狂发作均以药物治疗为主,特殊情况下可选用电抽搐或改良电抽搐治疗。

(1) 药物治疗以心境稳定剂为主。目前比较公认的心境稳定剂主要包括锂盐(碳酸锂)和卡马西平、丙戊酸盐。临床证据显示,其他抗癫痫药(如拉莫三嗪、加巴喷丁)、第二代抗精神病药物(如喹硫平、奥氮平、利培酮与氯氮平等),也具有一定的心境稳定作用,可作为候选的心境稳定剂使用。临床上通常采用药物联合治疗以增加疗效和提高临床治愈率,即在急性期第二代抗精神病药物联合锂盐或丙戊酸盐治疗较单一使用心境稳定剂治疗的疗效更好。

① 锂盐:是治疗躁狂发作的首选药物,治疗躁狂的总有效率约为 70%。临床上常用碳酸锂,既可用于躁狂的急性发作,也可用于缓解期的维持治疗。碳酸锂一般起效时间 7～10 天。急性躁狂发作时碳酸锂的治疗剂量一般为 1000～2000mg/

d,一般从小剂量开始,3～5天内逐渐增加至治疗剂量,分2～3次服用,宜饭后服用,以减少对胃的刺激。维持治疗剂量为500～750 mg/d。老年及体弱者、与抗精神病药合用时剂量应适当减小。锂盐治疗剂量与中毒剂量较接近,治疗中除密切观察病情变化和治疗反应外,应监测血锂浓度,并根据病情、治疗反应和血锂浓度调整剂量。急性治疗期血锂浓度应维持在0.6～1.2mmol/L,维持治疗期为0.4～0.8mmol/L,血锂浓度上限不宜超过1.4mmol/L,以防锂中毒。老年患者血锂浓度不宜超过1.0mmol/L。锂盐的不良反应主要有:恶心、呕吐、腹泻、多尿、多饮、手抖、乏力、心电图的改变等。锂盐中毒则可有意识障碍、共济失调、高热、昏迷、反射亢进、心律失常、血压下降、少尿或无尿等,必须立即停药,并及时抢救。

② 抗癫痫药:当碳酸锂治疗效果不佳或不能耐受碳酸锂治疗时可选用此类药物。目前临床上主要使用丙戊酸盐(钠盐或镁盐)和卡马西平。丙戊酸盐成人用量可缓增至800～1200mg/d,最高不超过1800mg/d,维持剂量400～600mg/d,推荐治疗血药浓度为50～120μg/ml。许多研究显示丙戊酸对急性躁狂发作患者的疗效与锂盐相同,在用药第5天后开始起效。丙戊酸盐对混合发作、快速循环发作的疗效与单纯躁狂发作的疗效接近。该药可与碳酸锂联用,但剂量应适当减小。丙戊酸盐常见不良反应为胃肠道症状、震颤、体重增加等。卡马西平成人用量可缓增至1000 mg/d,最高1600mg/d,维持剂量200～600 mg/d,推荐治疗血药浓度为4μg～12μg/ml。卡马西平适用于锂盐治疗无效、快速循环发作或混合发作的患者。该药也可与锂盐联用,但剂量应适当减小,常见不良反应有镇静、恶心、视物模糊、皮疹、再生障碍性贫血、肝功能异常等。

③ 抗精神病药物:对严重兴奋、激惹、攻击或伴有精神病性症状的急性躁狂患者,治疗早期可短期联用抗精神病药物,对伴有精神病性症状的急性躁狂患者需要较长时间连用抗精神病药物。第一代抗精神病药物氯丙嗪和氟哌啶醇,能较快地控制精神运动性兴奋和精神病性症状,疗效较好,但有诱发抑郁发作的可能,应尽量选择第二代抗精神病药物。第二代抗精神病药物喹硫平、奥氮平、利培酮、氯氮平等均能有效地控制躁狂发作,疗效较好。在所有抗精神病药物应用于急性躁狂发作的研究中,奥氮平治疗躁狂及混合发作的疗效优于安慰剂,与锂盐、氟哌啶醇、丙戊酸钠疗效相当,而奥氮平联合锂盐或丙戊酸盐的疗效更佳。但要注意过度镇静、直立性低血压、体重增加和糖脂代谢异常等问题。其他第二代抗精神病药物,如齐拉西酮、阿立哌唑等均能有效地控制躁狂发作的兴奋症状,治疗急性躁狂发作的疗效均优于安慰剂。齐拉西酮、阿立哌唑所致的高催乳素血症、体重增加和糖脂代谢异常等不良反应很少见,也较少导致或加重抑郁障碍症状。氯氮平虽对急性躁狂发作的疗效显著,但由于易发生严重不良事件(如粒细胞缺乏、抽搐发作等),氯氮平和碳酸锂合并治疗可用于难治性躁狂发作。抗精神病药物剂量视病情严重

程度及药物不良反应而定。

④ 苯二氮䓬类药物：躁狂发作治疗早期常联合使用苯二氮䓬类药物，以控制兴奋、激惹、攻击、失眠等症状。对不能耐受抗精神病药的急性躁狂患者可代替抗精神病药物与心境稳定剂合用。在心境稳定剂疗效产生后即可停止使用该类药物，因其不能预防复发，长期使用可能出现药物依赖。躁狂发作的药物治疗可分为急性治疗期、巩固治疗期和维持治疗期。急性治疗期是为了控制症状、缩短病程。该期治疗应充分，并达到完全缓解，以免症状复发或恶化。如非难治性病例，一般情况下 6～8 周可达到此目的。巩固治疗期是为了防止症状复发、促使社会功能的恢复。该期主要治疗药物剂量一般应维持急性期水平不变。一般巩固治疗时间为3 个月左右。如无复发，即可转入维持治疗期。维持治疗期是为了防止复发，维持良好的社会功能，提高患者生活质量。维持治疗应持续多久尚无定论。

（2）电抽搐或改良电抽搐治疗。对急性重症躁狂发作、极度兴奋躁动、对锂盐治疗无效或不能耐受的患者可使用电抽搐或改良电抽搐治疗，起效迅速，可单独应用或合并药物治疗，一般隔日一次，4～10 次为一疗程。合并药物治疗的患者应适当减少药物剂量。

（五）上转条件

（1）急性发作期，如严重的妄想、兴奋、躁动、思维紊乱的患者。

（2）有暴力攻击或明显自伤、自杀行为的患者。

（3）疑似双相障碍患者或双相障碍诊断不明确者。

（4）治疗过程中出现与情感稳定剂相关的急性不良反应。

（5）在家维持治疗效果不好，病情复发或加重的患者。

（6）家庭监管无力需住院治疗的患者。

（六）下转条件

（1）诊断明确，仅需门诊治疗不需住院或病情较稳定者。

（2）住院治疗出院后，需进行社区跟踪随访、教育康复者。

（3）主要精神症状控制，愿意参加社区康复活动及职业康复训练的康复者。

第五节　神经症性障碍及躯体形式障碍

一、惊恐发作

（一）定义

惊恐障碍（panic disorder，PD）又称急性焦虑障碍。其主要特点是突然发作的、不可预测的、反复出现的、强烈的惊恐体验,一般历时 5～20min,伴濒死感或失控感,患者常体验到濒临灾难性结局的害怕和恐惧,并伴有自主神经功能失调的症状。

(二) 成因

1. 遗传因素

由于惊恐障碍与其他焦虑障碍、抑郁障碍、物质滥用等的共病率较高,这些疾病的临床表现部分重叠,其中遗传与非遗传危险因素的交互作用非常复杂,因此其病理机制不清。从家系和双生子研究推断其遗传度为 40% 左右。已有的研究涉及几乎所有的染色体和所有的方法,包括全基因组关联分析、基因表达、基因与临床关系研究等,但仅儿茶酚胺氧位甲基转移酶(COMT)Val158Met 多态位点与惊恐障碍的关联被几个独立样本的研究和随后的荟萃分析所证实,然而这一基因位点也与其他精神疾病存在关联。女性的患病率高于男性可能提示惊恐障碍与性别相关的遗传因素有关。

2. 神经生物学相关因素

(1) CO_2 超敏学说。给惊恐障碍患者吸入 5% 的 CO_2 可诱发惊恐发作,而健康人无此反应;静脉输入乳酸钠或碳酸氢钠也有同样的效果,因 CO_2 是两者共同的代谢产物;高碳酸血症刺激脑干的 CO_2 感受器,这是机体对窒息的警报,此时患者出现过度通气和惊恐发作。因此惊恐障碍的患者可能存在脑干 CO_2 感受器的超敏。

(2)γ-氨基丁酸(γ-GABA)系统。苯二氮䓬类(BZD)能迅速控制惊恐障碍的发作,这与 BZD-GABAA 受体复合物抑制神经兴奋传导有关。PET 研究发现惊恐障碍患者的额叶、颞叶、顶叶 BZD 受体结合力下降,特别是在前额叶背外侧,焦虑症状与之呈正相关;而海马、海马旁回 BZD 受体结合力增加,焦虑症状与之呈负相关,这被认为是惊恐障碍一种基本的或代偿性的改变。

(3) NE 与 5-HT 系统。β-受体拮抗剂能部分缓解惊恐障碍,但仅仅拮抗 β-受体并不能阻止乳酸诱发的惊恐发作;蓝斑是 NE 的中枢,对其电刺激可导致动物的惊恐反应。SSRIs 有效治疗惊恐障碍后,紊乱的 NE 功能可恢复正常,其机制不清。

(4) 神经影像学研究。影像学研究发现,惊恐障碍患者右侧颞中回、眶额内侧皮质体积减小;左前扣带回背侧损伤可导致惊恐障碍;患者中脑体积增大;在激发状态时额叶脑功能活动信号不稳定,而边缘系统和脑干的高活动状态得到延续。这些研究结果可能与惊恐障碍发作时前脑对边缘系统和脑干的抑制作用下降相关。

3. 心理社会相关因素

精神分析相关的焦虑理论对惊恐障碍进行了阐释,即认为惊恐发作是个体害怕潜意识的冲动影响现实生活,但其科学性尚无法验证。行为主义理论认为惊恐障碍是与生活中创伤性事件形成的条件联系,但多数患者不能找到相关的创伤性事件。儿童期的创伤性事件可能与惊恐障碍形成有关,但需要进一步研究证实。

(三)临床表现

惊恐障碍的特点是莫名突发惊恐,随即缓解,间歇期有预期焦虑,部分患者有回避行为。

1. 惊恐发作

患者在无特殊的恐惧性处境时,突然感到一种突如其来的紧张、害怕、恐惧感,甚至出现惊恐,此时患者伴有濒死感、失控感、大难临头感;患者肌肉紧张,坐立不安,全身发抖或全身无力;常常有严重的自主神经功能紊乱症状,如出汗、胸闷、呼吸困难或过度换气、心动过速、心律不齐、头痛、头昏、四肢麻木和感觉异常等,部分患者可有人格或现实解体。惊恐发作通常起病急骤,终止迅速,一般历时数分钟至数十分钟,但不久可突然再发。发作期间始终意识清晰。

2. 预期焦虑

患者在发作后的间歇期仍心有余悸,担心再发,不过此时焦虑的体验不再突出,而代之以虚弱无力,需数小时至数天才能恢复。

3. 回避行为

60%的患者对再次发作有持续性的焦虑和关注,害怕发作产生不幸后果。并出现与发作相关的行为改变,如回避工作或学习场所等。部分患者置身于某些地方或处境,可能会诱发惊恐发作,这些地方或处境使患者感到一旦惊恐发作,则不易逃生或找不到帮助,如独自离家、排队、过桥或乘坐交通工具等,称为广场恐惧症,因此在诊断分类中,惊恐障碍又被分为伴有广场恐惧症或不伴有广场恐惧症。

部分患者的惊恐障碍可在数周内完全缓解,病程超过 6 个月者易慢性化。40%的患者可共病抑郁障碍,此时可使惊恐障碍预后变差。不伴广场恐惧的患者治疗效果较好,伴广场恐惧症者复发率高且预后欠佳。在惊恐障碍的患者中,社交焦虑障碍、广泛性焦虑障碍、抑郁障碍、物质滥用特别是酒滥用发生率增高,大约7%的患者可能出现自杀行为。

体格检查患者通常意识清晰,呼吸频率增加,但皮肤黏膜无发绀,可有血压波动、心率增快和心律异常,如果有心脏杂音需要排除是否有二尖瓣脱垂等心脏疾患。神经系统检查基本正常。精神检查可引出恐惧和焦虑情绪。

(四)治疗

惊恐障碍的治疗目标是减少或消除惊恐发作,改善期待性焦虑和回避行为,提高生活质量,改善社会功能。在治疗开始时应告诉患者惊恐发作是生理和心理障碍的结果,其躯体症状通常不会导致生命危险,药物治疗和心理治疗是有效的。

1. 药物治疗

苯二氮䓬类药物(BZD)治疗惊恐发作起效快,可选用劳拉西泮、阿普唑仑或氯硝西泮等,但长期使用易导致依赖。物质滥用者服 BZD 更可能出现依赖。

由于 5-羟色胺再摄取抑制剂(SSRIs)和 5-羟色胺和去甲肾上腺素再摄取抑制剂(SNRIs)治疗惊恐障碍有效,特别是当惊恐障碍与抑郁障碍、社交焦虑障碍、广泛性焦虑障碍、创伤后应激障碍或物质滥用共病时,由于其作用的广谱性而更是合适的选择,通常 2~3 周起效,无滥用和依赖倾向。长期服用 SSRIs 能明显降低患者的复发率。

三环抗抑郁药(TCAs)氯米帕明治疗惊恐障碍有效,但由于其有较多的不良反应,需小剂量开始,过量则易中毒。

临床上常常采用 BZD 联合抗抑郁药治疗,患者症状最初改善比单用抗抑郁药快,但到 5~6 周时无更多优势,此时可渐停 BZD,这样避免了 BZD 的长期使用和抗抑郁药的早期效果不佳的缺点。

经过 8~12 周的急性期治疗,可转入巩固和维持期治疗,时间至少 1 年。病程长、反复发作、治疗效果不满意、伴有抑郁或其他焦虑障碍者持续治疗时间常常为数年。

2. 认知行为治疗

分 3 步:第一是让患者了解惊恐发作、发作的间歇性及回避过程。第二是内感受性暴露,患者暴露于自己的害怕感觉和外界的害怕境遇,害怕感觉包括过度呼吸引起的眩晕、脸上发热和麻刺感,摇头引起眩晕或非真实感;害怕境遇包括拥挤、在公共汽车上和路途中;通过有计划的暴露,使患者注意这些感受,从而耐受并控制这些感受,不再出现惊恐发作;如害怕晕倒的患者被要求在椅子上旋转或过度换气直至感到眩晕,让他们知道不会在惊恐发作时晕倒,但可能因为体验到症状而晕倒。慢而浅的呼吸有助于控制过度换气。第三是认知重组,患者原来认为"我将晕倒""我将不能忍受这些感受",认知重组让其发现惊恐所导致的结果与既往的认识有很大差别,这样达到新的认知重组,从而缓解症状。

(五) 上转条件

(1) 在门诊维持治疗效果不好和(或)症状反复发作且严重影响患者的社会功能和日常生活的患者。

(2) 治疗过程中出现与抗焦虑或抗抑郁药相关的急性不良反应。

(六) 下转条件

(1) 诊断明确,仅需门诊治疗不需住院或病情较稳定者。

（2）住院治疗出院后，需进行社区跟踪随访、心理治疗者。

二、广泛性焦虑障碍

（一）定义

广泛性焦虑障碍（general anxiety disorder，GAD）是一种以焦虑为主要临床表现的精神障碍，患者常常有不明原因的提心吊胆、紧张不安，并有显著的自主神经功能紊乱症状、肌肉紧张及运动性不安。患者往往能够认识到这些担忧是过度和不恰当的，但不能控制，因难以忍受而感到痛苦。病程不定，但趋于波动并成为慢性。患者常常因自主神经症状就诊于综合性医院，进行过多的检查和治疗。

（二）成因

1. 遗传

荟萃分析表明广泛性焦虑障碍有家族聚集性，遗传度大约为32%。少数研究发现广泛性焦虑障碍与D2受体、5-HT转运体受体、多巴胺转运体受体基因多态性相关，但这些结论需要进一步研究证实。

2. 神经生物学

（1）神经影像学。目前研究的重点是杏仁核。研究发现，广泛性焦虑障碍的青少年杏仁核体积增大，前额叶背内侧体积也增加；杏仁核、前扣带回和前额叶背内侧活动增加，并与焦虑的严重程度正相关；前额叶背外侧活动相对下降。

（2）神经生化。

① γ-氨基丁酸：GAD患者外周血细胞GABA受体密度下降，mRNA也减少，当焦虑水平下降时，这两项也恢复正常。PET研究发现，GAD患者左颞极GABA受体结合率降低，苯二氮䓬类药物激动GABA受体有抗焦虑作用。

② 5-羟色胺：敲除5-HT1A受体基因，包括纯合子和杂合子，均可导致小鼠焦虑样行为增加、探索行为减少；敲除5-HT1A受体基因纯合子，常出现应激性心动过速、应激性发热、皮质激素分泌增加、血糖增加等。转基因小鼠过度表达5-HT1A受体导致焦虑样行为减少，探索行为增加；激动5-HT2A导致焦虑，缺乏5-HT2A受体的小鼠焦虑样行为较少，探索性行为更多。

③ 去甲肾上腺素：对蓝斑的持续刺激可导致焦虑样症状，应激诱导的NE释放可促进模型动物的焦虑样行为，包括在高架十字迷宫开臂中探索行为的减少和社会交往行为的减少。在GAD患者中，由于NE水平较高而持续激动丘脑的 α_1 受体，导致警觉性增加、易激惹和睡眠障碍。同时脑血管收缩，大脑皮质功能下降，杏仁核脱抑制，导致害怕和焦虑。GAD患者外周血 α_2 受体减少，α_2 受体拮抗剂如育亨宾（yohimbine）能增加NE浓度并导致焦虑，而 α_2 受体激动剂可乐定治疗焦

虑有效。增加突触间隙 NE 水平的药物具有抗焦虑的效果,如 SSRIs 中的帕罗西汀具有一定的抑制 NE 重吸收作用,临床显示出广谱抗焦虑作用。具有 5-HT 和 NE 双受体重吸收抑制作用的 SNRIs 如文拉法辛、度洛西汀及 TCA 也有很好的抗焦虑作用。

3. 心理学理论

行为主义理论认为,焦虑是对某些环境刺激的恐惧而形成的一种条件反射。心理动力学理论认为,焦虑源于内在的心理冲突,是童年或少年期被压抑在潜意识中的冲突在成年后被激活,从而形成焦虑。在临床上,一些焦虑障碍的患者病前有应激性生活事件,特别是威胁性事件更易导致焦虑发作。近来的研究显示,童年时期发展的不安全的依恋关系、对照料者的矛盾情感、父母的过度保护、被虐待和威胁、与养育者过多分离均可能是焦虑产生的原因。

(三)临床表现

广泛性焦虑障碍起病缓慢,可与一些心理社会因素有关,尽管部分患者可自行缓解,但多表现为反复发作,症状迁延,病程漫长者社会功能下降。

1. 精神性焦虑

精神上的过度担心是焦虑症状的核心。表现为对未来可能发生的、难以预料的某种危险或不幸事件经常担心。有的患者不能明确意识到他担心的对象或内容,而只是一种提心吊胆、惶恐不安的强烈内心体验,称为自由浮动性焦虑(free-floating anxiety)。有的患者担心的也许是现实生活中可能将会发生的事情,但其担心、焦虑和烦恼的程度与现实很不相称,称为预期焦虑(apprehensive expectation)。警觉性增高可表现为对外界刺激敏感,易于出现惊跳反应;注意力难以集中,易受干扰;难以入睡、睡中易惊醒;情绪易激惹等。

2. 躯体性焦虑

表现为运动性不安与肌肉紧张。运动性不安可表现搓手顿足,不能静坐,不停地来回走动,无目的的小动作增多。肌肉紧张表现为主观上的一组或多组肌肉不舒服的紧张感,严重时有肌肉酸痛,多见于胸部、颈部及肩背部肌肉,紧张性头痛也很常见,有的患者可出现肢体的震颤,甚至语音发颤。

3. 自主神经功能紊乱

表现为心动过速、胸闷气短,头晕头痛、皮肤潮红、出汗或苍白、口干、吞咽梗阻感、胃部不适、恶心、腹痛、腹胀、便秘或腹泻、尿频等症状。有的患者可出现早泄、阳痿、月经紊乱、性欲缺乏等症状。

4. 其他症状

广泛性焦虑障碍患者常合并疲劳、抑郁、强迫、恐惧、惊恐发作及人格解体等症状,但这些症状常不是疾病的主要临床相。如部分患者可出现焦虑面容、血压升高、心率增快、肢端震颤、腱反射活跃等变化。

(四) 治疗方法

药物治疗和心理治疗的综合应用是获得最佳治疗效果的方法。

1. 药物治疗

急性期以缓解或消除焦虑症状及伴随症状，提高临床治愈率，恢复社会功能，提高生存质量为目标。

（1）使用有抗焦虑作用的抗抑郁药。SSRIs 和 SNRIs 对广泛性焦虑有效，且药物不良反应少，患者接受性好，如帕罗西汀、文拉法辛、度洛西汀、艾司西酞普兰等，目前已在临床上广泛使用。三环类抗抑郁剂如丙咪嗪、阿米替林等对广泛性焦虑有较好疗效，但较强的抗胆碱能不良反应和心脏毒性作用限制了它们的应用。

根据抗抑郁药起效较慢、无成瘾性，而苯二氮䓬类起效快，但长期使用有成瘾性的特点，临床上多在早期将苯二氮䓬类与 SSRIs/SNRIs 或三环类药物合用，维持 2～4 周，然后逐渐停用苯二氮䓬类药物。很少单独应用苯二氮䓬类药物作为一种长期的治疗手段。

（2）其他药物。丁螺环酮、坦度螺酮是 5-HT1A 受体的部分激动剂，因无依赖性，常用于广泛性焦虑障碍的治疗，但起效较慢。β-肾上腺素能受体阻滞剂对于减轻焦虑症患者自主神经功能亢进所致的躯体症状如心悸、心动过速等有较好疗效。此外，氟哌噻吨美利曲辛对焦虑也有较好的缓解作用，但不宜长期使用，老年人使用可能诱发帕金森综合征。

广泛性焦虑障碍是一种易慢性化和复发性疾病，在急性期治疗后，巩固治疗和维持治疗对于预防复发非常重要，巩固期至少 2～6 个月，维持治疗至少 12 个月。

2. 心理治疗

（1）健康教育。让患者明白疾病的性质，增进患者在治疗中的合作，在焦虑发作时对焦虑体验有正确的认知，避免进一步加重焦虑。鼓励患者进行适当的体育锻炼，并能正常生活。

（2）认知行为治疗。广泛性焦虑障碍患者容易出现两类逻辑错误：其一是过高地估计负性事件出现的可能性，尤其是与自己有关的事件；其二是过分戏剧化或灾难化地想象事件的结果。焦虑障碍患者对事物的一些歪曲的认知，是造成疾病迁延不愈的原因之一。对患者进行全面的评估后，治疗者就要帮助患者改变不良认知并进行认知重建。松弛训练、呼吸控制训练能部分缓解焦虑。

(五) 上转条件

（1）急性发作期，如严重紧张、焦虑影响患者的社会功能和日常生活的患者。

（2）治疗过程中出现与抗焦虑或抗抑郁药相关的急性不良反应。

（3）在家维持治疗效果不好，病情复发或加重的患者。

（六）下转条件

诊断明确，仅需门诊治疗不需住院或病情较稳定者。

三、强迫症

（一）定义

强迫障碍（obsessive-compulsive disorder，OCD）的基本特征是患者表现为来源于自我的强迫观念和强迫行为，多数患者认为这些观念和行为是没有必要或异常的，是违反自己意愿的，强迫与反强迫的强烈冲突使患者感到焦虑和痛苦，但无法摆脱。病程迁延患者可表现出仪式行为，此时焦虑和精神痛苦减轻，但社会功能严重受损。

（二）成因

1. 遗传

OCD 有家族聚集性，荟萃分析表明患者的一级亲属有较高的患病率，与普通人群比较 OR＝4.0，但 18 岁以后发病的先证者少有亲属患 OCD。同卵双生子研究少见，一项研究表明同卵双生子的同病率为 $65\% \sim 85\%$，而异卵双生子则为 $15\% \sim 45\%$。OCD 的家族中出现抽动障碍的概率较高，强迫障碍患者出现抽动障碍的比例也增高，两者可能存在连锁遗传。

2. 神经生物学因素

严重的脑外伤、癫痫可伴发强迫症状；影响基底节功能的疾病也可出现强迫症状，如风湿热后出现的小舞蹈症可伴有强迫症状；在急性发病的强迫障碍患者中也发现存在链球菌感染后的抗神经元抗体，抗体滴度与强迫症状的严重程度相关。一些研究发现强迫障碍患者的尾状核体积缩小，有学者认为这是中枢神经系统不可逆损害的结果，并认为与自身免疫有关。

1986 年，Alexander 提出 OCD 与皮质-纹状体-丘脑-皮质（cortico-striatal-thalamic-cortical，CSTC）环路密切相关。此后的研究认为，该环路的直接通路（皮质-纹状体-苍白球内侧部-丘脑-皮质）有易化运动的功能，间接通路（皮质-纹状体-苍白球外侧部-丘脑底核-丘脑-皮质）可抑制不想要的运动，强迫症状与直接通路的过度兴奋和间接通路的相对抑制密切相关。结构神经影像研究发现，CSTC 环路所在的脑区有更多的灰质，在对难治性 OCD 患者 CSTC 环路的直接通路进行手术毁损后，其直接通路和间接通路的功能达到平衡，强迫症状因此得到缓解，同时发现 OCD 患者 CSTC 环路的高代谢状态也得到缓解。在 OCD 的 CSTC 环路中，纹状体（尤其是尾状核）是原发的病理脑区，丘脑起着对信息输入、输出的门控作用,纹状体的功能异常导致其对丘脑的抑制作用减弱,从而使丘脑门控功能出现缺陷,并导致眶额皮质(与强迫观念有关)和前扣带回(与非特异性焦虑有关)的高度激活而出现强迫观念和行为。强迫动作是一种仪式行为,可以用来代偿纹状体的功能,使丘脑继续发挥门控功能,从而缓解焦虑和减轻强迫观念。由此可以推测丘脑功能异常可能是 OCD 病理生理学的基础。还有一些研究聚焦于前额叶-皮质下环路和顶叶-小脑环路的结构和功能异常,以 OCD 相关图片做症状诱发试验时,OCD 患者双侧额叶皮质、左侧岛回、右侧边缘上回、左侧尾状核和右侧丘脑区域激活增加,即激活了患者的 CSTC 环路,经过有效治疗后,高激活状态能得到降低。

有不少证据支持 OCD 患者的 5-HT 功能异常,如尾状核中 5-HT2A 受体复合物增加;氯米帕明、氟西汀等具有抑制 5-HT 再摄取的药物治疗 OCD 有效;5-HT 受体激动剂 M-氯苯哌嗪能使患者的强迫症状恶化;强迫症状的减轻伴有脑脊液 5-HT 代谢产物 5-HIAA 下降等。

3. 心理学解释

精神分析理论认为,强迫障碍是人格发展固着于强迫性格,焦虑情绪通过防御机制而形成强迫症状。行为主义认为,在疾病的第 1 阶段,由非特异性情景引起焦虑,为减轻焦虑而产生逃避或回避反应,表现为强迫性仪式行为,这是经典条件反射;在第 2 阶段中强迫行为被强化,并泛化到中性情景中,形成操作性条件反射。认知理论认为,OCD 患者形成了 3 个主要的功能失调性信念:责任感和对威胁的过度估计,完美主义和对不确定的无法容忍,重要性和对想法的控制。

(三) 临床表现

强迫障碍多发病于青春期,1/3 的患者症状出现于 10～15 岁,75% 的患者起病于 30 岁前,平均发病年龄在 20 岁左右。男性的发病高峰年龄在青春期,而女性在 20～24 岁,男女患病率近似,常在无明显诱因下缓慢起病。由于约有 60% 的 OCD 患者羞于把他们的症状告诉医生,致使患者平均就诊年龄超过发病年龄 10 年。OCD 病程多变,54%～61% 的患者病情逐渐进展,24%～33% 病情反复波动,11%～14% 有完全缓解的间歇期。若不伴有明显的抑郁症状,转成慢性的可能较大。患者的生活和职业功能常受到显著损害。

OCD 共病其他精神障碍的比例较高,依次为抑郁障碍、惊恐发作、疑病症、贪食症、厌食症、抽动障碍、冲动控制障碍等。

其基本症状为强迫观念和强迫行为,多数患者有多种强迫观念和强迫动作,强迫行为是对强迫观念的典型反应。有学者将 OCD 分为 3 个亚型:对称/收藏型,由对称、节俭的强迫观念和次序、收藏、重复及计数的强迫行为组成;污染/检查型,它主要由污染观念及洗涤、检查的强迫行为组成;纯强迫观念型,包括大量的攻击、性和宗教的强迫观念。

1. 强迫观念

(1) 强迫思维。强迫思维是以刻板形式反复进入患者头脑中的观念、表象或冲动思维,它们几乎总是令人痛苦的,内容常常为暴力、猥亵或毫无意义。患者往往试图抵制,但不成功。虽然这些思维并非自愿且令人反感,但患者认为它是属于自己的。

(2) 强迫性穷思竭虑。患者对一些常见的事情、概念或现象反复思考,刨根究底,自知毫无现实意义,但不能自控。如没完没了地对不可能有定论的选择进行近乎哲学层次的思考。如反复思考"究竟是先有鸡还是先有蛋?""人为什么要吃饭而不吃草?"

(3) 强迫怀疑。患者对自己所做过的事的可靠性表示怀疑,需要反复检查、核对。如门窗是否关好、钱物是否点清等。患者能意识到事情已做好,只是不放心而想要反复检查。

(4) 强迫联想。患者脑中出现一个观念或看到一句话,便不由自主地联想起另一个观念或词句,而大多是对立性质的,此时叫强迫性对立思维。如想起"和平",马上就联想到"战争"等。

(5) 强迫回忆。患者意识中不由自主地反复呈现出经历过的事情,无法摆脱,感到苦恼。

(6) 强迫意向。患者体会到一种强烈的内在冲动要去做某种违背自己意愿的事情,但一般不会转变为行动,因患者知道这种冲动是非理性的、荒谬的,故努力克制,但内心冲动无法摆脱。如想把小孩扔到窗外,害怕自己最终会无法抵制要杀死自己所爱孩子的冲动,看到异性就想拥抱等。

2. 强迫动作和行为

这是一再出现的重复或刻板的行为,常继发于强迫观念。从根本上讲,这些行为既不能给人以愉快,也无助于完成有意义的任务。患者常将其视为能防范某些客观上不大可能的事件。这种行为通常被患者认为是无意义的或无效的,且反复企图加以抵抗,但抵抗导致明显焦虑。对于病程漫长的患者,抵制可能十分微弱。主要有以下几种表现。

(1) 强迫检查。多为减轻强迫怀疑引起的焦虑而采取的措施。常表现为反复检查门窗、煤气是否关好,电插头是否拔掉,账目是否搞错等,严重者检查数十遍还不放心。

(2) 强迫洗涤。多源于"怕受污染"这一强迫观念而表现反复洗手、洗衣物、消毒家具等。

(3) 强迫性仪式动作。通常是为了对抗某种强迫观念所引起的焦虑而逐渐发展起来的。如一位学生出现强迫观念时便摇头对抗,初始有效,但好景不长,摇头不能对抗强迫观念,于是就增加一项手拍桌子的动作,此法开始有效,但效力逐渐下降,于是患者又增加一项跺脚的动作以加强对抗。久而久之,患者即发展出一套复杂的仪式化程序:先摇几下头,接着拍几下桌子,然后跺脚……强迫仪式动作可占去一天中的数小时,有时还伴有明显的犹豫不决和行事迟缓。

（4）强迫询问。强迫障碍患者常常不相信自己,为了消除疑虑或穷思竭虑给自己带来的焦虑,常反复询问他人(尤其是家人),以获得解释与保证。

3. 回避行为

回避可能是强迫障碍最突出的症状,患者回避触发强迫观念和强迫行为的各种情境,在疾病严重时回避可能成为最受关注的症状,而在治疗过程中,随着回避行为的减少,强迫行为可能增加,因为治疗过程使患者更多地暴露在诱发强迫症状的环境中。

4. 其他

焦虑常继发于强迫思维和(或)强迫动作,强迫症状加重时也常出现抑郁,抑郁症状的加重或减轻一般会伴有强迫症状严重程度的平行变化。

患者常常有病态的人际关系:一种是患者要求他人容忍其症状,更有甚者家属被患者要求执行其仪式行为;另一种是患者与家属产生敌对关系,强迫症状被他人认为是患者的有意对抗,这可能会加重患者的强迫症状并导致敌对的进一步加剧。

强迫洗手的患者常常可见双手皮肤角质层受损,强迫性抠、挖、拔毛的患者可见相应部位的损伤。部分患者可能有神经系统软体征和精细运动协调障碍。

强迫障碍严重程度的评估通常采用 Yale-Brown 强迫量表。

（四）治疗方法

随着药物和行为治疗的发展,OCD 的预后获得了较大的改善。有资料表明 3 个强迫症状亚型与药物或行为治疗结果有关。污染/检查型对行为治疗效果好,对称/收藏型患者药物治疗有一定效果,行为治疗效果较差,纯强迫观念型药物治疗效果好。

1. 药物治疗

（1）急性期治疗。急性期治疗至少 12 周,起效往往需要 3~6 个月。具抗强迫作用的药物有 SSRIs(氟西汀、氟伏沙明、舍曲林、帕罗西汀、西酞普兰)和氯米帕明。SSRIs 是目前的一线治疗药物,治疗强迫障碍时的剂量常常为处方推荐的较高或最高剂量;氯米帕明治疗 OCD 的有效剂量为每日 150~250mg,但不良反应限制了该药的应用。

大约 40%~60% 的患者经过上述一次治疗能改善症状的 30%~40%。对疗效不佳的患者,须进行强化治疗。可能有效的联合用药包括氯硝西泮、吲哚洛尔、利培酮(合并抽动障碍时)、阿立哌唑等。如果常用一种 SSRIs 与氯米帕明合并,必须监测氯米帕明的血药浓度。

（2）巩固期与维持期治疗。OCD 是一种慢性疾病，急性期治疗取得效果后需过渡到巩固期和维持期。相关研究表明，持续治疗能减少患者的复发，持续 1～2 年的治疗能使患者的复发率低于没有维持治疗者。预后不良的因素主要有早年发病、病程较长、强迫观念和行为并存、有怪异的想法等。

2. 认知行为治疗

暴露和反应预防是治疗强迫障碍有效的行为治疗方法。暴露疗法是使患者面对引起焦虑的物品和环境；反应预防要求患者推迟、减少甚至放弃能减轻焦虑的行为，如缩短洗手时间，减少洗手频度，甚至放弃洗手。在实施治疗时，首先应对患者进行疾病教育，提高患者信心，使其依从治疗计划。对患者家庭成员的教育和支持鼓励十分重要，他们是监督患者完成家庭作业最重要的人选。起初治疗者和患者须制订一个特别的激发焦虑的计划，通过会谈在治疗室内指导患者如何去做，以后通过家庭作业让患者单独去做，逐步增加难度，并在实施的过程中评估患者的反应和认知治疗的效果。有效的暴露疗法和反应预防一般需 12 次会谈和长时间的家庭作业。

对于多数 OCD 患者，药物与心理治疗同时或相继进行均比单独使用任一种治疗的效果要好，而且认知行为治疗也可在维持治疗中发挥作用。

3. 其他躯体治疗

其他躯体治疗方法包括对难治患者静脉滴注氯米帕明，部分患者采用 ECT 或 rTMS 可能有一定效果；对因链球菌感染而加重的 OCD 患儿使用血浆置换和免疫球蛋白；对于严重功能受损的难治性 OCD 可慎重选择深部脑刺激术（deep brain stimulation，DBS）等进行治疗。

（五）上转条件

（1）急性发作期，如严重强迫行为的患者，无法正常生活。

（2）有明显自伤、自杀行为的患者。

（3）强迫症诊断不明确者。

（4）在家维持治疗效果不好，病情复发或加重的患者。

（六）下转条件

（1）诊断明确，仅需门诊治疗不需住院或病情较稳定者。

（2）住院治疗出院后，需进行社区跟踪随访、教育康复者。

四、躯体形式障碍

(一) 定义

躯体形式障碍(somatoform disorder)是一种以持久地担心或相信各种躯体症状的优势观念为特征的精神障碍。患者因这些症状反复就医,各种医学检查未发现异常,医生的反复解释仍不能打消其疑虑。即使有时患者存在某种躯体疾病,也不能解释所诉症状的性质、程度,或其痛苦与优势观念,经常伴有焦虑或抑郁情绪。尽管症状的发生和持续与不愉快的生活事件、困难或冲突密切有关,但患者常否认心理因素的存在。病程多为慢性波动性病程。

(二) 成因

本组障碍的确切病因尚不明。目前研究结果显示躯体形式障碍的病因是多因素的,包括心理社会因素及生物学因素等。

1. 心理社会因素

幼时受到父母过度的照顾,儿童期患病经历、创伤、长期与慢性疾病患者共同生活、生活中存在的现实冲突等可能是易患因素。继发性获益可能是另一个重要因素,因为这类躯体症状可以在潜意识中为患者变相发泄、缓解情绪冲突,也可因病而回避社会责任,并获得更多的关心、保护和照顾。部分患者的起病属医源性。

躯体症状在不同的社会文化环境中,可以有多重象征意义并具备某些社会功能。由于环境、人口、医疗设备的限制,患者在繁忙拥挤的医疗机构中常常隐藏情绪症状,而以一些直接的、易被接受的躯体症状为主诉。由于我们社会文化所决定的行为准则鼓励躯体症状的表达,这种表达可以寻求别人的注意和同情,可以操纵人际关系,免除某种责任和义务,躯体化成为患者对待心理、社会各方面困难处境的一种方式。

许多研究发现,躯体形式障碍患者多具有"神经质"的个性,其特点为敏感、多疑、固执,过度关注躯体不适的症状和自身的健康状况。由于过分关注自身的感受和健康,导致感觉阈值降低,躯体感觉的敏感性增加,因而,他们更容易感觉到各种躯体症状。

2. 生物学因素

躯体形式障碍可有家族聚集性,约20％的躯体化障碍患者的女性一级亲属也符合躯体化障碍的诊断。躯体形式障碍的家族聚集性可以受到遗传、环境因素或两者共同的影响。有研究认为,躯体形式障碍的患者可能存在脑干网状结构滤过功能失调。脑干网状结构维持意识状态,保持正常的注意和唤醒功能,过滤不必要的信息。当滤过功能失调后,过去不被患者感知的内脏器官活动被感知,致使注意力由外转向身体内部,加之情绪焦虑紧张时体内各种生理变化加剧(如神经内分泌、血液生化等改变),这些生理变化信息不断上传并被感受,就可能被患者感知为躯体不适或症状。

(三)临床表现

(1)症状复杂、多样,未能找到明确的器质性依据。躯体形式障碍患者往往存在精神因素和情绪表达的躯体化特点,临床表现为症状复杂多样、反复出现、时常变化,未发现任何恰当的躯体疾病来解释上述症状。

(2)反复检查和治疗,疗效不好,影响医患关系。躯体形式障碍患者常具有潜在的精神因素和个性缺陷,这些特点有助于临床症状较顽固持久,患者为了查出原因会不惜代价反复就医检查,频繁更换医院和专家,尝试各种方法治疗,服用过多种药物,但患者对躯体症状的变化及各种药物调整引起的不适感觉往往比较敏感,过分关注,顾虑重重,对治疗依从性较差。另外,患者对医学知识的一知半解,常将其归咎为躯体疾病,反复在临床各科诊治,拒绝接受精神障碍的诊断及治疗。长期的非正规诊疗,导致治疗效果不好,容易出现医患之间的不信任,影响医患关系。

(3)诊断名称含糊、多样。一方面,躯体形式障碍患者很难接受精神障碍的疾病标签,常在非精神科反复就诊;另一方面,非精神科医师识别率较低,很少使用该类诊断,导致这一领域中同种疾病现象的诊断名称十分繁杂混乱。如对主要表现为胃肠不适的患者,可以出现的诊断名称包括自主神经功能紊乱、功能性胃肠病、肠易激综合征以及胃肠神经症等。各种模棱两可的诊断会增加患者反复求医行为及疾病负担。

(四)治疗方法

1. 治疗时应注意的问题

(1)重视医患关系。治疗开始时,要重视建立良好的医患关系,要以耐心、同情、接纳的态度对待患者的痛苦和诉述,理解他们躯体体验的真实性,而不是"想象的问题"或"装病"。不否定患者的体验是建立医患关系的重要开始。

(2)重视连续的医学评估。早期阶段应做彻底的医学评估和适当的检查,医生应对检查的结果给予清楚的报告并进行恰当的解释,解释既不能加重患者对不适躯体体验灾难化的推论,也不应彻底否认患者的躯体问题。在疾病的过程中,如果躯体症状加重或出现新的症状,均必须进行适当的检查和评估而排除器质性障碍。

(3)重视心理和社会因素评估。在确定躯体症状的躯体因素可能是患者的病因之一后,应尽早引入心理社会因素致病的话题,医生应尽可能早地选择适当的时机向患者提出心理社会因素与躯体疾病关系问题的讨论。要鼓励患者把他们的疾病看成是涉及躯体、心理和社会因素的疾病。

（4）适当控制患者的要求和处理措施。医生要避免承诺安排过多的检查，以免强化患者的疾病行为。医生可以定期约见患者，提供必要的检查但不能太频繁，这样一方面可以避免误诊，另一方面可减轻患者的焦虑。要对家庭成员进行相关疾病知识的教育，因为家庭成员也可能强化患者的疾病行为。

2. 药物治疗

应用精神药物进行对症治疗十分重要，由于患者症状的多元性，常常合并使用精神药物，伴抑郁和焦虑可选用抗焦虑药物及三环类、SSRI、SNRI 等抗抑郁药物治疗，对有偏执倾向者可使用小剂量非经典抗精神病药治疗。

3. 心理治疗

心理治疗目的在于让患者逐渐了解所患疾病的性质，改变其错误的观念，解除或减轻精神因素的影响，使患者对自己的身体情况与健康状态有一个相对正确的评估，逐渐建立对躯体不适的合理性解释。对医学检查结果合理地解释，适当地做出承诺和必要的保证也具有一定的治疗作用。目前常用的心理治疗有认知疗法、认知行为治疗、精神分析、森田疗法等，不同的心理治疗方法各有千秋，临床上均可选用。

（五）上转条件

（1）急性发作期，如严重的躯体不适感，要求住院的患者。

（2）诊断不明确者。

（3）在家维持治疗效果不好，病情复发或加重的患者。

（六）下转条件

诊断明确，仅需门诊治疗不需住院或病情较稳定者。

五、创伤后应激障碍

（一）定义

创伤后应激障碍（posttraumatic stress disorder，PTSD），是由于受到异乎寻常的威胁性、灾难性心理创伤，导致延迟出现和长期持续的精神障碍。

（二）成因

PTSD 发生的脑病理学机制是近年来国际研究的热点，目前研究比较多的主要集中在 3 个方面：一是 PTSD 神经影像学的研究；二是脑电生理学的研究；三是神经内分泌研究。

1. PTSD 的脑神经影像学特征

研究结果主要发现患者的海马与海马旁回、杏仁核、内侧前额叶有某些异常,有学者提出 PTSD 的前额叶-杏仁核-海马环路。前额叶功能减弱时,对杏仁核的调节和控制作用减弱,导致杏仁核对恐惧性反应的过度增强,而海马本身的损害以及与前额叶、杏仁核之间联系的失调主要参与了 PTSD 患者的陈述性记忆的损害过程。

2. PTSD 的脑事件相关电位特征

PTSD 研究较多的是 P300 波,研究结果提示与 PTSD 情境依赖性的信息加工分离,对中性刺激的信息加工减低,但对创伤相关刺激或创伤相关线索情境下,对中性刺激的信息加工是加强的。

3. PTSD 的神经内分泌特征

应激状态下的神经内分泌变化错综复杂,目前比较肯定的有兴奋性氨基酸系统、GABA 能抑制系统、胆碱能系统、多巴胺系统、神经甾体系统以及其他神经调质、神经肽 Y、胆囊收缩素、物质 P 的参与,但主要是肾素-血管紧张素系统和 HPA 轴的激活,俗称应激系统。

(三) 临床表现

1. 闯入性再体验

在重大创伤性事件发生后,患者有各种形式的反复发生的闯入性地出现以错觉、幻觉构成的创伤性事件的重新体验,叫症状闪回(flashback)。此时,患者仿佛又完全身临创伤性事件发生时的情景,重新表现出事件发生时所伴发的各种情感。创伤性体验的反复重现是 PTSD 最常见也是最具特征性的症状。

患者在创伤性事件后,频频出现内容非常清晰的、与创伤性事件明确关联的梦境(梦魇)。在梦境中,患者也会反复出现与创伤性事件密切相关的场景,并产生与当时相似的情感体验。患者常常从梦境中惊醒,并在醒后继续主动"延续"被"中断"的场景,并产生强烈的情感体验。

2. 警觉性增高

表现为过度警觉,惊跳反应增强,注意力不集中,易激惹及焦虑情绪和躯体不适症状。

3. 回避

在创伤性事件后,患者对与创伤有关的事物采取持续回避的态度。回避的内容不仅包括具体的场景,还包括有关的想法、感受和话题。患者不愿提及有关事件,避免相关交谈,甚至出现相关的"选择性失忆"。患者似乎希望把这些"创伤性事件"从自己的记忆中"抹去"。

另外,在创伤性事件后,抑郁症状是很多 PTSD 患者常见的伴随症状。许多患者难以对事物产生兴趣,与外界疏远、隔离,对未来缺乏思考和规划,思考困难,记忆力下降,注意力难以集中。

多数患者在创伤性事件后的数天至半年内发病,病程至少持续1个月以上,一般在1年内恢复正常,少数患者可持续多年,甚至终生不愈。

(四)治疗方法

心理治疗和药物治疗都被证实有效,但各自有其优势和不足。

1. 心理治疗

对于PTSD初期,主要采用危机干预的原则和技术,侧重提供支持,帮助患者提高心理应对技能,表达和宣泄相关的情感。及时治疗对良好的预后具有重要意义。

慢性和迟发性PTSD的心理治疗中,除了特殊的心理治疗技术外,为患者争取最大的社会和心理支持是非常重要的。家属和同事的理解,可以为患者获得最大的心理空间。

心理治疗在PTSD中被广泛应用,但很好的对照研究不多。最常用的认知行为治疗(cognitive behavioral therapy)有比较高的循证医学证据,眼动脱敏再加工、催眠治疗、精神分析疗法以及其他心理治疗也报道有一定疗效。

PTSD的CBT治疗包括什么是正常的应激反应的教育,焦虑处理训练,对病理信念的认知治疗,对创伤事件的想象和情境暴露,以及复发的预防。PTSD认知行为治疗中的核心是暴露疗法,让患者面对触景生情的类创伤情境,唤起患者的创伤记忆,然后治疗这些记忆的病理成分。要消除或减少恐惧,两个条件是必需的:第一,恐惧记忆必须能被激活;第二,必须提供新的信息来改变存在于恐惧结构中的错误元素,然后将修改后的记忆重新储存为新的记忆模式。暴露可以通过想象实现,也可以是真正进入于某种情境,如在车祸后重新乘车或驾驶车辆。反复的暴露可使患者认识到他/她所害怕和回避的场所已经不再危险,假如患者能够坚持足够长的时间不逃避,害怕的情绪就会逐渐消退。PTSD的焦虑处理训练(anxiety management training)是教给患者各种技巧,更好地应对PTSD的症状,主要的技术如放松训练(系统的肌肉放松)、呼吸训练(学习缓慢的腹式呼吸)、正性思维(用积极的想法替代消极想法)、自信训练(学会表达感受、意见和愿望)、想法终止(默念"停"来消除令人痛苦的想法)。在这些方法中,重点不是过多地集中在修复病理性的记忆,而是帮助患者怎样控制焦虑从而治疗恐惧。

PTSD的眼动脱敏和再加工(eye movement desensitization and reprocessing, EMDR)有很强的认知治疗成分加眼球运动。其过程包括让患者想象一个创伤场景,同时眼睛追踪治疗师快速移动的手指,然后集中调节其认知和警觉反应。反复多次,直至当移动眼球时,患者在治疗师指导下产生的正性想法能与场景联系起来,警觉反应减轻。有学者认为,EMDR 之所以有效,可能与再暴露或修复创伤记忆时治疗师给予的正性反馈和指导有关,而不是因为任何快速眼球运动、节律或治疗中的其他生理效应所致。

2. 药物治疗

药物治疗是治疗各个时期 PTSD 最常见的选择。根据患者症状特点,选用的药物包括:抗抑郁剂、抗焦虑剂、抗惊厥药物、锂盐等。除非患者有过度兴奋或暴力行为,一般不主张使用抗精神病药物。

苯二氮䓬类药物应慎用于并发惊恐障碍但没有精神活性物质滥用史的 PTSD 患者。目前没有临床研究数据证明苯二氮䓬类药物作为辅助药物治疗 PTSD 的有效性,但有研究提示,苯二氮䓬类药物可能导致症状闪回发生的增多。各类抗抑郁剂除改善睡眠、抑郁焦虑症状外,能减轻闯入和回避症状。

5-羟色胺再摄取抑制剂(SSRIs)(舍曲林,帕罗西汀,氟西汀)有最高的临床证据水平,抗抑郁药疗效和安全性好,不良反应轻,被推荐为一线用药。其他 SSRI 类药物对 PTSD 也有疗效只是证据水平低。新型抗抑郁药如 5-羟色胺和去甲肾上腺素再摄取抑制剂(SNRIs)是治疗 PTSD 较有前途的药物。TCAs 和 MAOIs 疗效肯定,但不良反应较多,应用要谨慎。PTSD 对药物治疗起效是相对较慢的,一般用药 4～6 周时出现症状减轻,8 周或更长的疗程才更能体现药物的真正疗效。由于各种药物的作用机制不同,一种治疗药物无效可选用其他药物治疗,并给予合适的疗程和剂量。在运用抗抑郁剂治疗 PTSD 时,剂量与疗程与抗抑郁症治疗相同,治疗时间和剂量都应充分。建议缓解后还应给予 1 年维持治疗,直到痊愈。

(五) 上转条件

(1) 存在严重的闪回、没法正常生活的患者。

(2) 有明显自伤、自杀行为的患者。

(3) 在家维持治疗效果不好,病情加重的患者。

(六) 下转条件

(1) 诊断明确,仅需门诊治疗不需住院或病情较稳定者。

(2) 住院治疗出院后,需进行社区跟踪随访、教育康复者,愿意参加社区康复活动及职业康复训练的康复者。

六、适应障碍

(一) 定义

适应障碍(adjustment disorder)是指在明显的生活改变或环境变化时产生的、

短期的和轻度的烦恼状态和情绪失调,常有一定程度的行为变化等,但并不出现精神病性症状。典型的生活事件包括居丧、离婚、失业或变换岗位、迁居、转学、患重病、经济危机、退休等,发病往往与生活事件的严重程度、个体心理素质、心理应对方式等有关。

(二) 成因

尽管应激性处境是导致适应障碍的必要条件,但并非所有经受同样处境的人都会发病,因此个体的易感性也是重要的发病因素。这种易感性的性质目前尚不清楚,似乎存在个体差异,可能一定程度上与病前的生活经历有关。

(三) 临床表现

发病多在应激性生活事件发生后的 1~3 个月内出现,临床表现多种多样,包括抑郁心境、焦虑或烦恼,感到不能应对当前的生活或无从计划未来,失眠、应激相关的躯体功能障碍(头疼、腹部不适、胸闷、心慌),社会功能或工作受到损害。有些患者可出现暴力行为,儿童则表现为尿床、吸吮手指等。

成年人多见情绪症状,以抑郁为主者,表现为情绪不高、对日常生活丧失兴趣、自责、无望无助感,伴有睡眠障碍、食欲变化和体重减轻,有激越行为。以焦虑为主者,则表现为焦虑不安、担心害怕、神经过敏、心慌、呼吸急促、窒息感等;青少年以品行障碍为主,表现为逃学、斗殴、盗窃、说谎、物质滥用、离家出走、性滥交等;儿童适应性障碍主要表现为尿床、吸吮手指等退行性行为,以及无故躯体不适等含糊的躯体症状。

(四) 治疗方法

适应障碍的病程一般不超过 6 个月,随着时间的推移,适应障碍可自行缓解,或者转化为特定的更为严重的其他精神障碍。因此,适应障碍治疗的根本目的是帮助患者提高处理应激境遇的能力,早日恢复到病前的功能水平,防止病程恶化或慢性化。

治疗重点以心理治疗为主,心理治疗主要是解决患者的心理应对方式和情绪发泄的途径问题。治疗首先要评定患者症状的性质与严重程度,了解诱因、患者人格特点、应对方式等因素在发病中的相对作用,应注意应激源对患者的意义,主要采取个别指导、家庭治疗和社会支持等方式。支持性心理疗法、短程动力疗法、认知行为疗法等都可酌情选用。无论采用哪种心理治疗方法,治疗中都要抓住 3 个环节:消除或减少应激源,包括改变对应激事件的态度和认识;提高患者的应对能力;消除或缓解症状。

药物治疗只用在情绪异常较为明显的患者。药物治疗的作用是加快症状的缓解,为心理治疗提供合适的环境。可根据具体的情况采用抗焦虑药物和抗抑郁药物等。以低剂量、短疗程为宜。在药物治疗的同时，心理治疗应该继续进行，特别是那些恢复较慢的患者，更为有益。

（五）上转条件

（1）急性发作期，无法正常工作及学习的患者。

（2）诊断不明确者。

（3）在门诊治疗效果不佳的患者。

（六）下转条件

（1）诊断明确，仅需门诊治疗不需住院或病情较稳定者。

（2）住院治疗，精神症状控制，病情好转。

第六节 人格障碍

（一）定义

人格障碍（personality disorder）是指明显偏离正常且根深蒂固的行为方式，且并非直接源于脑部的疾病、损伤或其他损害，或者因另一种精神障碍所致。它具有适应不良的性质，其人格在内容上、质上或整个人格方面异常，由于这个原因，患者遭受痛苦和/或社会危害。

（二）成因

人格障碍的病因及发病机制迄今尚未完全阐明，一般认为是在大脑先天性缺陷的基础上，遭受环境有害因素的影响而形成的。

1. 生物学因素

（1）遗传因素。遗传因素与人格的发展和形成密切相关。在双生子的研究中，单卵双生子人格障碍的同病率平均高达 67%，双卵双生子的同病率则为 31%。寄养子研究中发现，有遗传背景的寄养子成年后与正常对照组相比，仍有较高的人格障碍发生率。有研究提示，边缘型人格障碍的遗传度为 0.69，表演型人格障碍的遗传度为 0.67。部分人格障碍的行为特征，具有攻击和冲动的特点，如反社会型人格障碍、冲动型人格障碍、边缘型人格障碍。这类行为特征已证实与遗传相关。双生子和收养子研究发现，攻击的遗传可能性在成人中为 44%～72%；罪犯中染色体畸形呈 XYY 核型者的比例超过普通人群；儿茶酚胺、单胺氧化酶 A 和神经肽活性的有关基因的多态性及等位基因变异与冲动攻击行为相关。一项研究显示，单胺氧化酶 A 基因多态性与反社会特质相关，这种特质包括攻击行为，但是仅仅当有儿童期虐待时才相关。这表明人格障碍可能是遗传及环境的相互作用的结果。

（2）神经生化因素。边缘系统的γ-氨基丁酸能、谷氨酸能、胆碱能环路的过度反应可能介导情绪的不稳定，这种反应过度，导致对环境情绪刺激反应和敏感性增加，情绪不稳定型人格障碍可能与之相关。杏仁核过度反应、前额叶抑制降低、前额叶控制的5-羟色胺释放减少可能与边缘型人格障碍及反社会型人格障碍的冲动攻击性阈值较低相关。前额叶皮质的多巴胺能和去甲肾上腺能活性降低，可能与分裂样人格障碍患者的认知缺陷有关。

（3）病理生理因素。脑电图研究证明，人格障碍者的双亲中，脑电图异常率较高。50％人格障碍者的脑电图发现有慢波出现，与儿童脑电图近似。故有学者认为人格障碍是大脑发育成熟延迟的表现。大脑皮质成熟延迟在一定程度上说明其冲动控制和社会意识成熟延迟。感染、中毒、孕期及婴幼儿的营养不良，特别是缺乏充分蛋白质、脂类和维生素的供应，出生时或婴幼儿时的脑损伤、传染病和病毒感染等可能是大脑发育不成熟的原因。人格障碍者到中年以后情况有所改善，可能是大脑皮质成熟程度增加的结果，这与临床观察相一致。

2. 心理社会环境因素

童年生活经历对个体人格的形成具有重要作用。幼儿心理发育过程中的重大精神刺激或生活挫折对幼儿人格的发育存在不利影响，如父母离异、父爱或母爱剥夺，儿童不能发展人际之间良好的温暖、热情和亲密无间的关系，不能发展对他人的共情，可能会形成反社会型人格。

教养方式不当也是人格发育障碍的重要因素。父母教育态度的不一致，反复无常，好恶、奖罚没有定规和原则，使小孩生活在矛盾的牵制之中，无所适从，不能发展明确的自我同一性感觉，导致成年后自我概念紊乱，可能形成边缘型人格。家庭成员所表现出来对事物一贯的苛求、固执或"认真"，让在发展和成长过程中的儿童始终处于标准化和极端化的信念系统包围之中，不能发展和"变通"的人格特征，这也许与偏执型人格等人格障碍的形成有关。父母对孩子粗暴、放纵溺爱、过分苛求等，对人格发育均有不利影响。另外，父母的酗酒、吸毒、偷窃、淫乱或本身有精神疾病或人格障碍或犯罪记录对儿童起到了不良的"示范"作用。

（三）临床表现

人格障碍主要依据病史进行诊断，应尽可能从多方面采集病史资料，并采用临床访谈、标准的评估、自评问卷等手段辅助诊断。诊断要点如下：

（1）开始于童年、青少年或成年早期，并一直持续到成年乃至终生。没有明确的起病时间，不具备疾病发生发展的一般过程。

（2）不是由广泛性大脑损伤或病变以及其他精神科障碍所直接引起的，一般没有明显的神经系统形态学病理变化。

（3）人格显著的、持久的偏离了所在社会文化环境应有的范围，从而形成与众不同的行为模式。这一异常行为模式是持久的、固定的、泛化的，不局限于精神疾患的发作期，并且与个人及社会的多种场合不相适应。

（4）主要表现为情感和行为的异常，个性上有情绪不稳、自制力差、与人合作能力和自我超越能力差等特征。但其意识状态、智力均无明显缺陷。一般没有幻觉和妄想，可与精神病性障碍相鉴别。

（5）对自身人格缺陷常无自知之明，难以从失败中吸取教训，屡犯同样的错误，因而在人际交往、职业和感情生活中常常受挫。

（6）一般能应付日常工作和生活，能理解自己行为的后果，也能在一定程度上理解社会对其行为的评价，主观上往往感到痛苦。

（7）各种治疗手段效果欠佳，医疗措施难以奏效，再教育效果亦有限。

在不同的文化中，需要建立一套独特的标准以适应其社会规则与义务。对于大多数亚型，通常要求存在至少三条临床描述的特点或行为的确切证据，才能诊断。

人格障碍一般早于大多数精神疾病，它的存在对疾病的病程、治疗甚至一些精神障碍的发病都有重要的影响。诊断精神疾病的同时进行人格诊断，有利于治疗的选择。因此 DSM 和 ICD 疾病分类都建议多轴诊断。

人格障碍多在儿童后期或青春期出现，持续到成年并渐渐显著，因此在儿童和青少年期不应做人格障碍的诊断。

（四）治疗方法

人格障碍的治疗较为困难。但有关的治疗手段对行为的矫正仍可发挥一定的作用。

1. 药物治疗

一般而言，药物治疗难以改变人格结构，但在出现异常应激和情绪反应时少量用药仍有帮助。如情绪不稳定者少量应用抗精神病药物；具有攻击行为者给予少量碳酸锂，亦可酌情试用其他心境稳定剂；有焦虑表现者给予少量苯二氮䓬类药物或其他抗焦虑药物。但一般不主张长期应用和常规使用，因远期效果难以肯定。有研究报道，具有潜在抗冲动作用的选择性 5-HT 再摄取抑制剂氟西汀对分裂型人格障碍和边缘型人格障碍有效。

2. 心理治疗

人格障碍者一般不会主动求医，常常是在和环境及社会发生冲突而感到痛苦或出现情绪睡眠方面的症状时非常"无奈"地到医院就诊。医生与患者通过深入接触，与他们建立良好的关系，帮助其认识个性缺陷之所在，鼓励他们改变自己的行为模式并对其出现的积极变化予以鼓励和强化。可采用分析性治疗、认知治疗、行为治疗、家庭治疗等不同的心理治疗方法,治疗形式上也可以实施个别治疗或小组治疗。人格障碍治疗的目的之一就是帮助患者建立良好的行为模式,矫正不良习惯。

3. 教育和训练

人格障碍特别是反社会型人格障碍者往往有一些程度不等的危害社会的行为,收容于工读学校、劳动教养机构对其行为矫正有一定帮助。

总体而言,人格障碍治疗效果有限,预后欠佳,因此在幼年时期培养健全的人格尤为重要。

(五) 上转条件

(1) 有暴力攻击或明显自伤、自杀行为的患者。

(2) 诊断不明确者。

(3) 治疗过程中出现与病药相关的急性不良反应。

(六) 下转条件

诊断明确,仅需门诊治疗不需住院或病情较稳定者。

第七节　童年与青少年行为情绪障碍

一、注意缺陷多动障碍

(一) 定义

注意缺陷与多动障碍(attention deficit and hyperactive disorder,ADHD)又称儿童多动症,主要临床表现是明显的注意不集中和注意持续时间短暂,活动过多和冲动,影响学习效率和人际交往。一般起病于 7 岁以前,症状可持续存在至青春期或成人期。

(二) 成因

本病的病因和发病机制尚不清,目前认为是多种因素相互作用所致。发病相关因素如下:

(1) 遗传本病具有家族聚集现象,患者双亲患病率 20%,一级亲属患病率 10.9%,二级亲属患病率 4.5%。单卵双生子同病率 51%~64%,双卵双生子同病率 33%。寄养子研究发现患者血缘亲属中患病率高于寄养亲属的患病率,遗传度平均为 0.76。

(2) 神经递质患者血和尿中多巴胺和去甲肾上腺素功能低下,5-HT 功能亢进。

（3）神经解剖和神经生理研究发现，患者额叶发育异常和双侧尾状核头端不对称，白质纤维的完整性异常、白质的过度发育和灰质结构异常，苍白球和海马的功能受损。患者运动前区及前额叶皮质的灌流量减少，存在中枢神经系统成熟延迟或大脑皮质的觉醒不足。

（4）发育异常患者的母孕期或围产期并发症多，幼年期有动作不协调，语言发育延迟等问题。

（5）家庭和心理社会因素父母关系不和，家庭破裂，教养方式不当，父母性格不良，母亲患抑郁症或分离（转换）性障碍，父亲有反社会行为或物质成瘾，家庭经济困难，住房拥挤，童年与父母分离、受虐待，学校的教育方法不当以及社会风气不良等不良因素均可能增加患病危险性，或作为发病诱因、症状持续的原因。

（三）临床表现

主要特征是注意损害和多动：两个表现对于诊断都属必需，而且必须在一个以上场合（诸如居家、教室、诊所）中表现突出。注意损害表现为一件事没做完注意就提前离开。患儿频繁地从一种活动转向另一种活动，好像是因为注意到另一件事而对正在干的事失去了兴趣（尽管实验室研究一般并不显示出异乎寻常的感觉或知觉的随境转移）。只有当这种注意保持的缺陷超出了患儿的年龄和智商的应有水平，才能做出诊断。

多动意味着过度的不安稳，尤其是在需要相对安静的环境中。根据周围环境的不同，可以表现为来回跑跳，从该坐着的地方站起来，过于多嘴和喧闹或坐立不安、辗转反侧。评价的标准是，根据所处的场合，并与其他年龄和智商相当的儿童相比，活动比预期的显然过多。这种行为在秩序井然的场合表现最为突出，因为此时需要高度的行为自我约束。

伴发的其他表现不足以作为诊断依据，甚至并非必需，但对诊断有所助益。患有本障碍的儿童有以下特点：在社会交往中缺乏控制力，在危险场合行事鲁莽，冲动性地违犯社会规范（表现为强行加入或打断他人的活动，抢先回答别人尚未说完的问题，或难以按顺序等候）。学习障碍和动作笨拙非常多见。

品行障碍的症状既不能肯定也不能否定将本障碍作为首要诊断。特征性行为问题应该早发（6岁以前），并且长期存在。但在学龄前，多动的辨认很困难，因为正常变异很宽：在学龄前儿童中只有对极端的病例才能下诊断。

在成年期仍可诊断多动障碍。其依据相同，但对注意和活动的评价应参照发育上适当的常模。当童年存在多动症，但现已消失并代之以另一种病态诸如社交紊乱性人格障碍或物质滥用，应对现有的而不是原有的病态编码。

（四）治疗

根据患者及其家庭的特点制定综合性治疗方案。药物治疗能够短期缓解症状,对于疾病导致患者及其家庭的一系列不良影响则更多地依靠非药物治疗方法。

1. 药物治疗

药物能改善注意缺陷,减轻活动过多症状,在一定程度上提高学习成绩,改善患者与同学和家长的不良关系。

(1)中枢兴奋剂:哌甲酯(methylphenidate)有效率为 $75\%\sim80\%$。有助于改善注意缺陷、多动、冲动症状,减少其他行为问题。速释剂哌甲酯:初始剂量每日 5mg,剂量范围每日 $5\sim40mg$。每日早晨上学前口服,剂量增加后分 2 次于早晨和中午口服,下午 4 时以后禁止使用。一般在用药 45min 后显效,最佳效果出现在用药后 $1.5\sim3h$,血中有效成分可维持 $2\sim4h$。控释剂哌甲酯:初始剂量 18mg,每日一次,最大推荐量 54mg/d,每日早晨一次整粒吞服,每次服药后疗效持续 $8\sim12h$。在治疗早期可能出现食欲降低、胃痛、头痛、入睡困难等不良反应。其他药物不良反应有情绪不稳、烦躁易怒、心率增快和血压增高等。至今的研究提示在治疗早期出现体重下降,长期治疗对儿童生长发育没有显著影响。在保证儿童营养摄入、定期监测身高和体重的情况下用药,一般不会出现生长发育受阻。对有潜在心功能不全猝死危险性升高的患者,在用药过程中应警惕,心脏结构性损害患者禁用。采用药物假期的使用方法,即每周六、日及节假日停用,可以减少药物不良反应,但可能会降低疗效。

(2)选择性去甲肾上腺素再摄取抑制剂:托莫西汀(tomoxetine)。该药可用于治疗 7 岁以上儿童及成人 ADHD,疗效与哌甲酯相当。用法:体重小于 70kg 患者,每日初始剂量为 10mg 或 0.5mg/(kg·d),早晨一次服用。一周后逐渐增加至目标剂量每日 $25\sim40mg$,或 1.2mg/(kg·d),早晨一次服用,或分二次服用。最大剂量不可超过每日 80mg 或 1.2mg/(kg·d)。一次服药疗效持续 $18\sim24h$。一般在用药 $2\sim3$ 周后开始显效。体重大于 70kg 的儿童、青少年及成人患者,每日初始量可为 40mg,每日最大剂量不可超过 100mg。托莫西汀的耐受性较好,不良反应少见。常见不良反应有食欲减退、恶心、疲劳、眩晕和情绪不稳。少数有失眠、嗜睡等不良反应。同时,还需要监测自杀风险。药物在短期内对患者的身高和体重增长有一定负面影响,但也有 5 年随访研究发现托莫西汀不影响患者的最终身高和体重。在使用过程中应当监测患者的生长发育情况。

2. 心理治疗

主要采用行为治疗和认知行为治疗。患者通常缺乏恰当的社会交往技能,如不知怎样去开始、维持和结束人与人之间的交流,同伴关系不良,对别人有攻击性语言和行为,自我控制能力差等。行为治疗利用操作性条件反射的原理,及时对患者的行为予以正性或负性强化,使患者学会适当的社交技能,用新的有效行为来替代不适当的行为模式。认知行为治疗主要解决患者的冲动性问题,主要内容有:让患者学习如何去解决问题,预先估计自己的行为所带来的后果,克制自己的冲动行为,识别自己的行为是否恰当,选择恰当的行为方式。心理治疗形式有个别治疗或小组治疗。小组治疗的环境对患者学会适当的社交技能更有效。

3. 家长培训及学校干预

可采取单个家庭或多个家庭参与的小组形式,内容主要有:给父母提供良好的支持性环境,让他们学习和掌握解决家庭问题的方法,与孩子共同制定明确的奖惩协定,有效地避免与孩子之间的矛盾和冲突等技巧,掌握使用阳性强化方式鼓励孩子的良好行为,使用惩罚方式消除孩子的不良行为。教师需要针对患者的特点进行教育,避免歧视、体罚或其他粗暴的教育方法,恰当运用表扬和鼓励的方式提高患者的自信心和自觉性,通过语言或中断活动等方式否定患者的不良行为,课程安排时要考虑到给予患者充分的活动时间。

(五)上转条件

(1)急性发作期,不能正常学习的患者。

(2)有暴力攻击行为的患者。

(3)诊断不明确者。

(4)在家维持治疗疗效不佳患者。

(六)下转条件

(1)诊断明确,仅需门诊治疗不需住院或病情较稳定者。

(2)住院治疗出院后,需进行社区跟踪随访、教育康复者。

(3)主要精神症状控制,愿意参加社区康复活动及职业康复训练的康复者。

二、精神发育迟滞

(一)定义

精神发育迟滞(mental retardation,MR)又称精神发育不全(mental deficiency),是一组在中枢神经系统发育成熟(18 岁)以前起病,以智能低下和在社交、适应社会行为显著受限的临床特征的精神障碍。

(二)成因

从胎儿到 18 岁以前影响中枢神经系统发育的因素都可能导致精神发育迟滞,病因多样,主要包括生物学因素和社会文化因素,多数患者以生物学因素为主,以社会文化因素或两者兼有者为少数。目前已明确的病因主要有以下几个方面。

1. 遗传因素

(1)染色体异常。常染色体和性染色体的单体型、三体型、多倍体等染色体数目异常。染色体的倒位、缺失、易位、重复、环形染色体和等臂染色体等结构异常。

导致精神发育迟滞的常见原因:唐氏综合征(Down's syndrome,先天愚型)是 G 组第 21 对染色体三体型,先天性卵巢发育不全(Turner's syndrome)为女性缺少 1 条 X 染色体,先天性睾丸发育不全(Klinefelter's syndrome)是男性 X 染色体数目增多,脆性 X 染色体综合征(fragile X syndrome)患者 X 染色体长臂末端 Xq27 和 Xq28 上有脆性位点。

(2)基因异常。DNA 分子结构异常使机体代谢所需酶的活性不足或缺乏,导致遗传代谢性疾病,可有精神发育迟滞的临床表现。其中苯丙酮尿症、半乳糖血症、戈谢综合征(Gaucher's syndrome)、家族性黑矇性痴呆、脂质沉积症、黏多糖病、脑白质营养不良等常见。少数精神发育迟滞是在多个基因的累积效应基础上,加上环境因素的影响所致。结节性硬化、神经纤维瘤、Sturge-Weber 综合征、萎缩性肌强直症、先天性甲状腺功能低下、着色性干皮病等疾病均导致精神发育迟滞,病因与遗传有关。

(3)先天性颅脑畸形。如家族性小脑畸形、先天性脑积水、神经管闭合不全等疾病都可能导致精神发育迟滞。

2. 围产期有害因素

在母孕期间出现感染、使用对中枢神经系统、内分泌和代谢系统的药物、接触及进食环境、食物和水被有害物质污染的毒物、接触放射线和电磁波、妊娠期疾病和并发症、分娩期并发症使胎儿颅脑损伤或缺氧、母亲妊娠年龄偏大、营养不良、抽烟、饮酒,遭受强烈或长期的心理应激。新生儿疾病,如未成熟儿、低出生体重儿、母婴血型不合所致核黄疸、新生儿肝炎、新生儿败血症、胎儿颅缝早闭等。

3. 出生后不良因素

大脑发育成熟之前各种影响大脑发育的疾病以及早期缺乏文化教育都可能导致精神发育迟滞。如中枢神经系统感染、颅内出血、颅脑外伤、脑缺氧等脑损伤,甲状腺功能低下,重度营养不良等。环境因素,如听觉或视觉障碍、贫困、与社会隔离等因素使儿童缺乏接受文化教育或人际交往机会,影响智力发育。

(三)临床表现

智能并不是一种单一的属性,而是对许多不同的或多或少特异技能的整体评定。智力水平的评定应基于所有可利用的资料,包括临床发现、适应性行为(参照个体的文化背景进行判断)及心理测验的结果。根据智商(IQ)水平,临床上分为轻度、中度、重度及极重度四级。轻度精神发育迟滞者智商在 50～69 之间,成年以后可达到 9～12 岁的心理年龄,可独立生活;中度精神发育迟滞者智商在 35～49 之间,成年以后可达到 6～9 岁的心理年龄,能掌握简单生活技能,半独立生活;重度精神发育迟滞者智商在 20～34 之间,成年以后可达到 3～6 岁的心理年龄,生活自理能力差,需要监护;极重度精神发育迟滞者智商在 20 以下,成年以后可达到 3

岁以下的心理年龄,在全部精神发育迟滞中占 $1\% \sim 2\%$ 无生活自理能力,需要监护。当然,所测得的 IQ 值只提供了一个参考,应考虑跨文化效度的问题,而不应僵化地应用。IQ 测定应标准化,对每个人进行智力测验应参照当地的文化常模,所选的测验种类应当与个体的功能水平相适应,还应考虑一些额外的残疾状况如语言表达问题、听力缺陷及躯体疾病等因素的影响。同样,经过地区标准化的社会成熟与适应量表,应在尽可能地同熟悉个体在日常生活中的各项技能的双亲或照顾者交谈后,完成评定。如果不使用标准化的手段,诊断只能被视为一种临时性的估计。

(四) 治疗

1. 教育和康复训练

由学校教师、家长、康复训练师和临床心理治疗师相互配合进行。教师和家长的任务是使患者能够掌握与其智力水平相当的文化知识、日常生活技能和社会适应技能。临床心理治疗师针对患者的异常情绪和行为采用相应的心理治疗,常用的方法是行为治疗。在对患者进行教育和康复训练时,要根据患者的智力水平因材施教。对各种程度的精神发育迟滞患者的教育和康复训练内容如下所述。轻度精神发育迟滞患者一般能够接受小学低年级到中年级的文化教育,最好在普通小学接受教育,但如果患者不能适应普通小学的学习,也可以到特殊教育学校就读。教师和家长在教育过程中应采用形象、生动、直观的方法,同一内容反复强化。日常生活能力和社会适应能力的培养和训练包括辨认钱币、购物、打电话、到医院就诊、乘坐公共交通工具、基本的劳动技能、回避危险和处理紧急事件的方法等。当患者成长到少年期以后,开始对他们进行职业训练,使其成年后具有独立生活、自食其力的能力。对中度精神发育迟滞患者着重康复训练,主要内容是生活自理能力和社会适应能力,如洗漱、换衣,人际交往中的行为举止和礼貌,正确表达自己的要求和愿望等内容,同时进行人际交流中需要的语言训练。对重度精神发育迟滞患者的主要康复训练内容是患者与照料者之间的协调配合能力、简单生活能力和自卫能力,如进餐、入厕,简单语言交流以表达饥饱、冷暖、避免受外伤等。可采用将每一种技能分解成几个步骤,再逐步反复强化训练的方法。对极重度精神发育迟滞患者几乎无法实施任何教育和康复训练。

2. 心理治疗

行为治疗能够使患者建立和巩固正常的行为模式,减少攻击行为或自伤行为。心理教育和家庭治疗使患者的父母了解疾病的相关知识,减轻焦虑情绪,有助于实施对患者的教育和康复训练。

3. 药物治疗

(1) 病因治疗适合于病因明确者。例如,对半乳糖血症和苯丙酮尿症给予相应饮食治疗,对先天性脑积水、神经管闭合不全等颅脑畸形者可考虑相应外科治疗。对一些单基因遗传性疾病,开展基因治疗。

(2) 对症治疗精神发育迟滞患者有 30%～60%伴有精神症状,导致接受教育和康复训练困难。因此,可根据不同的精神症状选用相应药物治疗。若患者伴有精神运动性兴奋、攻击行为或自伤行为,可选用氟哌啶醇、奋乃静、利培酮。药物的治疗剂量视患者的年龄和精神症状的严重程度而定。每日剂量范围:氟哌啶醇 12 岁以上 1～16mg,12 岁以下 1.5～6mg;奋乃静 2～24mg;利培酮 0.5～6mg。从小剂量开始用药,逐渐增加到有效剂量,当症状控制以后逐渐减量,直到停药。若患者口服药物困难,短暂使用氟哌啶醇 2～5mg,肌肉注射,每天 1～2 次。若疗效不佳,其他新型抗精神病药物也可酌情使用,如喹硫平、奥氮平等。对于合并明显注意缺陷与多动障碍症状,并且这些症状严重干扰了患者接受教育和康复训练,可选用哌甲酯和托莫西汀等药物治疗。

(五) 上转条件

(1) 伴发有如严重的兴奋、躁动、思维紊乱的患者。

(2) 有暴力攻击或明显自伤、自杀行为的患者。

(3) 病诊断不明确者。

(4) 家庭监管无力需住院治疗的患者。

(六) 下转条件

(1) 诊断明确,仅需门诊治疗不需住院或病情较稳定者。

(2) 住院治疗出院后,需进行社区跟踪随访、教育康复者。

(3) 主要精神症状控制,愿意参加社区康复活动及职业康复训练的康复者。

参考文献

[1]中国高血压防治指南修订委员会.中国高血压防治指南 2010 [J].中华高血压杂志,2011,19(8):701-743.

[2]心肺复苏 2011 中国专家共识组.心肺复苏 2011 中国专家共识[J].中国心血管病研究 2011,9(12):881.

[3]中华医学会心血管病学分会,中华心血管病杂志编辑委员会.中国心力衰竭诊断和治疗指南 2014 [J].中华心血管病杂志,2014,42(2):98-122.

[4]陈灏珠.实用内科学[M].第 13 版.北京:人民卫生出版社,2009.

[5]陈灏珠.实用心脏病学[M].上海:上海科学技术出版社,2007.

[6]刘德明.心血管疾病症状鉴别诊断学[M].北京:科学出版社,2009.

[7]中华医学会性血管病学分会,中华心血管病杂志编辑委员会.急性 ST 段抬高型心肌梗死诊断和治疗 [J].中华心血管病杂志,2015,43(5):380-393.

[8]中华医学会性血管病学分会,中华心血管病杂志编辑委员会.非 ST 段抬高急性冠状动脉综合征诊断和治疗指南 [J].中华心血管病杂志,2012,40(5):353-367.

[9]程中伟.心脏再同步化治疗的研究进展[J].中国心脏起搏与心电生理杂志,2010,24(6):540-543.

[10]中华医学会性血管病学分会,中国生物医学工程学会心律分会,中国医师协会循证医学专业委员会,中国老年学学会心脑血管病专业委员会,《心律失常紧急处理专家共识》专家工作组.心律失常紧急处理专家共识 [J].中华心血管病杂志,2013,41(5):363-376.

[11]王辰.内科学[M].第 3 版.北京:人民卫生出版社,2015.

[12]陈灏珠.实用内科学[M].第 14 版.北京:人民卫生出版社,2013.

[13]祝墡珠.全科医生临床实践[M].北京:人民卫生出版社,2013.

[14]全国卫生专业技术资格考试专家委员会.全科医学[M].北京:人民卫生出版社,2012.

[15]胡品津,谢灿茂.内科疾病鉴别诊断学 [M].第 6 版.北京:人民卫生出版社,2014.

[16]石远凯,孙燕.临床肿瘤内科手册 [M].第 6 版.北京:人民卫生出版社,2015.

[17][美] 内斯特 L.穆勒,C.伊莎贝拉 S.席尔瓦.腹部影像学 [M].上海:上海科

学技术出版社,2016.

[18]唐承薇,张澍田. 国家卫生和计划生育委员会住院医师规范化培训规划教材·内科学 消化内科分册［M］. 北京:人民卫生出版社,2015.

[19]Kasper,Fauci,Hauser,Longo,Jameson. 哈里森内科学:消化系统分册［M］.第 19 版. 北京:北京大学医学出版社,2016.

[20]Longo,Fauci. 哈里森胃肠病学与肝病学［M］. 北京:北京大学医学出版社,2011.

[21]周振理,袁红霞. 中西医结合胃肠病学［M］. 武汉:华中科技大学出版社,2009.

[22]莫剑忠,江石湖,萧树东. 医师文库:江绍基胃肠病学［M］.第 2 版. 上海:上海科学技术出版社,2014.

[23]谢渭芬,陈岳祥. 临床肝脏病学［M］. 北京:人民卫生出版社,2012.

[24]张文武. 急诊内科学［M］. 北京:人民卫生出版社,2013.

[25]李兰娟,王宇明. 感染病学［M］第 3 版. 北京:人民卫生出版社,2015.

[26]胡伏莲. 幽门螺杆菌感染诊疗指南［M］.第 2 版. 北京:人民卫生出版社,2013.

[27]［英］希拉·夏洛克,［英］詹姆斯·杜利. 肝胆系统疾病［M］. 天津:天津科技翻译出版公司,2013.

[28]周丽雅,陈旻湖. 胃食管反流病［M］. 北京:北京大学医学出版社,2007.

[29]刘福全,李捍卫,李志伟. 肝硬化门静脉高压介入治疗经验与技巧［M］. 北京:人民卫生出版社,2013.

[30]厉有名. 食管病学［M］. 北京:人民卫生出版社,2010.

[31]刘锡光,祁自柏,熊诗松. 肝炎实验诊断指南［M］. 北京:人民卫生出版社,2013.

[32]龚彪,王伟. 慢性胰腺炎:理论与实践［M］. 北京:人民卫生出版社,2012.

[33]房静远. 消化性溃疡［M］. 北京:科学出版社,2010.

[34]李建忠,吴斌,陈小良. 消化道出血诊断与治疗学［M］. 北京:科学出版社,2010.

[35]周际昌. 实用肿瘤内科治疗［M］第 2 版. 北京:北京科学技术出版社,2016.

[36]祝墡珠,江孙芳,等. 社区全科医师临床诊疗手册［M］. 上海:华东师范大学出版社. 2010.

[37]余小萍,李守朝,等. 社区临床常见病证及处理［M］. 北京:中国中医药出版社. 2008.

[38]叶任高,陆再英,等. 内科学［M］第 6 版. 北京:人民卫生出版社,2006.

[39]陆再英,钟南山.内科学[M].第7版.北京:人民卫生出版社,2008.

[40]张之南,郝玉书,赵永强,等.血液病学[M].第2版.北京:人民卫生出版社,
2011.

[41]谢幸,苟文丽,等.妇产科学[M].第8版.北京:人民卫生出版社,2016.

[42]于晓松,季国忠,等.全科医学[M].北京:人民卫生出版社.2016.

[43]肖建德,闫德文,等.实用骨质疏松学[M].第2版.北京:科学出版社,2012.

[44]阎锡新,关继涛,等.变应性疾病防治指南[M].石家庄:河北科学技术出版社,
2009.

[45]刘光辉,祝戎飞,等.临床变态反应学[M].北京:人民卫生出版社,2014.

[46]殷凯生,何韶衡,周林福,等.临床过敏疾病学[M].北京:科学出版社,2012.

[47]吴东海,王国春,等.临床风湿病学[M].北京:人民卫生出版社,2008.

[48]蔡辉,姚茹冰,郭郡浩,等.新编风湿病学[M].北京:人民军医出版社,2007.

[49]徐沪济,贝政平,等.风湿免疫性疾病诊疗标准[M].上海:上海科学普及出版
社,2015.

[50]刘湘源,田新平,等.图表式临床风湿病学[M].北京:中国医药科技出版社,
2013.

[51]栗占国,张奉春,鲍春德,等.类风湿关节炎[M].北京:人民卫生出版社,2009.

[52]汪年松,薛勤,等.强直性脊柱炎[M].第2版.上海:上海交通大学出版社,
2015.

[53]田伟.实用骨科学[M].北京:人民卫生出版社,2008.

[54]田伟,王满宜,荣国威.骨折[M].第2版.北京:人民卫生出版社,2013.

[55]王云钊,李果珍.骨关节创伤X线诊断学[M].北京:北京医科大学中国协和
医科大学联合出版社,1994.

[56]吴在德,吴肇汉.外科学[M].第7版.北京:人民卫生出版社,2008.

[57]胥少汀,葛宝丰,徐印坎,等.实用骨科学[M].第4版.北京:人民军医出版社,
2012.

[58]贾连顺,袁文.颈椎外科学[M].北京:人民卫生出版社,2009:7.

[59]陈仲强,袁文,主译.AO脊柱手册[M].济南:山东科学技术出版社,2010.

[60]饶书城,宋跃明.脊柱外科手术学[M].第3版.北京:人民卫生出版社,2007.

[61]S. Terry Canale,James H. Beaty.坎贝尔手术学[M].北京:人民军医出版社,
2011.

[62]廖二元,谭利华.代谢性骨病[M].北京:人民卫生出版社,2003.

[63]马信龙.认识、重视骨质疏松症,提高骨质疏松性骨折的诊疗水平[J].中华骨
科杂志,2014,34(1):1-5.

[64]薛庆云.骨质疏松症治疗药物的经济学分析[J].中华骨科杂志,2014,34(1):
81—85.

[65]康鹏德,裴福兴.股骨头坏死临床分期[J].中华骨科杂志,2010,30:60—63.

[66]刘霞,屈辉.股骨头坏死的影像学表现[J].中华全科医师杂志,2006,5(2):
78—80.

[67]郭卫.中华骨科学——骨肿瘤卷[M].北京:人民卫生出版社,2010.

[68]徐万鹏.骨与软组织肿瘤学[M].北京:人民卫生出版社,2008.

[69]王维治,罗祖明,等.神经病学[M].第5版.北京:人民卫生出版社,2006.

[70]肖波,唐北沙,等.神经病学住院医师手册[M].北京:科学技术文献出版社.
2009.

[71]郝伟,于欣.精神病学[M].第7版.北京:人民卫生出版社,2014.

[72]刘协和,李涛,译.牛津精神病学教科书[M].第5版.成都:四川大学出版
社,2010.

[73]沈渔邨.精神病学[M].第5版.北京:人民卫生出版社,2009.

[74]范肖冬,汪向东,于欣,等,译.ICD-10精神与行为障碍分类临床描述与诊断要
点[M].第10版.北京:人民卫生出版社,1993.